李阳波五运六气讲记

黄　涛　李　坚　文玉冰　整理

中国医药科技出版社

图书在版编目（CIP）数据

李阳波五运六气讲记/黄涛，李坚，文玉冰整理. —北京：中国医药科技出版社，2012.1（2024.11重印）

ISBN 978－7－5067－5202－2

Ⅰ.①李… Ⅱ.①黄… ②李… ③文… Ⅲ.①运气（中医）－研究 Ⅳ.①R226

中国版本图书馆 CIP 数据核字（2011）第 212014 号

美术编辑 陈君杞

版式设计 郭小平

出版 中国医药科技出版社

地址 北京市海淀区文慧园北路甲 22 号

邮编 100082

电话 发行：010－62227427 邮购：010－62236938

网址 www. cmstp. com

规格 710×1020 mm 1/16

印张 30

字数 363 千字

版次 2012 年 1 月第 1 版

印次 2024 年 11 月第 15 次印刷

印刷 大厂回族自治县彩虹印刷有限公司

经销 全国各地新华书店

书号 ISBN 978－7－5067－5202－2

定价 65.00 元

前言

《李阳波五运六气讲记》是2007年丁亥年农历七月初七“乞巧节”时，李阳波回来“神授”：要将他在沙井街73号的讲课，以及在1986年10月3日至7日在广西中医学院的讲课录音，由黄涛重新整理成文，交由中国医药科技出版社的董旭老师负责出版。

在2004年8月，刘力红将李阳波在1986年10月3至7日给广西中医学院83级同学上的“运气学导论”编缉成书，名为《开启中医之门》，由中国中医药出版社出版。由于刘力红没有按照李阳波的讲课顺序来编写，并作了不少的删除，使读者在读此书时难以明了；这次，我们是按李阳波的讲课顺序来编写，并未作任何删除，力求保持其内容之原汁原味。李阳波常讲：我自己从来都不备课的，我要将我思维的创造过程展现给大家，让大家知道我的思维方法，从中得到启发，更好地掌握和运用“五运六气”。

我们作为李阳波的弟子，运用他传授给我们的“五运六气”知识，预测了2008年1月21至3月21日的初之气的气象情况：主气为厥阴风木，客气为太阳寒水，呈地气迁，燥将去，寒乃始，蛰复藏，水乃冰。霜复降，风乃至，阳气郁。民反周密，关节禁固，腰椎痛，肌腱炎，腰椎间盘脱出，腰肌炎，腰肌劳损，腰椎增生等疾患。因岁运火太过，少阴司天，阳明燥金在泉，故在初交二之气之时呈炎暑将起，肺金受邪，民病内外疮疡，属肺胃肝肠部位的炎症，脓疡肿瘤等疾患，以及皮肤的各种疾患。

今年的初之气水乃冰，霜复降，风乃至，阳气郁。这种气象特点相信读者在经历了初之气的冰灾之后，都深有体会，对这门流传了二千多年的“五运六气”学说更会深感兴趣的。特别是经过李阳波的诠释之后，读者会更容易掌握和运用“五运六气”的知识来造福自己。

这本“五运六气”讲记是李阳波的阴阳术数学的系列作品之一，目的是让读者从中了解何谓中国人的“国学”或者“国粹”，在当今的国学热中，找到属于自己的“国粹”，为我所用。附录李阳波有关“运气七篇”的读书心得及批注，望读者详察。

这本“五运六气”讲记是由黄涛、李坚、文玉冰整理，错漏之处，望读者海涵。

李阳波时相学派掌门　黄涛

2011 年 5 月 10 于暨南园

目　录

开篇　与五运六气相关的一些概念 ······ 1

第一讲　绪论 ······ 13

一、发生认识学 ······ 13

二、阴阳术数构系 ······ 15

三、道可道，名可名 ······ 17

四、阴阳术数的运算法则 ······ 18

五、河图 ······ 23

六、抽象是中医的公敌 ······ 27

七、经络 ······ 28

八、神鬼是重大的科学概念 ······ 33

九、应用五运六气的一次预测 ······ 37

第二讲　神圣的事业 ······ 40

一、中医是神圣的事业 ······ 40

二、宇宙神系 ······ 45

三、讲讲《内经》中的“和”字 ······ 49

四、神系共振 ······ 52

五、气立与神机 ······ 53

六、干支记数法 ······ 57

七、洛书 ······ 61

八、五运六气之常数 ······ 63

九、禀赋与出生年月日 ······ 76

第三讲　运气的结构 ······ 82

一、气象与疾病 …… 82
二、开、合、枢、气、数问题 …… 83
三、主气与主运 …… 87
四、司天与在泉 …… 91
五、标与本 …… 93
六、三阴三阳 …… 97
七、本气位 …… 97
第四讲　张仲景与五运六气 …… 102
一、客气 …… 102
二、本气位 …… 106
三、何谓“气” …… 109
四、五苓散 …… 111
五、何谓病机 …… 121
六、刘象数的十八个病例 …… 129
七、禀赋与出生年月日（续第二讲） …… 135
第五讲　最高的智慧 …… 151
一、形态发生场 …… 151
二、看相与相变 …… 154
三、太素脉诀与十二宫 …… 163
四、手相与疾病 …… 164
附篇：李阳波五运六气沙井街讲课笔记 …… 174
一九八六年元月十一日晚　星期六　（牛豫洁笔记） …… 174
一九八六年元月十九日晚　星期日　（牛豫洁笔记） …… 177
一九八六年元月廿十六日晚　星期日　（牛豫洁笔记） …… 181
一九八六年元月三十晚　星期四　（牛豫洁笔记） …… 190
一、五运之化 …… 197
二、司天气物候三候 …… 200

三、在泉气物病三候 …… 202
四、主气 …… 203
一九八六年二月二日下午星期日 （牛豫洁笔记） …… 206
一、河图 …… 206
二、洛书 …… 207
一九八六年二月二日晚 （牛豫洁笔记） …… 210
一九八六年二月七日下午 （高先笔记） …… 213
一、病例讨论 …… 213
二、桂枝龙牡汤治遗尿（即桂枝汤加龙骨牡蛎） …… 215
三、秘码推算客、运气的手法 …… 218
四、胜复关系 …… 221
一九八六年二月十五日下午 （高先笔记） …… 223
一、运气治疗 …… 223
二、地支年运图的规律 …… 224
三、时图治疗的妙用 …… 224
四、气立对疾病的关系 …… 225
附录　李阳波五运六气讲记手稿 …… 230
后　记 …… 466

开　篇

与五运六气相关的一些概念

1 阴阳

（1）日为阳，夜为阴。

（2）日之阳必是夜之阳所生，故日为少阳，夜为太阳（老阳）。

夜之阴必为日之阴所生，故日为太阴，夜为少阴。

少阳常见日光，故称日光为太阳。少阴常见月光，故称月亮为太阴。

（3）厥阴、阳明之来历

日之将出，月之将藏为厥阴。

日之将落，月之将出为阳明。

2 干支

甲者：甲壳也，固护万物者也。

乙者：叶片也，始生万物者也。

丙者：柄杆也，支撑万物者也。

丁者：顶端也，鼎盛万物者也。

戊者：冒物也，生长万物者也。

己者：物极也，变化万物者也。

庚者：梗茎也，更替万物者也。

辛者：馨香也，传信万物者也。

壬者：果仁也，妊孕万物者也。

癸者：归元也，往返万物者也。

子者：字也，阳气初生也。

丑者：羞也，阳气羞耻也。

寅者：姻也，阳气求姻也。

卯者：貌也，阳气外泄也。

辰者：神也，阳气通神也。

巳者：司也，阳气执掌也。

午者：连也，阳气遇阴也。

未者：味也，阴阳和味也。

申者：娠也，阴气结胎也。

酉者：囿也，阴气囿阳也。

戌者：蓄也，阴气匿阳也。

亥者：核也，阴阳聚核也。

甲子：甲：壳也；子：核也。时间之始也。

乙丑：乙：叶也；丑：草也。甲子之变也。

丙寅：丙：柄也；寅；演也。乙丑变而叶柄长也。

丁卯：丁：顶也；卯：冒也。丙寅之变由柄叶而冒顶也。

戊辰：戊：茂也；辰：伸盛也。丁卯之变顶叶之茂盛也。

己巳：己：枝也；巳：节也。戊辰之变枝节之长也。

庚午：庚：更也；午：正也。晷影之变更也。

辛未：辛：性也；未：味也。性味之成也。

壬申：壬：妊也；申：身也。妊育自己也。

癸酉：癸：归也；酉：由也。回归所由也。

农历十月以后，天门已闭，阳气已藏，阴阳二气之变化相对静止，因此河图不谈十一月、十二月。

3 节气

五日为一候，三候，十五日为一气，一年为二十四节气。一月为一个节、一个气。月的第一个为节，第二个为气（中气）。每年有二十四节气，与节气有相关的病候：《夏小正》、《史记》都有记载。

正月：立春（节）、雨水（中气）。

立春：①第一候前五天：东风解冻。

②第二候中五天：蛰虫始振。

③第三候后五天：鱼陟负冰。

雨水：①第一候前五天：獭祭鱼。（注：獭——吃鱼的动物。）

②第二候中五天：鸿雁来。

③第三候后五天：草木萌动。

二月：惊蛰（节）、春分（中气）。

惊蛰：①第一候前五天：桃始华。

②第二候中五天：仓庚鸣。（注：仓庚为一种鸟）。

③第三候后五天：鹰化为鸠。（注：鸠——是布谷鸟。古人认为布谷鸟由老鹰变来。）

春分：①第一候前五天：玄鸟至。

②第二候中五天：雷乃发声。

③第三候后五天：电始见。

三月：清明（节）、谷雨（中气）。

清明：①第一候前五天：桐始华。

②第二候中五天：田鼠化为鹌。

③第三候后五天：虹始见。

谷雨：①第一候前五天：萍始生。

②第二候中五天：鸣鸠拂其羽。

③第三候后五天：戴胜降于桑。

四月：立夏（节）、小满（中气）。

立夏：①第一候前五天：蝼蝈鸣。

②第二候中五天：蚯蚓出。

③第三候后五天：王瓜生。

小满：①第一候前五天：苦菜秀。

②第二候中五天：靡草死。

③第三候后五天：麦秋生。

五月：芒种（节）、夏至（中气）。

芒种：①第一候前五天：螳螂生。

②第二候中五天：鵙始鸣。

③第三候后五天：反舌无声。（注：反舌是一种鸟，其从立春开始叫，不同季节能够发出不同的声音，故叫反舌鸟。夏至以后不再发出叫声，古人根据晷影的长短来确定季节的到来。）

夏至：①第一候前五天：鹿角解。这是一年中晷影最短的时候。

②第二候中五天：蝉始鸣。

③第三候后五天：半夏生。

六月：小暑（节）、大暑（中气）。

小暑：①第一候前五天：温风至。

②第二候中五天：蟋蟀居辟。

③第三候后五天：鹰始鸷。

大暑：①第一候前五天：腐草为萤。

②第二候中五天：土润溽暑。

③第三候后五天：大雨时行。

七月：立秋（节）、处暑（中气）。

立秋：①第一候前五天：凉风至。

②第二候中五天：白露生。

③第三候后五天：寒蝉鸣。

处暑：①第一候前五天：鹰乃祭鸟。

②第二候中五天：天地始肃。

③第三候后五天：禾乃登。

八月：白露（节）、秋分（中气）。

白露：①第一候前五天：鸿雁来。

②第二候中五天：玄鸟归。

③第三候后五天：群鸟养羞。

秋分：①第一候前五天：雷始收声

②第二候中五天：蛰虫坯户。

③第三候后五天：水始涸。

九月：寒露（节）、霜降（中气）。

寒露：①第一候前五天：鸿雁来宾。

②第二候中五天：雀入大水为蛤。

③第三候后五天：菊有黄华。

霜降：①第一候前五天：豺乃祭兽。

②第二候中五天：草木黄落。

③第三候后五天：蜇虫咸俯。

十月：立冬（节）、小雪（中气）。

立冬：①第一候前五天：水始冰。

②第二候中五天：地始冻。

③第三候后五天：雉入大水为蜃。

小雪：①第一候前五天：虹藏不见。

②第二候中五天：天气上腾地气下降。

③第三候后五天：闭塞而成冬。

十一月：大雪（节）、冬至（中气）。

大雪：①第一候前五天：鹖鸟不鸣。

②第二候中五天：虎始交。

③第三候后五天：荔挺生。

冬至：①第一候前五天：蚯蚓结。

②第二候中五天：麋角解。
③第三候后五天：水泉动。
十二月：小寒（节）、大寒（中气）。
小寒：①第一候前五天：雁北向。
②第二候中五天：鹊始巢。
③第三候后五天：雉始鸲。
大寒：①第一候前五天：鸡使乳。
②第二候中五天：鸟厉疾。
③第三候后五天：水泽腹坚。

4 五运

就是指金木水火土五大行星。

5 六气

就是三阴三阳之气；又分为太阳、阳明、少阳、厥阴、太阴、少阴之气。

6 方

具备明显的时间属性与空间属性；天有十方。

7 位

无明显的时间属性，却有明显的空间属性。

注：方是对天而言，位是对地而言。方指的是天体（主要指日月）运行的特定区域。位指的是在大地的不同位置。天有十方，地有十二支（位）。

8 天干配数

甲	乙	丙	丁	戊	己	庚	辛	壬	癸
1	2	3	4	5	6	7	8	9	10

单数为阳干，为太过，用∧表示。

双数为阴干，为不及，用∨表示。

地支配数：	子	丑	寅	卯	辰	巳	午	未	申	酉	戌	亥
	11	12	1	2	3	4	5	6	7	8	9	10

9 天干配五运

甲己	乙庚	丙辛	丁壬	戊癸
∨	∨	∨	∨	∨
土	金	水	木	火

地支配六气：

	子午	丑未	寅申	卯酉	辰戌	巳亥
	∨	∨	∨	∨	∨	∨
司天：	少阴君火	太阴湿土	少阳相火	阳明燥金	太阳寒水	厥阴风木。
在泉：	阳明燥金	太阳寒水	厥阴风木	少阴君火	太阴湿土	少阳相火。

10 主气推步口诀：厥少少，太阳太。

厥少少：厥阴、少阴、少阳。

太阳太：太阴、阳明、太阳。

1 月 21 日 ~3 月 21 日为初之气，厥阴风木。

3 月 21 日 ~5 月 21 日为二之气，少阴君火。

5 月 21 日 ~7 月 21 日为三之气，少阳相火。

7 月 21 日 ~9 月 21 日为四之气，太阴湿土。

9 月 22 日 ~11 月 22 日为五之气，阳明燥金。

11 月 22 日 ~ 第二年 1 月 21 日为终之气，太阳寒水。

11 客气推步口诀：厥少太，少阳太。

厥少太：厥阴、少阴、太阴。

少阳太：少阳、阳明、太阳。

12 司天在泉的六步推算：用的是 123 和 123。

1 阴：厥阴 1 阳：少阳

2 阴：少阴 2 阳：阳明

3 阴：太阴 3 阳：太阳

年支	司天	在泉
子午	少阴君火	阳明燥金
丑未	太阴湿土	太阳寒水
寅申	少阳相火	厥阴风木
卯酉	阳明燥金	少阴君火
辰戌	太阳寒水	太阴湿土
巳亥	厥阴风木	少阳相火

13 推年份

（1）设 1900 年为庚子年，问 1910 年为何年？

天干为十进制，地支为 $11-2\times1=9$，为戌，故 1910 年为庚戌年。

（2）问 1940 年为庚某年？

$11-2\times4=3$，3 为辰，故为庚辰年。

（3）问 1964 年为何年？

60 年为一甲子，$1964-60=1904$

天干 +4→天干为甲

地支 +4→地支为辰

由于 1900 年为庚子年，故 1904 年为甲辰年，1964 年为甲辰年。

14 十天干所对的气立

甲	乙	丙	丁	戊	己	庚	辛	壬	癸
↓	↓	↓	↓	↓	↓	↓	↓	↓	↓
左手	左手	左手	右手	右手	右手	右手	右手	左手	左手
↓	↓	↓	↓	↓	↓	↓	↓	↓	↓
少阳	太阳	阳明	阳明	太阳	少阳	少阴	太阴	太阴	少阴

15 客主加临顺逆

（1）根据五行生克规律，即客气司天的五行生成克，主气司天的五行即为顺，相反为逆。《内经》云：主胜逆、客胜从。

（2）根据君臣位置：君位臣则顺，臣位君则逆。共同特点强调客气，客气胜过主气为顺，上胜下。主气胜过客气为逆，下胜上。如客主两者性质相同，就称为同气。

①属顺（相得）本部所主气候的异常变化不大，人发病轻、缓。

②属逆（不相得）表示气候变化较大，人发病急而重。

③同——该年三气所主的由小满以后至大暑以前气候变化很大。

④根据运气相临情况，分为五个类型，每一个类型、分占12年。

A 顺化——气生运。

顺→气候变化不大剧烈，对机体影响不大。

B 天刑——气克运。

C 不和——运克气。

D 天符——运气相同 逆→气候变化大而剧烈，对机体影响很大。

E 不逆——运生气。

16 运气同化

天符：天就是司天的天，符就是符合的符。凡中运之运气与司天之客气相符合，即中运值年的符号与客气司天的地支符号两者属性相同的称之为天符，共12年。

己丑　己未　戊寅　戊申　戊子　戊午

乙卯　丁巳　丁亥　丙辰　丙戌　乙酉

即属天符，同时又属岁会的年份，称之为太乙天符。

17 主运、主气、客气、司天、在泉

（1）主运：五大行星不同的相对位置而造成的气候变化。

（2）主气：由于太阳的视运动而形成的，年年如此，对应太阳。

（3）客气：由于宇宙南极的右旋，北极的左旋而产生的。

（4）司天与在泉：地球在宇宙之中，对应地球的应有宇宙南极叫司天，北极叫在泉。整个宇宙对地球产生的气候叫司天在泉。

18 气血流注时辰表

寅　3——5　手太阴肺

卯　5——7　手阳明大肠

辰　7——9　足阳明胃

巳　9——11　足太阴脾

午　11——13　手少阴心

未　13——15　手太阳小肠

申　15——17　足太阳膀胱

酉　17——19　足少阴肾

戌　19——21　手厥阴心包

亥　21——23　手少阳三焦

子　23——1　足少阳胆

丑　1——3　足厥阴肝

19 关于干支问题

古代对于时间采用的是干支计数，干是指天干，支是指地支。为什

么天用干而地用支呢？这个问题很有趣，也充分说明了古代圣贤们仍以天为万物之主宰的思想。干的本意是树干，支的本意是树支。树干与树支有什么关系呢？我们知道树叶与果实都是长在树的支上而非长在树的干上，但树支又必须依赖于树干才能生存，这种叶与果实生长于树支，而树支则赖于树干才能生存的关系，恰恰可以用来比喻天与地，地与万物之间的关系。

万物的生长是离不开地的，也就是说万物的生长变化是在大地上进行的，但是，万物之所以能在大地上周而复始的生长收藏，是由于天的运动对大地所产生的位的影响的结果。天的这种作用好比树干，地的这种作用好比树支，花叶、果实好比万物；因此，有天干地支之谓。天干地支实际上是对天体运动所产生的方的变化，以及这种变化所影响的地的运动所产生的位的变化在数时的刻画。

由此可见，产生于古代文化里的时间概念是绝对不等同于现代的时间概念的，从现代时间概念的角度出发，在古代文化里不存在时间，这样的提法不能不谓之惊天动地。从一定意义来说，在古代文化里只有时辰的概念；时辰的概念也很有趣，细细玩味时辰，将给我们不少快乐的启发。我们先来看辰，辰是地支中的一个支数，含有地的信息，自不待言，更令人惊异的是，它刚好处于地支中的第五位，五为土数，更代表了地而在后天八卦中，它又位于地户的入口处，合三为一，则辰已经包含了地的运动所致位的变化的所有信息。在这里，辰很有与地支“气味相投”的趋势，实际上，它们的内涵是大体相同的。那么，时又有什么稀奇古怪的涵义呢？细细释来，需从繁体“時”的结构来说起。“時”字的左边乃一日旁，天为日，日从东升，故日置于“時”之左侧；“時”的右边由一土字型和寸字构成，学过《周髀算经》的人，不难发现，用于测量晷的周髀（圭表），是一个八尺的圭表，直立于土上的，以通过晷影长度的测量（即玄的测量）来确定太阳运动的方以及对大地运动的位的影响，这种圭表的刻度是以寸为单位的，因此，“時”字右边的结构便具有圭表测影的意义，左右合璧，则是对天体

（日）的运动以及对天体运动的探测的较完整概括。

这样一来我们又发现了“時”与天干的涵义，又近乎雷同了。我们再来数一数“時”的造字笔画，刚好为十，正好是十天干的数，这里不仅仅说明是凑巧而已。单单是一个時辰的基本概念，就从这样深刻的角度谈到了天地的有关问题。更何况古代文化里还有太极、阴阳、五行、八卦……，等等这样一大批的重大概念呢？可见古代文化里有关于天地这个与人密切相关的超巨系统是十分庞杂而又非常精粹的。它们既包含在古代文化的最基本层次里和概念里，如以上的时辰概念。

第一讲　绪　论

一、发生认识学

在讲之前，我跟同学们说，我是中山夜大毕业的——中山路小学业余中医专科学校毕业的。现在来听的，有我的老师，一些很尊敬的老师，这几年，得了老师的指导，我似乎感觉自己是有进步了，除了在学校念书之外，课后，我请教了不少老师，这是我们学校的前任院长季老师，我请教他“气功与自然辩证法的问题”。对于医疗系主任闵老师，我向他请教了“中医心理学与超级心理学的问题”。对于曾老师，我向他请教了“五运六气”里面的生物时钟学这些方面的问题，黄老师更是我请教最多的一个之一，那么，经常请教的就是王景宜老师啦，我们俩虽然是师生关系，他是我的老师，可是，数十年前，我们曾经是运动场上的战友，我跟他对抗过，他代表三中，我代表一中，所以呢，从这方面我们是彼此都很聊得来，这几天，李玉英也会发现，我跟王景宜老师讨论起来，就象喝醉酒一样，这个，如果不了解我们之间，彼此谅解的话，在旁人看来肯定是在吵架，而且，显得我李阳波一点都不懂事。今天，我也跟中医学院的潘老师谈论了“五运六气”的一些问题，他给我提供了今年在治病过程中，发现四月份以后的一段时间里，“癫痫”的发病率很高，他说：完全符合“风化三”的。五运六气里的“风化三”就是少阳相火司天，厥阴风木在泉，太阳寒水主气的时候，风是在三的地方化，不是三月的地方。那么，这已经牵涉到术数的问题了。

这个同学们大概都作过中西医对比，或者甚至有些同志都作过中国传统文化与欧洲文化或者是西方文化的对比。由于这几年，改革的呼声很高，门户打开了以后，西方的思想以数以几十倍的速度和数量输入到了我们这个古老的文明古国。我们的一些专家、学者，我们的一些学生，在这种场面里面，简直达到了目不暇接的程度，一下子“老三论”，一下子“新三论”，有飞机还不行，还有导弹，导弹还不行，再来一个中子弹，中子弹还不行，还有宇航飞行等等。这些西方文明已经那么发达了，何苦还要我们坐在这里钻研我们的《黄帝内经》？是不是未免太陈旧了。我认为同学们的这种心情，这种想法，或者同学们说出这句话的时候，作为我听到，还是高兴的，高兴什么呢？高兴大家都被这个潮流迫使，都在考虑一个很深刻的问题，这个问题关系到我们中华民族的精神文明的问题，如果说，古老的传统文化再没有用的话，那么，我们作为炎黄子孙未必不会感觉精神崩溃，未必不会感觉精神空虚；可是大家在思考这些问题的时候，你们想过这么一个问题没有？这个问题相当难，关于科学概念的问题，我们思考肯定要用概念作对比。

关于科学概念的问题，那么多年来都没有人能谈得清，后来是由皮亚杰谈清了。皮亚杰由于研究概念，发明了一种认识论，他说：“他的认识论既不是唯物的，也不是唯心的，也不是经验的。”他把他的这个观点叫做“发生认识学”。皮亚杰有这么一本书，希望大家可以看看他的一些观点，那么，他对一个概念，一个科学概念作出些什么样的贡献呢？他认为：一个概念包括两个要素，他在剖析科学的时候，首先剖析了组成科学系统的概念，那么，概念包含了些什么呢？他发现概念包括了两个要素：一个感知，一个数理逻辑体系。比如说，速度这个概念，那么，速度快与慢，我们可以通过感觉发现这个物体的运动，那么，速度可以计算的，时间与距离可以决定速度，那么，这个运算过程的数理逻辑体系就是速度 = 距离/时间。这个大家都知道，反过来，距离也是个概念，它也是一个物理量，它也包括了逻辑数理构造，而大家还应该继续问下去逻辑是什么？逻辑是大脑抽象的产物，当然，这个大脑的抽象，我们对一个物体的感知以后，已经主观的，就是说，外界与大脑的共同运动产生了抽象，这个抽象的结果，打个比方：1 + 1 = 2、2 × 3 =

6。那么，现代科学的概念本身的每一个概念，都包括了感知和数理逻辑构造。

而我们中国人的概念呢，并不是那么一回事，为了谈这些问题，我还要举一些例子，不过，我先把我对中国人的概念定下来，比如中医的每一个概念包括了两个要素，第一，也是经验感知；第二，是阴阳术数构系。也就是我们中国人的概念包括了经验感知和阴阳术数构系。大家还要问，经验感知好象比较好理解，就说，我头痛，病人感觉得出来，他讲得出，医生也头痛过，大概知道头痛是什么个滋味，可是中医在考虑这个头痛的时候，就有一个阴阳术数的关系。打个比方，是哪一经头痛？是少阳，还是阳明，还是厥阴；少阳、阳明、厥阴，这一些就是属于阴阳术数构系。

二、阴阳术数构系

那么，它有没有一个数呢？有！等一下，大家就会知道，起码大家知道少阳叫一阳，阳明叫二阳，太阳叫三阳，它就有个数，阴阳术数，它就会有一阴阳术数构造体系。它还有一个更奇怪的是，在我们的一些同志在学中医的时候，对老师说，你教的中医太抽象了。这是对中医的冤枉，中医不允许抽象，怎么不允许抽象呢？在我们“五运六气”里面，黄帝问了岐伯：阴阳之间的关系为什么有三阴三阳，而三阴三阳不可以数。后来又说：阴阳的东西，一可推十，十可推百，百可以推万，为什么你讨论的总是三阴三阳。在我们人体的三阴三阳，无非就是三阴三阳，你是厥阴，大不了就是手厥阴心包经，足厥阴肝经，你说少阴，大不了是手少阴心经，足少阴肾经。太阴就是手太阴肺经，足太阴脾经，说来说去就是三阴三阳，没有看不见你讲出几多阳，你讲的是一阳、二阳、三阳；一阴、二阴、三阴，这为什么不变成千千百百呢？岐伯说出一句很重要的话，他说：“阴阳者，不以数推以象”。阴阳不是用数字来推的，也就是说阴阳的运算，可不可以运算呢？可以运算！它不是现在的科学逻辑体系的严密的运算，它根据什么呢？“以”是根据的意思，今天我专程请教了古文老师。是根据什么呢？是根据“象”。你看中国人在进行阴阳运算的时候，大家看一看，我先入为主，有些同志起码也看过这些资料。一、二、三、四、五、六、七、八、九、十。特别是六、七、八、九、十，六的数是肾，七的数是心，八的数是肝，九的数是肺，脾藏于五，五是土，五的数是脾。我们在六加七的时候，会出现什么情况？如果说六加七等于十三，这是现代科学的逻辑数学体系的严密运算。在我们的传统文化里，六加七不是等于十三。我们的六加七是心肾相交，就是不以数推，根据象在运算。那么，我们又来看，要是七减六是不是等于一？七减六，你为什么要减呢？你肯定是心火太旺。心肾相交，要说减也可以，你是心火旺了，我想泻你的心火，我怎么办？我唯一的办法是补肾水，还是七加六好，七加六的结果也不是十三，它也许是我们的一系列的症。这个症也许包括神经衰弱，睡不着觉，或者还包括其它的……；总之，属于心肾不交。

关于阴阳术数，由于关系重大，我很希望有人研究阴阳术数，所以，我就选中了你们学院的刘力红老师，我给他起的号叫刘象数，就是专门研究数与象相互之间的关系，我就是说你不要搞现代科学意义里面的中医，你首先当好复古派，看看古人是怎么样的。我说：我学中医的时候，那些资料，还是比较难查的，查来查去，才找到一盏照路明灯，这是党中央关于发展中医的指示，这个指示是这样的，1958年这个确实是指路明灯，这个指示是对中医要采取什么办法呢？“全面继承”，现在我们的老师就是那个时候的老师或者学生，他们都不会忘记58年大跃进时，最有意义的是这个“系统整理”，你看是要懂得系统工程的，它大概的意思就是这样：“全面继承，系统整理”。文字有点别扭了，它是“全面学习，系统整理”，还是什么整理提高？一下子记得不那么清楚了。大概就是这个意思，就说对那个时候，指出中医的唯一的途径，就是首先全面的继承，有的是还没有“全面的继承”，走慢的也是指没有退回原来的基础上，那么，请大家不要以为我讲的是怪话。

三、道可道，名可名

我现在就讲讲，我们的古典哲学是如何的优美，如何的深刻，如何的影响我们的整个传统文化，怎么影响到我们的《黄帝内经》里面来。

老子《道德经》第一章“道可道，非恒道；名可名，非恒名。无名，天地之始；有名，万物之母。故恒无欲以观其妙；恒有欲以观其徼。两者，同出而异名，同谓之玄，玄之又玄，众妙之门”。

“道可道”，“道”是一个科学概念，最起码它是运动轨迹，由于天体的运动，这是经过我们感知可以感知得出来的，可观察的整个天体，随着季节的转换而转化，太阳东升西降，还有五大行星的运转，月亮绕着地球的运转，产生月的圆缺；那么，这个“道”呢，我们是能够知道的，我们看得见现在我们的“道”到哪里了？现在我们天体运动的“道”到了产生这个“节令”的时候，到了这个“节令”我讲课不象以前穿着件运动装，而要穿得多一点衣服了；再下去这个“道”又转了，转到更冷的“道”，那个就是冬天了，冬天来了，“道”还是在运转的，还是在运动，那么，春夏秋冬就是由“道”而产生的。由于“道”而产生了“名”，春夏秋冬就是名，我们吃的西瓜、冬瓜，也是一名，那么有了季节，有了节令，生物就有可能生长，那么呢，就应该给它一个名。可是，“非恒道”，这个“道”它可以指得出，那么，“恒”是什么呢？“恒”不是说不能变，非恒道，这个“恒”不是永久性的。由于“道”是变的，如果永远是春天，我们吃啥？夏天长的东西，秋天收的东西，我们就没有了。永远是冬天的话，我们只能睡在冰块上面。所以，“道可道，非恒道”，就是说天道的运转不是那么永远停留在这一定的位置上的。

这样，“名可名，非恒名”，就不用我说了。“有名，万物之母”，由于有了春天这个名，那么呢，就产生适应春天生长的动植物，特别是植物由于有了夏天这个名，有了夏天，我们才有可能见到夏天常见吃的这些东西，芒果、荔枝、龙眼这都是夏天的广西的产品，可是没有这个名的话，我们就吃不到，所以说“有名，万物之母；无名，天地之始”。没有“名”了，现在我们吃不到荔枝、龙眼了。现在到了秋天，下去是冬天了，可是由于阴阳的潜藏，由于植物跟着阴阳的潜藏，现在处于秋收冬藏。这个植物到了春天，它开始发芽，到了夏天，开花结果了，所以说“无名，天地之始；有名，万物之母”。有名的东西是由无名产生而来的。故“恒无欲以观其妙”，“妙”是生生化化，万物的生长衰老的变化，就叫做“妙”。我们是有欲无欲，“恒有欲以观其徼”，“徼”是运动，“恒有欲”指的是圣人，当然指的是天文学家，或者是农夫需要对节令进行研究而从事生产劳动的人，这是“恒有欲”。他们经常的有心的去看，这个时候，土星到哪里了，恐怕又会来大水了，金星到哪里了，恐怕又会出现干旱了。这就是“恒有欲以观其徼”，“两者同出而异名，同谓之玄，玄而又玄”。春夏秋冬怎么来呢？春夏秋冬，我们可以观察而又不可以观察，你看“道可道，非恒道，名可名，非恒名”。道又可以看得到，而又看不到，你有没有一个永远让我们看得见的“道”，而这个“道”在什么时候产生东西吗？有！我们看“玄”，我们把这个晷表一立出来，看这个晷影的长短，晷影长了，天气冷了，晷影短了，天气热了。春夏秋冬的节令都对应于八尺高的圭杆的投影，这个投影就是黑色的，所以，叫做“玄”。玄就是黑色的意思，所以说“同谓之玄”。它们有一个固定的可以衡量的东西，我看不到这个星体，看不到这个，可是，我看到这个太阳下山的投影就知道“春夏秋冬”的到来。玄之又玄，众妙之门，这个“玄”呢，长长短短，长长短短，由于地球是绕着太阳运转的，由于太阳的视运动对地球照射角度的变化，就产生这个晷影有时长，有时短，所以呢，“玄之又玄，众妙之门”。我们的一些东西，该是春天长的，该是夏天长的，该是秋天去世的，就根据这个“玄”的变化，这个晷影长短变化，所以“玄”的变化是万物生长变化之门。

四、阴阳术数的运算法则

那么，老子这个人厉害到什么程度呢，厉害到除了我们刚才谈过的，他还指出了古典阴阳术数的运算法则。刚才，我们讲了《黄帝内经》的那条阴阳术数的运算法则，这是内经的《六元正纪大论》；老子的、我们中医，我们传统文化，也存在着运算，如果不能运算，就不能预测，我讲的“五运六气”就是要教会大家预测。所以，应该讲一点运算的基本法则，只不过它的运算法则跟数理逻辑体系的运算法则不一样。

那么，我们看“道生一，一生二，二生三，三生万物”。它是怎么运算的，为什么“一、二、三，就到了一万”？在讲这个之前，我要讲一讲，我昨天由于比较兴奋，跟一些同志聊天，我说：“大家不要以为一、二、三、四、五、六、七、八、九、十很简单，如果一追踪下去，会很深的。”我说：“你看我这个《甲骨文系列》。自认为把甲骨文的一些文字都解释得很清楚了。”关于这点，我要向大家讲，我们国家对古文字的研究，曾经一度落后，特别是对甲骨文的研究。现在我们的古文字研究会定期地，每一年都开一次会，目前，我们国家也产生了很多对古文字研究的后起之秀。

今天，我给大家谈了一下古典哲学的问题，再给大家谈一谈术数，在谈术数的时候，给大家思考一个问题，也是目前甲骨文专家感到比较困难的一个问题，我不以为我是解决了，我并没有，可是，我提出了我的一些思考，那么，我的思考也许跟古文字专家的看法不一样，他们的题目是怎么提出来的呢？中国文字是这样子的“一、二、三、四、五、六、七、八、九、十”，很多人在解释这个文字的产生时，碰到了一个难题。中国文字是形象文字，那么呢，当然文字由简单到复杂，特别是“一、二、三”是越来越复杂，可是到了“四”呢，它为什么不是四横？大家不要感到好笑，你们再看看“一”是一横，“二”是二横，“三”是三横，“四”不是四画，在“一”至“十”里，笔画最多的是“四”，而不是“五”，“四”是五画而“五”才四画，到了这个“六”又下去了，“六”、“七”、“八”、到“六”才四画，到“七”马上减了；很多专家都发现，这是个很难的难关，怎么解释呢？绞尽脑汁。我今天就针对它最难一个字“四”，解释这个“四”，这个“四”是最难解释的。那么，我对这个“四”解答的线索其实是老子告诉我的，老子说：“道生一，一生二，二生三”。我们已经知道“道”是天体运动的轨迹，一种力量或者是天体运动，或者是使天体产生运动的力量，起码是这样解释。那么呢，道在运转过程中，它怎么产生四季的变化呢？一月、二月、三月，到了三月，就形成了春；四月、五月、六月就形成了夏；那么，春夏秋冬，每一个季都是以三为一个基本的单位，而春夏秋冬呢，都对应于不同节令的植物，所以说“道生一，一生二，二生三”。道生一月，一月产生二月，二月产生三月，三月就产生了，形成一个季，季节的季。那么呢，万物的变化就根据四季的变化而变化，所以，老子说“道生一，一生二，二生三，三生万物”，到了“三”就不是“四”的问题了。那么，“四”怎么办呢？由于中国人认为“天制气，地制形”这是“五运六气”的原文啊！天是统制气的，控制气的，地是控制形状的；那么，还有一个“天圆地方”，所以，“四”是个方的，那么，有物的生长，物在其中，物无非是两种可能，一个喜欢在阳增加的节令生长，一个喜欢在阴增加的节令生长，这个时候，喜欢冷天生长的与喜欢热天生长的，就形成了物。所以说“四”就是“道生一，一生二，二生三，三生万物”。万物怎么表示，不好表示，“三”下去就是万物，就用“四”。我今天只解释“一、二、三、四”是怎么来的，就是这么来的，这可以还原的，我们依据传统文化，应该采取一种“还原论”的方法，关于“还原论”，我只说“还原论”的方法，关于“还原论”的正确与否，我不谈，因为这是一个哲学的问题，我只谈对传统文化的研究，对中医的研究，应该采取还原论的方法，那么，还原论就说，你对这个问题的解释以后，能不能回归到别的一些理论上。那么，我能回归到老子的运算法则：“道生一，一生二，二生三”；而且，我又回归到“天制气，地制形”；我又回归到“天圆地方”；我又回归到“寒暑往来”。所以，我采取了还原论，那么，也许我的判断是有价值的。

阴阳术数构系太重要，阴阳术数构系也是变化无穷的。那么，我们为了把握阴阳术数构系，我讲课的一个特点是——我要把书摆在这里，今天有人问我你要带这么多书干什么？我说：“是做学问不要保守，我怎么做的过程，在哪一本书里的资料，那么，我讲这节课，我有的话，尽量拿来。”大家说“那你为什么不把它背下来？那很难说的，有些能背，有些也不需要背的。”那么，我们现在就要继续地去谈“阴阳术数”的几大构造体系。

这次有一个说法，现在王锦明很婉惜，我为了找赵老师题字，所以，没有把封面印出来，这个封面太重要了，这个封面重要到什么程度呢？请大家听我讲，先讲一讲我们国家最有盛名的数学家华罗庚，华罗庚参加了一次国际会议，他发表了那么一个意见，这个会议是征求数学家、物理学家，征求什么呢？它的议题是这样的：如何跟外太空人联系。那么，需要在宇宙飞船上放一样能代表地球人文明的，最基本文明的东西，请大家想一想，那么，当时，华罗庚同志就提了意见，要把我们中国的一张图，带到外太空去跟外星人接触，只要外星人能看到这张图，他就了解我们地球文明是怎么一回事。这个不是我吹的，这个是有书记载的，有不少同志，我都喊他买这本书，主要是看华罗庚的这段话，因为有书为证嘛。这个呢，大家以为很简单，这么简单呢，这就是我们学过的“勾股定理”，大家看了这个图以后，都以为它很简单，它有什么价值呢？关于这点，我十几年前的想法跟你们是一样的，我也感觉“勾股定理”比不上“毕达哥拉斯数”，后来我才发现“毕达哥拉斯数”它只是数理逻辑体系的东西，而我们的“勾股定理”是属于阴阳术数构系的，它的思想性要比“毕达哥拉斯”深得几千万倍。大家不相信？请听我说，画了这个图的时候，我说：“不行。”他们都问我为什么？我说：“要在这里加一个圆圈。”他们说：“你为什么要加这么一个圆圈呢？”很显然“道生一”，这个就是“道”。那么，我现在就给大家解一解这个图。我们看这个图（图1），就会有几个疑点：“勾三股四弦五”在讲的时候，我给大家讲一下《周髀算经》，它有那么一段话，

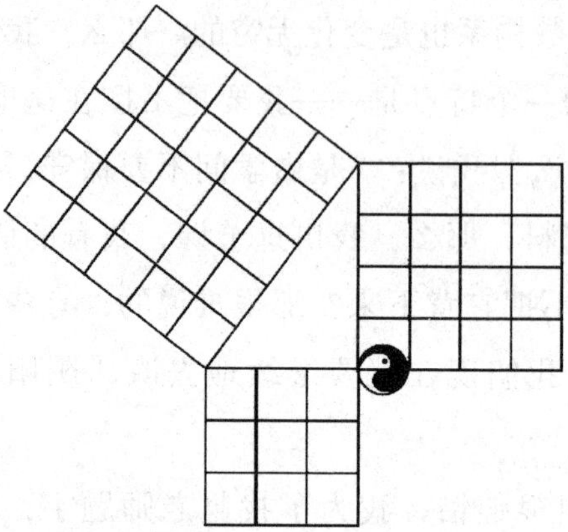
图1　勾股圆方

周公问商高：数是怎么产生的？商高就说："数出于圆，圆出于方，方出于矩。"这本书是有的，关于这句话的解释，现在好象是有定论，可是，我还要给它提一个问题，使它原来的解释恐怕还存在问题，这个解释是汉朝的赵爽的注释。那么，赵爽怎么注呢？我今天就不讲了，我讲我在他的基础上我怎么注释的。商高回答周公，他说"数由圆产生的"，那么呢，我们的一些同志就想周朝的时候，圆周的长度等于直径的三倍，后来才算出是：3.14159265……。原来是"周三"，径的长度是"一"，就是说，一个圆的长度等于直径的三倍。后来那个祖冲之才把它算出来的，是3.14159265……。所以，就有人认为是数出于圆。由于以一为一个单位，我找到了一个单位，那么，我就让以这个单位作为直径画了一个圆，这样子，我就产生了"三"，我把这个直径一拉开，我就产生了"三"，由圆产生了"三"。那么呢，我如果把"一"作为方的边长，这样子呢，我把这个方一拉开呢，就变成了"四"，那么呢，我有"三"，有"四"后，我就拿"三"与"四"做成直角边，把线一联，我就产生了"五"啦。一般人的解释就是这样的，那么，后来我看了一下《史记》后，对这个讲法有点动摇，司马迁的《史记》里的"帝王本记"里讲到上古的时候，数是怎么产生的，原来我们中国人对数有那么一个规定：数法阴阳。任何一个数都是根据阴阳变化产生的，数法日月星辰。"数"不是数手指来的，它是根据日月星辰的运转而来的。那么，这个时候，我才了解数出于圆。就是我怎么才知道"一"这个单位呢？我只要看见太阳的运动，绕了一圈，我懂得是一年，我看见月球围绕地球一圈就是一月，这个一年一月，我看见太阳东升西降，第二天又升起来，那么呢，整整就一天。原来数字的产生是看到天体上的运动而来的。

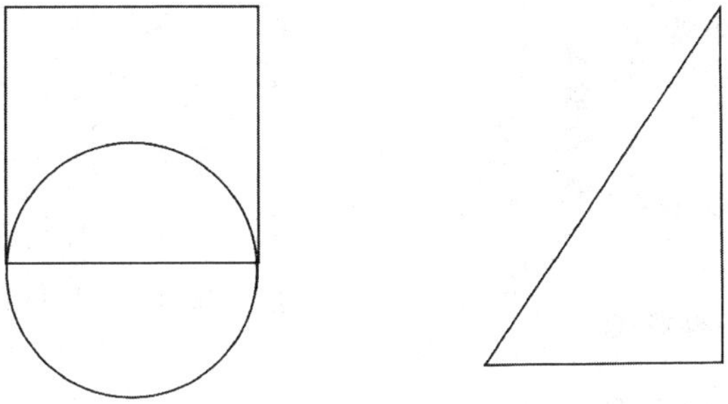

周长三　　径一

图2　数法日月星辰

那么呢，看到运动的东西运动了一个周期就产后了“一”这个概念。那么，圆出于方，圆——我们怎么知道这个圆的运动呢？你怎么知道天体的运动呢？我们是在地平线上看天体，今天从这个角度升，明天从这个角度降，转一圈就是一年的。从地平线上看，才看到它的圆周满一圈。所以呢，才是说“圆出于方，方出于矩”。那么，这个方出于矩，这个矩是不是长方形呢？矩不是长方形，矩在《周髀算经》里是乘积的意思。那么，也就是说：“我们这个地大小的数，可以用它的边长乘边长来衡量的。《周髀算经》的11数出于圆，圆出于方，方出于矩”就是这样的。

五、河图

那么，好了，明白了这个，我们马上要进入更深奥的问题，这个河图洛书数，这个图三就是有名的河图。

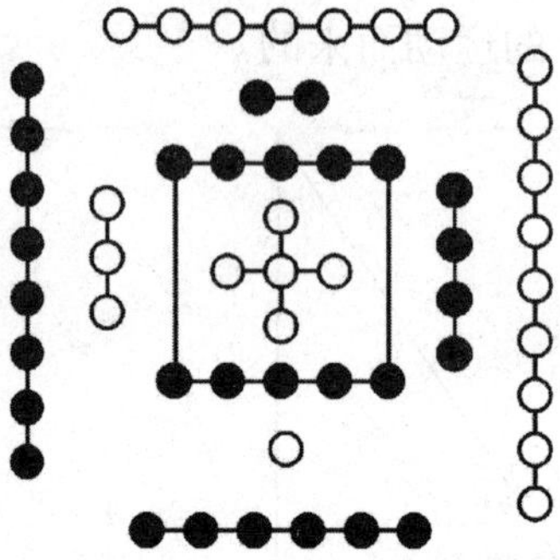

图3 河图

河图的文字表达是这样的：

天一生水，地六成之。

地二生火，天七成之。

天三生木，地八成之。

地四生金，天九成之。

天五生土，地十成之。

上述就是有名的河图数。外国人说它是三阶幻方什么的，我不同意这说法，河图就是河图，不应该给它别的名字，因为我们的河图，它是阴阳术数构系的基础，那么，这也是千古之迷，你敢嘴巴这么硬啊。就是前人怎么解释这个河图，很多人的工作没有沾边。那么，只有用“数法日月星辰”的这种观点，还用《周髀算经》的“圆出于方，方出于矩”的观点，我们才能解开这个图的含义。那么，由这个图，我们进行很复杂的、很有意义的演变。原来，我们的数是出于圆，圆出于方，也就是说“数是跟位置有关的”。方是方位，数是跟方位有关。我们看：

天一生水，地六成之。这个是北方，北方是代表水，代表寒。

地二生火，天七成之。南方是火，热。

天三生木，地八成之。东方是木，风。

地四生金，天九成之。西方是金，燥。

天五生土，地十成之。中央是土，湿。

那么，这样行了没有呢？还不行，不过，在解释这个之前，我们讲讲这个“寒”、“热”、“风”、“燥”是怎么来的。我们一年什么时候开始有水呢？有雨水节了，冬天结冰，到了农历一月，冰河解冻，开始绵绵春雨，就成水了，水就开始产生了，那么到了农历六月的时候，河水暴涨。每次南宁河水涨大，雨量增多，暴雨都是在农历六月，所以，“成”就是成熟了。这个水在农历一月产生，冰河解冻，下绵绵的春雨，到了农历六月，下暴雨，河水猛涨，就是“成”，成熟的“成”。

那么，地二生火，天七成之，我们农历二月开始打雷，气候转温，所以，惊蛰在农历二月。什么时候是最热的呢，火是最炎热的，什么是最成熟，最旺盛的呢？农历七月，大暑、小暑，有米懒煮。天三生木，地八成之。清明就是在农历三月，这个时候植物开始生长了，一派清明，那么，这植物在这一年生长里面，一般时候长到什么时候最旺盛呢？长到农历八月，因为九月秋风凉，收了棉花，割了稻，家家户户放牛羊。那个时候植物不长了，故最成熟的时候是老历八月，那么，地四生金，天九成之。金是硬的，我们的谷子、小麦在老历四月的时候，灌了浆，长出硬壳，到了老历九月的时候，可以收获了，成熟了，壳长得坚硬了。那么，天五生土，地十成之。五五收成，上半年的收获在农历五月，下半年的收获在农历十月。

我插过队，农历十月时，我们可以吃到糍粑，那时，肚子很饿，一到农历十月，我们很高兴有收获。那么，这些是怎么来的？这些即由天体的运转产生四季的变化，也是根据不同的方位，因为它还配属寒、热、风、燥、湿，还要配属水、火、木、金、土。北方不管你怎么样，你的热天都热不过我们南方的热天，所以，这些五行的变化是这样子的，用方位。那么好，我们已经学过方位配数，我们又学过方位配脏腑，所以，数字配脏腑就是那么来的。这个就是“肾”，这个就是“心”，这个就是“肝”，这个就是“肺”这个就是“脾”。那么，我们就是讲成数，“六”是肾了，“七”就是心了，“八”就是肝了，“九”就是肺了，“十”就是脾了。

天一生水，地六成之。	北	水	寒	肾	咸
地二生火，天七成之。	南	火	热	心	苦
天三生木，地八成之。	东	木	风	肝	酸
地四生金，天九成之。	西	金	燥	肺	辛
天五生土，地十成之。	中	土	湿	脾	甘

今年，中医的晋升考试，区人民医院出了一个复习提纲是《小儿药证直诀》，里面说：钱乙治病的时候，有那么个病案“七使八使，那

么，七使惊骇，八使抽风”。当时有些区医院的同志请教了很多专家，据说请教了黄广元老师，王锦明老师跟我讲了黄广元老师的答案，我认为他的答案是对的，七、八指的是心，肝。因为很明显，数字配属脏腑就是那么一回事。那么，大家注意，我要是再把东南西北中配属肝心肺肾脾，配属五味，那么，这个大家都不用我说了。这就是咸、北，这个就是苦、南，这个就是酸、东，这个就是肾，这个就是心，这个就是肝。由于有了“天制气，地制形”，还有“天制色，地制味”。天是控制颜色的，地是控制味道的，这是运气的原文，由于有了这个，那么呢，我们说这个咸用数字来表示就是“六”，“六”就是咸味啦，我用这个“六”来表示。那么，“心”就是苦味了，“二”就是苦味了。那么，“八”是酸味了，“四”就是辛味了，“十”就是甘味了。那么，如果我把阳数作一个排列：一、三、五、七、九，我改成“一”是寒的，“三”是凉的，“五”是平的，“七”是温的，“九”是热的。

苦	辛	咸	酸	甘
2	4	6	8	10
寒	凉	平	温	热
1	3	5	7	9

（图 4 药性味数字图）

因为，它是气，五味四气，这样子，虽然《本草纲目》有那么多味药，性味那么难背，形形色色的药，我们都不管，我们现在开始违反我们的常规，违反中国人的常规，小小地违反中国人的常规，可是还是没违反，小的违反，大的还是没有违反，就是说把这些药物的特性拉出来，用数字来表示，用 1、2、3、4、5、6、7、8、9、10 就可以表示完所有的药物的性、味。那么，谁都知道，桂枝是辛味药，而且是辛、甘、热，那么，桂枝的性味，我们可以怎么写呢？那么，桂枝是《伤寒论》里的重要一味药，那么，我想《胎胪药录》失传以后，张仲景在使用药物性味的时候，它的性味记载是否根据《神农本草》很难说，那么，我们想把《胎胪药录》的性味还原出来，可以用这个方法。那么，白芍，现在我是先入为主。天三生木，地八成之。八就是酸味，天五生土，地十成之，十就是土，十就是甘味，大枣——甘平，可以这么表示：105；生姜——辛热，那么可表示为49。我们可以通过数字表达药物的性味，是有点好处，好处是什么呢？是可以回复到河图、洛书上。那么，这样子，我们已经说“数出于圆，圆出于方，方出于矩”。数呢又配属方位，又产生了五味，又产生了脏腑。那么，数字可显示的特征就很多很多了。

桂枝：甘 热

10 9→109

白芍：酸 凉

8 3→83

生姜：辛 热

4 9→49

炙草：甘 平

10 5→105

大枣：甘 平

10 5→105

（图5 桂枝汤药物组成数码图）

那么，我们在用一个数字的时候，我们在运算过程，首先就要给你用的这个系统里面，给一个数所应有的“象”才行，所以，中国人在中医或者在一些比较属于自然科学体系里面的学科里，在记数的运算过程中是绝对不允许抽象，虽然，我们现在抽象一、二、三、四、五、六、七、八、九。可是，我们在运算过程中，一定要注意它的“象”绝对不允许抽象。这个黑格尔有这么一句名言：“抽象是哲学的公敌”。那么，现在我们知道：“抽象是传统文化的公敌”，抽象也是中医的公敌！

六、抽象是中医的公敌

这个希望大家深刻地想一想，我们在中医学习过程中，如果强调抽象思维，这是很危险的。而抽象思维就是逻辑思维，要是我们的老师讲得很有逻辑的话，那也是很危险的，如果 我们按逻辑体系去编排中医教材的话，那也是很危险的。因为忘掉了这个“象”，你把这个“象”给抽掉了，中西医对比最大危险就是存在对中医进行了抽象，而付于了西医的概念，它已经引进了物理量，白细胞的计数是多少，它就是炎症，那么，它一旦引进了物理量的时候，我们一定要做疾病病名对比。中医现代化？怎么样现代化？如果恰恰相反，那么，反过来，我们很好地学中医，又很好地学西医，我们经常给西医以“象”，那么，就会显得在西医感到棘手的问题上，加上我们一些中医的思维方法，加上一些中医的特点，那么，随时随地，我们都是一个很有用的药物制造公司。

中医的方剂它并不等于西医的两味药的组合，为什么呢？因为它们有我们中医的“象”，假如我们的象是茅根，寒甘，它具有中土的特点，中央的特点；在里面，我们逐渐知道它这个利水作用，这个清热作用，它究竟是什么意思？我们应深深地思考这个问题。整个“五运六气”主要就是给大家投机取巧，投西医之机，取现代医学之巧；我的投机取巧的方法经常是西药加中药，不过我再加中药的时候，已经运用了阴阳术数的思维，现在我把这个问题停一停。

七、经络

经络是怎么一回事呢？确定经络的存在是不是那么好确定啊？法国人用的是十种元素打进去，看见这些放射性的物质沿着中医的经络走，走啊走啊；经络——不但不是法国人能弄清楚的，能完全解决的，更不是某个人能解决的，我们世世代代都难以最终解决的。我们把经络的概念放在传统文化概念的两个要素里面去考察，先说“经验感知”。关于经验感知原来我们的一些同志就认为是生产劳动产生了对经络的经验感知，那么，我提了很多很不好的听的话，那一个什么时候，屁股摔一跤正好这个石头压在他的“长强穴”上，屁股的长强穴上。又有那一个不小心，正好给一个东西扎在“睛明穴”上，难道都是我们的前人经过劳动，中国人真的是在经历一身伤疤的基础上发现这个的吗？难道中国人不会应用思维？好！我们来看看中国人的经验感知，第一，我们的经验感知包括了外国任何的一个科学概念的经验感知，刚才，我举的速度，它是经验感知，他坐在车上感觉自己在走或者感觉这个车在走的经验感知，再把它放入在数理逻辑体系里进行计算，严密计算。你现在坐的飞机速度是多少，那么，我们的经验感知是不是那么愚昧呢？当然经验的体会不能说是愚昧，可是，我喜欢讲这种话，我现在是在中医学院讲课或者说不是讲课，而是在发牢骚。中国人的经验感知，现在已经证明存在着特异感知，已经存在特异性，可以看见经络在走，可以感觉经络在走。不是经过全身的伤痛而换得来的，那么，除了经验感知，有了特异感知之外，我们的阴阳术数构系，关于阴阳术数构系，那么，我就在这里放一炮，这一炮，我认为应该让大家听一听，我不针对任何一位老师，包括我敬爱的曾昭明老师。虽然他是搞内经的，李华佳老师在跟我们上课时，他说：有一次，他很高兴，人家说他有一本《外经》。23
李老师很喜欢，很想看看《外经》是什么？结果跑了好几十公里到了那里，没有找到《外经》。我认为《外经》是不存在的，问题是看到书里记载有《外经》。有《黄帝内经》，就应该有《黄帝外经》，这是辩证法的对立统一，思辨规律的结果。那么，你凭什么说没有《外经》呢？我是凭我对历史的考证。我们要搞中医现代化嘛，现代化可以提，可是要谨慎，我认为中医现代化只能引进两个人的观点，多一个都会犯错误的，一个是爱因斯坦，一个就是钱学森，多引进了就会犯错误！关于这个以后我们还可以谈的很有趣的问题，爱因斯坦很重视科学史的考察，他认为一部历史存在两个方面，它的外部与内部，历史存在着外部特征及内部特征，它的外部特征就是历史文献，我们考证《内经》与《外经》，由于我们看见文献有记载，《汉书》上有记载。可是我们找啊找啊，老是找不到，那不行，历史还有内部特征，而对内部特征的判断，当然除了文献基础上的证实，这个季绍良院长经常提倡的，大概这也是做学问所需要的。文献基础的扎实，实际上就是掌握历史外部，可是光掌握历史外部还不行的。更需要的是我们在它的一定的构造体系里进行思维，这种思维是直觉判断。那么好，我对《内经》的考证，首先举出一些外部特征的文献记载。

这是《庄子·逍遥游》里的这么一段话“六合之外，圣人存而不论，六合之内，圣人论而不议，春秋经世先王之志，圣人议而不辨”。

六合——在我们传统文化里面就是宇宙；在宇宙之外，不管它，你让它存在，你无法去讨论它，因为你的感知在连特异感知也无法感知到宇宙的外部的东西，那么宇宙之内呢？可以论而不辨，论是讨论，商讨，少数人从事的事业，他不进行最后的争论，不辨它的是非与否。那么，我们掌握了由于庄子已经讲出“六合之内，圣人是论而不辨”，那么，我们再看看《内经》有没有与此有关的条文呢？有！《素问·阴阳应象大论》里，作者所说的与《逍遥游》里所讲出的六合之内，圣人论而不议。《黄帝内经·阴阳应象大论》说“上古圣人论理人形，列别藏府，端络经脉，会通六合，各从其经”。这个是很妙的，原来《黄帝内经》是黄帝跟岐伯谈论上古圣人论理人形，列别藏府，端络经脉，联系宇宙而谈论人形的一本书，“内”是六合内的意思，是会通六合的意思。那么《内经》就不能解释为可能讲内科的多，或者说感觉很奥秘，要放在金柜里不外传。《内经》没有这个意思，而黄帝一再指出要付于万民，共登寿域，不会说秘而不传。那么呢，会通六合，各从其经，这个经是什么呢？这个经是六合宇宙之经，宇宙分成几经呢？“五运六气”就是专门谈论这个问题的，又谈论每一条经怎么能跟人的经相结合，又与宇宙之经相联系。由于存在阴阳二气，那么，阴阳二气就分化成三，就是三阴、三阳，就是我们所知道的宇宙的六个层次。少阴经、太阴经、厥阴经；少阳经、阳明经、太阳经。那么呢，由于把宇宙分成了这个“经”了，这个时候，我们要考虑它是怎么联系人的。因为，人与经，在经的思想上，又产生了春夏秋冬，从每一年的十二个月份上来说，一、二月属于厥阴经，这个阳历的话是从 1 月 21 日至 3 月 21 日，这个就是属于厥阴主事；3 月 21 至 5 月 21 日是少阴主事；那么，5 月 21 日至 7 月 22 日是少阳主事；7 月 22 日至 9 月 22 日是太阴主事；9 月 22 日至 11 月 22 日是阳明主事；最后的 11 月 22 日至第二年的 1 月 21 日是太阳主事。

1 月 21 日至 3 月 21 日——厥阴经

3 月 21 日至 5 月 21 日——少阴经

5 月 21 日至 7 月 22 日——少阳经

7 月 22 日至 9 月 22 日——太阴经

9 月 22 日至 11 月 22 日——阳明经

11 月 22 日至 1 月 21 日——太阳经

我们的经络怎么跟六合宇宙的经相联合呢？我们把与肝有直接联系的，而且联系最密切的称为足厥阴肝经；与心包联系最密切的称为手厥阴心包经；与肾联系最密切的称为足少阴肾经；与心联系最密切的称为手少阴心经；下去等等类推……。一条经一条经，那么说，我们要研究经络的话，哪可能基本完成的？因为我们对宇宙的认识还是无穷的遥远，所以，我说"中医的任何一个概念都够我们人类，整个人类的科学永久地使用下去"。也就是说现代科学的概念，现代科学可以永远地从我们传统文化的体系，传统文化的概念，传统文化的思想里汲取营养。我们的任何一个概念都可以向现代医学提供新的思考。我认为中西医结合，如果是在这个层次上结合，恐怕要比原来的那个层次结合要好得多。只要大家端正思想，中西医之间的课程安排大概是可以和平共处的，可以协商的。中医院校也应该学西医，也应该学中医，在这观点上学中医西医都是大有好处的，而对中医的研究也应该抱着这种精神，只有持有这种认识论，用这种方法去研究中医的话，那么中医就会清楚，大家就不会感觉是挨学中医的，而感觉我要学中医了。

那么，我讲的经络与宇宙的联系，也就是说对宇宙的研究还是没完没了的，我们对宇宙的认识还有很遥远的一段时间。那么，这个时候怎么办呢？古人早就作出了榜样，在这个时候，古人是运用思维。爱因斯坦说"用经验永远不能构造知识"，单凭经验是永远不能构造知识的。

需要的就是它要借助逻辑数理体系，所以，现代科学很大的特点就是数学永远走在各门科学的前面。特别是对于物理学来说，更是这样。我们现在数学上的很多东西没有看到它的直接用处，原因是：一个是经验的积累，另外还没有很好地思考如何找到它的数学结构的问题，现在，现代物理学，特别是本世纪的量子力学与相对论的进展，它是怎么产生的？海森堡对量子的贡献，由于他寻找到了矩阵——这个数学基础，而爱因斯坦的广义相对论，很难说它是建立在很多经验的基础上的。因为经验很难使我们体会光线弯曲，而爱因斯坦在还未体验到光线弯曲的时候，凭着他的思维，那么呢，再借助于黎曼几何与张量力学这种数学结构，才使爱因斯坦建立起了广义相对论的方程、规范群。也是说，在他们经验事实之前，数学家已经建立了一个分支。那么，问题在于数学家干嘛他能凭空地想象出那么多的数学体系，那么多分支呢？这要探讨到人类的认识问题，我们要建立一个数理逻辑体系，当然要经验的积累，一旦经验的积累到一定程度，就可以通过抽象建立数理逻辑体系。那么在数理逻辑体系里，我们可以运用抽象的运算，那么可派生出很多数学分支，然后再在客观的环境里面寻找它的客观内容，这是现代科学的方法。

刚才，我已经一再强调我们传统文化的特点是阴阳术数构系，而阴阳术数构系不同于这个数理逻辑体系，我们在应用阴阳术数构系的时候，仍然要问，在我们《内经》的基础上是否早就存在着阴阳术数构系呢？今天晚上，我讲到这里，商高原理，再讲河图，下去还要谈洛书，那么河图、洛书、太极，这些体系都存在《周易》里面。学医就要学易，不通易是不行的，原来《周易》是专门研究阴阳术数构系的，或者说《周易》的一些东西就是阴阳术数的具体运算，所以，我们要解开中医的一些迷，一定要下功夫，也应解一解《周易》之迷。那么，现在我们还是回到本题上，刚才我们已谈了“会通六合，各从其经”，那么，我们还要谈一个重要的概念：人神！

八、神鬼是重大的科学概念

在讲这个“人神”概念的时候，我要先给大家讲讲，这次我去成都的体会，跟刘力红一起考上成都中医学院针灸系的研究生，刘力红是考伤寒，这位同志原是河北中医学院的，这人叫仝健庭。那天我在成都，那位同学买了一本《针灸大成》，他回来一看，这个《针灸大成》太陈旧了。因为他是针灸的研究生。我说：“小仝，《针灸大成》怎么陈旧呢？”他说：“我说它陈旧，里面有很多糟粕。”我就说：“小仝，你认为最为糟粕的是什么？”他就一翻《针灸大成》到P142——人神禁忌，就是《针灸大成》的糟粕，人神禁忌是中医针灸大成的糟粕。这个人神禁忌讲的是什么呢？你几岁不能扎那个穴位，不能扎这个体表，扎了以后怎么样。他说：“这是无稽之谈。”那我当时就说：“小仝，你是北方人，很直爽的，我是南蛮，也不客气，广西是南蛮，你讲这个人神是糟粕，我讲这个人神是最科学。”他说：“你讲人神是科学？”我说：“不是，只是跟你再强调‘神’、‘鬼’是科学概念。”他一听：“哈哈，今天可有趣了，我今天认识你很高兴。”他问：“你说‘神’与‘鬼’怎么是科学概念呢？”我说：“我先说后来的‘神’与‘鬼’的确不太科学，‘神’与‘鬼’是在哪里出现的呢，人们又是如何考虑的，你学过物理，简单的说，我这个茶杯，我是拿手去拿了，你看见这个茶杯在动，我问你，使太阳东升西降的手在哪？你讲得出吗？使月亮老是这么运转产生手在哪里，是什么的手使它运动，使天体这么运转的春夏秋冬，天文背景变化复杂的力量又是什么？是用手的吗？是你推的吗？古人就知道这样，提出了一个‘神’，神是一种力量，而且是一种宇宙的力量。我说这个概念比引力要差多少呢？我说它简直比引力还要科学，你不相信？”他说：“听你那么讲……”我说：“听我那么讲？有书为证，我已经把我这个老祖宗带去了，我去哪里都带上《黄帝内经》，随时和别人辩论。”我就把《至真要大论》翻开，有那么一句很重要的话，叫做“天地之大纪，人神之通应也”。我说：“你了解不了解，你不了解，我先说，天地之大纪，五运六气，打一个比方，今年是太阳寒水主运，司天是少阳相火，在泉是厥阴风木，现在是四之气，太阴湿土主气，太阴湿土客气。这都是天地之大纪，天地之大纪在这个时候，神与人是通应的，这个时候，司天与人的少阳经发生联系，主运的太阳又跟人的太阳经发生联系，在泉的厥阴又跟人的厥阴经发生联系。今年的心绞痛及心肌梗死的病人会多，你知道吗?”他说：“是呵。”我说：“这就是人神通应的结果”。今年厥阴风木在泉，厥阴者，手厥阴心包经也。他一听：“是哦。”我说：“还不止，整个《黄帝内经》就建立在‘神’的基础上的”。他说：“你有证明吗”？打开书：神，在天为风，在地为木，在天为热，在地为火，在天为湿，在地为土，在天为燥，在地为金，在天为寒，在地为水。东方生木，木生肝，肝生筋，南方生火，火生心，心又生什么……。神，它存在宇宙里，那么这个‘神’是什么呢？现在发现宇宙里有四种力量，就是重力、强力、电磁力、弱力，现在又发现有第五种宇宙力量，现在已经发现了有第五种力量，那么是什么力量使这几种力量统一呢？我说：“也许就是神力。”这是第一。第二，我们对物质的认识现在已经很深了，从分子到原子，原子到原子核，原子核里有中子、质子、介子，介子又发展到夸克。我说：“夸克是什么，你懂吗?”他说：“听说。”我说：“听说就听说，你肯定不懂‘夸克’”。这个概念的来源是这样的：物理学学家在对物质进行研究时，对物质进行分解，撞击分解以后，发现那么一种情况，现在已发现质子里还有48种更微小的粒子，那么，在这些微小的粒子里面，还有没有更微小的成份呢？现在他们基本发现就是到了一定的层次，在分解这样的东西时候，发现什么都不见了。于是他们就认为物质是由夸克组成的，夸克就组成了最基本的粒子，最基本基本的粒子就是夸克，夸克是怎么来的，到了夸克后，把夸克打开，什么都不见了，拿这些打开什么都不见的夸克就组成了整个宇宙的物质。那么，夸克是怎么来的呢？它是这样子，它是由国外的西方神话，有一种鸟在海边喊了三声：夸克、夸克、夸克，喊了三声以后，太阳就进海；就说太阳东升西降的时候，降到海平面，海平面快要看不见的时候，海鸟就出来了，就喊三声：夸克、夸克、夸克，那么太阳就没有了，整个大地就是黑暗的。所以，物理学家很形象地把这种最基本的东西叫做“夸克”，打开什么都看不见，太阳下山，什么都看不见。我说：“我这个神，你能说不是夸克吗？如果它是比夸克还要夸克呢？这怎么办？反正，前人经过思维，认为肯定有最基本的东西，而这基本的东西就构成宇宙万物，也就是它也能反映不同的物类之间的相互联系。今年，热怎么跟风，风又怎么跟木发生联系，木又怎么跟我们的肝发生联系，那么这基本的物质也许存在基本的力量，这个力量，目前，我们无法探索。可是理性地思者，它肯定存在，如不存在的话，我们怎么来？所以，中国的哲学就是那么一门哲学，这门哲学就是无中生有，这不是要赖吗？无中生有？”后来，我说：“仝健庭，我来这里这几天很闷，能跟你聊聊也好。”我说：“我给你看看我的笔记好吗？”他说：“好！好！”我就打开了我的笔记，我的笔记是这样子的：这位患者找我看的时候是1980年10月28日，出生为1953年11月7日。那么，我们看一看：我这个腰痛的病人，长期经过很多人治疗，都没有什么效果，当时，我已经吸取了73年那个教训，我给他一算了以后，我就说：“你的腰永远不会好的。”直到现在，那位同志的腰痛还没好，他用了很多方法治，都没好。那么，这个事就向我们提示：“人神”。我们要用一些态度，用什么态度去对待，也许值得重新研究，不应该把它当糟粕来对待，而我还治疗过一些按照这个伤了“人神”的病，都是相应比较难治的，但不是说都不能治，同样的一个损伤，治疗时用的方法都一样，而年龄不一样，而且不是在于年龄大小的问题，而是看它的损伤是坐落在哪一个时间点上，相应的都是比较难治的。一位医生，他需要的是这样子，对于来的病人，不在于治得好还是治不好，这问题还不是很大，而是你能不能预言：他这个病能不能治得好，你不要说我试试。这还不行，病人很希望你能直截了当的回答，能不能治好，当然有些人就不治，可是，有些人要治，要看看你这个医生究竟怎么样，你的判断力如何？象我在江湖跑的，经常会遇到这一问题，我经常用一些确定的话，那么，这也很有必要。因为科学总是确定的事业！所以，你搞科学的话，尽量要讲些确定的话，不说过头的话。我的看法倒不是这样，我很愿意是马前炮，而不愿马后炮，我马前炮打错了，我自己就会思考为什么自己会犯错误。那么，什么都是马后炮，什么都是模棱两可的，会违反科学是确定的事业。

那么，还讲不讲，讲到10点半吧，今天不要紧，做不做笔记都行，今天讲一些等于绪论性的东西。那么呢，大家更有趣的，好像有一些同志听过刘力红的一些病案后，会更有趣的，怎么运用“五运六气”的知识来诊病，那么，在这里呢，我跟大家讲我在学习“五运六气”的时候，很注意一些相关性的东西，相关性的概念，相关性的看法。这样就会发现：疾病跟出生年月日是否有相关性。反正，我们科学探讨嘛，出现了一个病人以后，你治得好也好，治不好也好，特别是治不好的，我们应该用相关性的思考方法，多找一些相关性，通过这些相关性的寻找，也许我们发现解决问题的途径。也就是说多方位的思考问题，我最喜欢的就是根据出生年月日建立与疾病之间相关性的探讨。我并不是说我这样做一定是对的，可是这十多年从现有医学的迹象也表明应该进行这种的探讨。比如说，国外就找得出情绪、体力、精神的一些障碍的统计规律，还有最近又报道了出生月份跟寿命是有关系的。其实，这个课题在十几年前，国外的气象医学已讨论了出生时间与疾病的关系。那么，还有一些使我们心里很焦急，《科学画报》1984年报道的“手相与疾病”，说是日本人搞的，其实这个东西在我们的相书《麻衣相法》、《水镜集》里都有记载，我们古人的记载比它的还要深刻得多。那么，最近，我看了李玉英的剪辑资料，就是“参考消息”1985年10月7号登出来的，现在法国及西欧一带，很喜欢通过看面相来确定疾病，也就是说现代医学也在寻找相关性。疾病是否与出生月份相关，疾病是否与形态相关，疾病是否与手相相关，疾病是否与面相相关。他们都在寻找，并且都在多方位去思考问题。如果不进行这种相关的思考，也许起码说对《黄帝内经》没有好处。这个病例就是我怎么样预测：任应秋之死！

九、应用五运六气的一次预测

任应秋是中医权威理论家，生前写过一千三百万文字的文献。我是准确地预测了他死的月份。那么，现在，我们就讲讲这一过程：1984年元旦，我在家里讲“五运六气”，听的人除了刘方，刘力红外，还有我们黄广元老师和全柱方同志（柳州中医院），黄广元老师今天来了。当时讲的“五运六气”是按照《圣济总录》来讲的，那么讲讲、讲讲的过程中，很容易除了讲83年，就应该讲84年，因为看能不能预测84年的一些事件。1984年是甲子年，那么，甲子年与任应秋之死有什么关系呢？甲是土太过，土运太过，司天是少阴君火，在泉是阳明燥金，主气不显，客气……，大家看用数字表示（图6）。

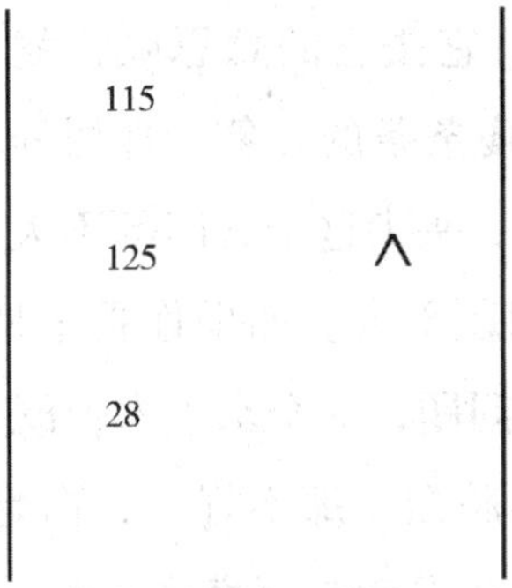

图6　1984年时相框架图

就是这样。大家不要急啊，明天，我专门拆开这个数字是怎么来的。那么呢，事先我懂得了两组数字，第一是任应秋的出生年月，这个我了解，因为在此之前，我看过《名老中医之路》，它记载任应秋是1914年出生，月份它没有记载，四川江津人。那么，我为了证明不是在这里吹，那么来看：任老师——国务院学委会医学科学评委总成员，北京中医学院教授。字鸿斌，江津县人，幼年读经，十三经皆能成颂，少年时，问难经学大师廖济平，这个事先我已经懂的。第二个数据是：我懂得任应秋在1983年做了肺癌手术。那么，这个是83年8月份做的。术后情况良好。后来，我才懂得他一直是由中医气功所的一位气功师张宇给他用气功治疗。可是，也没有超脱我预言的框架。当时，讲课的时候，由于是偶然地讲，于是我对黄老师说：“今年一件最大的事，是任应秋肯定要死，什么时候呢，应该在五之气。”当时，讲得很绝。好，我们看五之气是什么呢？主气是阳明燥金，那么客气是少阳相火，由于司天是少阴君火，客气又是少阳相火，而这个时候又碰到阳明主事，而且又是肺主事，肺的负担相应又重，又是火在施于肺，在五运六气里面，经常会遇到讲“施”的，不讲克的，当然也有讲克的，我们讲克就是君火相火施得太多。那么，做了肺癌手术的人，本来肺癌就很难治的，虽然是在协和医院做手术，又用气功师来保护，能否过得这个关呢？从这个推就很危险了，就是很危险了，还有一样更危险的就是《灵枢经》已经算出任应秋最危险的是那一岁。他是 1914 年出生，1984 年是他 70 岁。《灵枢经》指出，70 是他的年之大忌，是年忌。刚才的是“人神”禁忌。那么，我把《灵枢经》念给大家听，《灵枢经》——我个人研究的结果，我发现后人的手相，面相，算命全部在《灵枢经》里都有。《灵枢经》阴阳二十五人，就谈论到年忌。那么阴阳二十五人呢是把人分成金木水火土五行，金木水火土里再分金木水火土。它按它的意思呢，就是说“一个人如果你是木型人，木型人就长得瘦瘦条条的，象一棵树样。如果你是木型人的话，如果你脸红或者鼻子尖，头尖这个就问题不大，尖是火，既然是火，火性炎上，木生火，这问题不大。如果你是木型人，可是肚腩蛮大，蛮胖的，这个也不大，也没问题，这个水生木，既可以当官，收宜藏。那么，如果你是木型人，你脸白，那不好了，白是金，金克木。啊！我不是在推销看相，我是说要么你就要《黄帝内经》，要《黄帝内经》，你就很容易会走到决定论，要么，你抛弃决定论。那么，对于你的形体，气色产生的五行相克，就是说木型人，长得瘦瘦白白的，这种人就会存在年忌。因为会产生相克，就会产生症。那么，有年忌的人是怎么算的呢？它说“大忌常用加九岁”。阴阳二十五人说：“大忌常加九岁，七岁，十六岁，二十五岁，三十四岁，四十三岁，五十二岁，六十一岁”。就说产生相克的人，他在七岁、十六岁、二十五岁、三十四岁、四十三岁、五十二岁、六十一岁都不是好过的。如果碰到那年的司天运气对他不好的话，那么就很危险了，它的意思就是这么说的，后面还有一段说的，我没有写出来。那么，我们看相克的人为什么会出现这些神秘的数字或者说这些神秘的数字跟它的疾病存在什么相关性，你能否进行计算？可以，不过记住！阴阳之数不以数推以象。根据象来计算的，而不是根据数的。大家看一看，我是如何来计算这些数的。七到十六，大家已发现，七跟十六相差九岁，十六跟二十五也是相差九岁，二十五跟三十四又是九岁，三十四跟四十三又是九岁，四十三跟五十二又是九，五十二跟六十一又是九。干嘛它是从七岁开始，我们知道七——“是地二生火，天七成之”。刚才那个数七是火，地四生金，天九成之，九是金。那么呢，在这个时候就会出现火克金，它就是那么一回事了。根据相，找到“七”了以后，每逢加九，到了九又是“金”，这个“火”又克了它，一出现“金”特征，“金”的象的时候，那么，这个少阳之火又来了，又把它克了。那么好，后面没有了。那任应秋是七十岁死的，古来七十稀，所以，古人呢，到了七十岁死，他的问题都不大了。我们知道找出了九了以后，六十一加九正好是七十。那么，1914 年出生的任应秋，到 1984 年，他正好在时相框架里面，他碰到了这么一个框架，这个框架是太阴湿土太过，少阴君火司天，阳明燥金在泉，主气是阳明燥金，客气是少阳相火，火重施于阳明，火重施于阳明这是他难过的一个原因，这由于正好他又在年忌之上，所以，两样都具备了，那么，只欠西风了。那么，我的这个预测以后，刘力红，刘方都很感兴趣，一到五之气，9 月 22 日开始，就天天看报纸，到了十月十一号，我说：注意看报纸哦。刘力红回来说：“师父，告诉你一个消息。”我说：“什么消息？”他说：“任应秋去世了！”虽然我们有这个预测，我们还是很沉痛和哀。”今天，我的课暂时讲到这里，明天晚上就把这些数是怎么来的，怎么进行计算的，怎么用的，给大家讲。

第二讲　神圣的事业

一、中医是神圣的事业

今天，在继续讨论昨天的问题之前，我向大家介绍一本书，这本书是日本人高木贞敬写的，书名叫《读书与大脑》。我想这本书应该与大家有很大关系，书中在介绍大脑顶叶和额叶的功能时，谈到学生的考试，用的是我们脑区的顶叶，而真正的创新，却是在额叶中进行的。为了刺激额叶，获得更多的创造能力，这本书的作者提出来该读些什么的书。他讲读书的时候，讲得比较有兴趣。记者问他："想要锻炼前额区，怎样做才好?"高木贞敬说："第一是读书，不是读周刊那样的杂志，而是要读经过千百年考验过的经典。"那么《老子》、《内经》、《周易》，都是千百年考验过的经典，大家读得会有趣味的。还有，我们来看学生的问题，学生们经常举行联谊会的内容很成问题，会上总是把谈论演员吃点什么，喝点什么，唱几首歌，听听磁带，吵吵闹闹为会议中心。作者认为这种学生的活动不太好。另外呢，他还提到，为了使新脑与旧脑的平衡，还有那么个说法：比如，男人白天在公司里拼命使用新脑进行工作，下班以后，在小酒馆喝上一杯解除白天的紧张及疲劳，这样保持内心的平衡，家庭生活就是平安无事了。如果不喝上这一杯，就有可能会向自己的妻子发泄，这种发泄是造成家庭不和的种子，所以，刚才我跟李可湘（音）主任开玩笑，我说等一下我要拿出一篇文章来支持你喝酒。好，现在开始继续昨天的课题。

昨天晚上回去，我跟唐农老师、刘方了解一下情况，我说："你们听了一个晚上，最感兴趣的是什么？"他们俩都说："最感兴趣的是阴阳术数构系，他们说这是一个新概念。"这是他们共同的讲法，刘方昨天晚上跟我谈话，谈到深夜三点，他更是讲了很多怪话，他说："师父，您今天算是给'神'这个名词平反了，我希望您找时间给'鬼'平反。"他说："看来，我们要给传统文化里面的很有价值的一系列概念进行平反，我们平反的目的，并不是考虑增加工资或恢复以前的工资，神鬼不会向我们要工资了，不过应该给他们一些地位。"我就笑笑，我说："给'神'的平反刚刚才开始，我还没有彻底地给它平反完，至于给'鬼'平反，还需要等到恰当的时候。"

今天，我要来之前，家里来了一个人，这个人叫朱辉，中国人民铁道部文工团的总指挥。我说："朱先生，你这次来的目的是什么？请你说，我很忙。"他说："我是听唐老师绍了你的情况，我是慕名而来的，这个讲得更准确的话，我是想来问问你，请教你一个问题，要你简单地给我谈中医，7:05 分我要乘坐 6 次回北京。"当时已经是晚上 6 点多了，他是乘坐汽车来的。我说："好。"

我说："中医从事业上来说是神圣的事业。"你肯定要问我：你有什么根据？我说："根据是《五运六气》里所说的。"我看他的样子，他好像是领会，又好像是不太领会。因为我这里有一个"阴阳不测"，这个当时呢，我就跟他解释，我说："你再等一等，我再解释这句话，你看中医是不是一个神圣的事业。"他说："那你讲吧。"我说："第一，在我们人类的科学事业上，有三样东西，有一个事业是永远不能穷尽的，也就是说科学永远在探拓的课题。这个课题：第一个是宇宙的演化；第二个是物质的组成；第三个是生命的起源。虽然，人类不可能永远地解决这个问题，可是随时都在思考这个问题，也随时在解决这个问题。总而言之，是不断地逼近、接近真理。"

我说："中医，它神圣在哪里呢？中医里面的任何一个概念都要考虑到宇宙的演化问题；都要跟物质的组成；生命的起源这三个问题发生联系。而在现代科学里面，还没有哪一个学科，它的概念必然地要追踪到这三个问题上来。”我说：“原因是什么？原因是中医首先认为‘气’是构成宇宙的最基本的‘元’，我现在不敢说是物质，不敢说是什么，我只敢说是构成物质的本元，是这个气。”

从宇宙演化的角度来看，目前对宇宙的认识到是怎么样的呢？第一，我们这个宇宙是封闭的，原因是因为存在着引力，引力使光线弯曲，所以，我们整个宇宙是封闭的。那么，我们的宇宙现在有多少年了呢？计算的结果是150亿年~200亿年。那么，我们的宇宙是怎么诞生的呢？最初是经过密度很大很大的一团东西爆炸而成，爆炸以后，我们的宇宙就不断膨胀，到一定时候，才产生太阳系，然后，在太阳系里产生了生命。人类要在宇宙本身内，彻底要弄清演变的问题，这是很难的，我们不可能在别的宇宙体上看到我们人类这个宇宙的演变。而关于物质的组成，这也是个很难的问题，十九世纪才发现原子，十九世纪末，才发现原子里更微细的结构。三十年代，才发现原子核里的中子，中子跟质子怎么联系呢？当时，汤川秀树提出了一个原子核模型，叫做汤川秀树原子核模型。他提出他的设想是：中子与质子之间，有一种叫做介子，把中子与质子联系起来了。这个汤川秀树是在逻辑思维的情况下，为什么这么说呢？因为当时无法看到质子与中子里面究竟是什么，那么，他借助了理性思维，用理性思维去把握看不见的东西，他提出有一种介子把中子与质子结合起来。结果，后来从物理上的试验证明存在着介子，汤川秀树因此获得了诺贝尔奖金。汤川秀树获得诺贝尔奖金以后，进行过很多次演说，他说：“他不能数典忘祖，我的思想来源于中国，来自于哪里呢？我十五岁时，念了《庄子》。”他说：“是中国圣人庄子的思想使我用思维的武器把握了这看不见的东西，提出了介子。”

那么，我们的每一个同学从这里可以考虑到中国经典著作的重要。另外呢，也慢慢领会到它既是有用的，可是也是相当难把握的，惟一把握的方法，我考虑了很久，才提出传统文化的一个共同的基础，这个基础就是阴阳术数构系，而阴阳术数构系它也是用图象显示给大家的。昨天，我画的都是数学图象。那么，我们现在继续谈这个问题，那么对物质现在认识到什么程度呢？现在发现组成原核子的48种基本粒子，可是还有没有呢？早十年前提出了夸克，这几年提出了超弦理论。过几天，我专门会念一封信，这封信是我写给刘力红老师的，上个月写的，他在桂林的时候，这封信就谈论了隐秩序，超弦理论与中医的关系。那么，今天就不专门讲这个。还回到我们这个问题上来。我说：“用仪器的方法对物质的检验是不是都能够认识到物质的终极结构？”这还很难说的。可是，我们中国人也是把物质的组成，认定为由气组成了万物，提出了一个本源的东西，那么，生命的起源也是如此。所以，中医的每一个概念都跟本源有关，而这个本源又跟宇宙的演化、物质的组成、生命的起源有关，所以，对中医的学习更强调哲学思维。对看不见，摸不着的东西，我们怎么把握它。圣人发明了一个很好的方法，这个方法就是“象”。那么，我就对他说：“在中国传统文化的思想指导下，古代搞医的人提出了《黄帝内经》，《黄帝内经》是怎么理解、怎么引用宇宙的演化、物质的组成、生命的起源呢？它就利用了哲学上提出的本源。那么，既然有气，是气组成万物，气有没有区别呢？有区别，分成阴与阳。阴与阳再生出风、寒、暑、湿、燥、火。阴与阳里，再分出三阴三阳。三阴三阳里，厥阴就是风，少阴就是热，少阳就是火，太阴就是湿，阳明就是燥，太阳就是寒。那么，风、寒、暑、湿、燥、火是由什么东西驾御它们的呢？也就是说你怎么知道三阴三阳，三阴三阳的隐起来的一个世界，我们之所以感觉它存在，是我们大脑的理性思维的结果，而我们大脑的理性思维，有没有客观的东西在大脑反映而产生的理性思维呢，这是肯定的。客观的反映是什么呢？就是风寒暑湿燥火。这些我们可以感觉到的，那么，是什么东西支配风寒暑湿燥火？支配它们的东西，我们确实看不到的，只知道是气。那么，气如果没有层次之分就无法找出风寒暑湿燥火。就是现在如果我们这个教室，只有六个位置，这个位置就是风寒暑湿燥火，那么，给六个人进来，我是检票的，我怎么才知道，你是不是要来这里坐的呢？上面有规定，我不写风寒暑湿燥火。我们写一个暗语，写一个密码，好，我也懂得密码了，如果你也来，来了许多人，都有风寒暑湿燥火，你拿着一张写有风的，我根本不理你，写有寒的，我也不理你，如果那个人写有厥阴，这就对上号了，请进来；需要太阴，好，你就去坐“湿”的位置，写有少阳，好，就领你去坐“火”的位置等等。就是那么一回事了。阳明就坐“燥”的位置，太阳就坐“寒”的位置，就是说在我们看见的象，我们感觉到的象，还有一样东西，这东西是我们无法看得到的，这个东西就是三阴三阳。明白了这个，我们就能理解中医的虚实的概念，虚是看不见的，实，你才是看得到的，成了形，你才看得到。那么，现在，我们能看到哪一些的象呢？从一年四季来说，现在我们能看到什么象呢？现在我们能看到的是秋象。看，这个是接近秋末的，为什么呢？怎么了呢？这个象是很确凿无疑的，春天长出来的树，经过几个月，长得很大了，现在呢，它再也不长什么叶子了，不但不长叶子，反而还掉叶，本来绿绿油油的一片原野逐渐逐渐变得黄了，这个就是秋象。那么，秋象给我们一个什么概念呢？有点金，金能杀，秋、金、杀，一派肃杀。那么，我们用金，因为金的概念，我们也可体会得到的，只要有“金”，发现了铁器以后，我们就可以感觉到“金”是什么，这是我们经验所能感知的东西。那么，我们通过引申发现这一些叫肃杀。那么，我们配什么呢？后来再研究，作用它的，支配它产生的就是阳明。因为这个象肯定要有气，如果没有气组成的话，我们无法看到这个象，这就是我们看到的实象，那么，我们能知道虚象吗？我们有了实象，我们就知道，我们在看这个实象的时候，我写这几个春夏秋冬，春夏冬是连虚线、点点的，目的是强调虚。那么，这三个象都由于有一个道的作用，都把它们隐藏了起来，我们看不到这个象，可是，我们能不能知道，我们看见秋的象的时候，我们能不能逆过来推，下一个象会怎么样的，春的象会怎么样的，冬的象会怎么样的，

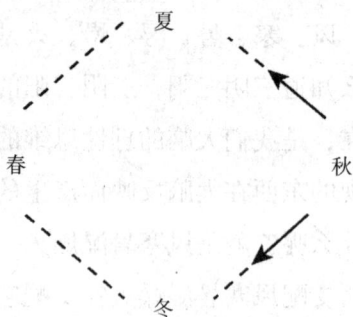

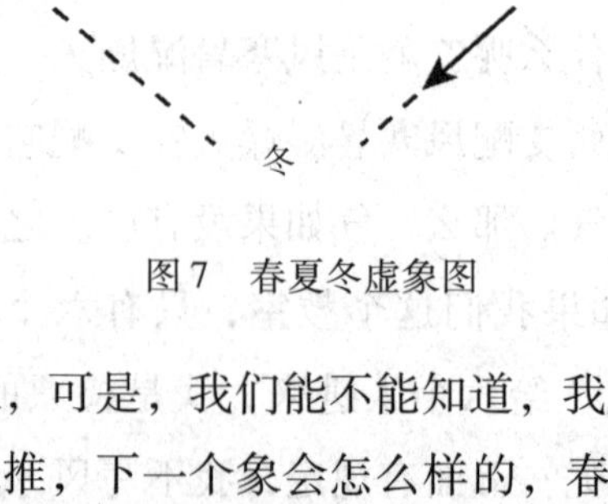

图7　春夏冬虚象图

会不会，能不能呢？能，只要我们定出秋象的标准，定出一个正常标准，一个太过的标准，一个不及的标准。我们对它定出一个标准，那么，经过这个感知定出标准了，往年我这个树是10月10号后才开始掉树叶的，或者说才开始大量枯萎的，那么，今年呢，10月10号就开始了，我们知道今年所出现的夏象不正常，夏象不正常。我们也经过了春夏秋冬，都给春夏秋冬定出一个标准了。那么，我们在看每一个象的时候，我们就可以逆推。因为春夏秋冬存在着那么一个关系：春生，夏长，秋收，冬藏。春能正常的生了，夏才能正常的长，秋才能正常的收，冬才能正常的藏。只要一出现偏差，它就会影响到它的前后左右的。

那么，我们就从现在看到的实象可以反过来思考它前面的那些象，可以提前预测下一个象，“物生谓之化，物极谓之变”。四季的产生造成了万物的生长，那么，物在生的时候到了“化”的阶段。那么，这个物不生了，生到极点了，这个就叫做“变”。开春的时候，这棵树发芽长出绿叶，这个就叫做“生”；到了秋天，它再不生了，达到极点了，它变了，枯萎了，这个就叫做“变”。生、化、变就是变化，那么，支配“生”、“化”、“变”的是什么东西呢？是阴阳二气，阴阳二气又变成三阴三阳，阴阳不测谓之神里面，存在着一个“神”。测——拿竹竿量水的深浅，这是“测”的本意，量水的深浅叫做“测”。“神”是无法测定得完的，这句话指的是这个意思，为什么这么说呢？昨天，我们已经讲了存在一个宇宙神系，等一下，我们又会更具体地讲。“神用无方谓之圣”。有神，才可能有生命，我只用这个词啊，神用无方。

二、宇宙神系

春天来了，我怎么才能知道支配春天这个景象的是什么东西呢？是一种宇宙的力量。这种宇宙力量，古人称之为“神”。它既是物质，又是一种力量，秋天了，就有一种秋神，东南西北中，神来了都有定处。今天，它在这个黄道，在黄道的这个点，过几天，又到这里，过几天，又到这里，春夏秋冬，变化无穷。所以说，“阴阳不测谓之神，神用无方谓之圣”，方是方位。那么，中国人是怎么把握天人之间的关系的？

首先把天的阴阳分成三阴三阳，支配这个生的阶段就是少阴、少阳。支配生长发育极点以后，走下坡路的这个生的阶段就是老阴老阳。我就对他（朱辉）说："你受一种力量支配，我们都受这一种力量支配的，从我们这个个体来说，我们少阳的阶段已经完了，现在趋向下坡的，你已经出现老阳的样子了，我也快要出现了，因为他是五十多岁了，可是，你的儿子，特别是你的孙子，他们都是一派少阳少阴之象，而你与妻子，你母亲，你父亲都已经是老阳老阴之象了。我说的这是其中之一，另外呢，从三阴三阳里面，从阴阳不测里又把人体的脏腑也分成三阴三阳，就是说人体的脏腑怎么跟隐秩序世界联系的，隐藏着风寒暑湿燥火这个世界里发生联系的。我们的肝跟天的厥阴发生联系，我们的心包跟天的厥阴发生联系，我们的三焦、胆，又跟天的少阳发生直接联系，所以，就称之足厥阴肝经、手厥阴心包经、手少阳三焦经、足少阳胆经，建立了对应关系，我说建立了这种对应关系了以后，找出它们之间的关联，找出它们的相关性以后，就可以根据我们所看见的"象"来预测我们看不见的"象。"打一个比方，经过一定的经验体会，又借助于阴阳术数构系，《黄帝内经》的作者利用他的经验体会，再把经验体会放到阴阳术数构系里面，更准确地来说，放在"五运六气"的构系里，建立起了"五运六气"在医学方面的学说——五运六气学说。

根据这个学说，三阴三阳也是轮流地支配着我们这个宇宙的。就是说，我们不能想象，每年都是那么热，每年都是那么冷；今年的十月四号晚上，温度是22℃的话，明年的今天也是22℃，年年如此，这是不可能的。为什么呢，有动就有变，生物之所以变，生物之所以由少阳转化为太阳，由少阴转化为太阴，或者由少阳转化为太阴，由少阴转化为太阳，是因为我们宇宙本身也是在不断地运动变化的。这个思想太深刻了！这个思想说明，我们的这个宇宙有一天也要毁灭的，毁灭了以后，它又重新诞生。我们的宇宙也有一个少阳少阴的时期，最后，趋向于老阳老阴时期，在少阳、太阳之间，存在着一个阳明。在少阴、太阴后面，存在着一个厥阴。所以，《内经》说"两阳相合为明，两阴交尽为幽"。我说："你是搞演出的，我们用通俗的话，来解释'五运六气'，我说今年属太阳寒水主运，主运就是水运太过，司天是少阳相火，在泉是厥阴风木。今年是丙寅年，打个比方，天的少阳通过‘神’的作用，就是通过一种宇宙的作用，天的少阳就跟人体的少阳发生联系，人体的少阳是以胆、三焦为腑，又跟人体的厥阴发生联系，人体的厥阴是以肝、心包为脏。那么，这个主运是太阳，太阳又跟人体的太阳经发生联系的，作为太阳经的腑，有小肠，有膀胱，今年担任人与宇宙之间联系的主要系统，就是胆、三焦、小肠、膀胱、心包、肝，在这一年里面，担任通信联络。”我只能这样跟一位没有学过中医的人讲，就是说，我跟你对话，我们不停止地对话下去，会感到肚子饿，甚至嗓子哑。跟天发生交往的过程，由于负荷的问题，其它的脏腑得到休息，而这几个保持联系的脏腑却得不到休息，那么，如果你原先不存在着病的话，今年你就会出现超负荷，如果你本身的脏腑就受到损害的话，今年你就很难完成你一年的通信联络任务了，你就累倒、病垮，所以说，胆、三焦、小肠、膀胱、心包、肝的病相应发作得比较频繁。那么，这些脏腑发病的时候，有没有大概的时间，在这么长的一年里，大概会在什么时候发病，有没有呢？有！“五运六气”全部都是谈到这个问题。我给大家印的这些材料基本都包括完了（见书后附录：李阳波手迹之“《运气学导论》提要”），只要我教你们怎么查，也可以查。他（朱辉）听了以后说：“好，中医确实好，我的儿子是学西医的，是一位外科大夫，我很希望有那么一天，你接收他当你的徒弟，我喊他来跟你学。”

我们讲这个是又给大家复习一下，那么，现在我继续把中医这个神圣的事业讲下去。

大家注意到这五个圈（图8），很显然，上面这个圈是代表南方，下面这个圈是北方，左边这个圈是东方，右边这个圈是西方，中央这个圈是中土。宇宙这个神系，可以说是：“六生五在十二其三伤三胜神系”。

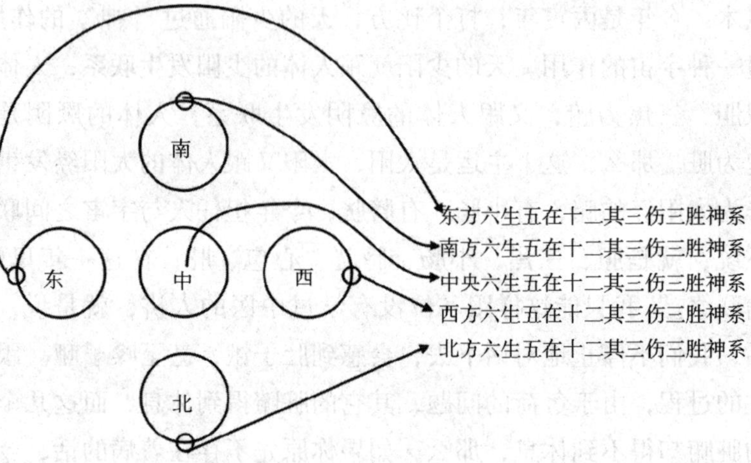

图 8　宇宙神系图

为什么这么说呢？你看嘛，六生是：东方生风，一生；风生木，二生；木生酸，三生；酸生肝，四生；肝生筋，五生；筋生心，六生；我们再看五在：神在天为风，在地为木，在体为筋，在气为柔，在藏为肝。十二其是：其性为暄，其德为和，其用为动，其色为苍，其化为荣，其虫为毛，其政为散，其令宣发，其变摧拉，其眚为陨，其味为酸，其志为怒。三伤三胜：怒伤肝，悲胜怒，风伤肝，燥胜风，酸伤筋，辛胜酸。这些都是《内经》的原文，我把它用图五、图六，来展示出来方便大家记忆，不但是方便大家记忆，很快地要回到"阴阳术数构系"里面，等一下，我们就会演化出很有趣的一些场面。如果大家抄不了的话，不要紧，抄不了的，以后会刻印给大家的，因为这是常用的。那么，其它那四样呢？看看有没有必要写，不必要的话，不然时间拖太长，那几样都不必要。那么，我先解释一下，它里面的一些应用，以及它的某些很有意义的价值。它的价值是澄清前人的一些解释，先看：东方生风，风生木，木生酸，酸生肝，这些都没有难题了。那么，在天为风，在地为木，在体为筋，在气为柔，在藏为肝，这些也都没有太大的难题了。其中的难题是："和"字，有价值的就是"和"字。

三、讲讲《内经》中的“和”字

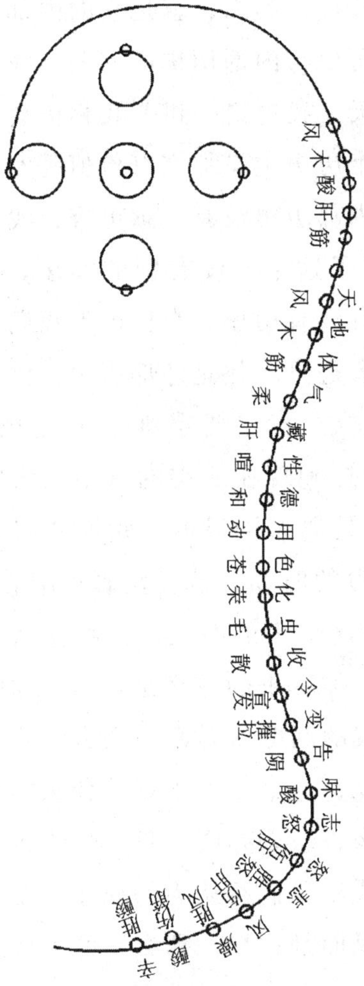

图9　宇宙神系变图

为什么呢，我们《黄帝内经·生气通天论》有一个“和”字，争论不休，而到现在，我都认为前人的解答不准确，就是“男子二八，阴阳和，故能有子”。前人不外有几种解释，第一种解释“和”是气血调和；第二种解释“和”是男女阴阳相交。那么，我请问“男子二八，阴阳和，故能有子。”“和”是气血调和的话，气血调和就有子或气血不调和就没有子，那他十五岁，气血就不调和吗？六十四岁以后，天癸绝了，他气血调和吗？你讲的气血不调和就有病，由于气血不调和就产生病，所以我治病的原则就是调和气血，此难解释也。第二，你说是阴阳相交，男女的性生活，当然，没有性生活在以前确实是没有子，现在有了试管婴儿，不需要阴阳交。那么，我又请问：能进行性生活的男同志、女同志没有病，即使他能进行性生活，他就能有子吗？如果他无精，或者他的精虫的活动力低的话，怎么办，所以，由于这两个问题，阴阳和的“和”字，我以为前人的两种解释都值得重新考虑。昨天，我提出了一个，我认为是很重要的原则，这个原则是爱因斯坦指出来的，也许大家疏忽了，对历史的面目，当然应该采取历史主义的方法来对待。那么，在采取历史主义的方法来考察历史的时候，有两种方法，第一，在历史的本身，它的外部特征；第二，就是它的内部特征。也就是说，历史本身存在着外部历史与内部历史的问题，我提出来的时候，大家不注意不要紧，今天，我再讲一讲，我相信会引起大家的注意。为什么爱因斯坦的这个历史主义那么有价值呢？因为它外部的历史存在于文献之中，而内部历史没有文献可查，我们要认识这个历史，只可能凭直觉，除了这个，没有别的办法。那么，好了，我们看，我们的传统文化有没有历史，有！可是我们传统文化里面有不少东西没有历史，或者是只多数是外部历史。比如说，我经常跟黄广元老师说的“学古文，肯定要字典，《说文解字》，《尔雅》，再下来的《康熙字典》和现在所编的《中文大字典》，这些都准确吗?”他回答前人就是那么记录的。我说“好。”第一部字典是《说文解字》，许慎在写的时候，他在注释的时候，他问过那个创造文字的人没有？你写这个字的时候，你是什么意思？你读音是什么？你为什么这么写？你本来的意义是什么？你的引申义是什么？许慎问过他了没有？我的问题就是发明文字的这个人，他有没有讲我这个字为什么这么写，这个字的本意是什么？引申义又是什么？没有，通通没有。那么，怎么办呢，我们只能研究人的思维过程，从人的思维过程里面找出我们所认为的规律，而这个规律是阴阳术数构系，在东方文明里面是这样。那么，可是从我的理性里提出来的阴阳术数构系是不是必定能还原到当时那个人造这个字的时候，就是这么想的呢？又未必，可是，结合外部文献，结合许慎的外部文献，又结合我们找到的阴阳术数构系以后，利用这个构系给我们的直觉，那么，也许我们能提出对这个字的解释，而这个字的解释未必跟许慎的解释是一样的。另外，当然千方百计地也要找历史文献或者是文物，考古工作的重要性就是在这，拿出实物，拿出“象”。那么，你们会问我，关于这个“和”，已经有很多文献记载了。关于“和”的解释，内经专家注释了很多了，成了我们引用的文献，可是他注释这个字的时候，他问过黄帝与岐伯了没有？你这个“和”是什么意思，也没有，他引用的外部文献，他引用到点了没有，引用到点子上、引用到地点上没有？我看就没有；因为《周易》这部书里面，谈了这个“和”。《老子》这本书里也谈了这个“和”。这个“和”跟他们的解释完全不一样，在《老子》及《内经》里面，这个“和”字是什么呢？在解释这个“和”字之前，我先讲一个，就说我们种一棵植物，打个比方，种一棵荔枝，这棵荔枝发芽了以后，它就具备了生命力，它一天一天的长，长到一定程度，它就可以开花结果了。我请问：这棵荔枝能不能一直结果到它死的时候？不可能的，到了一定程度，树还没完了，还没结束它的生命，这棵荔枝就不可能再长出荔枝了。它跟我们养一只老母鸡一样，养到一定程度，它下蛋了，再养下去它光吃不下蛋了，你肯定想要宰它了，因为这只鸡不“和”了，那我们种的荔枝、龙眼也是这样，它们没有“和”的阶段了，你要把它们挖去，重新种上能“和”的。“和”是什么？显然是一个生命体的生殖繁殖后代的那一段时期，作为个体并不是有了生命就能繁殖后代，可是，它有一段时期，而这一段时期叫“和”，在这段“和”的时期就能繁殖后代。

由于今天是要讲“五运六气”，我无法拿《周易》的话来给大家讲，更无法拿《老子》的原话来跟大家讲，有空到家里面，我们好好地谈，我拿出原文来慢慢解释。也就是说“男子二八，阴阳和，故能有子”。到了十六岁，他已经进入到这个时期，他能繁殖后代了。那么，“和”是一种什么力量呢？“和”从象来说，它属于春，春的特性就是“和”，其德和，那么掌握了这个“和”，我们再讲《周易》里的“帝乙归妹”。前人在解释“帝乙归妹”的时候，都以为帝乙是商朝的一个皇帝，其实不是。东南西北，春夏秋冬，古人认为存在着一个“神”的力量，甲胆乙肝丙小肠，“乙”就代表“春”，而且就代表二月。我查了一些资料，相当遥远时候的古人，嫁女儿都是春天嫁的，它的意思就是希望她到了男家之后，能给人家繁殖后代。就是根据这个习性，其德和，利用天地春神的作用，在这个时候让她能在“和”的阶段里面，能正常地发生“和”。讲了这个以后，我们看，你讲的这些会有什么用，除了我们书上所指出的，大家看一看，书上所讲的都相当有用。

四、神系共振

那么，我所要指出的，大家注意，天地人的一些共同的象，熟悉这个象是很重要的。我们来看“其气柔”，当然，春天气候比较平和，有柔的感觉，还有呢，还有肝气用事，正常肝气舒畅的话，这个人也会显得很柔。我们再来看“其性喧”，当然，春天的时候，春天的性质特点是喧发，这个是响的意思，就说那个时候进入到惊蛰节，春雷一响，本来潜藏的虫就开始喊了，它为什么能喊呢？是肝气的作用，如果一个人整天闷头闷脑地不说话，你能说他肝气舒畅吗？不会！一天要笑一点，讲一点话，才能证明他肝气是舒畅的。那么，“其用动”，春天的神，天地人之间的这个神，从景象来说，它是动的，草木动，生长发育也是动的，还有要是一个肝气舒畅的人，很舒畅的人，整天坐在这凳子上，是不是，要是他要坐的话，即使他能坐相当长的时间，不过大脑总得想问题的，还是不可能坐得太久的。那么，“其色苍，其化荣，其虫毛”，因为分成五种虫，属于毛虫一类；“其政散，政是政令”，散是舒散，散发的一种景象，春风吹，这个节令的特征是宣发，茵陈就是在这个时候长出来的，所以，由于它得到春天的宣发之气，而我们肝有郁热的时候，就要用茵陈给我们宣发出肝里的东西来，那么，我们的黄疸就好了。“其变摧拉”，如果在春天有些什么变动的话，那么树木都要倒下。哎呀，你这个人，我平常看见你这个人肝气挺好的，讲话很柔，又有笑，既然这样，为什么现在你会骂起“娘”来了啊！变了，感情复杂的变。“其眚陨”，它所产生的害处，就是陨落，那么，大家知道肝风或肝阳上亢使人会突然跌倒。“其志怒”，我们要怒，靠什么东西来发出来呢？心能不能发出怒？肾能不能发出怒？肺能不能发出怒？不能！要怒，一定要动用肝气才能怒。怒伤肝，悲胜怒，我就不谈了。那么，我们再回过来想，如果我们用一种脉动的原理，我们设想，这个词不一定很准确啊，我们只能用天人感应，我们用脉动的原理，我们来想一想，如果这么一个人是在那么的一个系列里诞生，或者我们先不说诞生，我们在这么一个系列里面生活，当然要受到这一系列的共振，神的系列在春天，天地人神的系列，它就发生这些共振，动啊，动啊，动啊，性啊，德啊，色啊在这个时候，由于天气与人气相感，人要是不适应的话，或者肝气太旺的话，就会出现“变”、“眚”这个变是“摧拉”，眚是陨落，就会出现肝阳上亢，肝风太过，眩晕、晕倒这种症状。反过来，本来一个人的肝气就很旺了，冬天的时候或者是去年他刚患上一场精神分裂症，属于肝火过盛的人，一到了春天，又受到这个神系的振荡，那么，很显然他就会出现变动，而这个变动呢，使他旧病复发。也就是说，任何一种状态，任何一种疾病，我们都可以了解为神系的一种振荡状态，有那么一种神系在这个时间里，神系的振荡状态就显示出来了，那么，它会使人产生疾病。我们如果回过头来再一想，如果我是春天出生的话，会不会我这辈子比较容易就发怒。我们心理学的一些性格研究。大家注意看一看，那么，会不会呢？昨天，我提出一个多找一些利用相关性来考虑问题。那么，对于这个问题，等一下我们再进一步探讨。现在呢，我就跟大家说，你们回去要研究一下，这条是东方的，这条是南方的，这条是西方的，这个是中央的，这条是北方的。大家应该这么去圈啊、点的。我们已经讲了很多基础知识了。

五、气立与神机

现在，我们就继续谈五运六气，五运六气的作者有没有象你讲的那样，考虑天人合一的时候，他提出了一些什么结构，提出了一些什么新的名词，来表达你刚才的那种思想，有没有？有！古人提出了“气立”与“神机”这两个概念。“根于外者，命曰气立；根于中者，命曰神机。气止则化绝，神去则机息”。由于形气相感而万物化生，那么，万物，它通过什么东西跟外界发生联系呢？万物又根据什么来完成生长壮老已呢？古人则是利用了哲学上的思维，认为既然有节令，而生长跟节令息息相关。那么，就是说这个生物体里面有一套密码，这套密码叫做“气立”，专门跟气候的变化发生联系的。比如说我们种的葡萄，它存在着一套“气立”的密码，到春天，由于气候的变化，启动了“气立”的密码，“气”指的是二十四节气，“五日为一候，三候为一气”，就是植物本身有一套密码要跟二十四节气的变化发生联系，到了这个节气，是它的密码相对应的、能适应的密码，这个密码呢就打开开关，然后呢，它就能完成它的生长壮老已这个过程。这个开花结果对荔枝来说不可能是在一月，它都要到了三月，气立到了这个时候了，才启动了它开花结果的这个密码，所以呢，在三、四、五月荔枝才完成它开花结果的这个过程。而到了开花结果完了以后，逐渐地它就进入到一种潜藏的过程，而气过去了，气止则化绝，物生谓之化，不是这个气，它就不能化，气止则化绝。到了第二年了，又来了，气立又启动了，天的气立又启动了，这个荔枝的气立又启动了，它又开始长叶子，慢慢地启动了开花的气立，它又开始开花结果，那么，气止了，它开花结果的变化又停止了。你要想荔枝一年开几次花，结几次果，行不行呢？你要有一个办法，你能模仿到外界的气候特点，用这个特点去欺骗它，本来这套密码今年只开一次的，一欺骗它，它上了你的当，它就打开了，那么你的荔枝恐怕是一年两造，三造，看你的水平了，看你骗的技术了。如果不是这样的话，那么，只有老天爷才能使它开花了。

那么，“神机”是什么呢？跟外界发生联系的是“气立”，那么，完成生长发育的这个过程的东西叫做“神机”。跟着天气的变化，每年我们体内的气立当然都是在开放的，而使我们适应环境的需要而生存，可是，我们为什么会长高呢？为什么会长胖啊？会长老啊？这些过程是为什么呢？是什么东西调动了我们心肝脾肺肾跟气立建立了一个联系呢？这个东西就叫做“神机”。所以，人体有两套密码，任何一个生命体都有两套密码，一套密码是气立，一套密码是神机。气立负责与外界的气候，与外界的“神”发生联系。那么“神机”呢，是借助于后天的营养，在“气立”的作用下，完成生长壮老已。明白了这个，我们就提出一个问题：病机。大家先思考，我暂不说病机该怎么解释，该怎么理解。我先说《生气通天论》里面有这么一句话“气立如故”。我就指出王冰的解释是不完全的，他说：“气立是真气”。大家可以查一查，那么，通过我们这个解释，大家可以反思王冰的注解是对、是错。今天也不进行探讨，值得考虑，总而言之，在“五运六气”这个学说里面，为什么会提出“气立”与“神机”？当然，“气立”这个概念在《生气通天论》里已经有，在别的篇幅也有类似的说法，而“神机”呢，在别的篇章是没有的，原因是《内经》为了更深入地描述天的三阴三阳如何跟人的三阴三阳发生联系的时候，利用了一种经验感知，又利用了阴阳构造体系。在一定的经验感知的基础上，借助于阴阳构造体系产生了理性思维。“气立”和“神机”都是精神上的产物，那套东西究竟叫什么名字，谁也不知道，只不过我们把它称为“气立”和“神机”而已，这是理性思维的结果。大家不要忘了昨天我强调的，光凭经验的积累是不可能构成知识系统的。也就是说把中医认为是经验，这是不准确的，中医存在着理性思维，存在着它的系统。那么，我们可以设想，我让你看一辈子的病，我给你寿三百岁吧，你从娘胎一下来，你就看病了，那么，三百年以后，你可以积累很多经验，如果你抛弃了阴阳术数构系，你能否产生五运六气学说呢？大家可以反问自己。我认为是不可能的，那怕你有一千岁，凭经验，你是无法构造得出“五运六气”这个体系来的。那么中医的当务之急是什么？老中医的经验当然是有价值的，可是，55 年开始的采风，还有 30 多年来的临床报道，为什么不足以解释中医的很多理论或者它们也没有人在大量的经验基础上重新得出一个新的体系，为什么？我们有不少学医的人认为五运六气是摸不着边际的，这里面有很多很深刻的原因。那么，现在我们看，五运六气是怎么在阴阳术数构造体系里面，提出了三阴三阳，提出了神机和气立，提出了方位以后，怎么建立他的庞大而严密的体系。现在我们回复到气的问题，气的运动有没有规律？三阴三阳的运动有没有规律？有！为了刻画气的运动规律，产生了、也借助了干支的纪年。年是由天干地支组成的，例如今年的丙寅年，就是天干的丙跟地支的寅结合，而这一年呢，叫做少阳相火司天，厥阴风木在泉。六十甲子轮流转，六十年里面，它的规律会是怎么样的呢？我们先来看，甲己是属土，为什么属土？今天无法讲了，乙庚属金，丙辛属水，丁壬属木，戊癸属火，就是说，凡是天干，一年它前面这个单位肯定属天干，后面这个单位属地支。我们先看前面这个单位里面，这个“丙”就是天干，那么，丙属于水的，今年的主运就叫做水。那么，我们再看这个少阳相火是怎么来的，子午是少阴君火，丑未太阴湿土，寅申少阳相火，卯酉阳明燥金，辰戌太阳寒水，巳亥厥阴风木。那么，我们一查寅和申就是少阳相火，那么，今年的司天就是少阳相火司天，厥阴风木在泉，少阳，厥阴互为表里这就不用说了。看起病来主运是水运太过，司天少阴君火，在泉是厥阴风木，如果我们是这么写的话，就太复杂了，不写的话，又容易搞错，所以呢，很多同志学习五运六气的时候，最怕什么厥阴风木啊，阳明燥金啊，这个司天，那个在泉啊，这个主运，搞得大家在这个新的概念面前，就难以驾御，又不太好理解，心就烦，一烦了就不想看了。我学医的时候，也有那么一个过程，后来我就想办法把它简化了。现在我就谈我的一些简化过程，因为我们有一种干支的记数法：

1——寅、2——卯、3——辰、4——巳、5——午、6——未、

7——申、8——酉、9——戌、10——亥、11——子、12——丑

大家可以看《康熙字典》就懂了，寅卯辰巳午未申酉戌亥子丑，它的顺序就是这样的。那么，我们十二经络的运行每天都是这样的，从肺经开始，然后下去是手阳明大肠，下去是足阳明胃，下去是足太阴

脾，它都是寅时是肺气主事，卯时的时候就是大肠主事，辰时的时候是胃主事，所以，寅、卯、辰、巳、午、未、申、酉、戌、亥、子、丑、就是1、2、3、4、5、6、7、8、9、10、11、12。我们就知道，凡是子年和午年都是少阴君火司天，子与午都是少阴君火司天，不管你的天干是什么，凡是你看到地支是子或午的，它的司天就是少阴君火，为了比较简单地刻画，11是子、5是午，所以，我们就用115来表示少阴君火。其它的，我们再看太阴湿土司天，丑年或者是未年的话，地支是丑或是未的话，它就是太阴湿土。那么，我们就很简单用12是丑和6是未，就用126来表示太阴湿土。在这简单记数法的基础上，心就不用这么烦了，开始时可能一下子还不那么适应，练了几天之后就行了。我讲这些大家知道这个过程，回去后，推一推，回忆回忆，慢慢搞懂，不懂的话可以问问我。

六、干支记数法

现在讲讲主运的表示法，由于少阴君火代表火，所以，我们就在这框架的中央，一个时相框架，它有五个位置（图10）。中央这个位置肯定是表达主运的，最上面这个位置表达司天的，最下面这个位置表达在泉的，而这个位置表达主气，这个位置表示客气，这五个位置就是这样，如果主运在甲乙丙丁戊己庚辛壬癸里面，也用这个方法来表达的话，就显得重复，那么，我们就不用了，直接就用这个六气来表达，只要你把这个一放在这里，就代表的是火，只要你把这个一放在这里，就代表是土，而这个表示法就是这样。今天晚上，我们练一练，用什么方法来把某年换成干支，我教大家一个比较偷懒的方法，不用去背什么表的，大家练一练就可以掌握这种方法。

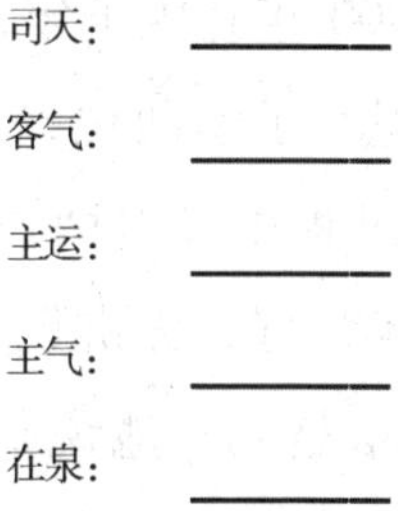

图10　五运六气时相框架图

现在让大家看一位病人，他告诉我哪年出生的，我怎么转换成天干地支的表示法的，现在我们很难碰到一个 86 岁以上的人，所以，86 岁以上的人，我们暂不考虑，如果碰到的话，也可一推就得的。而我们现在多数碰到的都是 1900 年以后的人，庚子赔款是 1900 年，那么，1900 年是庚子年，1900 年、1910 年、1920 年、1930 年、1940 年、1950 年，它的天干肯定是庚，为什么呢？

1900 年　庚子年

1910 年　庚戌年

1920 年　庚申年

1930 年　庚午年

1940 年　庚辰年

1950 年　庚寅年

天干是十进制的，甲乙丙丁戊己庚辛壬癸，它是十进制的，所以，庚子年后的十年，它的天干肯定是庚的。那么，不但是这样，如果它是十的倍数的话，也是庚，比如说：1900 年是庚，1920 年也是庚。问题是地支了，地支是十二进位的，天干是十进位的，天干到了一周期后，而地支却没有完成一个周期，十二才是一个周期，它要回退两位才行。子丑寅卯辰巳午未申酉戌亥。那么，我们看 1900 年是庚子年，而 1910 年就是庚戌年，它正好由子退了两位，往后退，子退两位，那么，到 1920 年又退两位是庚申，1930 年又是在这个过程中又退两位是庚午，同理，就是这样了。我们记得 1900 年是庚子年，好，你讲记得这个就可以了，请随便一位同志提任何的一年，今年是吗？他说什么？哦，好、好、好，有一位同志提 1986 年，他要问 1986 年天干是什么？地支又是什么？我暂时不回答，我再请一位同志提，随便提，你再提，你随便再提一年，啊，打一个比方嘛，你是哪一年出生的？是 1965 年，我又不回答，为什么不回答呢，你_ _ _ 1952 年？好，我先回答这个，第一，1900 年是庚子年，那么，1952 年是哪一年，我们不管，只管 1950 年是哪一年，找出 1950 年就好办了，那么，这些年，你说记得庚子年就可以了，你给我一个方法，是的，现在，我给大家一个方法。我

给大家一个公式：11 −2 ×a =

如果你能确定1950年，你肯定能算出1952年。我们现在来看利用这个公式，这个a究竟等于多少？这个a是什么呢？这个是十位数。我要找出1950年，我记不得1950年是庚年某年了，我要确定这个某字，那么，我找出这个十进位的数字，这个a就是5了，12345的5，11 −2 ×5 =1，1是什么呢？我们已经知道了：1 = 寅，2 = 卯，3 = 辰，4 = 巳，5 = 午，7 = 申，8 = 酉，9 = 戌，10 = 亥，11 = 子，12 = 丑。肺气就是从这里开始长起来的，到丑时肝经的时候，就走了十二个时辰，回到寅时，重新开始。那么，寅就是1，这样子，我们知道天干肯定是庚，那么这个地支就是寅，1950年是庚寅年，1952年是什么呢？我们就数手指了，记得1950年是庚寅，先看天干，庚下一位是1951年（辛），辛下去的一位是壬，这个大家肯定要背熟的，1952年它的天干是壬，它是地支就是辰。韦医生，你是属龙的，壬辰就是1952年。大家如果还怀疑的话，可以打开百年历，可以查出。现在，我们再来看1965年的这个同志，在讲1952年时，我们看看它的记数法，它是怎么记的，它的主运是木太过，木是厥阴，我们一查就知道厥阴，凡是厥阴碰到巳年或亥年的都是厥阴风木司天，巳正好是地支的4，亥正好是地支的10，巳亥年就是410，410就是厥阴风木，我们要表达主运是木的时候，就拿410来表示木运。而这个壬是奇数，因为在天干里，丁和壬都表示木，丁是阴数，壬是阳数。因为甲是1，乙是2，丙是3，丁是4，那么，丁在天干里是4，它是阴数，阳是太过。我们就用这个我们自己定的符号来表示，太过是∧，木太过。阴是不及，用这个∨，表示，它的司天是什么？辰或戌年司天是太阳寒水，在泉是太阴湿土，这个韦医生，他呢，就是木运太过，是太阴湿土司天，太阳寒水在泉。他的时相框架图是图八。

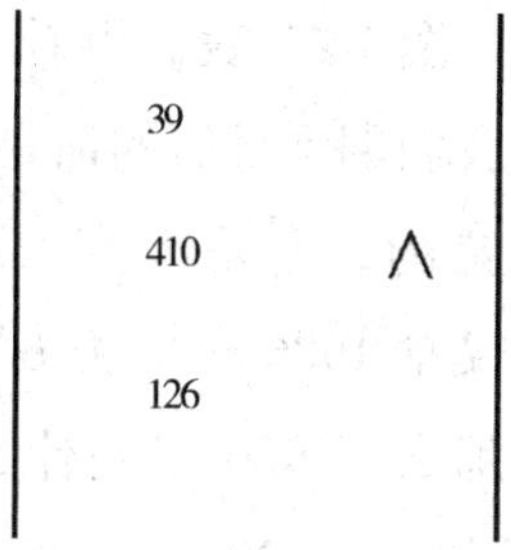

图11　1952年时相框架图

现在，我们来看看1965年，六十甲子轮流转，1965年，它的天干地支与1905年是一样的，1900年是庚子年，那么，1905年是什么呢，是庚往后数五位，庚辛壬癸甲乙，另一个是子丑寅卯辰巳，就是乙巳。它的数字表达法是怎么样的呢？乙属金，它的主运是金不及“V”，那么，我们记得阳明燥金在我们记数法里为28，卯与酉是地支的话，它是阳明燥金司天，那么，乙就是阳明燥金，表示金运，那么，乙属阴数，是不及，是金不及。刚才讲了巳是410—厥阴风木司天，少阳相火在泉。图十二。我们再看1986年，如果我们翻了日历的话是丙寅年，没有错的，但是大家要学会推，我们又拿1986年减去60是1926年，那么，1926年是什么呢？我们要找出1920年才行，那么，1920年是什么呢？作为1920年的天干肯定是庚的，因为它是个整数，十位数，肯定是庚的了，问题是要确定它的地支，要确定它的地支也好办，就是用11－2×2＝7，7是申这个就是申，1920年就是庚申年，找出1920年是庚申年了，那么，1926年就好办了，再数6位。庚后面开始数：1辛2壬3癸4甲5乙6丙，天干是丙；找出天干了，再找地支，地支是申后面开始数：1酉2戌3亥4子5丑6寅，那么就知道1926年是丙寅年了，这个1986年就是丙寅年，跟1926年是一样的，因为60甲子是相同的，就是丙寅年。那么，丙寅年的记数法，这个大家比较熟悉了；这个记数法今天就讲到这里，回去查查笔记，动一动脑子很快就会掌握的了。

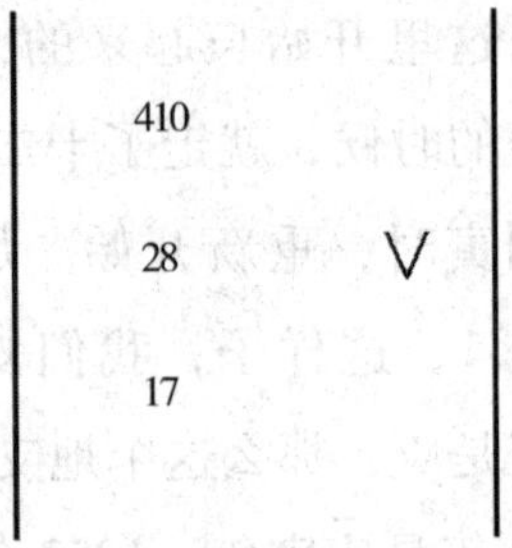

图12　1965年时相框架图

你们学校有些同学去我那里，不到三个晚上，每一个晚上呢，是听了个把小时，第四天，我考他们哪一年，他们都能讲得出来，直到现在他们都能推，关于这个数字，它的来龙去脉是这样子的，不过大家不要以为这个数字除了能记数以外，再没有别的含义，不是的，当时，我采取这么记的时候，就是这么记的。后来，我把它记出来了以后，我把它放到阴阳术数构系里面，我才发现这个数字呢，有更深一层的含义，后面，我们在用药治病的时候，才会谈到这个问题。

七、洛书

现在我们又回到昨天的这个阴阳术数的图象构系里，我们还有一个图象没有讲，不讲这个图象，五运六气是无法讲下去的。今天，我要讲这个。植物生长到了八月，是长得最旺盛的时候，所以，天三生木，地八成之，地四生金，天九成之。讲的是指植物的果实，四月灌浆有坚硬的壳，到了九月，壳长得比较坚硬，硬到它将要收割。天五生土，地十成之。讲是是上半年的收获和下半年的收获。这个河图数刻画了月份与气候的关系。那么，洛书数又是什么呢？我们先来看，一般的来说，都喜欢把洛书数称为三阶幻方。我不喜欢这个词，所以，我不谈，我是谈洛书数的一些含义，这个大家都知道的："戴九履一，左三右七，四二为肩，八六为足"。

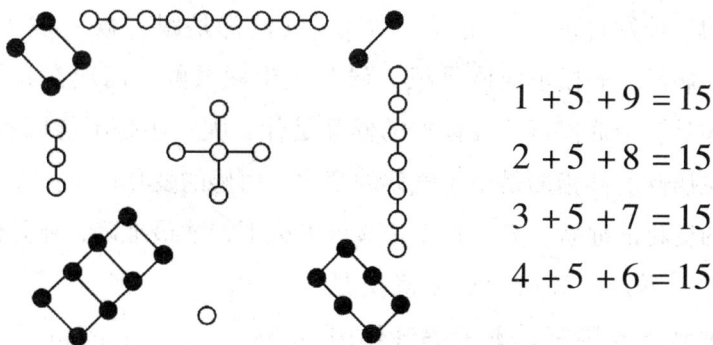

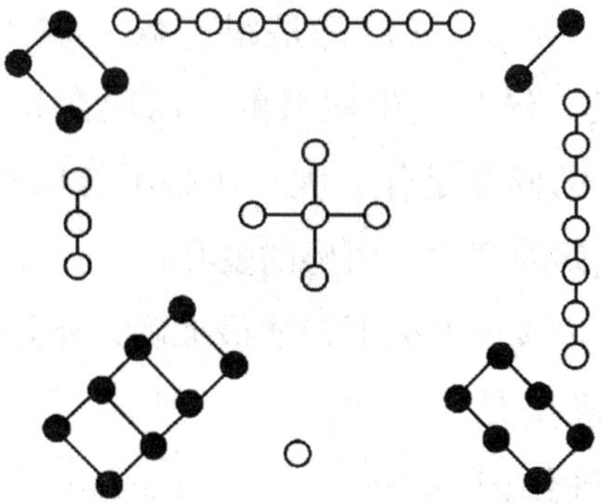

$$1+5+9=15$$
$$2+5+8=15$$
$$3+5+7=15$$
$$4+5+6=15$$

图 13　洛书图

也就是说每条对角线上，每一个边所加的数，每一条对角线所加的数都是 15。《内经·六节藏象论》里面，黄帝问曰："何谓气？"岐伯是这么说的："五日为一候，三候为一气。"它这个"气"是节气的"气"，而不是"卫、气、营、血"的气。十五天一个节令，一年二十四个节令，360 天。洛书它之所以横的、纵的、斜的都是 15，是讲明"气"的变化与 15 天为一节的关系。那么，我们再来看，它为什么把五放在中央呢？这是明显的比“气”更小的时间单位——候。以前一年是七十二候，由于候的不同，候的变化就产生了植物的不断变化。因为候产生了节令，不同的节令，又对应于春生夏长秋收冬藏。我们以前谈了“气立”，气立这套密码紧密地跟“候”联系在一起，因为“候”组成了“气”，那么，人体的气立总是跟宇宙的气候变化息息相关。你变我也变，外面的气候在变，而我们体内的气立也在变，如果我们的气立跟宇宙的气立不一致，就会产生疾病。“气立”的基本单位是“候”，也就是说把“气”放在更低的层次里面，我们人体跟二十四节气发生联系，实际上是跟候发生联系，每5天就是一个小的变动，三个5天就是一个中等的变动；那么，六气为九十天，九十天就是三个月，就产生了一个“季”，春夏秋冬。由于“气立”会产生疾病，那么，我们对疾病有过什么一个名词，大家想一想，我们中医有一个名词叫做“病候”或者“症候”。我认为有“气候”的名词，也有“物候”的名词，气候反映了温度的变化，反映了气压、温度的变化。那么，物候呢，代表了植物的生长发育的一些情况。物候、气候都是跟“候”发生联系的。那么，病候，病候也应该是跟“候”发生联系的，而现在我们书上讲的病候是一个症候群，症候群的候又是什么呢？还是不能回答清楚的，所以说病候的候指的是由于气候的变化，由候的变化产生一系列的不适应候的变化的症状。究竟这个定义该怎么下，才最准确，还是值得进一步考虑。不过，病候，症候确实是要考虑到气候因素，不考虑气候因素，这个“候”到底是什么，就讲不清。我们刚才谈了洛书，十五的含义和中央是五的含义。我们再看还有什么含义呢？（图14）我们知道：这是北，这是南，这是西，这是东，除了表示东南西北方向外，还能表示什么呢？还应该能表达月

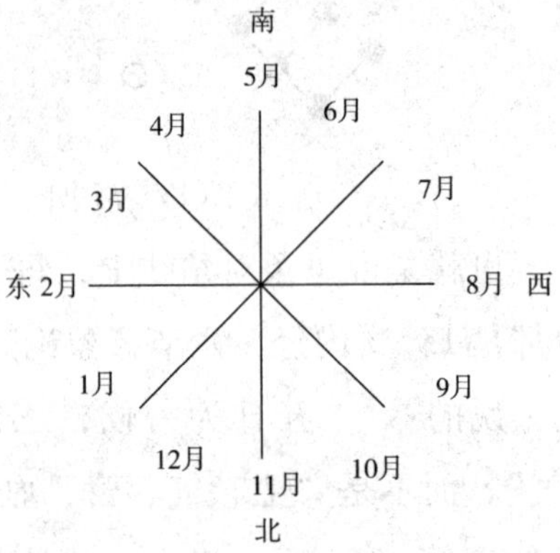

图14　月份图

份。我们看一年的十一月前后，阳气是最少的，所以，气候寒冷，它的数是一，是阳数。那么，在二月的时候呢，气候比较温和了，用的是三，那么到了五月，气候是比较炎热了，它还有一个长夏，用九，到了八月，没有这么热了，还是比较温热，用的是七，它的阳数基本表达了这一年气候的大概温度情况。那么，我们再看阴数，木是生发的，它起于地，于下，八是木，往上而长。四是金，另外，我们昨天所谈四代表金，金是降，故木升金降。那么，我们再看一看六二是火热在于南，也是说火性炎上，水性润下。因为地二生火，天七成之，二是代表火，火性炎上，天一生水，地六成之，六代表水，所以，水性润下。数字结合方位，结合了月令，那么，就形成了一个复杂的构造系统。那么，我们有了这个构造系统以后，再把我们在实践中的一些经验放在构造系统里，就可以建立知识结构了，也就是可以建立知识的体系了。

八、五运六气之常数

记得了这个以后，那么，我们就讲五运六气一个很重要的部分，就是常数。有书的请打开第十页，“五运六气”之五运气行主岁之纪常数时相模式。（见书后附录：李阳波手迹之“《运气学导论》提要”）

五运气行主岁之纪常数时相模式

1 | 115 —— 126 —— 28 | ∧ 热化二，雨化五，燥化四。

2 | 126 —— 28 —— 39 | ∨ 灾七宫，湿化五，清化四，寒化六。

| 17 |
| —— |
3 | 39 | ∧
| —— |
| 410 |

火化二，寒化六，风化三。

| 28 |
| —— |
4 | 410 | ∨
| —— |
| 115 |

灾三宫，燥化九，风化三，热化七。

| 39 |
| —— |
5 | 115 | ∧
| —— |
| 126 |

寒化六，热化七，湿化五。

| 410 |
| —— |
6 | 126 | ∨
| —— |
| 17 |

灾五宫，风化三，湿化五，火化二。

| 115 |
| —— |
7 | 28 | ∧
| —— |
| 28 |

热化七，清化九，燥化九。

8 | 126 —— 39 —— 39 | ∨
灾一宫。雨化五，寒化一。

9 | 17 —— 410 —— 410 | ∧
火化二，风化八。

10 | 28 —— 115 —— 115 | ∧
灾九宫。燥化九，热化二。

11 | 39 —— 126 —— 126 | ∧
寒化六，湿化五。

12 | 410 —— 28 —— 17 | ∨
灾七宫。风化八，清化四，火化二。

13

115
——
39 ∧
——
28

热化二，寒化六，清化四。

14

126
——
410 ∨
——
39

灾三宫。雨化五，风化三，寒化一。

15

17
——
115 ∧
——
410

火化二，风化三。

16

28
——
126 ∨
——
39

灾五宫。清化九，雨化五，热化七。

17

39
——
28 ∧
——
126

寒化一，清化九，雨化五。

18	410 —— 39 —— 17	∨	灾一宫。风化三，寒化一，火化七。
19	115 —— 410 —— 28	∧	热化二，风化八，清化四。
20	126 —— 115 —— 39	∨	灾九宫。雨化五，火化二，寒化一。
21	17 —— 126 —— 410	∧	火化二，雨化五，风化八。
22	28 —— 28 —— 115	∨	灾七宫。燥化四，清化四，热化二。

23
39
——
39 ∧
——
126

寒化六，雨化五。

24
410
——
410 ∨
——
17

灾三宫。风化三，火化七。

25
115
——
115 ∧
——
28

热化七，清化九。

26
126
——
126 ∨
——
39

灾五宫。雨化五，寒化一。

27
17
——
28 ∧
——
410

火化七，清化九，风化三。

28 | 28 —— 39 ∨ —— 115 | 灾一宫。清化九，寒化一，热化七。

29 | 39 —— 410 ∧ —— 126 | 寒化六，风化八，雨化五。

30 | 410 —— 115 ∨ —— 17 | 灾九宫。风化八，火化二。

常数这个概念在五运六气里面出现，在运气学说的篇章里面，在别的地方也出现过。我们学过物理，都懂得有一个常数，物理常数。那么，在运气学说及中医里面，常数是什么呢？李老师，你是搞统计的？是的，这里有一位搞统计的老师，在这里因为他是搞统计学的，我是搞决定论的，我们俩人要有些思想交流，至于中国的东西是属于统计的，还是决定的，或者对传统文化是采取统计论还是决定论，这个问题现在我们暂时不讨论。中国的决定论，目前来看，它不是拉普拉斯的单值决定论，我先跟这位李老师聊聊两句啊，也不是玻恩的统计决定论。那么，中国的一切东西叫做什么呢？中国的有没有统计，有没有决定或者说统计决定论怎么说，中国人的决定论怎么说，我认为只要借助于钱学森的一些概念：唯象气功，唯象中医，那么，我们可以提中国人的决定论是唯象决定论。等一下，大家就会马上碰到这个问题了，钱学森同志在谈到社会科学的时候，提了几样，根据牛顿的运动体系来看世界，这个是宏观。根据爱因斯坦的广义相对论来研究这个世界是宇观。现在认为宇宙是经过大爆炸的过程，所以，钱学森说："我给它起个名字叫做'涨观'。"研究原子里面的叫做微观，原子里面又有物质，特别是夸克理论或是超弦理论，钱学森同志说："我给它起一个名字叫渺观，渺小的渺，就是说对世界存在着五观，最大最大的叫涨观，下来的叫宇观，下来的叫宏观，下来的叫微观，再下来叫渺观。这观那观，总共只有一观，在我们这里就是"气观"。那么，气我们怎么观呢？通过象，所以也叫象观。6月，我看了《健康报》，今年6月21日，钱学森又提出了一个"唯象中医"。他提出了唯象气功还不过瘾，还提出了一个唯象中医。这篇文章写得很好，大家可以去找来看一看，就说钱老抓住了一样东西，就是"象"。

有了"象"就好办了，有"象"就有"理"，有"理"就有"占"，有"占"就有"数"。所以，有"象"就可以判断，"象"与"数"是有那么一定关系的，有那么一个"数"就有那么一个"象"。四十岁的人很难有我们一个十八岁的象，十八岁的人要给一个老头子的"象"也很难的。那么，象与数之间存在着一个理，那么，我只要具备两样，我就可以判断——占，占就是判断。你给了我象和理，我就可以推出那个"数"来。所以，你给我一个"象"，我掌握了阴阳术数构系这个理，我就可以推出你哪一年会得这个病，这个就是一个数。

那么，如果我跟你找到一个阴阳术数构系，它的象数与理占很相关的话，也许，你的出生年月日就决定了你哪一年得的是什么病，有没有呢？有！这里就谈到，五运六气就要讨论这个问题的，不过，先说明还有决定论的味道。但是，我不承认，我以为不是拉普拉斯的机械决定论，也不是爱因斯坦的单值决定论，它是唯象决定论。至于《内经》它的价值怎么样，哪些是错的，哪些是对的，在没有讨论之前，闭着眼睛说：这个不能讨论，那个不能讨论。或者说：这个是错的，这个态度大概不是科学的。老年人不敢讨论，中年人不敢讨论，年青人讨论一下，我看问题不大。讨论错了，是因为没有经验，向老同志学习，向老同志认错，改正错误就行了。如果讨论得对了，我们只能证明黄帝、岐

伯的伟大！那么，我们看他们是怎么样给我们提出一个常数的。（见书后附录：李阳波手迹之“《运气学导论》提要”第10页）

“热化二，雨化五，燥化四。”这个是什么意思？从这个常数里，我们这么一看就知道126∧，这是土太过，土太过它的天干肯定是甲，那么，115是君火，28是阳明燥金。少阴君火司天，阳明燥金在泉，它的地支不是子就是午，不是子年就是午年，就是说只有甲子年或甲午年的情况下，才是主运是太阴湿土，司天是少阴君火，在泉是阳明燥金，它是这个意思，也就是说甲子年或甲午年，甲子或者甲午大家都不知道的，我讲得更清楚的话，1984年是甲子年，那就30减去84年，是1954年，是甲午年，1954、1984，在这年里面，就会出现热化二，就说在二的时候产生热化。我们看二是什么，二在这里，在右侧的肩膀上，那么，这个二又是什么呢？这个二，就是在农历的六月、七月左右，就在这个时候产生热化。我们再看雨化五，在农历五月时就会产生雨化，下雨量不多，但湿又重，热化呢，天气炎热，燥化四，在农历四月时，会出现干燥。1984年、1954年就是甲子年或甲午年的时候，上半年就说农业生产肯定会碰到一个干旱的春末夏初，会影响农业的收成。对于人呢？会产生燥化，那么，燥是阳明燥金，金在人是肺又是大肠，胃又是阳明。就是这个时候，在农历四月的时候，病人或者是天下万民比较容易出现燥化的现象，出现肺的病，胃的病及大肠的病，而这些病呢，用承气汤治疗比较好，或者是润燥的方法比较好。那么在热的时候，即农历六月，出现热化的时候，会产生心火旺，肝火旺的症状，用清热的方法治疗效果是比较好的。而农历五月会出现雨化，脾土困湿，那么要用健脾化湿的药物才能好的，就是这个意思。那么，我们反过来，既然你能说1984年这些东西，这种情况会影响病，会主宰病的变化。那么，能不能反过来，如果是1954年出生或者1984年出生的这些人，如果他是农历四月左右出生的人，这个人是不是在他一辈子里面，他的病主要都是以燥化为主的呢？如果这个人是农历五月出生的话，这个人的病是不是主要是以雨化为主的呢？就是说以湿为主的呢？

如果这个人是农历六月出生的话，是不是这个人一辈子都容易产生热化呢？关于这个问题的阐述，我要专门用一节课谈谈机械决定论，单值决定论与唯象决定论的，与统计论等等的一系列的问题，才能加深同学们的思考。后面，我举了十八个病例，而这十八个病例是怎么来的呢？（见书后附录：李阳波手迹之“《运气学导论》提要”23 页）

刘象数运用禀赋、发病、临诊时相诊治胃痛、咳嗽二证案例列举：

（一）胃痛病例

1. 丙寅年四月初二寅时出生，84 年 8 月 16 号诊。

17			115	
126			126	
39	∧	之	126	∧
115			126	
410		28	28	

胃脘疼痛半年余，酉时为剧，舌红，苔根微黄腻。

2. 1934 年六月初六，酉时出生，84 年 8 月 18 号诊。

39			115		
39			126		
126	∧	之	126	∧	
17			126		
126		17	28		17

胃脘疼痛，申——戌时为剧，舌淡。

3. 1937 年三月二十六申时出生，84 年 8 月 19 号诊。

410			115	
39			126	
410	∨	之	126	∧
115			126	
17		17	28	

胃脘疼痛二十余年，叠治不效。舌红苔黄。

4. 癸未年七月十五午时出生。

126			115	
17			126	
115	∨	之	126	∧
126			126	
39			28	

胃溃疡九年，已行手术切除。近日现柏油便，胃脘腹痛，舌淡。

5. 1965 年五月初五卯时出生，84 年 9 月 17 诊治。

410			410			115	
410			---			126	
28	∨	之	115	∧	之	126	∧
17			---			126	
17		28	28			28	

39 胃脘痛，泛酸，舌红。

6. 1968 年七月初四出生，84 年四之气诊治。

17			410			115	
28			---			126	
115	∧	之	115	∨	之	126	∧
126			---			126	
410			17			28	

胃脘疼热，气上撞心，泛酸，眩晕，鼻息不利，口苦，舌红。

7. 1950 年八月二十五戌时出生，84 年四之气诊治。

17			150			115	
39			---			126	
28	∧	之	410	∧	之	126	∧
28			---			126	
410		17	28			28	

十年前罹患肝炎。近段时期胃脘疼痛，口苦咽干，夜梦纷纭，溲黄，滴沥难尽，舌红。

8. 1943 年十二月初八出生，84 年四之气诊治。

126			115	
39			126	
115	∨	之	126	∧
39			126	
39			28	

胃脘疼痛。

9. 1956 年 10 月出生，84 年四之气诊治。

17			115			115	
--			39			126	
39	∧	之	126	∧	之	126	∧
--			410			126	
410			28			28	

胃脘疼痛 4 ~ 5 年，经钡餐确诊为胃溃疡。今年元月下旬上消化道大出血，刻诊胃脘疼痛，泛酸。

10. 1946 年 10 月 20 卯时出生，84 年 8 月 19 号诊治。

39			115	
115			126	
39	∧	之	126	∧
28			126	
126			28	

胃脘疼痛三十年。确诊为胃，十二指肠球部溃疡，曾两次手术并行胃大部分切除。刻诊胃脘痞胀，纳少。

（二）咳嗽

1. 庚申年初之气出生，84 年 7 月 30 日诊治。

17			115	
115			126	
28	∧	之	126	∧
410			126	
410			28	

咳喘两年，晨起为剧，舌红，苔黄腻。西医诊为肺结核。

2. 1954 年四月十二日出生，84 年 7 月 30 日诊治。

115			115			115	
410			39			126	
126	∧	之	126	∧	之	126	∧
115			410			126	
28			28			28	

咳嗽半年，无血痰，舌质红降，苔薄腻。

3. 1940 年四月初五卯时出生，84 年 8 月 6 号诊治。

39			115	
28			126	
28	∧	之	126	∧
115			126	
126			28	

咳喘三周，剧于夜。舌淡，苔白。

4. 1958 年正月二十一寅时出生，84 年 8 月 18 号诊治。

39			115			115	
17			115			126	
115	∧	之	126	∧	之	126	∧
410			17			126	
126			28			28	

咳嗽痰中带血，近两月。拍片发现右上肺部阴影。

5. 1924 年农历五月十八丑时出生，84 年 8 月 25 号诊治。

115			115			115	
115			115			126	
126	∧	之	126	∧	之	126	∧
17			17			126	
28			28			28	

咳嗽月余，夜间为剧，脘痛目眩，口苦，咽干。

6. 1945 年农历八月十四出生。84 年四之气诊治。

28			115	
410			126	
28	∧	之	126	∧
28			126	
115			28	

素罹支气管扩张咯血。刻下疲乏胸闷喘促。

7. 1950 年农历十一月二十五亥时，84 年 9 月 2 号诊治。

17			115	
410			126	
28	∧	之	126	∧
39			126	
410		39	28	

咳吐脓痰，头两侧及巅顶疼痛。口苦，咽干，纳呆，舌暗红，苔白腻。

8. 1966 年农历六月下旬出生，84 年 9 月 9 号诊治。

115			115	
126			126	
39	∧	之	126	∧
126			126	
28			28	

咳嗽牵动左腹疼痛，舌苔薄腻。

九、禀赋与出生年月日

刘象数就是刘力红老师，王锦明老师在我家的时候看了原始病例，你们有空，可以去看原始病例，原始病例的记载是怎么样我就怎么样给大家讲。我为了给大家讲这个课，我就想要举病例，可是举我的病例呢，不太好，变成是吹牛。那么，举谁的病例呢？我想还是举刘老师的这些病例。刘老师的病例，你们会发现都是 1984 年的，也就是说是这个框架的。1984 年 2 月，我从中山路小学业余中医专科学校毕业后，就跟几位同学跑墟，想去验证我们所学的东西到底有没有用。我就请刘老师跟我们去跑墟，我们就在那几个点跑，我就把凡是刘老师看胃病的，我都记下来，一共根据刘老师病例顺序得了十例。那么，又把他凡是看咳嗽的病人都记录下来，一共得了八例。这十八个病人都是刘老师诊断的，他望诊时候，作为他自己，他就有他比较稳定的标准。如果是其他人就不行，为什么？每个人当然对外界的感觉是通过感官，而感官跟不同的仪器是一样的，灵敏度有高低之分，不同的人的感官对一定的客体反映出来的结果，是不一样的。特别是看色诊的时候，如果你找了一个是色盲或色弱的人当徒弟的话，那么，他报告的颜色大有问题的。

所以我专门找他一个人的。就看禀赋是不是跟出生八字相关联，那么，结果确确实实从这里面来看，还没有一个违反的。因为我们中医所谈的禀赋当然有身体强弱之外，就是你吃得热的东西吗？你吃得寒的东西吗？你吃油条咽喉就痛，就说你禀赋是火。如果你吃雪条，你的肚子就不舒服，你的禀赋就是胃阳虚，胃寒。所以呢，寒热燥湿等等，就变成了禀赋的一个构造元素。那么，我们不用问病人，你能吃辣椒吗？你能喝冰水吗？就能知道病人的禀赋的话，我们用药就相应要好多了。当然能问的是最好的，问题是有时候，有一些病人，你问他，他答得不准确的话，你很难掌握到他的禀赋的。因为他当时给你的象是不是他的禀赋，如果根据相关联的话，就好办得多了。那么，关于他的病例分析，等明天晚上专门谈这个病例分析（见书后附录：李阳波手迹之“《运气学导论》提要”第 10 页）。

我念夜校的时候，听过李华佳老师讲蒲辅周的一些事情，他说：蒲老先生就是运用五运六气的方法一举出名。为什么呢？1954 年，在河北发生脑膜炎大流行，当时，郭可明老先生提出的苍术白虎汤来治疗脑膜炎。我们看 1954 年就是这样的（图 15）：太阴湿土主运，司天是君火，在泉是阳明。它那个时候出现燥化？在春季的时候，出现燥化。那么，这个燥化，如果还未形成阳明腑实证的话，那么，就应该用白虎汤，可是他考虑到后来在这个时候 4 ~ 5 月，燥与湿互混在一起，所以，他加了苍术，他用苍术白虎汤把这场灾害扑灭了，取得了很大的成功，卫生部破例地嘉奖了他。到了 1955 年这病漫延到北京，当时的人“照搬水豆腐”，就把郭老先生的苍术白虎汤用于治疗北京地区出现的脑膜炎，结果没有效果。蒲老先生就出来说话了，他提出用“神术散”这个温化的药，它为什么呢？他说：“郭可明治的时候，是燥化四，燥热湿混在一起，因为的司天是君火，阳明是燥金，是燥热，夹了主运的湿，用清

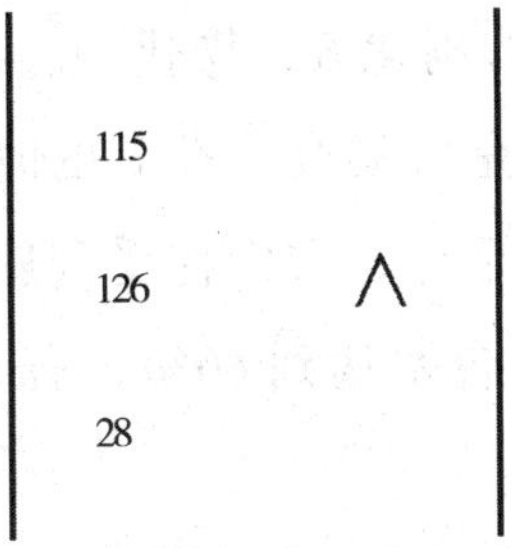

图 15　1954 年时相框架图

燥热的白虎加上去湿的苍术是对的。而今年是1955年，是什么呢？司天是太阴湿土，在泉是太阳寒水。寒湿的情况下，再用白虎汤就错了，相反要用温热化湿的药。因为是在这个时候发病，就应该用温热的药，温对付清，化湿对付这个湿化五。”那么，提出了这个“神术散”加减了以后再给病人吃，效果很好。我在夜校念书的时候，就是李老师提了以后，我又去查了一些文献，确实是这样，我们回忆这些病例，更知道运气学说的价值。那么，关于运气学说为什么现在会存在截然不同的意见呢？有一派认为运气学说没有必要，另一派认为运气学说很有必要。认为没有必要的人，他根据看病无非是望闻问切，辩证论治，我就是按原来的模式辩证就能治好病了。三焦辩证、卫气营血辩证、六经辩证、六因辩证、八纲辩证、脏腑辩证，他们认为这样就足够用了，何必还要搞这个呢？而且搞这个好象摸不到边际。可是，同意的人，赞同的人呢，就认为运气学说很好，它不但能现炒现卖，而且能够预测哪年会多发生些什么病，做好准备。到了现在，问题又来了，问题怎么来呢？那你说好，你讲运气学说对，那么你说这个：热化二，雨化五，燥化四。我就拿历年的气象统计来看看，在二的时候，是不是气温高，在五的时候，是不是湿，下雨多，在四的时候，是不是天气干燥，农作物受到影响。他们就做不同的统计，统计的结果，有人说符合率达到86%，有人说符合率仅仅达到46%，两派都在吵。

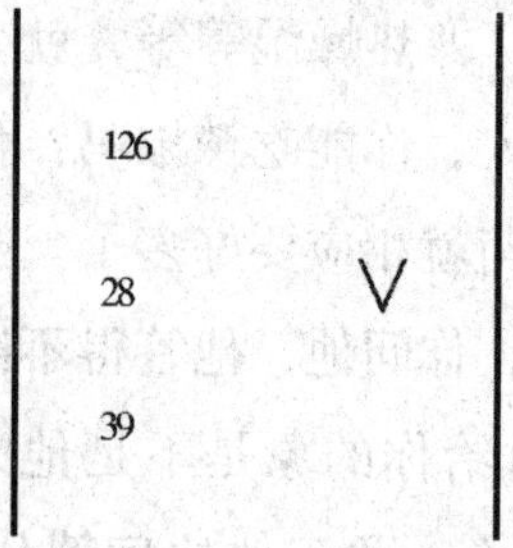

图16　1955年时相框架图

那我对这个问题怎么利用“阴阳术数构造体系”，利用我们大脑的理性思维去把握中医的三个前沿问题：1、宇宙的演化；2、物质的组成；3、生命的起源。如果我们把这三个问题相关联地考虑的话，想推翻运气学说是很难的。那怕你统计这一年84年，又不是最热，又不是下雨，又不是湿，是不是运气学说的这个常数就错了？不见得！你能统计得出115没有？你能统计得出126没有？你能统计得出28没有？是

115代表君火，代表热，这是一个“象”。可是伴随这个“象”的还有很多宇宙的因素，你现在的检验仪器能检验得出没有？你不能检验得出，你怎么不承认就是因为这个少阴君火所产生的呢？当然，我为了形象教育：少阴是什么？少阴就是少阴，所有的人都不知道它是什么？反正，少阴都产生心的病，肾的病。那么，太阴湿土，你讲这一年没有雨化五啊，你错了，你知道太阴是什么没有？你以为中国人这么笨啊！雨就是我们的脾，雨就是我们的水啊，湿啊。那么象他这么讲的话，那我多喝水就会太阴湿土了啊，这个雨化，不是那么一回事。你现在的仪器也看不见我的126是什么，同样，可以推理，你也不知道我的28是什么？那么，你统计我的温度，统计我的降雨量是多少毫升，这些也只是我们三阴三阳的伴生物，我们人类也是三阴三阳的伴生物，不是三阴三阳本身。我们检验一个理论离不开实践，实践是检验真理的唯一标准，可是如果现在我们的实践还不足以衡量这个理论的时候，怎么办？科学上有很多猜想，谁去实践陈景润的那个哥德巴赫猜想？你一个一个数据数啊，不可能。除了外部的特征之外，还要考虑一下内部的完备性。五运六气的内部完备性是不是完备？大家可以看看我写出的那几个“神”的宇宙神系，它什么东西都相关联起来的，它的构造是很完美的。至于验证的问题，那恐怕还要等好多年，找得出验证少阴太过的机器及验证太阴湿土太过的机器，找出验证三阴三阳的机器之后，才能下结论。可是我们通过理性思维判断这个理论确实很优美，怎么优美法？明天晚上我们谈，明天晚上希望大家来，大家来了以后，我把“五运六气”的一些奥秘告诉大家。你们根据你们的出生年月日，可以发现你们的性格特点，那么呢，你们找到你们的性格特点以后，好好地发现自己的优点，改正自己的缺点，还有今年最后一个气，今年是少阳相火司天，厥阴风木在泉，最后一个气是太阳寒水主气，客气是厥阴风木。我预测老同志的冠心病，也许就在那个时候一命呜呼。如果你们掌握此方法后，我希望你们提前地给你们父母看一下，要不要开药，这个不是一个假的事情。在这里我沉痛地向大家说：唐农老师的母亲去逝了。唐农老师的母亲是 1979 年得了慢性肾炎，1985 年他来，我问他。（暑假我在这里开《周易》学习班时讲课）他说："我回去了，我母亲得了肾炎，不过，我给她治好了。"后来，他走了以后，我跟刘老师说："很难好的，他母亲还是很危险的。"那么，到今年我给学生讲课的时候，当时得的消息，他母亲情况良好，今年春节可是我一反常态，就是唐农在，我也是这么说，我预测他母亲是在 10 月 22 号下午 3 ~ 9 点，呕吐出现严重尿毒症，要发病危通知书，不过我的预测差了两个月，唐农母亲是在 1986 年 8 月 8 号去逝的。

虽然没有很准确，不过，由于根据"五运六气"所告诉我们的，她的病的危险性，我们还是预测到了。那么，还有今天不知郑九章老师来不来，前几天，我去他那里，昨天去的，他来不了，他来不了确实不是一件好事，我很希望他能来，他搞哲学的。另外呢，我在这里谈谈，我曾经对潘佩贤老师说："1986 年郑九章老师会有灾难，也许你们要帮他。"这潘佩贤老师就对他说："李阳波说你 1986 年有灾难，是一场病。"那么呢，他知道了以后就找我，郑老师找我说："阳波，你来你来。"我说："什么事。"他说："你不是预测我 1986 年有一场灾吗，你怎么看法？"我说："不好意思啊，这个可不好说。"他说："我是唯物主义者，是就是，不是就不是，你讲，我不怪你，你不用怕。"这件事，王锦明老师可作证。那么呢，我对他问我，我不讲，王锦明老师很有兴趣，他说："阳波啊，你讲郑九章有病，第一，有病，你如何看的？那么，你为什么说他 1986 年得。"后来他现在病到什么程度，他只是感觉到腿不舒服，可是足经往往会影响手经的，手经又有很多东西很难说的，他没有过危险期。不过这几年，他也许这次是病得最重的。那么，我就对王锦明老师说："很好啊，你去看郑九章老师，他耳朵有一个特征。"这是郑九章老师的耳朵（图 17）我们

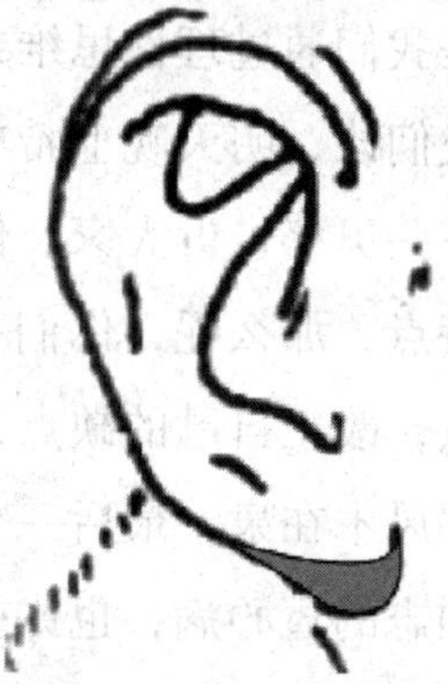

图 17　郑九章耳图

画出来的是郑九章老师的耳朵的像，也许是刚才我所说的，湿土啊之类，还没有把郑九章老师摆到这来。那么呢，他的特点是这样子，这里面两个耳垂都是红红的。大家不要忘了耳朵是倒过来的人，就是说郑九章老师的脑是热的，脑是南方，他南方的火很盛，你只要碰到少阳相火司天，这叫火化重施于它。那么，它就会出现症状，那么，1986 年少阳相火司天。所以，我说："他一定有一场灾难，不过，现在只是显示腿痛，要一直过了 1 月 21 号，我们再这样。"在这之前，我劝郑伯引（音）来了，郑医生来了没有？郑伯引来了没有？我劝他的女儿和儿子都是搞医的，拿他的命图算一算，不会的话，可以拿给我算。那么再做一个经络测定，那么，当然借助现代医学更好，借助我们的土办法可以测定一下，该开些什么药？我已经说这个病，因为他跟潘老师感情比较好，我看找潘老师治，也不需要找我治，今天我就讲到这里，明天晚上就专门深入地谈这个问题了，欢迎大家光临。

第三讲　运气的结构

一、气象与疾病

今天我跟大家探讨一下气象与疾病的问题。

《现代化知识文库》里面有一本书，叫做《医疗气象学》，医疗气象学讨论了一些什么问题？我把那些与我们今天晚上的课题有关的念一念。第一个问题就是：人的出生月份与智力，人的出生月份跟智力有没有关系？与人的个性有没有关系？本书的作者是用肯定口吻提出他的统计数字。第二、出生月份与疾病的易感性。第三、季节与受孕。第四、气象出生与性别。就是说不同的时候，出生的性别有没有统计数字上的差异。第五、气象与先天性缺陷。不同的气象条件出生的小孩与先天缺陷有没有关系。第六、气温及高山对药物治疗的影响。第七、气象对人的反应时间，工作效率及事故的影响；就是一定的时间会不会影响我们工作，影响我们的情绪，影响我们的出事故的事故率。第八、气象与死亡，气象因素与死亡有没有关联。第九、超地球因素与健康，超地球因素就不是指我们所看见的吹风啊，下雨的这些了啦，那么，它"超"到哪里呢？也许我们的三阴三阳比它的还要"超"。

不说过这本书是 1984 年出版的，我还是不放心，我还是继续查，查到 1986 年 4 月 25 号的《洛阳日报》，当然这个《洛阳日报》是转载的，指的是出生月份与疾病的关系。查了《南宁晚报》1968 年 9 月 18 号"人的寿命与出生季节的关系"，就说你在不同的时间出生是否与你的寿命有关系。我今天晚上，针对人的寿夭问题，专门谈中医的看法。在此之前，我念一念报上的报道：人的寿命与人的出生季节有关联。这是日本地津大学的两位学者，通过统计调查得出的结论。他们对四组不同类型的老人考察的结果，夏季出生对人的寿命不利，列举了出生季节与寿命关联度的优先秩序是：男性为秋、冬、春、夏。女性是冬、秋、春、夏。也就是说，男女也好，普遍来说是秋冬出生的长命，春夏出生的短命，它就是这个意思。这个问题很容易使我们想到算命的问题。因为民间古来有之，在这里坐着的人也起码有十分之一的人算过命。那么，算命是不是科学的，这个问题，我要做一个说明了。中医行不行，有人说你中医不行，我说："怎么说中医不行？"他说："他拿三只手指给我吃了药以后，我的病不光不好，我的病反而加剧了。"我说："你讲的是那个人不行，不是我中医不行。"那么，也许有不少同志说，看见外面也摆一个摊算命收多少钱，什么什么的。前一段时间又有反对电脑算命，那么，大家也会说，也有人说不行，他给我算错了。那么，这个要分二部分来说，第一，给你算的人是不是掌握了算命的本事，是不是掌握我们传统文化里的阴阳构造体系里面的东西。第二，你算错了，别人算错了没有？如果算错了就不行的话，那么气象站谁也不敢当站长，气象台的台长谁也不敢当了，气象局的谁也不敢当局长，你报错一次，我就枪毙你，要允许有错。那么，我们现在已经讲过不需要很多的经验体会，只要把我们得到的一点经验体会，有用知识放在我们的阴阳术数构造体系里面，我们就能构造出一个系列的知识来，也就是说，在这个与生命相关，与个性相关的问题上，我们的古人早就探讨这个问题了，而且他们在经验的积累下，已经建立起了他们的体系，而这个体系就是阴阳术数构造系列。

二、开、合、枢、气、数问题

现在是国外给我们提供了一些经验，这个经验我们没有花钱，两分钱的报纸就可以买来了。那么，买来了以后呢？我们就想判断它这个经验有没有普适性呢？我想按照它的经验行不行？这是第一，第二，使我们考虑到的，既然说东方文明的阴阳术数构系是神秘主义的东西，我能否拿我学到的阴阳术数构系的知识，去证明它。我们已经讲了几个晚上，今天，我给大家讲的就是怎么证明日本人的统计数字的准确，也证明日本人要学中医还差得远呢！我们这两天已经明白我们作为人是运动着的气的宇宙的一部分，你看我是彻底的唯物主义。气这个物质构成了宇宙，而且由气的运动产生了宇宙的运动，而我们人就是宇宙的一分子，而气的运动状态有多少种呢？只有三种：开、合、枢。所谓开是什么呢？由于开的作用，我们的天气慢慢地由寒冷变成热了，这个是开的作用。又由于合的作用，开到一定程度了，够热的了，不能够继续地热下去了，再热下去，我们都要完蛋。那么，我们完了，认识宇宙的主体就没有了，宇宙的力量就是那么奇怪，它不让我们完蛋，它就开始合了，它要合，气候就不那么热了，可是它要合的时候，它要给我们开关，把调节冷空气的开关打开，天气就慢慢地变冷了，冷到一定程度，调节气温的这个开关，调节温度湿度的这个开关又打开了。那么是什么支配这个开与关的呢？支配它开与关的就是枢，枢纽的枢。由于有这三种主要的运动状态，就构成了万物，万物跟这种运动状态在变化，那么，这种变化是以气的振动给我们看见的“象”，我们就可通过“象”的变化来推测运动状态。由于这样子，我们也可以通过我们对宇宙力量的这种运动状态的感知来了解我们人的本身。这种开关对一个人来说，能否永远地开啊，关啊，开啊，关啊，能否这样子呢？不行的，如果是这样子的话，现在“老子”也要来听我讲课，向我提意见了。因为总要有生也要有死，那么好，你能不能讲得更形象一点，能！中国人有一句话，一个词叫“气数”。

我们给人看病，一号脉一看他气数已经尽了，我再用药都没有用了，就说他气数要完了，完了就是完了。那么气数又是怎么一回事呢？因为我们只是运动着的气的宇宙的一部分，所以，宇宙本身给我们的也只是那么一点点的气，当然，气要与形结合。我们人体本身就是形，那么数又是什么呢？这个气在运动过程中，慢慢地好象一个足球扎穿了一样，这个球的气慢慢地漏了出来，这个气跑完了，这个球也没有什么形了，瘪了。想拿这个球去参加国际足球赛，裁判员肯定不批准的，也就是说，人的气数就包含着有人的寿命，对的。那么，我们就看一看气与数的一些通俗的生活的例子。打一个比方，有一个煤气罐，现在恐怕不需要是科长才可以配一罐，只要有钱就行了。那么，给你一罐煤气，这就是人一辈子的气。你想要你的煤气罐显示出生命的特征，你不开这个煤气罐是不行的，你肯定要打开煤气罐，象征你里面是有气，你才有生命。好，你为了显示你这个煤气罐很好，温度很高，你拼命把它打开，那用不了多久就没有气了，没有火焰了。如果你是慢慢地来，慢慢地打开，那么，这个煤气罐就以它不断地出现火苗，作为生命的象征，而你的煤气罐呢，能用很久很久………。可是，大家有没有想过这么一句话，“生命在于运动”。这句话害死了我们很多老百姓，他们错误地理解成：只要我增强运动，我生命就强盛。这个错了，一加强运动，生命就缩短了，你是煤气罐的气放大了，你很旺很旺，一下子就灭了。这个问题，我 1970 年就开始注意这个问题，我在我一个同学的家，我去看我同学的妻子，她生病了。我说：“干嘛了，你啊。”我直接问她，她说：“打篮球。”我说：“你干嘛要打篮球啊，篮球对你身体有没有好处的啊?”她说：“生命在于运动。”我说：“啊，好吧，我是形象思维的人，我请你拿五分钱到动物园去看，那个喜欢运动的猴子，它的寿命是 20～30 岁，而趴在哪里的那个乌龟在水里一动都不动却活了百年。那个很凶猛的雄鹰，呱、呱、呱抓东西吃的，也顶多十几年，那个叫苍鹰的。而那个慢慢吃的，久不久来一、二句啊、啊的白鹤却活千年。”她一听，真的喔。因为我们中国人还是很重视形象思维的，不管你想不想形象思维，我们的老祖宗就注定要你善于形象思维，而形象思维是科学创造的基础。那么，我那个同学想想后，第二天带他老婆孩子去公园玩，她回来：“哎哟，我不打球了。”

去年，我呢，我可受不了。另外，你们看，我啊，你这小伙子，穿着短袖衣，我穿着毛衣。你为什么穿着短袖衣呢，因为你把你的少阳开关打开了，你感觉身体很热，不怕冷，可是你小心你没有气了。今天有几个同学去我家，买了水果、雪梨、苹果。我说："你们吃吧，我不能吃雪梨，也不能吃水果。"他们也许不懂，因为他们看见我晚上上课声音这么大，叫喊几个小时都可以，他们就问我："你中气为什么这么足?"我说："你是不是拿我跟你们老师比?"他说："是啊，我们上课老师没有你这么大的劲。"我说："不是。"我说："你们老师生活条件比我艰苦得多了，真的，不要拿你们的老师跟我比，我天天吃鸡，又天天吃人参，王科长证明。"那么我为什么吃不了冷的东西呢？我练的是静功，我把我的调节阳气的开关全都关得小小的，那么呢，它只给我保持思维和必要的活动，我就少活动，如果我出去象你们那样跑步，我的开关自然就开大了，开大的话，我就会出现心衰，肾衰，肺衰等等。那么，这个开关一打开，我又感觉花不来，因为宇宙给我的气太少太少了，少得可怜，我还想多干点事。所以，这样子，我的胃明阳也少了，胃热才能消谷嘛，胃不热不消谷，我吃的东西很少，每餐只吃一碗饭，这也是真的。

现在讲了这么多，大概大家开始注意到一个问题，哦，你是练气功的。我说："是的。"我是练气功的，人家练功，练红丹，红丹是什么意思呢，意守丹田，温暖如春。大家看：他显然是把调节肾命门的开关打开了，所以，他感到下部温暖如春。我不是，我一练功啊，全身就感到寒冷，因为我练功的目的是把这开关开得小小的。我很认真地注意这个问题，这个问题，专门跟不少的气功家探讨这一问题，我说："自古以来的人练功都练错了。"你不是太骄傲了吗？我说：不是骄傲，从生命的含义是什么来说，它是练错了，就说生命的含义关系到健康的定义，当时的气功师不可能不练红丹，他练红丹的目的是一旦碰到危急的情况的时候，他命门的火能大量的打开，支配他运动的相火能爆发出来，足以打死猛兽，也足以打死他的敌人。所以，他们练得头可以撞铁钉，红樱枪顶在这里（咽喉）都扎不进去，睡在钉床上面再坐上几个人也没事，他们所练的就是红丹，练红丹的人功夫超高，有惊人的能力。侯素英（音）是气功大师，可是他 1979 年三月来南宁表演的时候，我看到 49 岁的侯素英就像 60 多岁的老头一样，大家从电视上都可以发现他。前年，他在电视上的表演，他当时是 54 岁，可是头发白了，满脸的皱纹，就像我们南方人吃的苦瓜一样。这是为什么？他的气已经耗得太多了，他已经开始瘪了。好了，讲了那么多，大家现在就应该想一想，夏天出生的人，为什么寿命会短呢？喔，我们知道，我们人体有一个气立，由于夏天的这个神系的共振，打开了我们的气立。在这个时候出生的人，离开他的娘胎，呱的一声坠到地上来的时候，他就马上受到当时的气候条件的调控，很自然地，他的管相火的阀门，就是调节我们煤气罐的那个阀门自然而然地开得比别人的大。所以，开大了，他的气就完得快，气大数就小，气小数就大。所以，夏天出生的人，虽然很聪明，可是有点倒霉了。那么，我们再看冬天、秋天，阳气收藏的时候，你一出生时，老天爷他就帮你关得小小的，你这一辈子调节气门的开关，就比人家的小得多，那就自然而然地所使用的时期就长了。

三、主气与主运

不过，前面所提及的日本统计结果，由于它没有我们“五运六气”的阴阳构造系列，而“五运六气”是在医学知识的基础上，就是说在医学的经验积累上，运用阴阳术数构系建立起来的一个系统。在这个系统里面所讨论的宇宙与人的开关的调节关系要比现在的日本人的统计情况要复杂得多，而更有用得多，而又更准确得多。

现在，我们首先谈谈第一个层次的开关，这个开关叫做“主气”。我现在在黑板上写的是主气，主气呢就是说不管你是哪一年，这个是不变的，哪一年都是这样的，原因就是我们地球上气温是有周期的，周而复始的，那么有一样主宰着这个气候的特点，这个就叫做主气，我们看从 1 月 21 日到 3 月 21 日这叫做一之气，这个时候天气开始温和了，春天来了，厥阴风木，东方生风，风生木。那么是什么生风的呢？主宰东西的是什么呢？东方为什么会生出一个风，生出一个木？是厥阴。东方有一个厥阴，这个厥阴产生了风，也支配着木，也影响着我们的厥阴肝与厥阴心包，每年都是这样。到了3月21日至5月21日为二之气，这是少阴君火，少阴在我们人体是少阴心和少阴肾，君火的气候是从比较温和到出现暑热了。那么5月21日至7月22日叫做三之气，这叫做少阳相火；少阳相火在我们人体有少阳胆及少阳三焦，那么少阳的天气很炎热。7月22日至9月22日叫做太阴湿土，这时候天气又闷热，降雨量又大，下雨又多。9月22日至11月22日，天气干燥，这个时候的气叫做阳明燥金。那么到了阳明燥金的出现，也是天气凉了。11月22日至第二年的1月21日，这个叫做终之气，这个是一年的最后一个气，这个时候天气寒冷了，叫做太阳寒水。太阳在我们人体称为太阳膀胱、太阳小肠。那么，由于每年气温的变化，大概都是这样：先由风的，慢慢温的，慢慢暑到热，下暴雨的湿热再到干燥，寒冷，寒冷完了，大概又开始暖了，春夏秋冬的交往，这时就象我们的房子主人一样，只要他不搬家，你去哪里，你都在那里，你都是他的客人，他是你的主人，所以就叫做主气，主人的。那么，我们五运六气讨论的开关有五个层次：①有主运；②有司天；③有在泉；④有主气；⑤有客气五个层次，那么日本人呢，显然他只是考虑到我们的主气的层次，就是一般所讲的春夏秋冬。

那么我们看在夏天出生就是二、三气之交的时候，二、三气之交的时候，夏天出生，他就说他统计的结果就是相对的比较短命。那么看我们人体有一套密码，这套密码叫做气立，气立虽然很多很多，它也分，也只有几个名字，就是三阴三阳。也就是说夏天出生的时候，天的少阴少阳把我们人体的少阴少阳这个调节气立的开关开大了，使我们的气耗得更快。这个大家先明白主气，明白了主气以后，我们再讲讲主运。主运是什么呢？在讲主运的时候，我们考虑一下，决定主气的力量是什么？我们讲过“道可道，非恒道。名可名，非恒名。有名，万物之始，无名，天地之始”。这个“道”与“名”是联合在一起的，而“道”呢，我们知“道”是天体运动之道，而名呢是顺应着道而出生的名，从太阳这个道来说，它就是产生四季变化的主要来源。由于太阳对地球的运动，是地球绕太阳转的，其实在我们观察的时候，只看到太阳东升西降，然后呢又周转，满一周就是一年，那我们季节产生的原因就是太阳的光照的角度而产生的，光照的角度不同，温度就不同，春夏秋冬就由于这样而产生的，由太阳之道而产生的，也就是说“主气”主要与太阳之道有关，那么，太阳总是那么转，比较恒定的，那么转，转到这个时候，就是春天，转到那个时候，就是夏天，转到那个点上就叫秋天，转到另外一个点上就叫冬天。既然太阳这么有规律的走，每走一圈就是365天多一点，而为什么我们的气候还会出现反常的气候呢？原因是由于五大行星的运动，在我们太阳系里面，还有金木水火土这五大行星，这五大行星的运动周期不一样，有的星绕太阳转一圈用的是80多天，有的星绕太阳转一圈用的是200多天。由于他们绕的运动速度都不一样，所以，五大行星在天体上的位置是经常变动的，它们相对位置是经常变动的。由于它们每年的相对位置不一样，那么由太阳系，由行星，由地球等等的星体之间，产生引力就不那么恒定。由于这样子，才造成风寒暑湿燥火的变动，那么，由于有这样的情况，我们就有可能考虑今年能不能定那么一个规律。今年我以观察金星为主，反正我发现金星到这个时候所产生的气候变化，我就把它叫做“金”。那么同理，我们根据五大行星的不同情况，分出了五种规律，这五种规律就由五大行星的名字来命名。而又把它们所产生的气候变化跟它的名字联系在一起，那么我们就会出现一个复杂的，可是又有规律的情况。打一个比方，今年是水运太过，我们说水运太过是不是水星造成的呢？我们不是这么说，我们只是说五大行星的相对位置，我们抽象出一种特征来，到这个时候的特征，我们叫水运太过，而水运太过的时候，相应的会出现反常的寒冷的气候，不该寒冷的时候，它产生寒冷。是这个意思，或者说这一年平常当然是到了九月初九，天气才比较寒冷的。那么，由于水运太过，五大行星运动的原因，造成今年的寒冷要比往年的寒冷要来得更早，冬天的冷的气温要比往年的低得多。这些反常气候的变化是五大行星的相对位置造成的。所以，我们就要定出一个主运来刻画这些行星所造成的气候变化。我们知道主运是刻画反常气候的一个因素，今年太阳寒水，主运就给我们说明白了，今年会在不冷的时候就会出现冷，大家可以考虑一下是否出现过？

当然，我们更主要的考虑是气的运动状态，气的运动状态是什么的一种运动状态呢？我们有些同志调皮地说："你们说迪斯克的状态类似于这几种状态的哪一种状态，迪斯克的状态是一种火热的，炎热的动的状态。"我看迪斯克的状态，要跳迪斯克，这种状态肯定是少阳状态。那么，我们如跳交际舞的话，跳慢三，这是一种什么的运动状态呢？这种运动状态也许就是太阳状态，比较缓慢的。而就是说即使今年不出现反常冷的气候，也不见得太阳会出现一些反常的运动状态，这种运动状态叫做太阳寒水，也叫做太阳。这种太阳的节律，会在不该出现的时候而出现，而这种太阳的运动节律会影响到我们的人体的太阳经，我们的太阳膀胱经及太阳小肠经。这样子，我们会容易患上小肠毛病与膀胱的毛病是这个意思。那么，明白了主运了以后，主运是很好记的，主运所产生的原因是五大行星的变动，它表示灾害性的气候。那么，现在我已经把大家所需要的数字的含意都写出来了。只要你看到天干是什么，什么，什么的，都代表什么，什么，什么的，这里面都有了，大家抄在笔记里，碰到问题，一打开就知道了。

1	2	3	4	5	6	7	8	9	10
甲	乙	丙	丁	戊	己	庚	辛	壬	癸
土	金	水	木	火	土	金	水	木	火

图18　天干五行配对图

11 子	12 丑	1 寅	2 卯	3 辰	4 巳
5 午	6 未	7 申	8 酉	9 戌	10 亥
少阴君火	太阴湿土	少阳相火	阳明燥金	太阳寒水	厥阴风木

图 19　地支三阴三阳配对图

奇数为太过，偶数为不及，太过∧，不及∧。

四、司天与在泉

现在，我们就考虑最头痛的司天、在泉的问题。司天、在泉，这确实是很别扭的概念。有人说五运六气是在气象学的基础上产生的，或者说是吸收了天文学的成果，或者说跟天文学结合而产生五运六气的这种辩证论治的方法。这种说法不准确，我查了二十四史的《天官书》的部分，也就是天文学的部分，没有发现在天文学上出现司天、在泉、主气、客气的这些名字，更没有发现天文学上出现过三阴三阳的名字。所以，我不太同意这种观点：认为是运气学说是医学加上天文学。我为什么要强调这种观点呢？这关系到是天文学使中医发展了，还是中医使天文学发展，是它浸透了我们中医，还是中医浸透了天文学。浸透我们知道医学的产生免不了的跟天文学有关系，跟天文观测有关系，可是，由于需要不同，那么呢，在同样观察一种客体的情况下，各自要解决各自的课题。那么，会发展出一种情况，客体是一样，而得出的学说并不是一样。所以，我不能同意运气学说是中医加上天文学。如果说司天、在泉这些东西也符合天文学的需要的话，那么只能说由于中医理论发展的需要，它也给天文学输出了有用的营养。我认为强调输出是很有好处的，特别是当今竞争的社会，你这个民族没有输出的，人家就不会给你，你输出得多，你得来才多，你输出得少，你得来就少，你不输出的话，你得来的就会吐出来。学中医，我希望年青人立下雄心壮志，要有野心，可是不要搞阴谋诡计，要大胆地挖掘我们这个体系里有用的东西。把它整理了，输出去，走向世界，面向未来。站在这个角度，我考察了五运六气，认为五运六气是在中医实践、中医临床、中医理论的需要下建立起来的一门新的天文学。但五运六气还不是天文学，还有司天、在泉，它不是从天文学而来的。所以，它的名字就很别扭，可是，你们可以再想一想，既然黄帝岐伯考虑了那么多的问题，写出了《黄帝内经》，我们能不能根据它的作品反过来推一下。如果现在你们是黄帝岐伯的话，你怎么样根据你掌握的知识建立司天在泉的这个概念。由于阴阳术数构系的需要，已经假定六合是由气组成的，那么是什么主宰着六合呢？就说六合作为宇宙，为什么会有这种气象的变化呢？这种主宰的力量是什么？也就是说它会产生不同的气的运动状态。那么，很自然地会考虑到天地的问题，因为万事万物都是天地感应而产生的。

那么是谁主宰着天？谁主宰着地？他们就要提出了司天、在泉的概念了，这道理是简单的，因为他们可以通过当时的感知，而这种感知，现在我们还可以感觉得到的。我们发现太阳周期的运动而产生的四季，又发现五大行星的不同位置的变化产生了一些灾变的气候。那么这完了没有呢，还没完，他们还看到在太阳，在五大行星的背面还有很多的恒星，而这些恒星，我们还需要不需要，有了五气，还要搞六气，有六气搞七气，有七气搞一百气，有一百气搞一万气呢？不需要了。因为阴阳术数的原则规定“阴阳者不以数推以象”。不要再根据数的增加而计算了，而抽出象来，你拿住这个简单的象，就能刻画整个天体的变动所产生的气候不同变化的原因。由于这样子就产生了司天，那么，反过来在泉就是很自然的。为什么呢？有天就有地，在我们看见这些天文背景的时候，我们只看到天的一半在地平线上，那么，天又是圆的，那个半圆又怎么办呢？那个半圆是不是对气候也产生影响呢？也产生影响！那个半圆就叫做在泉。

整个天体都是在运动的，这种运动状态该分多少呢？他们还是用老办法，只分出三阴三阳就够了。所以，有六种不同的司天，也就有六种不同的在泉。那么，这种司天、在泉也刻画了那一年的一种气候的运动状态，跟我们刚才所讲的迪斯克舞的状态以及慢三的状态差不多的。我们看古人怎么总结出哪一年司天是什么，哪一年在泉是什么。我们要查今年的司天是什么的时候，我们就先看今年的地支属什么的查了地支以后，我们根据这个笔记就知道司天是什么啦，那么知道司天了以后，能否就知道在泉呢？能！因为三阴三阳有标本的关系，这厥阴是本的时候，厥阴司天的时候，在泉的就是少阳相火。这就跟我们学的经络的表里名称一样，手厥阴心包经对应的是手少阳三焦经。那么当少阳相火是司天的时候，它在泉的就是厥阴风木，其它的五种状态都是一样的，它们都有标本表里的关系。

五、标与本

那么，我担心86级的同学不清楚这个问题，我就把它们之间的标本关系标出来。刚才我讲错一句话啊，不完全跟经络表里关系一样，刚才我讲错了啊。为什么有标就会有本，大家就会问我：为什么有标就有本，有本就有标，而标本，你非要风与火互为标本，热与燥互为标本，湿与寒互为标本；风与湿为什么不是标本，湿与燥为什么不是标本？那么这个问题也好解答，可是，需要我们熟悉阴阳术数构系。现在，我们就会回到阴阳术数构系上来了，我们就回到第一个晚上，我们所讨论的河图上，河图是这么说的：

天一生水，地六成之。

地二生火，天七成之。

天三生木，地八成之。

地四生金，天九成之。

天五生土，地十成之。

有那么一个成型数学的模型，而我们知道河图数的来源并不是凭空想象出来的，而是根据所看见的象而得来的。

天一生水，地六成之。指的是一月份，冰河开始解冻，春天开始下雨，这就说水开始生了，水开始产生了，六是代表农历的六月，到六月的时候，天气炎热，下暴雨，降雨量达到最高，所以就叫做“成”。

地二生火，天七成之。指的是农历二月打雷了，天气开始温了，热了，而到了农历七月的时候，天气是在最炎热的时候，所以火配的就是二月以及七月，在二月就叫做生，在七月就叫做成，成就是壮盛，生就是开始。

天三生木，地八成之。三月万物开始生发，一派清明的景象，所以，清明节的节气是在三月，清明节开始就是三月的节气开始了。那么到了农历八月，这树木是在这一年来说是长得最旺盛的时候了，长到顶了。到了九月的开始，树叶就开始枯萎了，那么，天三生木，地八成之。三月是木的植物的生发，到八月是它最壮盛的时候。

地四生金，天九成之。指的是四月，植物的果实开始灌浆了，抽浆长硬壳的时候了，到九月呢，植物的果实硬壳都是最硬的，硬的东西就象金一样，所以，地四生金，天九成之。

天五生土，地十成之。土是长万物的，那么五月的时候，是万物都长得很成熟的，上半年的收获开始，十月下半年收割的开始，所以，天五生土，地十成之。

这些数字并不神秘，也并不抽象，它是根据象而得来的，我们在看数字的时候，一定要给它赋予象了以后，看你是给哪种系列的象，哪一个数字配予象的系列，根据对数配与不同系列的象，就会产生不同的阴阳、数之间的运算，这种运算就叫做术。阴阳术数就是这个意思。为什么我们医学治病就叫做医术呢？因为我们也是在阴阳与数之间进行我们的运算。我们看见一个同志发热，他给我们的象是什么呢？他给我们的象是热的象，这个象就叫少阳相火。那么，少阳相火是从哪里来的呢？来源有多种成分，我们要给他治疗，我们拿什么给他治疗呢？因为我们的阴阳与数之间，给他下了一个系列是人的疾病与药物的关系，那么，我们就给他一种药，而这种药呢是有寒的性质的，用寒来去掉热，那么寒凉的东西，我们能不能归到数字上呢？我们已经讲过了，寒凉的东西都含有一个数，这个数就是1。看你用什么寒凉药，你用甘寒药的话是10+1=101。你是苦寒药的话，你就是2+1=21。你是辛寒药的话，就

是 4 + 1 = 41。你是咸寒药的话，就是 6 + 1 = 61。因为偶数就代表了方位，东南西北都有一个数，

那么地是属阴的，所以，八可以代表东方，东方又是酸味，所以，八又是酸，它有酸的象。四代表西方，西方是辛味的，四也是含有辛味的象。二是南方，代表苦味，二就代表苦的象。六代表北方，就产生咸味，六就含有咸的象。

那么，一三五七九代表了阳气的多少，阳气最少的是“一”，那么，就是冷的，就是寒的，“一”就是寒的。寒有没有象呢？有！寒是冬天的象。那么，“三”是凉的，凉有没有象呢？有！秋天的象。“五”是平的，五有没有象呢？有！五的象是中土的象。“七”是温的，有没有象呢？有！是春天的象。“九”是热的，有没有象呢？有！是夏令的象，就是说一三五七九，在我们学的算术里是奇数，而在我们阴阳术数构系里面，它还有这个象，它代表寒凉平温热，又代表春夏秋冬。

二四六八十它是偶数，它不是我们算术体系里面的数，它是我们阴阳术数构系里面的一个数，这个数在我们需要运算它的时候，应该给它一个象。“二”就是苦，“四”就是辛，“六”就是咸，“八”就是酸，“十”就是甘。这是味的象，还有方位的象，“二”是南方，“四”是西方，“六”是北方，“八”是东方，“十”是中央。所以，数字本身是含有象的。那么，疾病又可以提出一个象，象与数字又可以搭配，我们利用象与数的关系，对病人进行治疗，这种医疗活动就叫医术，我们是进行运算的。

这样，我们就进一步讨论标本的问题啦。在讨论标本的时候，我们先看少阴、少阳、太阴、太阳是怎么来的。太极生阴阳，左属阳，右属阴，冬至一阳生，慢慢地生，夏至一阴生，那么呢，就出现了生的象，叫少阴，升阳的象叫少阳，成的象叫老阳，也叫太阳。冬至一阳生，一开始生的就叫做少阳，这个区间就叫做少阳。那么，成到了这个区间就叫做老阳或太阳。那么，夏至一阴生，这个区间就叫做少阴，那么，成到了这个区间就叫做老阴或太阴。那么，有“气”，是什么控制着

“气”呢？这个就叫做“极”，而控制“极”的就叫做太极。关于这个，要专题讲才行，太极产生阴阳，也就是寒暑往来。那么，寒暑有两种象，少太之分，那么，在它生长的时候，这个就叫做少，这个就叫做成，成熟了，老了，也叫做太。这少阴、少阳、太阴、太阳。这个我先说：太极生阴阳，阴阳生四象。这是根据卜卦的需要，这是《周易》的体系的，根据卜卦的需要，它只需要少、太这个概念就行啦。那么到了医学以后，黄帝与岐伯就发现少太不能刻画人的生理的正常运动状态，更不能与宇宙的各种象结合在一起。只有把宇宙的象分成三阴三阳，再从人体找出对应的三阴三阳，这才能刻画疾病的状态与不病的状态，然后才能进行医学系列的里面的阴阳术数运算，才能进行医术实践，不是医学而是医术的实践。那么，大家就会明白，我们的阴阳术数构系是在不断发展着的，它也就象国外的科学基础——逻辑的数理体系一样，是在不断地发展着的。它们的逻辑数理体系，从几何的角度来说，它首先产生了欧几里德的几何原本，可是它在这几何原来的基础上，进行运算的时候，他们推出了更有意义的东西，这个就叫做黎曼几何。在欧几里德几何里面三角形的内角和，一定等于180。可是在黎曼几何里面：三角形的内角和不能等于180。为什么呢？因为实际上的空间，由于引力的作用，光线肯定受到引力场的作用而弯曲，三条线就弯曲了，就好像我们在一个很大的球的球面上画一个三角形，画出三角形以后，你们再拿量角器去量这三角形的内角和，肯定不等于180。它不是在平面的三角形，你们想象现在我们地球，现在看起来是平的，我画的三角形的内角和肯定等于180。你想象在我们这么大的地球上画这么大的三角形，一个很大的三角形，你再去量，由于弯曲的作用，你从外部去量，就大于180，你从地球内部去量，它就小于180，这个就是黎曼几何。

而我们的阴阳术数构系又在《周易》的阴阳术数构系的基础上前进了，这才产生医学的阴阳术数构系，明白了这一点，很重要！我们就要把记载有阴阳术数构系的那些东方的古典的神秘学问全部研究。看相有没有阴阳术数构系？算命有没有阴阳术数构系？那么把这一些都研究了，我们就抽出阴阳术数构系来，在阴阳术数构系里面运算，找出我们新的阴阳术数构系的体系，这样子，我们把现代科学所发现的经验放在这个体系上面，有可能产生一门新的科学，是这个意思。

六、三阴三阳

那么，我们看古人怎么加上厥阴、阳明的。刚才讲过《周易》只用少阴少阳，老阴老阳，而《内经》是三阴三阳。那么，由于医学上要考虑寒暑往来，要考虑气机的升降，因为升降出入无气不有，少阳过渡到太阳，为什么它不继续地“阳”下去，而产生了“阴”，这个时候就提出一个“合”，就叫做阳明，两阳相合为明。就说少阳长到一定程度，它就有一样东西开始合了，那么才产生老阳，在少阳、太阳之间有一阳，叫做阳明。所以，少阳叫做一阳，阳明叫做二阳，太阳叫做三阳。一二三就是这样子来的。那么，我们又看，少阴太阴，夏至一阴生就行了，到了少阴完了就来一个太阴了嘛，为什么又有一个厥阴呢？我们又可以这么设想，为什么这个阴从少到太就不永远永远地“太”下去呢？它又会来变成少阳，就是说有一样东西来把它们调节，而这个调节比较奇怪，它的奇怪性要专题的讨论，才能搞清楚，厥阴是最难讨论的，那么，它说“两阴交尽为幽”。幽就是暗的意思。黄帝问了岐伯：何为明？何为幽？指的就是什么叫做阳明，什么叫厥阴。那么首先由这个叫做厥阴的东西控制了少阴，控制了太阴，所以，厥阴也叫做一阴，少阴叫做二阴，太阴叫做三阴。明白这个以后，又转换了，转换到什么呢？转换到本气位这五运六气最重要的，而且最难的一个概念上。

七、本气位

要是本、气、位不解决，标本就不解决，而治病必须明白标本。先看看《内经》的原文，这两个原文都是《至真要大论》，后面有这么一段话“夫标本之道，要而博，小而大，可以言一而知百病之害。言标与本，易而勿损，察本与标，气可令调，明知胜复，为万民式，天之道毕矣”标本是从天道而得来的，天道的道指的是运动产生的，就是说从观察天体运动而产生的标本这个理论的。那么，现在我们看一看标本究竟是怎么一回事。刚才我们讲过天一生水，地六成之；水。地二生火，天七成之；火。火是有点奇怪了，怎么奇怪呢？天一生水，地六成之。一月的时候是水，水又代表寒，那么到了六月以后，是代表水啊，可是还能不能代表寒呢？不能了！六月已经是热了，因为你后面讲地二生火，天七成之。你说二月产生“温”的开始，那么，火就是温热，到七月，你说是“成”。所以，水与火产生了标本的关系。“一”这个水是真正的寒，六月这个水不是寒，含有热。因为下雨是下雨，但是天气很热；二月，你说是火吗？农历二月在北方，我们还要穿棉背心，在我们这里也不能光膀子。所以，二月的火也不是火，它还是含有寒。那么，到了七月的火呢，才是真正的火啦。所以，由于术数的规定，就一定要产生标与本。不然，你怎么讲都讲不清，可是它一做了这个规定了以后，就能运算，这些运算肯定要有列数，要列数就要定出运算的法则，运算规定。规定是由符号来规定的，由定义来规定的，由概念来规定的。这样子呢，才使我们理解人体的太阳很奇怪，怎么奇怪呢？太阳小肠相配，君火又属于少阴心，太阳膀胱又配于肾，你又讲肾是水，是寒，心是火，是热，为什么你拿太阳配它，原来是有标本的关系。先说肾和小肠，从小肠相配太阳，它是有既是表里又是标本，因为一月六月决定它是这样子。那么，我们再看，看什么呢？再看“二”的气，刚才那个问题解决了，倒过来了好办了，寒的又有热，热的又有寒，寒热是互为标本。那么，再看这个少阳，太阴，这个少阴是逆转过来的，少阳相火是从这里转到二三四五六七。因为我们有两个火，一个叫少阳相火，少阳相火呢，是火真正产生的顺序，而少阴君火呢，它倒过来使火慢慢地减少的顺序。所以，少阴君火，少阳相火的“二”与“七”是倒数过来的，少阴君火呢是倒过来“七”到“二”的。现在我们看少阳相火：少阳，太阴从本。也就是说我们讲的：少阳属火，真是从

“二”到“七”啦，这个时候是“七”。那么，二月到七月，是从二月开始，气候就温了，而从七月这种温呢，要经过 10 月、11 月、12 月、1 月。所以，这里面的互为标本，是一、是六、是水。二、七是这退过来，这里还有一个“一”，它有那么一个关系，互为标本，到了二与七呢，就是火。那么太阴呢，在河图数里有一个规定：土藏于合。虽然说天五生土，地十成之。原来土规定它是生化的，到了十月，土地不能生化了，关于这个问题，王锦明老师向我提问，他说：“天一生水，地六成之。天三生木，地八成之。天五生土，地十成之。那十一月，十二月去哪了？”我说：“那你给我去想吧！”

因为五行的需要，水与火，代表寒暑往来。金与木，代表升与沉，升与降。土代表化生万物。你们想一想十一月、十二月是一种什么情况呢？不能刻画别的情况，这是相对的静止时期，《黄帝内经》有那么一句话，黄帝问“有不期乎”。有没有不讲期限的？有，不生不化谓之期，不生不化那个时候就不变了，不生不化就是不变。十一月、十二月，你做什么，你种下的冬小麦要等春天才长。所以，植物也好，动物也好，都有相应的一个静止时期，不少动物就冬眠起来啦，还有植物呢，它的落叶，营养的归根，等春天再生长了。有一个相对静止时期，这是战争之间的空隙，休息。所以，十一月、十二月是不讨论的，由于处于不生不化，我们根本无法讨论它，我们讨论的是形气相感，有气就有形，那个时候，它显出一个无气，所以，我们根本不讨论它，就说你要问我，给死人开什么药，我也不能回答，是这么一回事。那么，太阴，农历五月，确实是下了雨了啦，是湿，因为少阳的本是火，到了五月是湿，所以，少阳、太阴从本，少阴，太阳从本从标。厥阴、阳明不从标本从乎中。这本是很难讨论的啦，可是我们放在这种阴阳构系里面就会清楚得多了。原因是天三生木，地八成之。如果你说厥阴都是风的话，三月还可以说，可是它包括了二月、七月的火，明明七月已经是热的啦，已经是火的啦，你光讲它是风是不行的，所以，从乎中呢，指的是风与火，厥阴是风与火。阳明：地四生金，天九成之。是九月，是干燥，是没有错，可是五月是湿化，所以，阳明是湿与燥，湿与燥还不行，因为它有一个七月是火。所以，阳明要从湿化，燥化，热化，大承气汤就是看这个的啦，明白了这个，我们就解开张仲景六经辩证的用药的要点，要害，秘诀是什么啦。

你看我的表达：太阳从本化从标化，所以，太阳病的代表方剂应该是桂枝汤。因为治疗热的，治疗本化的有桂枝、生姜，治疗标化这个热的有甘凉的白芍。那么，这个少阴又是从本从标，少阴的本就是火，少阴的标就是寒。那么，我们看究竟张仲景的典型的少阴病的药方是什么？从本化的话，就是黄连黄芩阿胶汤，从标化的话，就是麻黄细辛甘草汤。那么，我们再看阳明不从标本从乎中，为什么大承气汤要分几种情况：①夹湿的，我才用枳实、厚朴；②夹燥的，我才用芒硝；③夹热的，我才用大黄；原因是阳明不从标本从乎中，它就会出现这三种复杂情况。太阴它应该从本，理中汤：白术、干姜，温中化湿。那么，就看厥阴的了，厥阴不从标本从乎中，厥阴总的象既有风，厥阴风木的“风”，可是它又包含着有火，因为二、七有火，它含有“七”，所以，它要化成火。那么，它有没有湿呢？它也有湿，“五”就是湿，这样子乌梅丸就那么复杂，清热的，去湿的，温阳的都有的，原因都在这了。

小柴胡汤问题是最难回答的，有人说小柴胡汤是少阳病的代表方剂。现在，我们想一想行不行啊？少阳从本，少阳的本就是火，而小柴胡汤还有生姜，又有温升的柴胡，所以，我们说小柴胡汤不是少阳的代表方剂，不是小柴胡，因为前五个都是那么有规律，这个不太有规律，我们就要责怪王叔和了。张仲景的《伤寒论》经过王叔和的编纂，也许他的缺点，他的最大失误就在这里。那么，少阳证的代表方剂应该是什么呢？泻少阳相火的药是什么？应该是黄芩葛根——芩连汤。所以，因为这个标本是天道推出来的“夫标本之道，要而博，小而大，可以言一，而知百病之害，言标与本，易而勿损，察本与标，气可令调，明知胜复，为万民式，天之道毕矣”。这个“气”是节令之气，也是三阴三阳之气，还有一个胜复要留到明天或后天才讲，也是“运气”里面的一对重要概念。为万民式，天之道毕矣。

现在，我们发现“运气”所说的标本跟我们前面篇章的“标本”有点出入，前面的篇章是说：“先病为本，后病为标，治病先求其本，接着治标”。而在“运气”里却是这么一个意思，那么，现在最后一个就是讲“客气”啦。标本，大家都知道了，讲标本的目的是使大家知道什么是这个司天，那个在泉，那个司天而这个在泉，它们为什么有这种标本的关系，这是第一。

第四讲　张仲景与五运六气

一、客气

第二，想讲一讲：张仲景的六经辩证究竟最有可能是从哪里来的，是不是从热病篇和次热病篇来的？我个人意见“不可能是。”因为热病篇和次热病篇不足以向张仲景提供一个“阴阳术数构系”。为什么？去年，我在这里说“张仲景不会看病。”大家都笑起来，我的根据是没有找到张仲景真正治病的病案，只找到一个传说的，张仲景给一个人号脉，一号脉：你乃山上的老猿，后来这个猿很高兴，就抬来一棵木头，张仲景把它做成一把琴，这只是传说。为什么早于张仲景的扁鹊、仓公，他们有病案记载，而张仲景没遗留下真正病案？

第三，人家会反驳我，张仲景不懂看病，为什么会写出这么好的一本书？那么，我说：提这问题的同志，肯定是经验主义份子，他缺少了理性，经验可以直接感知，也可以凭文献记载。特别对于疾病，谁都会有这种经验的体会，头痛，肚子痛是什么，只要肚子痛，你心里面会知道“肚痛心知。”那么，张仲景就凭着那么一点点经验体会，他找到了“阴阳术数构系”啊，同志们啊！所以，他就可以建立起那么一门严密的万代不衰的光辉的典范《伤寒杂病论》。所以，我有那么一个大胆的设想，只要我们同学真正地抓住“阴阳术数构系”，掌握它里面的运算，那么，根据我们的这些尊敬的老师提供的经验，再根据你自己肚子痛、头痛，你父母的不舒服，以后你老婆，孩子的不舒服，你就能进行医术实践。为什么我第一节时，这么强调“阴阳术数构系”，原因就是我们东方文明发展到一定阶段渗进了一样很有害的东西，这个东西就是宇宙社会观“天人合一”。这是中医的特色吗？光是这么讲是不行的啊同志们，你们考虑过没有，天人合一的概念出于何处？天人合一的概念，首先是西汉的董仲舒在《春秋繁露》里面提出来的，这个概念，我们打开《春秋繁露》一看，就知道它的“天人合一”是反动的观点，他硬是要把人类社会跟天排在一起，他研究的“天”既不是我们《周易》的天，也不是我们《老子》的天，更不是我们《黄帝内经》的天，他是麻醉人民的天，所以，提“天人合一”还是不行的。钱学森同志有感于此，他提出了“人天观”，已经跟“天人合一”不一样。我们敬爱的钱学森同志，他肯定懂得《春秋繁露》是怎么样的一本书，而“天人合一”的概念是怎么来的，所以，他也感觉“难”，那么，他就来一个“人天观”。可是，钱老头没有考虑到在我们中国人的“天”上面还有三个层次，有不同的“天”。那么，我们医家的“天”是什么呢？我们医家的“天”是真正的宇宙运动状态结构，那么，人当然是了。所以，我有感于此，口出狂言说：不要提“天人合一”，也不要提“人天观”。因为在“天人合一”与“人天观”里有两种层次，一种层次是“天”与“社会”的这种观点，另一种层次是“天”与“生物”的这种观点。你看我昨天提出的宇宙生物神系，宇宙神系的，这显然要提出“宇宙生物观”。这样就明显地区别出“宇宙社会观”。还有《春秋繁露》的那个“天人合一”，又给我们钱老先生明确规定提出他的“人天观”就是宇宙生物观。考虑天道的变化，天的各种运动形态，对在这个“天”的统治下的作为气的运动的所有的各个部分，风啊是这个部分，人啊是这个部分，蛤蟆也是那个部分，把这个部分，那个部分，这些都是“宇宙运动气的部分”。可是，运动的方式只有六类，所以，就提出几个系列，这是一元论，没有违反辩证法，没有违反唯物主义。那么，好，明白这些，司天在泉都不是荒谬的，主气是看得见的，主运也是观察得出来的，司天在泉也是考虑得的，那么还少一个“客气”。为什么定出一个“客气”来呢？“客气”是刻画了短暂的气候的变动状态。因为一定恒定的气候都有波动，解决了这个波动的问题，才能解释灾难性气候的问题，即是反常气候的问题，而“客气”它也分六种状态，三阴三阳。而“客气”呢，由于它是客人，我请你来，你才能来，我不请你来，你不来，或者是我不请你来，你来了，你是不速之客。所以，很难预料，可是，还是有规律可寻的，因为有一样在决定它一定要有规律可寻，这就是司天在泉。天左旋，地右旋呢，为什么一定要提出天左旋，地右旋呢？这是解释在在五大行星在太阳背后的这些恒星星象变化的。才提出天左旋，地右旋。也有一种说法：天是右旋的，地是左旋的，这两种说法不管怎么样，司天在泉它不是永远占着这个位置不走的，它经常退到二线、三线、四线、五线、六线，可是它又回到一线。那么，由于司天的变化，又由于在泉的变动，这一变动过程中，就显出一些有规律的波动性的气候的变化，更严格地来说，显示出一些波动性的活动状态，更严格地来说显出波动的更严格的气的运动状态。那么，这样子，这个气就叫客气。客气主要是司天在泉的转换运动造成的。现在，我们就要学会推客气啦，客气总是很有规律地排列：一、二、三；一、二、三。一、二、三。“一”如果是厥阴的话，那么第二个客气肯定就是少阴。太阴完了以后，肯定到一阳。客气不管它怎么摆，它与后面二个气都有那么一个关系，如果前面是厥阴的话，那么后面那个肯定是少阴，后面那个是少阴的话，前面那个是厥阴。反过来前面是太阳的话，后面的是厥阴，后面是太阳的话，前面的是阳明，那肯定是这样的，一、二、三；一、二、三；一、二、三。那么，好，问题是怎么决定它起步的那点，一还是二，难就难在这，但也有规律可寻。由于我们刚才已经说过，决定客气的，之所以产生客气的，由于是天的左旋，地的右旋，也就是由于司天、在泉交接班，一定是由于司天、在泉的运动产生，所以，我们找到决定客气的力量以后，我们盯着它，你们肯定不会跑到我沙井街盯着我那个黑板看你母亲寄钱来给你没有，你肯定盯着你校门口的那个黑板，有挂号件，肯定来钱了。为什么呢，你跟她有相关联的关系，而跟我却没有这种关系。所以，我们就死盯着司天在泉，怎么个盯法？举例就会明白的：

1986 年是丙寅年，丙寅年的主运是水运太过，那么丙寅年的司天是少阳相火司天，在泉是厥阴风木，现在我们就要考虑客气，在考虑客气之前，我们先看一看，丙寅年的，不管你是哪一年，主气都是一样的。我们看看丙寅年的主气，每一年都是一样的，这个主气有六个间气，间气又分主气及客气。第一个是厥阴风木，第一个气：1 月 21 日到 3 月 21 日。那么，第二个气是少阴君火，第三个气是少阳相火，第四个气是太阴湿土，第五个气是阳明燥金，终之气，不叫做六之气的，是太阳寒水，终之气就是六之气啦。在我们那里，在我们沙井街讲话比较文雅，你们去那里有时候听不懂，你现在去哪？去太阳寒水，就是去小便，太阳膀胱经嘛。那么，现在，主运都是一样的，变的及不变的就是水，水运太过，它都是水，司天呢，它不分间气的，总是这样子的，少阳相火。说在泉呢，总是厥阴风木。那么，就考虑到客气了呢，由于决定来自于司天在泉，所以，我们根据司天在泉，少阳相火司天的时候，那么，第三个客气肯定要跟天老爷姓的，所以呢，我们先找到一、二、三，这个就是三的客气，而三的客气要跟天老爷同姓，所以说第三个气的客气就是少阳相火啦。我们就填下去了：少阳是本，那么下面二、三呢就是阳明燥金，太阳寒水，太阳已经是三阳了，那么就到一，厥阴了，再下来是少阴、二阴、三阴就是太阴。

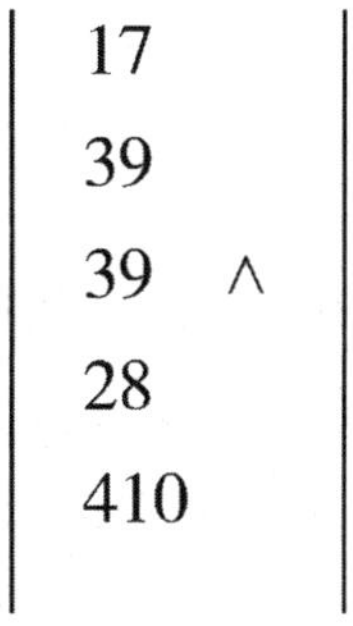

图 20　五之气时相框架图

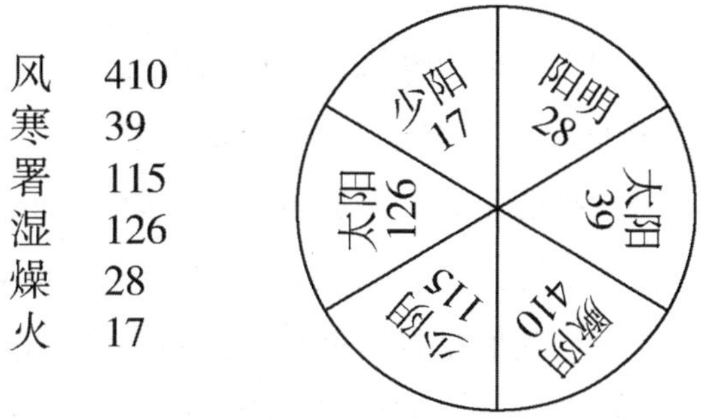

图 21　天左旋、地右旋运气图

我们感觉这种表示法太复杂，不表示吗，有时候，我们的脑子又背不得这么多。所以，我就用一个简化的记数法表示。司天是少阳相火，在泉是厥阴风木，主运是太阳寒水，水运太过。初之气是厥阴风木，客气是少阴君火；二之气是少阴君火，客气是太阴湿土；三之气是少阳相火，客气是少阳相火，四之气是太阴湿土，客气是阳明燥金；五之气是阳明燥金，客气是太阳寒水；终之气的主气是太阳寒水，客气是厥阴风木。那么，我们又发现最后的一个客气就跟在泉是一样的，最后一个客气就跟在泉是一样的，最后一个客气就是厥阴。今天（1986 年 10 月 5 日晚），我们就谈到这里，刚 10 点啊，还不行，还要满足大家的要求，还有半个小时啊。那么，我们学“阴阳术数构系”，我们已讲过“不以数推以象”。所以，图象是最重要的，我用这个数字来表示五种情况，这种表示法简单是简单了，可是还未符合推理一项，现在我在这种思想的指导下，构造出一种图象，由这种图象来表达我们中医里面的一些基础的问题，1986 年丙寅年数字表示图（图 22）。（见书后附录：李阳波手迹之“《运气学导论》提要”第 19 页）

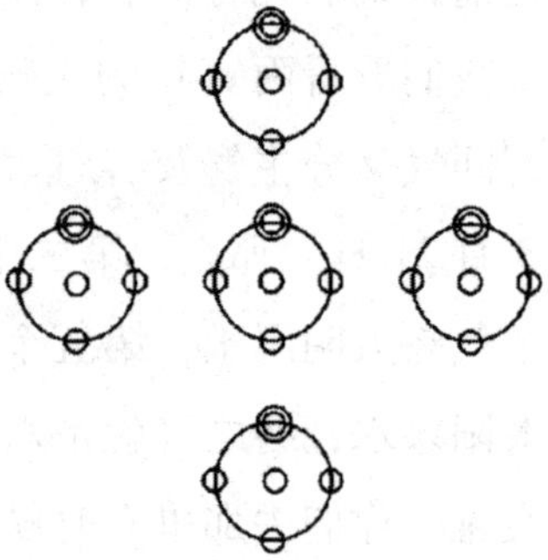

图 22

二、本气位

根于中者，命曰神机，神去则机息；

根于外者，命曰气立，气止则化绝。

本——指的是天，天有本原的，而本原的气，天由本原是气化成了三阴三阳。实际上是六种情况，这六种状态支配着我们所能看得见的象。三阴三阳我们是看不见的，我们只能通过“象”感觉到它的存在，那么这六种象就是风寒暑湿燥火。所以讲“本”就是指的是天文现象，天文背景上的风寒暑湿燥火。现在我们讲“位”，位是什么呢？是东南西北中，东南中西北。气是什么呢？是天的气象，天气下降，地气上升，人在气交之中，气指的是人。所以，《内经》在多处讲了那么一句话，在运气里也讲了“夫道者上知天文，下知地理，中知人事，可以长久”！道——医道，为什么它能长久地流传下去呢？因为这个道谈了“本”、“气”、“位”，谈了风寒暑湿燥火，谈了东南西北中。风寒暑湿燥火与东南西北中的气候的变化。人在气交之中，中医是把人放在本位主义的基础上考虑的。本位主义讲人、讲病、讲生、讲死、讲聪明、讲笨蛋、讲七情，都跟本与位有关，因为是本位气的升降构成了人。由于中医是放在那么一个广阔天地里面，就是我昨天讲的，放在科学的三个前沿阵地上，所以，中医这个道是可以长久的，可是随着科学的发展，作为本位产生的人，一定要重新考虑我们中医的思想的。而这思想的最杰出的体现就是五运六气，因为五运六气这个阴阳术数构系很完整，很优美，很统一，很和谐，也很简单，任何人都可以轻易地学习。谁不愿意学习一些轻松愉快的、又粗又大的东西？谁都想一分钱买二只烧鸡，五运六气它的价值不能用一分钱买二只烧鸡相比的，要拿一分钱跟一架宇航飞船相比。那么，我们看，我们给出一个图来，我们抓住这个图，我们就可以进行医术上面的运算。先看第一层东南西北中，先看这一层，这五个圈代表南的位置：东南西北中。先看出你们的位置来，东南西北中每一个区域都跟“本”发生关系，也就是说东南西北中都有风寒暑湿燥火，都有春夏秋冬，首先明白这一点后，可是不管怎么表示，不管你哪一个地方，不管你哪一个圈，春天的风肯定是在这个位置的，夏天的热肯定是在这里的，秋天的凉肯定在这位置的，冬天的寒肯定是在这里的，中央的湿就是在这里，因为东南西北中里面，也有东南西北中，太阳对于我们地球上来说，在我们的北半球，这个太阳升起来的时候，大家都感觉到光明了。那么，北京的光明跟南宁的光明是一样的，大家都是亮的，上午 7 ~ 8 点钟，中午 12 点钟，下午的 4 ~ 5 点钟，大家都可以不用开灯，都可以看书，看见的透明度当时都是一样的。可是你们想过没有，如果在同一天，比如说现在，我们在这里可以穿这个衣服，北京行吗？不行，北方永远是比南方要寒冷，东部总是比西部温，每一个地区都是这样，同样的明亮，可是温度感觉不一样。这个黄帝弄不清楚，问了岐伯，岐伯向他回答“君火以明，相火以位。”你们有空的话可以看看《内经》选读，可以看看南京的或者卫生部搞的《内经》的注释，你们看它的解释对了没有，我好像发现他们的解释错了。“君火以明”首先得分开君火、相火。君火指的是明亮的东西，可是没有产生温度的感觉。相火呢它是产生热能，能煮熟东西，烧着东西，能感觉到热的感觉，也就是说“以”是根据，君火是根据星体的明亮度来判断的。那么，相火是温热的东西，同样明亮的东西是否会产生同样的温热呢？不是。大家所看见的“明”是一样的，太阳大多都是这么明亮，都同样看到君火是这么明亮，可是由于位置的不同，感觉这温热不一样。相火以位，相火的温热是根据东南西北中不同的地理位置决定的，就是这个意思。

那么，现在我们脑子又一转，我们现在要表达厥阴风木，当然在这里，这个就是厥阴了。我们要表达少阴君火，在这里就是少阴君火，但我们要表达少阳相火呢？也是南方的位置是最热的。我们要表达阳明燥金，凉的，西部是凉的。我们要表达太阳寒水，最寒冷的最北的位置就是在这里。要表达太阴湿土，那么太阴湿土就是在这中央。看了这以后，我们就知道任何一个大圈都可以在这个地方表达厥阴风木，这个地方表达少阴君火，这个地方表达少阳相火，这个地方表达阳明燥金，这个地方表达太阴湿土，这个表达太阳寒水，都可以这么表

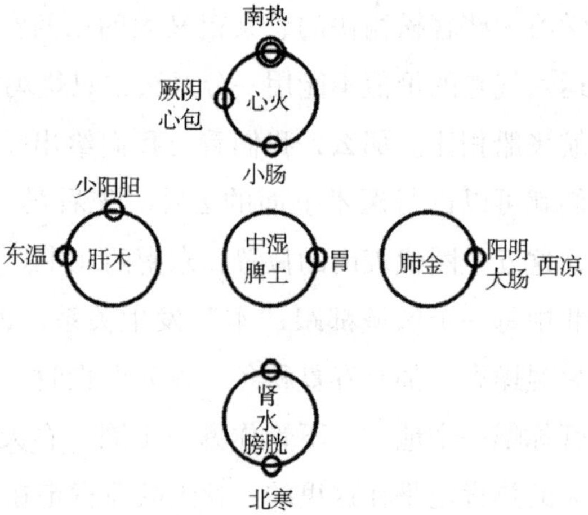

图 23　五行脏腑本气位图

达。那么，现在又来了，我们有脏腑，又有经络，那东方生风，风生木，木生肝，这个自然的木就代表肝了，这个就是心了，这个就是肺，这个就是肾，中央就是脾。可是又有十二经络，经络之间又有表里关系，那么很显然，这个代表着足厥阴肝经，那么少阳胆经应该在这——足少阳胆经，这个代表心，可是手少阴心是在这，没有错。那么，手太阳小肠经呢？太阳是寒的，标本是表里关系，那么这里就是太阳小肠经，心还有一个心包，这个也代表心包，可是心包呢，叫厥阴心包经，那么，这个就是代表厥阴心包经了，肺是这样子，肺是手太阴肺经是在这里，手阳明大肠应该是在这里，足少阴肾应该是在这里，足太阳膀胱经在这里。那么，足太阴脾经就是这里，脾又与阳明胃相表里，阳明是属西方，应该在这里。我们讲过人体是有一套密码，这套密码叫做气立，而调节这套密码的，这套密码又跟三阴三阳发生关系，跟天的三阴三阳发生关系。

三、何谓“气”

那么，三阴三阳又跟候与气有关系五天为一候，三候为一气，与季节不断的变化。那么，人体呢在图上表示的就应该这样子来表示，它是怎么样跟气立发生关系的。比如说现在是秋天了，与秋天相联系的就是肺的那套气立。所以说，秋气通于肺，那春天呢，与春天发生关系的是人体的厥阴肝的这套气立，所以说春气通于肝。那么，如此类推，夏气为什么通于心啊，冬气为什么通于肾啊，长夏之气为什么通于脾啊，原因指的是在这个时候，这套气立起着主要作用，而调节这些气立最主要的就是肺。因为我们最表层就是皮毛，肺主皮毛。《六节藏象大论》有肺主气，后来，黄帝感觉摸不清楚的问题，“气”是何？何谓是“气”。岐伯就说“五日为候，三候为气”。这样子，我们才搞清楚一条千古之谜。

肺主要起着调节气立的作用，你们可以查书——《六节藏象大论》。那么，肺主治节，就很清楚了，既说肺是宰相，又说它迎接肺朝百脉，又说它迎接节使，迎接哪一个使节呢？是不是迎接下面的膀胱啊，肾啊这些使节呢？不是，迎接作为气节的节的神。所以，肺主治节的节，是节令的节，因为一气就是一节，一年二十四节气。这样子，我们的中医的每一个名词好像具备有宇宙社会观的味道。经过这么一理解，它又回到宇宙生物观来了。之所以借助宇宙社会观的一些名词是不得而已，形象说法，它的内涵是宇宙生物观的观点的。那么，我们怎么考虑我们人体的气立呢？气立又跟神机发生关系，神机就是经络，就是脏腑，就是使人产生生长壮老已这个过程的东西，神去了，生物体就毁灭了，所以说“根于外者，命曰气立，根于中者，命曰神机，神去则气止。根于外者命曰气立，气止则化绝；根于中者命曰神机，神去则机息”。这个“机息”就是停止呼吸了，那么就是毁灭了。

那么，我们回过头来问：我们的气立是在什么时候开始工作的？我们的气立是在娘胎里面已经建立了这套气立的，可是，我们还没有使用，因为母亲身体的气立在调节着他跟气的关系，可是到你呱的一声下地，天地感应就打开了你的气立，首先使用的那套气立就是由当时老天爷决定的气立。那么，就存在着那么一个问题，打一个比方，现在是丙寅年五之气，主运是太阳寒水，司天是少阳相火，在泉是厥阴风木，主气是阳明燥金，客气是太阴湿土。这五之气生下来的孩子，呱的一声下地，他身体的气立马上开动，你不开动，你就完蛋！你不跟“神”取得联系是不行的，就是说不跟宇宙的共振规律协调是不行的。那么，你那么多的气立哪一个先启动呢？现在，我们就把它画出来：主运太阳，这个肯定要马上打开，马上要跟这个发生联系，那么，少阳相火的气也要把它跟这个司天发生联系，厥阴风木的气也要打开马上跟它发生联系，阳明燥金的气也要打开跟阳明发生联系，下来就是太阴湿土，这个孩子的初始状态严格地说，他作为宇宙的运动的气的宇宙的一部分，他首先使用了这种运动方式。

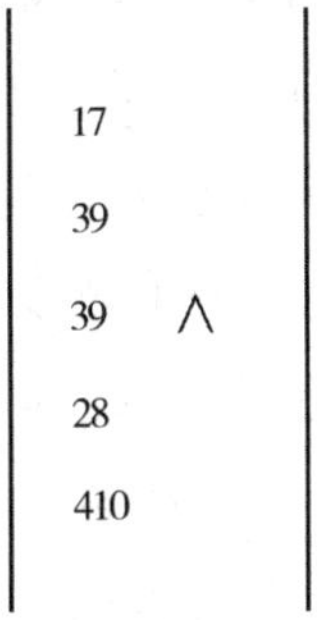

图 24　五之气时相框架图

那么，这种初始的运动方式就影响了他的命运，这个命运指的是生长壮老已以及疾病的这个东西。那么这样子，我们看这个人有些什么脾气，就说刚才我们恢复到的出生年月日跟个性有关系没有？因为这是当今的科学前沿，我们也要探讨，还有这个孩子的寿夭跟这个出生年月日有没有关系，因为这也是科学的前沿。出生年月日跟生命是有联系的，那么，我们再考虑这个时候出生的孩子，他的疾病会怎么演化，这一辈子会有什么主要的疾病，这也是可以探讨的。西方人已经探讨了，我们也不甘示弱，他们的这个探讨是为了人类的未来的，我们也要探讨。那么，现在我们，啊，很对不起，明天，我们才说出这孩子会得些什么病，个性特点怎么样，谢谢大家，欢迎大家明天继续光临。

四、五苓散

有一个有趣的问题，这个问题就是《伤寒论》第六条的原文是什么？刘力红老师虽然在 1983 年参加全国五省（中南五省）的（伤寒）考试，《伤寒论》的考试是 99 分；可是面试他回答的是零分，还是负的分数。他眼瞪瞪地看着他的导师，他说："我不记得了。"他的导师就感觉奇怪，明明你这么喜欢《伤寒论》，为什么那些条文，你背不出呢？他的导师就换了一个题目：你对《伤寒论》的研究采取些什么态度？那么呢，他就说了他对《伤寒论》的看法，他的看法是：《伤寒论》也许不源于热病篇和次热病篇，也许源于"五运六气"，而"五运六气"存在着一个数学体系……，他就拿河图，洛书等等的跟他导师谈。过后，他的导师很高兴，两位导师都很高兴。陈治桓导师就对他说："你回去，还得要背一背条文，我知道你不喜欢背条文。"他说："不背不行，你是我的学生这是第一。"你看，当时已经表示要他了，"你是我的学生"。

"第二、我们招研究生，首先招的是敢于为我们中医说话的人，如果教出一个学生，过后，他不学我中医，反过来骂我中医，我招他干什么。”另外一个导师叫戴敍延（音），已经七十三岁了，他就对刘老师说："请你到我家聊聊。”那么，刘老师就去他那里了，说戴老有什么指示？戴老当时就拿出一本书，叫《周易十讲》，这本书在市面上还没有，刚刚出，就说印刷出来以后，由于这本书的作者是成都中医学院的一位老师——邹学熹。那么呢，戴老事先得了这本书，他说："这次答辩，你能用《周易》的一些思想回答我们的问题，这很好，这本书送给你，会是有用的，你是搞《温病》的，结果你搞了《伤寒》。”他说："我的看法是搞《温病》的同志应该搞《伤寒》，搞《伤寒》的同志应该搞《内经》，而搞《内经》的同志，应该搞搞《易》。”他说的是成都话，他说："我给你这本书，假期你好好看，后会有期。”所以，刘老师从成都给我来的信，我分析也许他要经历一场磨难，因为他的成绩不理想，可是，他两位导师肯定要保他的，结果把他保去了，承担了很大的工作量，由原来要招两位学生变为多招了一位，就是为了照顾刘老师。

那么，现在我们看一看，张仲景的处方用药是不是运用了“阴阳术数构系”的理论（见书后附录：李阳波手迹之“《运气学导论》提要”22 页）。

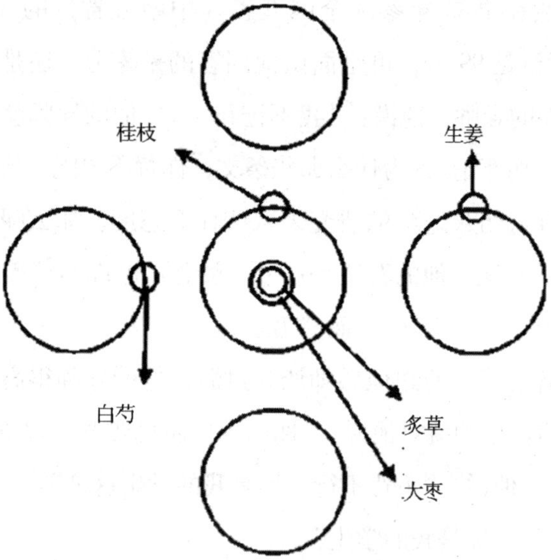

图 25　桂枝汤药图

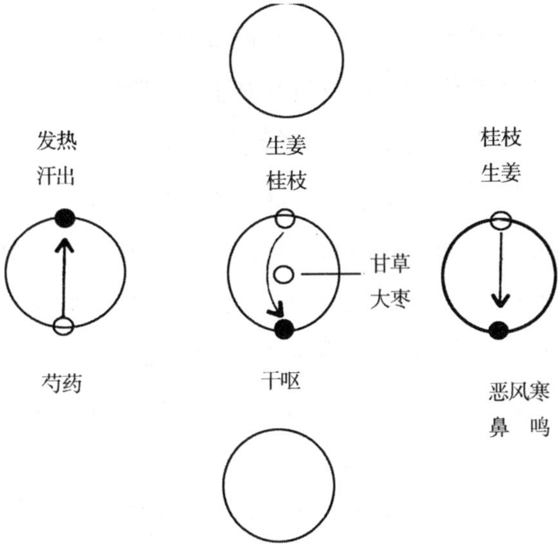

图 26　桂枝汤药病统一图

桂枝汤治疗的几个症：发热，自汗，恶寒，恶风。我们已讲过人体有两套密码，一套是气立，一套是神机，气立呢专门对外，与宇宙的气候变化相联系，实际上是宇宙的运动形式，这种运动形式有六种情况，与三阴三阳发生联系。一旦某一个气立出现了故障，这个故障就是这个阀门开大了或者是开小了，那么都会出现不正常的状态，这种状态，我们叫做病态。我们先考虑一下，要在什么状态下，会出现发热，由于这个发热跟火热的发热不一样，我们看条文就知道了。所以，根据张仲景的用药，我们推测这个发热，因为他讲是中风嘛，那么是由风引起的，那么这个风在东方，就由这个气立，这个气立被风邪打开了，打开呢。就放出热气多了。所以，病人就出现发热状态。那么，我们再看，恶寒会怎么样，恶寒、恶风，我们之所以恶风寒，是因为我们调节冷空气的气门打得太开了，所以，我们就感到冷了，那么，这个门是在北方，而由于东南西北中，都有春夏秋冬，东南西北中分配的五藏，五藏里面又有五藏，就说我们的某一个藏，比如肝，为什么你说肝里面又有心肝脾肺肾呢？这不奇怪，我们的肝，如果只是跟调节风的厥阴相联系是不行的。其实，肝藏本身也有六套密码，这六套密码就是三阴三阳。肝有调节冷空气的，也有调节热气的，也有调节升的，也有调节降的，也有调节湿的。就是说我要你给我们教授都装上空调器，你绝对不会说，你在甲教授的家里面装上空调器以后就行了，只给甲装了以后，乙、丙、丁的几位教授都可以受到他影响了，这不可能的。每一个人的家，你都要装上空调器，而且还要给他们装上开关，这位教授喜欢凉的时候，就打开凉的开关，空气就凉了，他喜欢热就打开热的阀门，空气就热。那么，他认为干燥了，他就打开湿的阀门，它就产生湿，每一位教授的房子都有六套的东西。我们的脏腑也是如此，每一个脏腑都有六套东西。那么，明白了这个，我们才好理解前人所讲的金木水火土里有金木水火土，心肝脾肺肾里又有心肝脾肺肾，就是这个意思。

那么，由于张仲景用的桂枝汤是振奋阴阳的，而我们知道在这个时候，这个寒邪当然与肺是有关系的，我们看看：肺调节冷空气的开关打得太大了，那么，病人就恶风，恶寒，肺主皮毛。我们再看病人为什么会出现自汗呢？而自汗以后，为什么又要用这个大枣、白芍。就说从原文上分析，病人的卫气、营气都是虚的，那么，由于病人有脾与肝，有气上逆的症状，而这个逆呢，是由于寒邪侵犯了卫阳。那么，也可以说，调节脾胃的寒的开关也被打开了。根据这些，由于病人出了汗，很显然伤了津液，那么，等一下我们还要给他补阴。我们看看发热所造成的这个，自汗所造成的，有关恶风，恶寒跟这个有关，那么，也跟卫阳有关。这样子，张仲景就用桂枝，桂枝是热药，桂枝填在哪里呢？桂枝就填在胃，中土的南方上，白芍填在哪里呢？填在调节肝的冷气的，这个肝的热气，它的阀门打开得太大了，他用白芍来调节这个开关。这个开关有相应克制的作用，所以，冷的开关打开了，这个开关一打开，那个开关必然要关小就行了，就是这么个意思，利用对称性，对称原理。那么，肺的气立也被打开了，这个调节肺的冷气的气立也挨打开了，唯一的方法就是把生姜放到这里来，这个地方是肺放热气的区域，把它打开，下面那个冷的关起来，由于伤了阴，那么就把调节湿度的开关打开，我们就不感觉那么闷热了，就说对于一位教授的房子，我们考虑的几个层次是这样的。

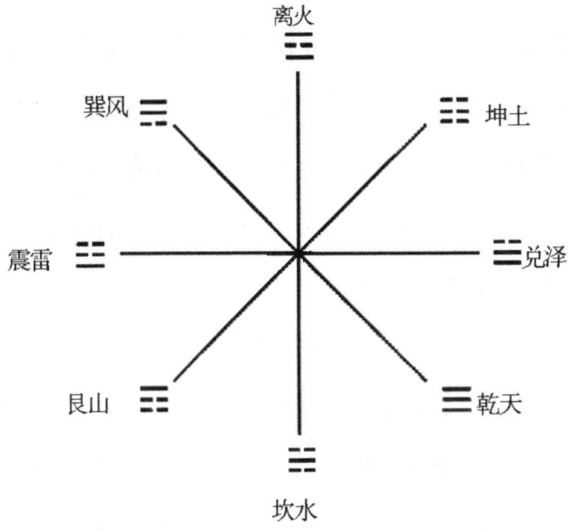

图 27　后天八卦图

关于这个本气位原图在《伤寒论》上的一些应用，我们在沙井街跟一些同学讲课的时候，已经讲了一大半，就说我给他们填出了一百多条药方，今天我在这里呢，不会利用这个方法，因为这个方法会耗费大量时间，有机会我们另外专门讨论五运六气与《伤寒论》的问题。不过我为了说明这种方法对于研究《伤寒论》有用，我举了一个例子。那么，为了加强大家的一些感性认识，我们再来讨论一条药方，这条药方叫做五苓散。

为什么要促使我对《伤寒论》进行这种思考呢？因为我学《伤寒》也是碰到许多问题。五苓散，五苓散，它为什么会叫五苓散？它除了猪苓就是茯苓，我查遍其他书，没有发现其它有叫做“苓”的。那么，那三苓究竟是怎么一回事，明明是二苓二陈汤嘛，还好说，陈皮，半夏越久越好，所以叫做二陈汤。二陈汤的这个解释，我还是不敢苟同的，因为说半夏越久越好，这个我也很难说，要我一下子都同意。不过，今天我们不讲二陈汤，讲讲五苓散。这三个不是苓的，这什么会叫做苓，那么，由于我考虑《内经》的整个思想是建立在天人合一的基础上，也就是说在宇宙生物观的基础上而产生的。那么，在这种观念的指导下，它利用了“阴阳术数构系”，阴阳就是研究天体运动的，五运六气又有调节气立与神机的这两种不同的治病方法。那么，我就想这五苓散。五苓散，如果我运用训诂的知识，这个苓也许是这个“令”，苓与令，加草字头也是好解释的，这种药物跟节令是有关系的，所以，叫做苓。是不是，我暂时不说，那么，当我把它当成五苓时候，我猛的想起：春夏秋冬长夏这就是五个节令了。那么，这五个节令里还有五方的问题，东南西北中，而东南西北中都有春夏秋冬长夏，长夏又配属土，也就是这个时候，下雨多湿。那么，我一看这个圈，每一个圈都可以在这里打一点，而这个点都叫做太阴湿土的气立，这个开关一打开了，湿气就来了。那么，是不是五苓散是由于太阴气立的关系使五脏六腑的调节湿的开关开得太大了，而人体有了太多的湿气。那么，张仲景呢，想出一个方，用五苓散的方法来把太阴这个气的阀门关小，治疗湿邪。我们看看，那么，如果是这样子的话，这五味药就应该有东南西北中的区别。我们知道桂枝在这里是最热的，东南西北中里南方是最热的，这个肯定就是南方了。那么，由于阴阳术数构系的关系，水——在五行里配上动物就是按《内经》的配法，北方配的是猪，那么猪苓就应该配北方。南方配的是马或者是羊，东方配的是鸡，西方配的是有两种不同的配法，那么，中土这个有配牛的。那么，猪苓，明明有猪字，它应该配北方，那么还有一个泽泻了，泽泻、泽泻、泽泻是什么呢？我也不知道，它应该是东南西北中的哪一个方呢？我很难说，可是我把它运用到阴阳术数构系这个系统里面，我猛然知道它是西方的，为什么呢？原因是这样的，我们要多写点字啊，这是坎卦，这是艮卦，这是震卦，这是巽卦，这是离卦，这是坤卦，这是兑卦，这是乾卦，这是后天八卦，而后天八卦的几种卦象代表不同的自然物：坎卦——水，艮卦——山，震卦——雷，巽卦——风，离卦——火，坤卦——土，兑卦——泽，乾卦——天。

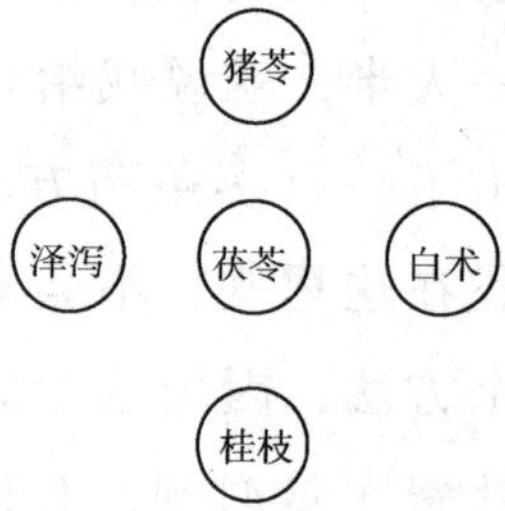

图28

泽是什么意思呢？泽有两种解释方法，有讲的是山上的水，有讲的是与河流不流通的叫做泽。这个时候我就知道所谓——泽泻，泽泻这味药能泻水，而它的性是凉的，而西方是凉的，确实我们的书上记载泽泻是寒凉的，猪苓也是寒凉的，北方是寒的。那么泽泻应该就是西方之凉药，再下来就是茯苓与白术，白术是温性，温的东西是东方的，那么白术肯定是东方的，茯苓是平的，平的性是中土的，那么，茯苓就是中央的。那么，五苓散就是同时作用于东南西北中的调节太阴的气立的，也就是同时作用于心肝脾肺肾调节湿气的气立的药物。那么，我们看它怎么把这开关关小的，一般我们还得要考虑对称性的问题，肾是北方，是寒的，当肾调节太阴的气立打开得太开了，就有湿了，这个时候应该用南方的桂枝作用在这里。那么，我们再考虑温的，调节太阴的气立打开得太开了，肝是温的，用对称性应该用西方的泽泻。南方的气立打得太开了，那么应该用北方的猪苓把这气立关小起来，同理，西方是凉的，应该用东方的温热能够关小太阴的白术。如果我这个推测没有错的话，那么，我们真的要考虑张仲景的东西为什么那么严谨，他已经就像我们演算算术题目那样。那么，既然这么严谨的话，如果又是真的这样的话，那就好办得多了，我就顺着这条路把《伤寒论》的药方，症，全部地用阴阳术数构系这个理论用图象把它表达出来，当我把它表达完了以后，我没有找出它相互矛盾的地方，起码目前，我还没有发现，就说经过这个工作，使我加强了我的看法，这是一个严密的体系。那么，有这么一个严密的体系，就能进行严密的运算，当然这运算要运用我们特有的方法：阴阳不以数推以象。这样子呢也好象你们高考，老师发给你们很多题目，给你们计算种种的问题，里面有工程问题，那么，你们掌握搞过工程技术了没有？你们没有，可是，你们为什么会演算这个题目呢，还有一个是给你们出题目的专家，现在很多老

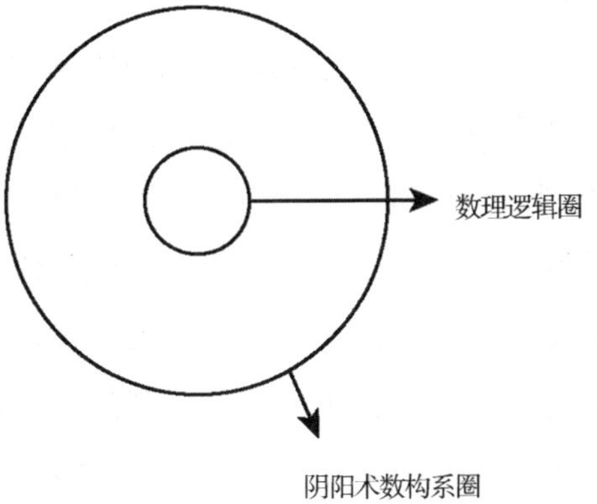

图 29　阴阳术数圈系图

师动不动就出一个题目：火箭的速度是多少多少，飞了几个小时到了哪里哪里。别说小学生没有研究过火箭的问题，制造过火箭，见过火箭，就连出题目的老师也没有看过火箭，更别说他做过火箭。那么，这就向我们提供了一个很有价值的信息：中医是有一个严密的体系的，只不过这个体系也许把现代科学的体系包在里面了。这就是我们中医的，中央是它的数理逻辑圈，我们的圈把它包住了会怎么样？就是说利用它里面圈的知识无法解释我们圈外的东西。

那么，现代科学就有可能从体系上来说，早就给我们古人把它包死了，我们还可以认认真真地考虑，东西方文明发展的基础。这不过也要做专题的讨论，只不过全国中医院校全都在考虑中医现代化的问题，我们也是经常讨论这个问题，作为我个人对这个问题的看法和观点就用这个图表示出来了。

如真正是这样子的话，那我们才知道，才解开这么一个谜，为什么那么多的老医家从古到今都强调非要学《伤寒论》。为什么呢？就是说如果你去高考，小学老师不教你算术，初中老师不教你代数，高中老师不教你立体几何，平面几何分析，什么都不教，高考你行吗？碰到这个数学题目，你就不会解决。可是，老师教了你一套数理逻辑体系后，你懂得运算了以后，只要老师出的题目不超过这套逻辑数理体系的东西。那么，你就能够回答。也就是说张仲景的《伤寒论》存在着一个严密的逻辑数学体系，它的运算法则是通过象来体会的。症状是一个象，药物也是一个象，那么，它又有方位，又有数字，认真地学习《伤寒论》就等于掌握你们高考所需要的那套数理逻辑体系，在我们中医谁掌握了阴阳术数构造体系，谁懂得这些体系的更多的演化，更多的变化，那么，他就是中医佼佼者。张仲景没看过病，并不等于不伟大，要是伟大的事业的理论的提出者，这个人又要参加他那伟大的实践，那是很可悲的。理论建设，基础理论队伍的建设永远是跟临床队伍是分开的。我们不能喊一个工人也来搞高等数学，搞陈景润的工作，我们也不能喊陈景润去开动机器，这是我的一个强烈的观点。我认为由这个观点走下去的话，中医可以走出一个好的路子来。那么，现在我们回过来，张仲景的这种阴阳术数构系，除了他直接吸收了《周易》体系之外，他还吸收了什么体系呢？我们这几天已经隐隐约约地给同学们谈论了这个问题：五运六气存在着一个更高级的严密的阴阳术数构系。我们只要找出它们的运算的关系，把这个体系抽出来，病啊什么都不要，来考虑，来研究，来训练，熟悉里面的阴阳术数构造体系，他为了把他的体系，把他的知识建立在一个体系上。那么，他又引进新的概念，而概念包括了经验与体系的本身。我们现在就要看看引进一个很重要的概念，就是病机。《至真要大论》提了四次病机，《黄帝内经》就有四个病机，而都是在《至真要大论》里面出现的。现在我们有一些先生不主张学《内经》，不学《内经》，怎么知道病机？还有些先生不主张学《五运六气》，不学《内经》，中医的基础建筑在哪里，你写的中医基础是不是真正的中医的基础。为什么要这么问呢？因为现在我们还没有把作为中医基础的阴阳术数构系抓起来打造，还没有这么一本书叫中医基础的基础。这个体系，我们还抓不出来，就在我们这个东方文明里，还抓不出一本欧几里德几何。那么，在你还抓不出来的时候，你就不上《内经》，就会怎么办？你做的工作是不是能完全反映了整个阴阳术数构系？所以，这是一个很大的难题，另外呢，不上五运六气，不上五运六气以后，我们有那么一章叫病机的，那病机是怎么来的，它的来龙去脉怎么样，不说五运六气也难以讨论病机。更可怕的，这个中医的老前辈由于受到西方文明的影响，提出的这个中医体用关系的问题，中西医存在着体用关系的问题。那么，有人说西学为主，有人说中学为主，有人说中学为用，有人说西学为用。这两种观点都有，那么，在这种思想支配下，他们无意中地引用了西医的现代医学的概念：生理，病理。我们在用生理，病理的时候，我们考虑过没有，你用了生理、病理那些名词，开口就讲“OK”的人会怎么看，一看生理是他们那种把人打开后，这个运动系统，那个神经系统，这个血管，那个细胞。那么，中医的生理细胞在哪里呢？因为在他们的头脑里面有一个生理病理的概念，在这种情况下，你这么过早地运用他的那个概念，就产生了误会，这种误会就产生了不必要的内耗。如果我们不用他的概念，用我们自己的概念又会怎么样。我们来看看我们的病机是不是他们的病理及生理上的问题。今天不知道欧寿禄（音）老师来了没有，因为我为了谈这问题，我请了解剖老师来，这两位老师都是我很尊重的老师，我把他请来了，这个林光琪（音）老师昨天说："今天晚上要备课，来不了。"而欧老师有别的事，不过他们来听过几个晚上，原因是他们天天是拿人开刀的，什么器官，什么肢体，什么生理，病理，他们清楚得很。那么，我们看看病机是怎么一回事："诸风掉眩，皆属于肝"。这是病理，还是病机？病理是什么？中医里有没有这些，大家不要忘了中医"道理"这两个字来。"道"指的是天体的运动，"理"指的是地理。你们不相信的话，可以查一查书。我现在不作解释，我现在比较激动，为什么呢？现在我们有一个足三里，我为什么现在光挑足三里来谈，因为我看到一些报道，这些报道就是法国人提出一套概念，提出一套穴位名词，不像中国的。日本人又提出另一套的名词，也不像我们中国的，结果大家就吵了起来。我们当然不愿意，你真是混帐，你拿了我们的这个位置，又把我的名字给改了，你有本事，你就扎我的穴位，你扎了我足三里穴位，又把我的名字给改了，而不要去改别人的穴位。可是呢，他们是为了现代科学，为了有共同的语言，我不同意这种做法。为了科学，为了什么科学？你不把你的美元寄来我这里？那么，我们看我们的每一个穴位都是有"道"，又有"理"的。"天三生木，地八成之"。足三里是脾土，木要疏土，木不疏土就会有病，扎进去调节土与木的关系。为什么用足三里，就是"天三生木"的"三"，你看我这个"三"字不是乱来的。理又很明白了，因为胃是属土的，土又叫地，地又叫做理，在这里训诂是用得着的，医古文老师在这里是大有作为的，别的不谈，那么，这些肯定经"诸风掉眩皆属于肝"，它的确的位置在哪里？就是说它确立的本气位在哪里？我们讲，要讲《五运六气》肯定要讲天文地理人事，那么天叫做本，地叫做位，气交之中就是人。那么，病机的每一个字

“诸风掉眩皆属于肝”的每一个字，究竟是落实在哪一个点的。我们要落实政策，不落实政策就不行了，我们应该怎么落实呢？我们应该把它落实到阴阳术数构系的基础上来，原因是写五运六气的黄帝、岐伯，我看他们不会那么傻的，做了千千万万的病例统计，然后才提出五运六气的这个学说，他们不会那么傻的。他肯定是用解剖麻雀的方法，只要一点点的经验感知，然后再借助神妙的阴阳术数构系。只有神妙的阴阳术数构系，它既来自客体在大脑里面的反映，它也是我们人的理性思维的结果。人是万物之灵的，人离开了理性就不是人了，那么理性之所以决定了人，人之所以这么伟大是万物之灵，肯定理性就是至高无上的东西。当然不能离开主客体的运动，可是如果说，实践，实践是我们想象的那种机械的实践，那么，我们需要死了多少人，什么时候，才能爬到月球上去。美国在1969年的年底登月成功了以后，给我们人类思想上的一个解放，一个挑战，究竟实践是什么？实践真的就是你要知道梨子的味道，就要亲自尝尝梨子吗？如果是这样的话，你要上月球去，你就给我爬上去吗？爬啊爬啊，跌死你去吧！不需要。世界上的很多的味道，我们都没有尝过，可是，我们在一定的经验基础上，可以通过知识去把握它。登月的实践是模拟的成功，模拟之所以成功是因为他们找到一个很重要的体系，这个体系就是严密的逻辑数理体系。那么，把这个体系放到电脑里面，就在电脑里面进行模拟试验，我要登月球，我需要的什么条件，做些什么仪器，时空的连接点是怎么样的。这样子，我们就不需要冒险地盲动，理性支配了美国人登月成功了！他行，我们行不行？难道我们中国人就是那么愚昧的吗？他行，我们也行，他不行的，我们也要行。为什么这么讲呢，大家已经看到两个圈，我们的圈比他的大得多，他的圈比我们的小得多。

五、何谓病机

“诸风掉眩，皆属于肝”，那么，我管你什么，你什么情况下才有“风”？如果你把五脏六腑的管风的开关都打开的话，这样用得上这个

"诸"字。这些风呼呼的吹来，会使你掉眩，会出现症状，当然，跟肝本身是有关系的，这个就是肝。那么很显然，所谓"病机"，"病机"这个风与气立，既是风，又关系到我们管风的这个开关，那么，这个肝是神机。有一个同学问我："李阳波同志，你讲神机是什么？我不太好懂，神机是什么？"我们先看："气止则化绝，神去则机息"。机息——这个机不动了，人体就完了，人体就是一个机。那么，神是什么呢？我们已讲过，由于宇宙生物这个神系，我们看看："东方生风，风生木，木生肝"。那么都有神来贯穿的。由于人体内有神，宇宙间又有神，由神的联系才产生了这个生命现象，而神的联系是透过与气的联系。那么，神机是什么？所以在《内经》的其它篇章里面有说是血的，那么，血是不是神，当然神是在血里面的。我认为人体的生长发育，整个人体都存在着神，那么，神与机是配合在一起的，"神乎神，客在门"。这个搞针灸的同志都知道这句话的，"神乎神，客在门"，说了这句话以后，又说"阴阳不测谓之神，神用无方谓之圣"。大家这几天，有搞内经的老师，也有各方面的专家，这个他们都发现，我已经心里面明白，在很多概念的看法上，我跟我的老师和现在的教材不一样，我的老师之所以每天晚上来听我讲，我认为他们对我是很宽容的。可是，我这个人在讲台上讲课也象在创造一样，难免会感情奔放，要创造就一定要有激情。激情是创造的源泉，可是，激情又是人与人之间的祸害，灾难。当我在这里趾高气扬充满激情的时候，大家不要以为我是针对任何人的，我是在创造，我是在进行精神领域里面的思维，我很想突破前人。那么呢，亲爱的老师，同学，不要以为我是狂妄之徒，我不愿意狂妄自大，我已经让人给我做了一个匾，这个匾是这样写的——隐谦书斋。在沙井街 73 号很快就要挂上这块匾了，我本想隐起来的，只不过这次刘力红老师去了成都，因为刘力红的问题，他没有能来这里给大家讲《通向研究生之路》，作为我是他朋友，不得已挽回这个局面，勉为其难。那么，我这个人个性是很激动的，跟我接触久了，就知道我这个人很好交际，可是猛的看见，我这个人不得了，不懂礼貌。而现在我真的是有一番苦衷的，希望大家原谅。既然我是在创造，在讲课，应该让我提起我的激情。那么看不见啊，那太可惜了，那么我要另外写出，因为这个很重要，你们不相信啊，你们去查一查原文。

“神乎神，客在门”。可真是很难解释呵，它前面的是：“物生谓之化，物极谓之变”。物的生长过程就叫做化的过程，物老了，生长到极限，快完蛋了，就叫做变，变就是灾难。用现在的话就是变，就是秩序的混乱，生化是有秩序的，变是无秩序的，无秩序就完蛋。那么，我们看这个神，我们谈恋爱说要忠于某某，要忠于我们的感情。可是，神啊，神是什么？神就象一个浪荡的游子一样，对谁都不专心的，它永远是象过往的客人一样，今天到你这里，明天它又走了，如果它到了你这里不走的话，你就长生不老了，神去则机息嘛，它不去的话，你就可长生不老了。神就是这样的，它对谁都是不忠于的，总是要分开的。所以呢，这个神是什么呢？这个神就象客在门一样，过往的客人一样。“物生谓之化”，没有神就没有生命，这种阴阳测不定的神要到哪里都是测不定的，“阴阳不测谓之神，神用无方谓之圣”。神的使用，神是怎么使用的，神的生化就叫作用了，变化就叫作用。神有这个作用，有化与变的作用，化这个神来了，你就能生，这个神变了，神变了，它走了，就完了。物极谓之变，变，它就完了。它对谁都不是永远忠于的，它是象过往的客人一样。所以学《内经》呢，难度是相当大的，有时指东讲西，有时指西打东，要全面的看。那么，病机十九条呢，是在我的这本书的第十七条（见书后附录：李阳波手迹之“《运气学导论》提要”20 ~ 22 页）。

病机十九条本气位原图式

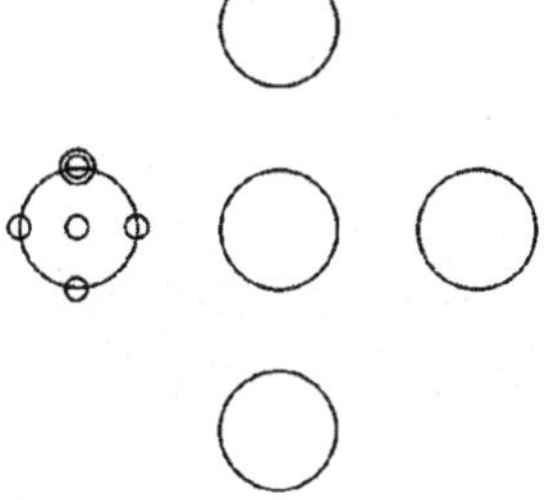

1. 诸风掉眩，皆属于肝。

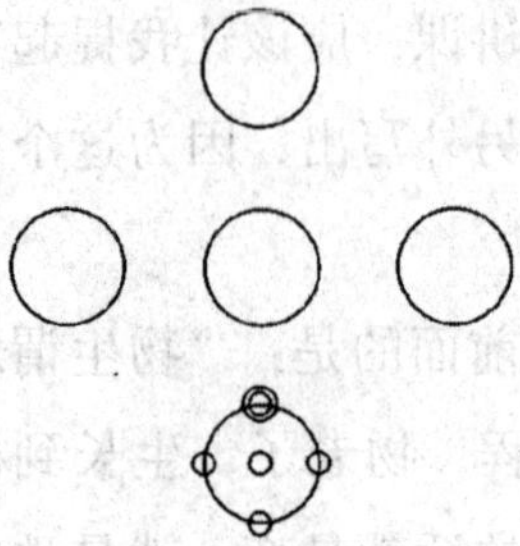

2. 诸寒收引，皆属于肾。

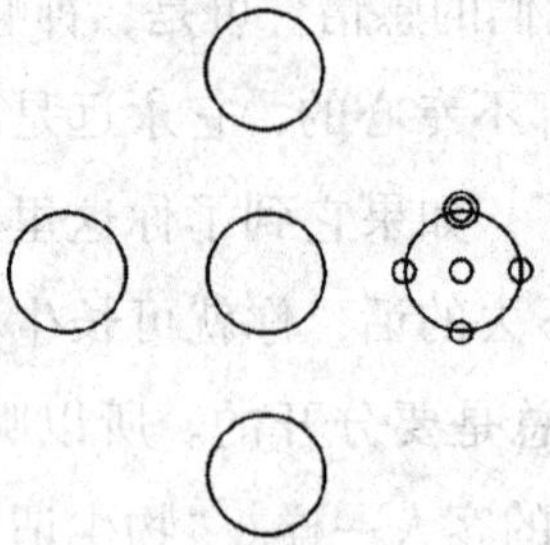

3. 诸气膹郁，皆属于肺。

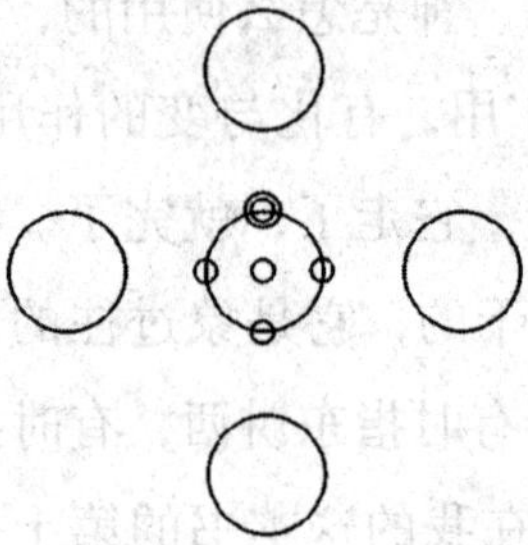

4. 诸湿肿满，皆属于脾。

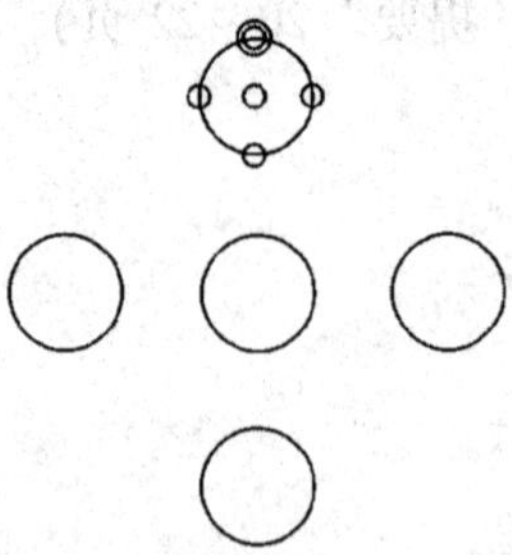

5. 诸痛痒疮，皆属于心。

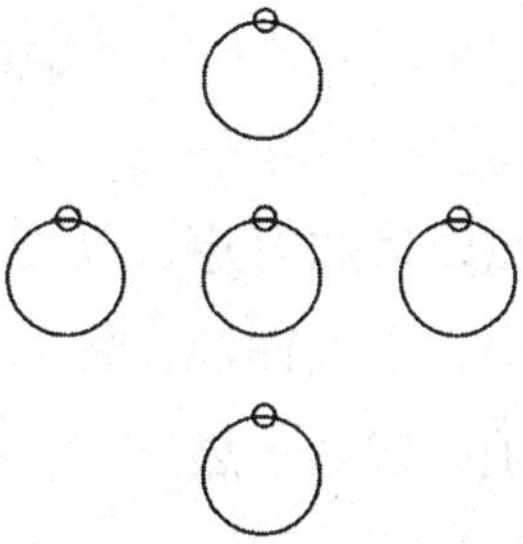

6. 诸热瞀瘛，皆属于火；诸禁鼓慄，如丧神守，皆属于火；诸逆冲上，皆属于火；诸躁狂越，皆属于火；诸病胕肿，疼酸惊骇皆属于火。

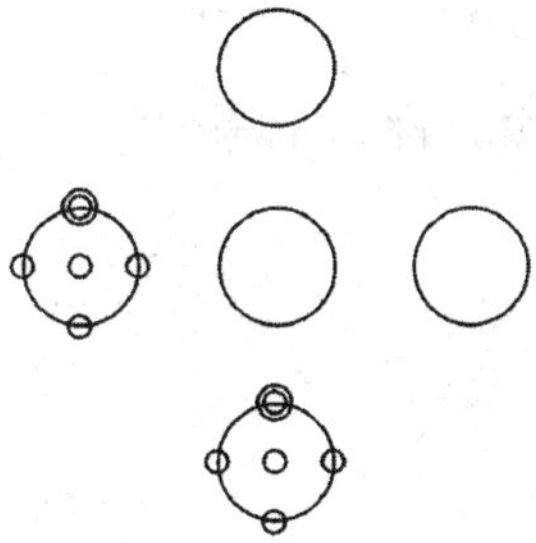

7. 诸厥固泄，皆属于下。

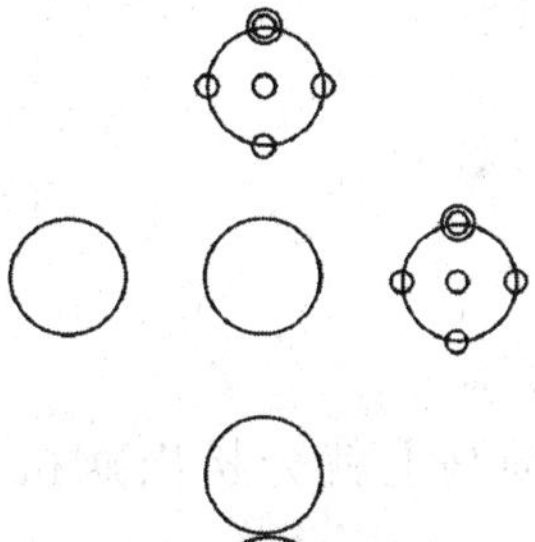

8. 诸痿喘呕，皆属于上。

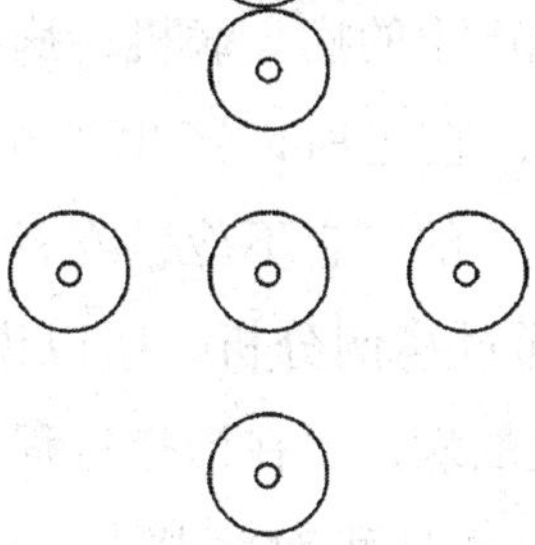

9. 诸痉项强，皆属于湿。

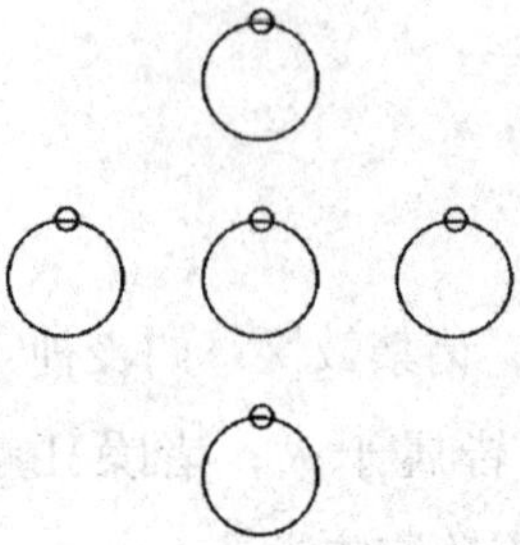

10. 诸腹胀大，皆属于热；诸病有声，鼓之如鼓，皆属于热；诸转反戾，水液浑浊，皆属于热；诸呕吐酸，暴注下迫，皆属于热。

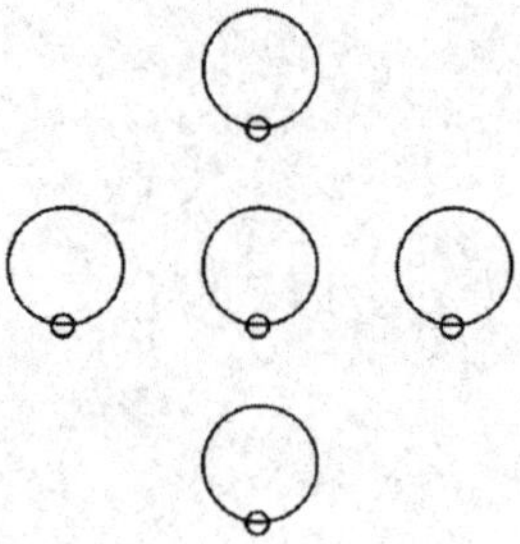

11. 诸病水液，澄彻清冷，皆属于寒。

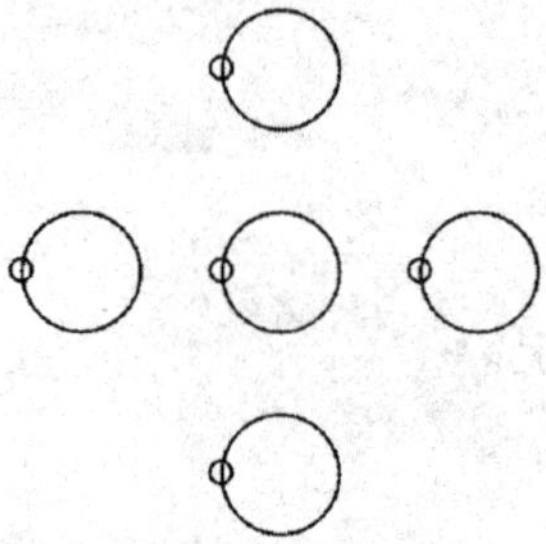

12. 诸暴强直，皆属于风。

大家就按这种精神马上就分析出病机指的是什么呢？或者是气立产生的病，或者是神机产生的病。病机，病机就是由气立危及到机，对于人体，它是一个机，它之所以产生“机”的疾病的状态，是由于气的气立不调而引起，该冷的，它不冷，或者不冷的，它又冷等等而来的。等一下，我们可以通过病例分析，所以说，必识气宜，要对病机的产生对这种气立产生神机的病，要在治疗过程中识气宜，要顺着天地阴阳的开关去进行治疗，这是我对病机的一些看法。

大家可以根据“气立与神机”，根于外者有五，根于中者也有五，这个五运六气里面谈了。根于中有五种情况，根于外的也有五种情况，那么，”根于外者，命曰气立，气止则化绝。根于中者，命曰神机，神去则机息”。我们再根据病机十九条来探讨，另外呢，《内经》充满了阴阳术数构系。刘河间老先生增加了一条就变成了病机二十条，我很认真统计了《内经》的每一个数字，比如说一天呼吸一万三千六百息是什么意思等等等等，这些数字，我发现这些数字都不是乱来的，既不符合我们现在这种硬梆梆的观点，那么呢，就说不符合实际情况，大家注意的实际情况指的是硬梆梆的观点。可是，它要指导解决实践的问题，那么，这些数都是从阴阳术数构系里提出来的。五运六气讲了病机十九条，五运六气是谈天文的，同志们，十九是一个重要的数字，十九为一章，十九是什么呢？十九是这样子的，十九是天文观察得出来的结果。而这个结果，我们比巴比伦还早了一点，这个地球，金、木、水、火、土，这几大行星都绕着太阳运转，那么，由于它们这个行星的运转，就产生了共振，由于产生了共振，那当然就会影响这个气候的变化。它们的运动周期又不是一样的，你们看看在一个跑场上，有十位运动员都绕着同一个园心来跑，在十九条不同的跑道上跑的话，会出现什么情况呢？在这一瞬间，它们的相对位置是这样，再过一下，它们的相对位置就开始变了。而这星体呢，这种相对位置，它们也是这样，在某一个时间，它们金木水火土五大星体和地球的相对位置是不一样，可是有一样，每逢十九年，现在开始，一数金木水火土地球相对位置是这样，过了十九年，整整十九年了，你再一看，这个星体新的位置跟你原先记录的是一样的。我们古人比巴比伦人早几千年之前就发现这一现象，记载是四千年发现这现象，十九年为一周期，那么，天文学上叫做章，一章为十九。由于昨天我们讨论了少阳，太阴从本；少阳，太阴从火从湿；那么，少阴，太阳从本从标，也就是从火从寒，只剩阳明与厥阴了，厥阴，阳明不从于本，从乎中。既然阳明不从标本，那么，燥就可以省略了。可是，你们一定会问既然阳明、厥阴都不从标本，那么为什么《内经》只把阳明的燥省掉了，却不省掉厥阴的风呢？其实这个问题也好解决，因为在《内经》的多处都作了明文规定，“百病皆生于风”，因此，风是不能省略的。我们再来看庄子的一名话：”野马也，尘埃也，生物之以息相吹”。这是庄子齐物论的一句话“野马尘埃”指的是狂风，狂风怒吼。尘埃当然指的是由于狂风吹而引起的一种状态，为什么要来个野马、尘埃以息相吹。我们的万物虽然是靠神的联系，可是呢，没有风驾御，神是来不了的，所以，庄子在齐物论里面就讲了那么一名话。而《内经》病机十九条之所以从本与标都要了，不要从乎中，不要阳明，又要从乎中的厥阴。原因是风的重要，因为我们在这里再也不需要举例，再也不需要讲燥了，为什么呢？阳明从乎中的话，昨天讲了中已包括：湿、热。所以，它就不提，而且呢，刚好回到十九一章的基础上来。从刘河间补充“燥”这一点，我怀疑刘河间没有认真考虑阴阳术数的问题，他只是从临床的经验，没有考虑到这种临床的经验，完全可以回到更深的层次去，用不着其它。在这里我们谈谈这个“吹”字，没有“吹”行不行？“吹”者，天地人也。上知天文，下知地理，中知人事，道可以长久。天作为本，地作为位，就通过气交，就通过气的“吹”，万物才能生长变化。可是，就有人说：“我们中医是十个有九个吹。”我在很多地方都挨人这么讲，说：“中医十个有九个是吹的。”我说：“吹啊又怎么样啊。”我说：“你念过古典作品没有，野马也，尘埃也，生物以息相吹。”我就是吹的，我吹什么呢？我上吹天，下吹地，中吹人。这个原因是什么呢？因为我们这个体系，对于不掌握“阴阳术数构系”，只掌握那个刻板的逻辑数理构系的人，是不能理解我们这个灵活多变的阴阳术数构系的。

那么，还由于我们提不出一个定量，还搞不出一个公式，就说我们吹啊。为什么呢，我们就有一个严格的同病异治，异病同治，我又不是肺炎，一定要用青霉素。所以，就变成没有一个统一的标准，他就想搞一个统一的标准，甲乙丙丁几个医生讲治的某一类病用的方法都不是一样的，他一调查，糟糕了，你们十个有九个是吹的。可是，我们中医之间还讲某某是吹的，不好，如果他真的吹了，还吹不够的话，我们应想办法让他吹够去，从天吹到地。明白了病机以后啦，又明白气立，神机是怎么回事，又明白每一个症状，我们出现的每一个症状都是一种病态，而这种病态都可以还原到本、气、位上。由于本、气、位，我们都可以找出这个气的运动状态，现在这个人出现冷，我们知道他处于太阳寒水的状态。这个人产生发热，高热，我们知道如果他有两种可能，当然大家想这个意思，发热的话，他就有两种可能，甚至有三种可能。一种可能是少阳状态，热是少阳状态，第二种可能是少阴状态，第三种可能是太阳的标态，本标嘛，更有可能他是阳明之中，又有可能他是厥阴之中。因为厥阴、阳明之中，阳明不从本，不从标，从乎中，所以，一个症状要是我们又给它确定的时候，还是有附加条件的，中医不是说“公说公有理，婆说婆有理的。”如果大家心平气和，拿到阴阳术数构系里面，打开这个图，一个个来，心平气和地提条件的话，任何一个症状都是有标准的。这个才是衡量标准的尺度，就是本、气、位，从这个角度来看，中医是严格的学问。

六、刘象数的十八个病例

现在，我们讨论刘老师的十八个病例，讨论完了以后，我就教大家，你们自己算一算，你们自己的个性和你们生命的寿数。第十九，大家注意：第十九条是刘象数运用禀赋、发病、临诊时相诊病治胃病、咳嗽二症的病案内容，它是第十九大条，一共有十八小条，十九为一章，十八为一变（见书后附录：李阳波手迹之“《运气学导论》提要”23 ~ 25 页）。

刘象数运用禀赋、发病、临诊时相诊治胃痛、咳嗽二证案例列举：

（一）胃痛病例

1. 丙寅年四月初二寅时出生，1984 年 8 月 16 号诊。

17			115		
126			126		
39	∧	之	126	∧	
115			126		
410		28	28		胃脘疼痛半年余，酉时为剧，舌红，苔根微黄腻。

2. 1934 年六月初六，酉时出生，1984 年 8 月 18 号诊。

39			115		
39			126		
126	∧	之	126	∧	
17			126		
126		17	28		17

胃脘疼痛，申 ~ 戌时为剧，舌淡。

3. 1937 年三月二十六申时出生，1984 年 8 月 19 号诊。

410			115	
39			126	
410	∨	之	126	∧
115			126	
17		17	28	

胃脘疼痛二十余年，叠治不效。舌红苔黄。

4. 癸未年七月十五午时出生。

126			115	
17			126	
115	∨	之	126	∧
126			126	
39			28	

胃溃疡九年，已行手术切除。近日现柏油便，胃脘腹痛，舌淡。

5. 1965 年五月初五卯时出生，1984 年 9 月 17 诊治。

410			410			115	
410			---			126	
28	∨	之	115	∧	之	126	∧
17			---			126	
17		28	28			28	

胃脘痛，泛酸，舌红。

6. 1968 年七月初四出生，1984 年四之气诊治。

17			410			115	
28			---			126	
115	∧	之	115	∨	之	126	∧
126			---			126	
410			17			28	

胃脘疼热，气上撞心，泛酸，眩晕，鼻息不利，口苦，舌红。

7. 1950 年八月二十五戌时出生，1984 年四之气诊治。

17			150			115	
39			---			126	
28	∧	之	410	∧	之	126	∧
28			---			126	
410		17	28			28	

十年前罹患肝炎。近段时期胃脘疼痛，口苦咽干，夜梦纷纭，溲黄，滴沥难尽，舌红。

8. 1943 年十二月初八出生，1984 年四之气诊治。

126			115	
39			126	
115	∨	之	126	∧
39			126	
39			28	

胃脘疼痛。

9. 1956 年 10 月出生，1984 年四之气诊治。

17			115			115	
--			39			126	
39	∧	之	126	∧	之	126	∧
--			410			126	
410			28			28	

胃脘疼痛 4 ~ 5 年，经钡餐确诊为胃溃疡。今年元月下旬上消化道大出血，刻诊胃脘疼痛，泛酸。

10. 1946 年 10 月 20 卯时出生，1984 年 8 月 19 号诊治。

39			115	
115			126	
39	∧	之	126	∧
28			126	
126			28	

胃脘疼痛三十年。确诊为胃、十二指肠局部溃疡，曾两次手术并行胃大部分切除。刻诊胃脘痞胀，纳少。

（二）咳嗽

1. 庚申年初之气出生，1984 年 7 月 30 日诊治。

17			115	
115			126	
28	∧	之	126	∧
410			126	
410			28	

咳喘两年，晨起为剧，舌红，苔黄腻。西医诊为肺结核。

2. 1954 年四月十二日出生，1984 年 7 月 30 日诊治。

115			115			115	
410			39			126	
126	∧	之	126	∧	之	126	∧
115			410			126	
28			28			28	

咳嗽半年，无血痰，舌质红降，苔薄腻。

3. 1940 年四月初五卯时出生，1984 年 8 月 6 号诊治。

39			115	
28			126	
28	∧	之	126	∧
115			126	
126			28	

咳喘三周，剧于夜。舌淡，苔白。

4. 1958 年正月二十一寅时出生，1984 年 8 月 18 号诊治。

39		115		115
17		115		126
115 ∧	之	126 ∧	之	126 ∧
410		17		126
126		28		28

咳嗽痰中带血近两月。拍片发现右上肺部阴影。

5. 1924 年农历五月十八丑时出生，1984 年 8 月 25 号诊治。

115		115		115
115		115		126
126 ∧	之	126 ∧	之	126 ∧
17		17		126
28		28		28

咳嗽月余，夜间为剧，脘痛目眩，口苦，咽干。

6. 1945 年农历八月十四出生。1984 年四之气诊治。

28		115
410		126
28 ∧	之	126 ∧
28		126
115		28

素罹支气管扩张咯血。刻下疲乏胸闷喘促。

7. 1950 年农历十一月二十五亥时，1984 年 9 月 2 号诊治。

17		115
410		126
28 ∧	之	126 ∧
39		126
410	39	28

咳吐脓痰，头两侧及巅顶疼痛。口苦，咽干，纳呆，舌暗红，苔白腻。

8. 1966 年农历六月下旬出生，1984 年 9 月 9 号诊治。

115			115	
126			126	
39	∧	之	126	∧
126			126	
28			28	

咳嗽牵动左腹疼痛，舌苔薄腻。

我设计这个也是跟病机的方式来决定的，我这本书有十九大条，如果让我再增加的话，那么，我应该选什么数，增加多少条，我暂时不增加。这些病例的价值不在于怎么治病，关于怎么治病，等一下，我举一个例，因为我跟你们讲了，这段时间，我们出去所用的药，如果我列出来也是欺骗老百姓的，因为我都不用中药，都是用杂七杂八的草根啊、树皮、木皮的，这没有写出的必要。这些病并不是我治的，而是刘力红老师治的，刘力红是刘象数，是我给他起的，希望他根据象与数的关系，推出天地的理来。

第一例这个病人，他是丙寅年四月初二寅时出生。那么，今年又是丙寅年，这个病人找我们看是 1984 年 8 月 16 日，找刘老师看病。那么，这个人现在多少岁了呢？能不能知道呢？60 年一甲子，这个人今年才是 60 岁，找到刘老师看的时候是 58 岁，那么这个人是 1926 年出生的，1926 加上 60 就是 1986。今年是丙寅年，他是 1926 年出生的，又是四月初二，如讲农历的话，我们肯定他是农历了，因为是四月初二，如果是农历的话，他说是四月二十了，或者说四月十一，他是讲新历还是讲农历呢？我们就应该问清病人，然后在后面加个括号（农历）或者写一个（农）字。现在我们问他是哪一年出生的呢？他自己就讲是丙寅年四月初二寅时，显然这位同志记得自己的天干地支，现在我们一讲丙寅年，再看他的样子，大概知道他是多少岁。那么，四月初二，一般情况下，就加上 30 天，那就是 5 月 2 号，一般新旧历是 30 天左右摆动的。那么，5 月 2 号坐落在什么点上呢，也就是在什么间气上，我们知道丙寅年，它就是太阳寒水主运，还是水运太过，少阳相火司天，厥阴风木在泉，二之气是少阴君火主气，二之气的客气是什么呢？我们知道第三个客气是跟司天相同的，就是说三之气的客气是少阳，少阳是一阳，前面肯定是三阴，三阴就是太阴（图 30）。这个同志是胃痛，舌红。胃痛我不记得了，我只记得舌红。为什么我不记胃痛呢？今天我主要的不是谈病机，它这个胃病的所谓病机、病理。我主要不是谈这个，当然我讲讲我的看法，主要是揭露一个人，他的出生年月日是否跟禀赋有关系。那么，找出这个了以后，至于出生年月日跟疾病有关系呢，查表就有了，我前面的表，我前面有很多表。那么怎查法，大家不要急，我讲完这些，大家都会懂得查的。（附录《运气学导论》李阳波原稿手迹。）

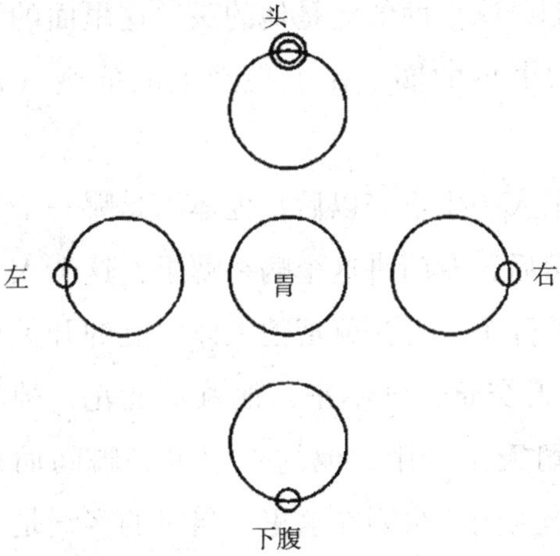

图 30　丙寅年先天禀赋图

七、禀赋与出生年月日（续第二讲）

那么，我们今天主要是禀赋，禀赋就查寒热虚实。那么，现在我们就知道，所谓禀赋就是风寒暑湿燥火，而风寒暑湿燥火，也就是气立的问题。你“风”的这个气立的气门打开，你就出现“风”的症状。你少阳的气立开得太大，你就会出现“热”的症状，我们现在讨论的病人是胃脘疼痛，是中土的病，是中央这个圈的病。这个病人的禀赋如何？他生下来时的气立如何？哪

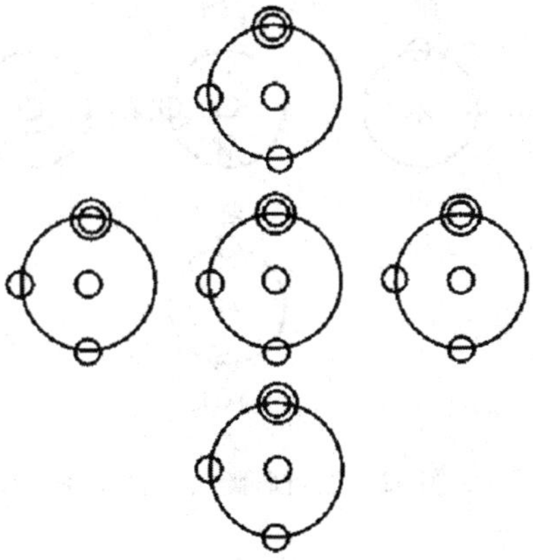

图 31　命图时图病图三合一图

些气立打开了？哪些气立没打开，我们一看他的出生时相就知道了。他的中运打开的是太阳寒水，水运太过，司天是少阳相火，在泉是厥阴风木，这个人有些什么？这个人不是这里痛，也不是这里痛，这里的痛是他的左肩，这里面的痛是他的右侧，这里面的痛是他的头，这里面的痛是他的下腹，他的胃痛是在他的中央的圈，在中央圈上的痛呢（图31）。

为什么他痛呢？我们看看这个人一生下来以后，他体内是哪一个气立先打开的，我们都把它填满，然后，专门讲这个病在哪里？这个人太阳主运，他一生下来，天的气立的开关，首先就把他人体气立的开关打开了，拧开了，他才可以进行天人交感，气不来，他就不能化，神不来，他就要绝。那么再看，他的司天是少阳，他的少阳也是瞬间而来了。那么，我们再看当时的主气是少阴，少阴在这里，当时的客气是太阴，我们说有六种力量，六种力量又分成五个层次，第一个层次是主运，第二个层次是司天，第三个层次是在泉，第四个层次是主气，第五个层次是客气。这五种力量哪一个力量是最大呢？它们的力量对比是怎么样？谁的力量大？打开的开关比较大。那么，我们的回答就是主运，司天，在泉，这三个层次是比较高的。主气次之，客气更次之。那么，我们再看：太阴开了，少阴开了，这个少阴太阴虽然开了，可是力量对比的话没有这么大。那么，厥阴开了，太阳开了，少阳开了，这个力量大了，主运，司天，在泉。那么，我们是这么画的话（图32）。

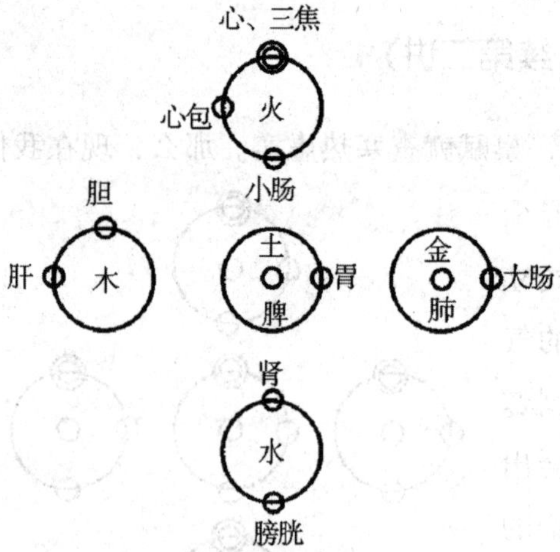

图32　五行脏腑气立神机统一图

我们又讲了“五脏”里又有一套密码，这五位教授的房子都有六套东西来调节“风寒暑湿燥火。”所以，我们有这种思想来划分这每一间房子开关，这个房子是东方的，是少阳的开关，开少阳开关打开，太阴开关打开，太阳开关打开。南方的房子，中土的房子，北方的房子，西方的房子。昨天给出的这种本、气、位、脏腑、神机、气立原图就是这个（图32）。

这是一个人所有密码，他的开关就在这里。那么，要跟天地相关的，一生下来，在这个情况下，天地的开关开这个的。那么，首先这套东西就把人体的这套东西打开了，开哪里？我就把这套东西揪出来是这个，这个人首先是使用了这个开关，其它的没有使用。那么呢，厥阴在这了，那么现在它是胃痛，那么，我们就把胃这个部位拿出来讨论，这是中土的病，专拿出来讨论。他一生下来，他这个部位的情况，他的工作状况是怎么样的？这个人一生下来的时候，少阳相火的气门呢打开了，厥阴打开了，太阳打开了，打开了以后，会出现一个什么情况呢？我们来看这个病人属于这个木克土，或者是木不疏土，或者是疏土太过，胃病的一些五行分析就是这样。在这个五运六气里面，没有谈生与克，它谈施。那么另外呢，它已经给我们抽出来，厥阴这个开关开得太大了，会产生些什么症状，厥阴这个开关开得太小的话，会产生些什么病态。五运六气都给我们搞出来了，我们简直可以按图索物。不过呢，我们从它找出来的来分析，我们可以运用我们原先的脏腑辨证啊，那个八纲辩证啊，那些道理不需要抛弃，不见得一定抛弃五运六气前面的知识。可是，可不可以把前面的知识纳进来呢？可以考虑这个问题。那么，现在我们看，他出现痛，这个病人并不是出现头痛的症状，也不是出现标治的症状，而是出现中土的症状，而中土的症状又是痛，一定要跟这个有关，肯定是厥阴这个开关开得太过。那么又由于本人少阴、少阳又是开得最早，那么，这个时候他的禀赋就可以理解为热的，他的胃是热的。是不是呢？在这里面有一个记载：舌红，苔根微黄腻，这样我们就理解这个舌红。虽然这里有一个调节寒的太阳，可是总有一个和它对冲，而这个是东方，是温的，南方是热的，温热还是大于寒的，所以，这个人的禀赋还是偏于热。第二个，大家看这个1933年6月初六，那么，1933 年的天干地支怎么分呢，我们已经讲过，首先记得 1900 年是庚申年，1930 年是庚午年，而这几个大家记得了，倒退回两位，都是阳数的，大家应该记这个。那么，1930 年是庚午年，那么，1933 年是庚，再数三位：庚、辛、壬、癸。那么，午再数三位：午、未、申、酉，是癸酉年。癸是少阴君火，为火不及，酉是阳明燥金，司天，在泉是少阴君火。现在看六月初六，再加上一个月，顶多是 7 月 6 号左右，因为 7 月 22 日才是两个间气的分界线。那么此人应该是三之气，他的间气是三之气，三之气呢，主气是少阳相火，没有错。哎哟，错了，错了，那么他的时相框架不是 33 年而是 34 年，要回去查一查，这次是找牛豫洁同志赶出来的，我是找牛豫洁抄的，我没有复查过。一到这里呢，我马上就发现 33 年不可能是这个框架，这个是根据我们推出来 30 年是庚午年，癸酉年肯定不是火不及，得出来的是火不及，少阳相火主气，那么，阳明燥金客气，不符合这个，而应该是 34 年才符合。一般上，我的看法是牛豫洁她在抄的时候，不可能抄错的。我们看看 33 年，她要全部错是很难的，现在这里有一个框架，我们看是否符合 34 年，看这 34 年，不然的话，她不会错得这么多的。我们看 34 年，不看 33 年了，这里写 33 年，可是这里出现的是 34 年，刚才我们有一位同志提醒是不是 34 年。现在我们讲如果是 34 年的话会怎么样：庚、辛、壬、癸、甲，那么，午、未、申、酉、戌，是甲戌年，甲戌年的话，它是土太过，太阳寒水司天，太阴湿土在泉，三之气是少阳相火主气，客气是三之气的客气同司天是一样的，太阳寒水客气。那么得出来的结果就应该是太阴湿土主运，土太过，司天太阳寒水，在泉太阴湿土，主气少阳相火，客气是太阳寒水。他的时相框架图是（图 34）。那么，这个人就是舌淡，那么我们看这个

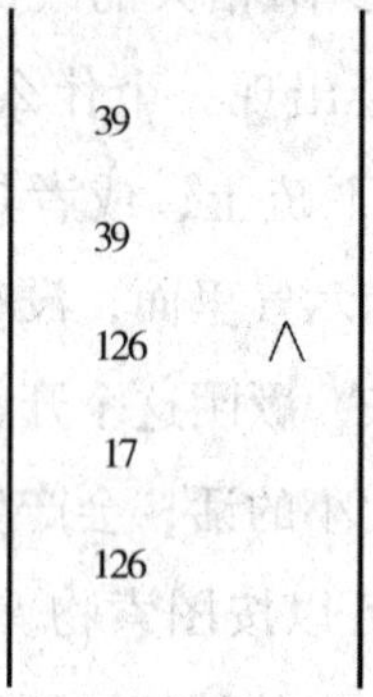

图 33　甲戌年六月初六时相框架

人的禀赋是寒的，那么他的禀赋为什么寒呢？他在这个时候出生，首先是主运太阴湿土把他的调节湿的开关打开了，那么作为司天的太阳又把他调节人体寒的开关打开了，调节主气火的人体少阳开关打开了，作为在泉的太阴又把调节湿的开关打开了，调节主气火的人体少阳开关打开了，那么客气的太阳也打开了。那么，这个人处在这么一个状态，把他的五种状态都描述完是这样的。现在他是胃痛，我们专门讨论这个，由于太阳寒化，施于少阴，这个寒化太过。那么呢，火就不及，那么这个病人应该是寒湿胃痛。那么，根据记载：舌淡，这个是符合脉象的。现在，我要作一个声明就是这些病例都不是我找了一大堆病历，专门挑一些符合我的分析的，符合我做禀赋分析的。符合你所讲的禀赋与出生年月日有关，这种分析的需要而选择的，我不是根据这个原则而选择的，我这个选择病例就是从我的一大叠病例里面，不挑我的，专门挑刘力红老师的看病的连续的三本病例。那么，我就把这三本病例的胃病全部都选出来，总共选了十例，我又把他治疗咳嗽的病例选出来，也找出八例。就说他看了很多种病，我只把他看胃病与咳嗽的病例全部都要了。这样呢，这个分析就建立在比较客观的基础上，由于我又讲过，别人的病例，我不拿它来跟刘老师的病例作比较，因为客体是一样的，在主体的反映都是不一样的。现在呢，是由相同的一个人对舌苔进行观察，我为什么不要脉象呢，把脉象去掉了，因为他对脉的理解未必跟我的一样，未必跟大家的一样。由于我们手指的灵敏度不一样，你找一些手工操作的工人，一个手工操作很粗糙的人，和一个搞轻巧手工操作的人，用指尖对物体进行感触的话，他们的感触是不一样的，所以，脉象我不要，只要比较客观的东西，用眼睛看，而且是同一双眼睛去看的。

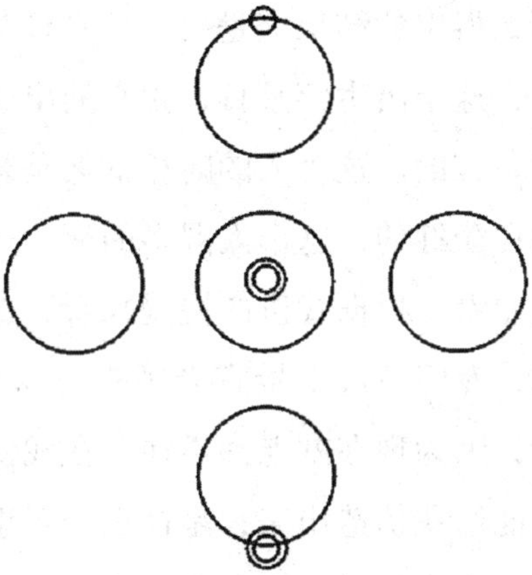
图 34　甲戌年六月初六先天禀赋图

那么得出的结果就是出生年月日与禀赋有关，这个禀赋暂时表现为寒与热，这个出生年月日，含有的出生时相框架是火多的话，这个人的舌质都是红的。这个人的时相框架是寒湿多于热的话，这个人的舌质都是淡的，淡红的，这个人湿多的话，这个人的舌苔是腻的，等等。大家可以慢慢看，根据我讲的慢慢来看，这是根据客观的观察而来的。我为了谨慎，专门请过王景宜老师查过这些病例，明天我可以拿来给大家看一看，因为现在刘老师不在，在我讲这课之前，他也去成都读书，还有不可能给我伪造出来，是这么个意思。

大家可以根据我列的表慢慢地查寒、湿、热，慢慢看啊，主要看舌质。现在我们就看咳嗽，我们这个咳嗽要看些什么呢？第一、大家打开看：咳嗽，第二十四页（见书后附录：李阳波手迹之“《运气学导论》提要”24 页），都看本卦，不要看之卦，因为大家肯定要向我提问：你的卦很奇怪，你给我们讲的，比如说刚才的病人，刚才的第一个病人，你明明写的是这个，一、二、三、四、五、六，你给我们讲的只是五样，不讲六样。我有口难言，大家看：这里面有一个时辰，还是四月初二寅时出生的，而我们五运六气没有讨论时辰，大家注意时辰指的是子、丑、寅、卯一天里面的十二个时辰，这才叫时辰，把时与辰结合在一起，指的是一天 24 小时的节令，其它不能叫时辰的，天干地支不叫时辰的。那么，五运六气它只考虑到主运，司天，在泉，主气，客气，也就是说只考虑年月日，没有考虑那一日的时辰，那么对于那一日的时辰呢，给伟大的张仲景利用他的天才思想而补出来了，这就是六经辩证的六种与时辰有关的条文。我是根据他的条文推出来，补上来的，而现在我要讲五运六气的东西，我原先有这个记载，可是现在没有了，我再找一个机会才能讲，这个是怎么来的。那我为什么用这个，这个是卜卦算命的，本卦与之卦，由于卜卦要卜两个卦，卜出一个本卦，再卜一个之卦，然后呢，给你占卦的人根据本卦与之卦的关系，来解答你提出的这个问题。那么，我就是根据卜卦的本卦，之卦的原理，搞出一个禀赋属于本卦，发病时间、诊断时间属于发病以后的属于之卦，那么，是这个意思，它正好由于一个卦象是由六爻。那么当我们借助于张仲景的天才思想的时候，就能把它全部刻画下来了，而这么一刻画就含有一个人的出生八字。那么呢，现在我们看病呢就要考虑八字。昨天我已经强调根据八字推算一个人的个性，一个人的疾病等等，是现代科学的前沿。外国在搞，我们也应该搞，不要让他搞了，搞得很好了，我们才发现，我们古已有之，才说这么一句话，这不好，我们有过很多沉痛的教训或者有很多笑话。人家搞出来了，我们的老先生就说：我们古来已有之，我们早就有了。那么，人家不出来的时候，你为什么不把你的祖宗放出来呢？现在我们就是这样，现在我们就是被动了，我们要争取主动，要把我们的老祖宗摆出去，我们老祖宗的面孔是五运六气，它的背后是阴阳术数构系，是这个意思。

在医学上，我们还没有一个人得 1 枚金牌，那么 3 枚是物理的，都是在我们这里出生，受过高等教育以后，跑到美国吃了洋牛奶以后才得的。我们是因为缺少牛奶才不得诺贝尔奖吗？我们要考虑这个问题，这是个严峻的问题，得诺贝尔奖获的人为什么不在我们九百六十万平方公里土地上生长衰老，要去美国才获得。我们怎么样保证我们炎黄子孙在我们的土地上造出成绩来，去拿它的诺贝尔奖，所以，我提出年青人要向斯德哥尔摩进军，斯德哥尔摩是颁诺贝尔奖的地方。好，我们再看病例，他们都有一个共同的特点：28、28、28、28、28，好，大家看就这个有没有 28，我们看这是第四个病例，第四个病例是 1959 年正月二十一日寅时出生。刚才讲了，我根据张仲景《伤寒论》推出的，寅时出生，也属 28。所以，他实际上是有一个 28 在这里，就说第四个病例实际上是应该这样。那么，也就是说这些人一生出来，共同的特点就是大家都打开自己的阳明了，阳明是管肺的，调节气的，阳明太过，阳明不及，都会出现阳明这个神机的病，就会产生肺的病，咳嗽是肺的特征。那么，我们明白了这一点，这个病例就指出我们人体的一些病与好发的病种，跟你出生年月日所坐落的时相框架有关，你的禀赋也可能跟你的出生相关联，那么，具体怎么样呢，五运六气都有具体统计的常数，统计的公式。我们就根据这些表查，熟悉，熟悉就得了，虽然黄帝与岐伯都搞得那么系统，搞得那么简单了，不过也不见得一点都不用动脑子就能掌握的，一点都不用动脑都能掌握的东西，大概不见得是好东西。所以，大家还要翻翻原文，哪些字不懂，拿一本古文字典查查，熟悉了我的记数方法以后，就可以解决问题，明天，我们还会更深地谈。现在我们就谈第一个病例。第一个病例是林光琪（音）老师的病例，就说出生年月日，你讲是这样子，这样子，那我又不懂他的出生年月日，我能观察他的表面，他的开关的情况吗？能！中医有望闻问切，望也可以看得出他大概的开关是哪一个开得太过。切脉更加了，切脉功夫到家的人，就可以根据六个位置，所以说，心肝脾肺肾啊，什么，什么，左管三个开关，右手又是三个开关。如果你真的掌握少阴、少阳、太阴、太阳、阳明、厥阴的开关在哪里，它的运动状态是什么，你号人家的脉就知道他哪一个开关开得太大了，哪一个开关开得太小了。运气学说的脉象很简单，只有六种情况，你们查书，我不讲了，很简单，如果要练好，越是简单的东西，越是难练，大家都看过杂技走钢丝，拿脚在一条线上走，很简单，但你要明白，你如能在上面表演的话，这可就是功夫！动作来说是简单，要掌握就不这么简单了。那么，我是讲林光琪（音）老师，很可惜了，她今天没有来，我请她来想谈谈她治疗的事。欧寿禄老师及黄广元老师可以作证，明天，你们可以跟他们聊，我是（欧老师是 1983 年底上我们的解剖课的）到黄广元老师家里聊天，就看见林光琪（音）老师来，我跟她晃了一个眼，她一走，我就说："欧老师，欧老师，这位老师是谁?"欧老师就说是我们解剖教研室的同事林老师。我说："她肯定要患一场大病，你帮我问问她，她患过没有，反正，以后要患。"他问是什么病啊，我只能说是肺与大肠的病，五脏六腑，肯定是肺与大肠。那么，他呢又按奈不住就跟林老师说：小李说你要有病哦，你是不是去看？林光琪老师这个人呢很开朗地找我："小李啊，你知道我有病啊？"我说："林老师，我讲错了，你千万不要怪我，我说我是多嘴巴讲了，千万不要怪，我说你将要得一场病，肺与大肠的病。""呵，反正我现在没得。"我说："反正你要得。""那你讲在哪年得呢？"所以，我这个人有时一激动，一算就出了误差，我一算是1985年，结果呢，她是1986年。1986年先得了一场严重的痔疮，以后又在二附院里留医了——胸瘘。那么呢，她一直追问我：你是怎么看的？上次我已经讲了看郑九章（音）老师的耳朵。而看林光琪老师，对欧老师讲了，她出现少阳太过，出现火施于金，林光琪老师两只眼睛就是这样子，这个是她的左眼啦，这个眼有什么特点呢？这个眼有很明显的红线穿过，又曲张又红（图35）。那么，红是火，我们就说少阳开得太过，白的睛是肺，那么它肯定克肺，就会产生肺的病，肺又跟大肠相表里，她肯定是肺与大肠系统的病。那么是哪一年呢？一定要等到老天爷的开关打开的火太过时，她就犯病了。那么，今年丙寅年是少阳相火司天，少阳就要把它的开关打开，非烧它一下不可，我当时明明是算她是少阳相火的，而讲是85年，这就是我最大的失误。那么，今年我在家，这个82级的一些同学，韦爱欢来我这里，我说：小韦，这几天有什么病例吗？她说：师父，我们收了一个病号是胸膜炎，是学院的解剖老师。我问她：姓什么，名什么，是男是女。她说：是女的。我问她：她叫什么名字？她说：我不知道喔。我问她：她上过你的课吗？上过。你真混帐，上过你的课的老师，你都不记得名字。现在我告诉你们，你们要记得我，我叫李阳波，李八卦。现在你们大学生不像样，我问过许多人：你们的老师叫什么？不知道。那不行的，那不行的，这种师生关系是不行的，你们要好好地尊敬老师，不懂得老师叫什么名字是不行的。那么，我就告诉她肯定是林光琪老师，她问我：你为

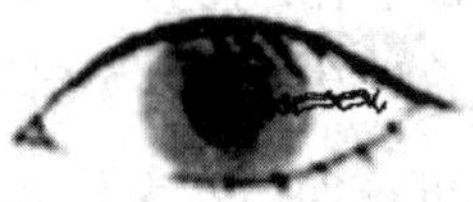

图35　赤红线犯眼白图

什么这么肯定。你讲的病人就是我预测的病号，你去问她吧。第二天，她去查问：林老师，你还记得一位叫李阳波的人吗？记得啊，他不是讲我要生病吗，现在我生病了。不过我比他晚发了一点，他说我是1985年。这就是那么一回事，所以呢，她说我很想解开这个谜，我就逗她：你去，我就帮你解开这个谜。可是，她这几天却迷迷糊糊打链霉素，走路都不平衡，每天晚上让人扶着来，搀扶回去。今天晚上不能来，昨天晚上还是扶她回去的，她还握住我的手说：李医生，对不起，明天我要备课，不能来听你讲课，我还有许多东西不懂，我问你，你告诉我不告诉我？我说：你作为西医的老师来，我都激动得掉下眼泪了，你说你不懂要问我，你真是愿意听的话，我就把中医的全部东西告诉你。

另外一例病是我老师的爱人，咳嗽好些年了，一咳就是几十天，1981年看她咳，我不出声，1982年我也不出声，1983年我还是不出声，到1984年还是这样咳，我就只好班门弄斧，管管闲事。大家注意这例咳嗽不是连续地咳几年，而是每年到了这个时候她都咳，时间很固定。以后大家碰到这类病，你们可以大胆地帮他治，而且可以告诉病人，你能够知道什么时候好，这个不是欺骗人的。《灵枢经》中有那么一段关于巫医的话，黄帝问岐伯：为什么巫医可祝而已？为什么他讲病人什么时候好，病人就什么时候好。后来岐伯揭开了这个谜，因为巫医都懂得五气所胜，懂得五胜，五胜是什么呢？很简单，就是他懂得你的病是哪个气立引起的，懂得了这个气立再抓住气立的运行规律，生克关系，他就能比较准确地判断疾病的愈期。打个比方，如果你这个病的少阳火太过引起的，不管你表现的症状是什么，是咳嗽也好，是发烧也好，只要他看你是气立的病，不是神机的病，或者用现在的话说是功能性的病，不是器质性的病，是器质性的病就比较难办。他一看你是气立产生的病变，而且你现在来看病的日子是11月15日，那他就可以跟你说，你的病不要紧，再过几天，也就是11月21日就会好的。结果到时候病真好了，那你当然要说他神奇了。其实神不神奇呢？也神奇，也不神奇，说不神奇的一面，是他并没有使病几天就好的能力，只是他掌握了天道气立的运行情况，由于是少阳火热引起的病变，少阳火热怕什么呢，当然是怕太阳寒水的克制，11 月 21 日一过，就是太阳寒水主气，所以他要说这个时候病会好。实际上不是他使病好，而是老天爷的力量使病好。所以说这是不神奇的一面，而神奇的一面呢，神奇的一面就是他起码能够知道病变的性质，是气立的病还是神机的病，这是需要实际本事的。病可祝由而已，祝由治病的部分秘密就在这里。所以说我们的医学是先巫所传的。为什么这么说呢？因为你要预测疾病，要算什么，这些都是先巫创造的。因此，究竟是医源于巫，医源于圣，还是医源于劳动，请大家重新考虑。巫与圣人都是当时掌握知识的人，由他们来创造医学是最有可能的途径。

好，现在我们言归正传，因为我发现这位咳嗽的病人每次都是在秋天发作，更准确地说都是在五之气发作。五之气就是每年的 9 月 22 日到 11 月 22 日之间，这个时候的咳嗽往往属于秋燥，医生往往喜欢用桑杏汤，杏苏散这类润燥的方剂，可是用了几年，为什么都不行呢，因此，我就不光是考虑这个燥的问题了，我就问了她的出生年月日，结果她是 1946 年九月初九重阳节生的。1946 年是丙戌年，九月初九大概是阳历的 10 月上中旬，座落在五之气。那么，她的出生时相就是：水运太过，司天是太阳寒水，在泉是太阴湿土，主气是阳明燥金，客气是少阴君火（图 36）。总起来看她的出生禀赋是寒凉占主导地位，而她每次发病的时间又是秋凉以后，说明禀赋与发病的时间是吻合的。由于病属寒凉所致，因此，用温寒、宣肺的方法应该没有错。我就给她开了麻黄、细辛、五味子、党参、大枣、黄芩、甘草这些药，因为五之气的客气是少阴君火，稍稍夹了一点热，因此，加了少量的黄芩，当时

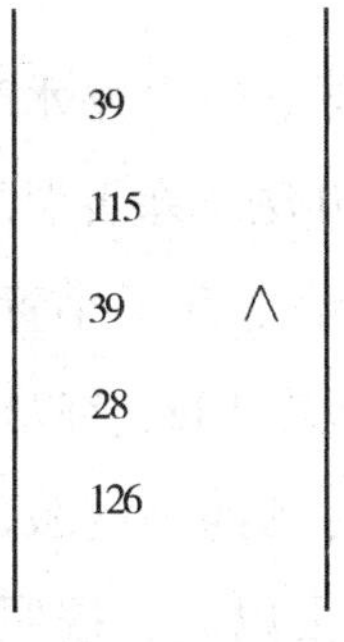

图 36　丙戌年九月初九时相框架图

我开了三付药，药捡回来后，只吃了一付，咳嗽就停止了，剩下的两付再也没吃。

五运六气很重视一个问题，就是病有中外，把病划分成中与外，中指的是神机的病，外指的是气立的病。而《至真要大论》里又指出：外病可以外治，中病可以内治。因此，我认为外用药还是值得我们高度重视的！我们前面谈到，要想使植物在它不开花结果的时候开花结果，那么，必须要想方设法地调动它开花结果的那套密码，只要你能够打开这套密码，它就能在不开花结果的时候开花结果。其实，农业上常用的温室效应，就是一个例子。那么，对人体的这套密码，我们怎么去调动呢？我想有时候我们可以通过外治的方法，外治包括针与灸，也可以用内服药来外洗。现在我举一个例：这例病人是南宁市中医院的冼玉蝉医生，去年在听我讲五运六气课的时候，正好在咳嗽，于是她请求我为她开处方，当时我讲课的时候，正好是 1985 年终之气。1985 年是乙丑年，中运是金不及，司天是太阴湿土，在泉是太阳寒水，终之气、主气是太阳寒水，客气也是太阳寒水。

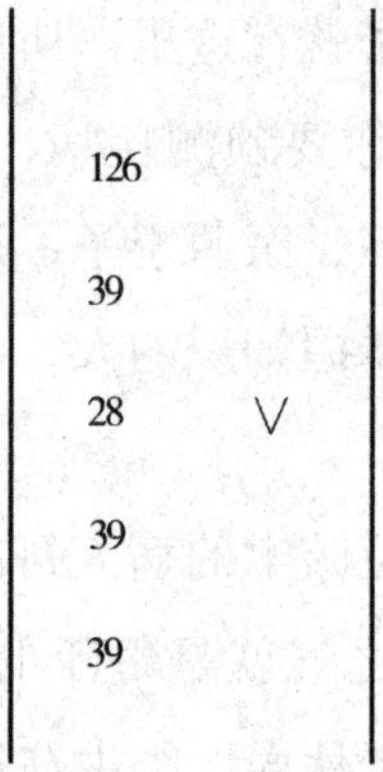

图 37　乙丑年终之气时相框架图

尽管这个人平常是热的，可是碰上这个时候，三个寒水当令，就会寒邪袭肺，肺失宣降。治疗这个病就只有一个办法：寒者温之。把三个寒水对抗下去，咳嗽就自然会好，因此，我就给他开了小青龙汤加味，麻黄 10g、桂枝 10g、白芍 10g、五味子 10g、干姜 10g、细辛 10g，加黄芪 12g、艾叶 30g、益母草 30g、党参 12g。这付汤药不内服，而是熬水洗澡。等到下次来听课的时候，她告诉我，回去以后，按照我的方法，洗了一个热热的药澡，睡觉的时候还稍咳了一下，等到半夜以后就不再咳了，他的咳嗽也就这么好了。这个气立引起的疾病，也就是说是非器质性的病，而是气立引起的病，尤其是寒邪引起的病，我的感觉比较好治。而由热邪引起的病，往往时间较长，比较难治。这些病我们都可以用外洗方，外治法来进行治疗。

我从《内经》里面抽出来的这些东西，特别是这些表，这些圈，大家只要按照自己的出生年月日去填写，就可以得出很多与自己相关的数据，包括你的饮食习惯，好吃酸甜苦辣等等。我们从《内经》里面看到的有六种状态，这六种状态是风寒暑湿燥火，也可以说是三阴三阳，而火有两个，一个是少阳相火，一个是少阴君火。所以风寒暑湿燥火这六气，主要转换成五种运动状态，因此这个五，我们经常把它叫做五行。五行就是运动时的五种运动状态，如果把它们合起来，就是一个气的问题。气是构成宇宙的本源，那么，气之所以构成万物，是由于阴阳之气的交感所产生，宇宙的演变也是这种交感的延续。那么，这个气的运动状态有多少种呢？有六种，就是三阴三阳，三阴三阳里面又把火归纳起来，就是五种。五运六气指的是考虑作为气的六种状态的五种运动形式，以及它们与人的生长壮老的关系。不完全都是讲疾病，当然病也是一种状态，是一种不正常的运动状态而已。

作为人，我们是宇宙气的一部分，因此，我们要想摆脱宇宙对我们的影响是不可能的。不管我们是宇宙的哪一部分气组成，我们都早在出生的时候就跟宇宙的气的运动有所联系，并由这种联系的相续，影响我们这个气的运动状态。那么，宇宙气是怎样影响我们的呢？也就是说上面所讲的几种状态是如何作用于我们人体？这方面《内经》有大量的篇幅做过专题讨论，如《素问·五运行大论》就谈到这个问题，黄帝问“寒暑燥湿风火，在人合之奈何？其于万物何以生化？”岐伯回答“东方生风，风生木，木生酸，酸生肝，肝生筋，筋生心。其在天为玄，在人为道，在地为化。化生五味，道生智，玄生神，化生气，神在天为风，在地为木，在体为筋，在气为柔，在藏为肝。其性为暄，其德为和，其用为动，……其志为怒。……”这里谈到厥阴风的这种状态，对人体，对自然万物有什么影响，其气柔，其性暄，其德和，其用动，其志怒等等，这些既表达了厥阴风对自然万物的影响，同时亦反映在对我们人的影响上。如果一个人的出生时间正逢厥阴风木的主令，那么，这个柔和之气也同样赋予我们这个人，使这个人的气质比较柔和，其性喧，这个人往往比较外向，爱说话，喜交往，其用动，有这个禀赋的人往往都是好动，屁股坐不住，其志为怒，这类人一旦有七情过激的现象，一般都不会表现为沉闷悲观，而是往往怒形于表。我们每个人的性格喜好往往都不同，有的内向趋静，不爱言语，有的外向好动，性躁多言，这种种不同的脾性，虽然与父母的遗传有一定关系，但很大程度上与出生的禀赋相关，而有关禀赋方面的一些要素，《素问·五运行大论》谈得很详细。

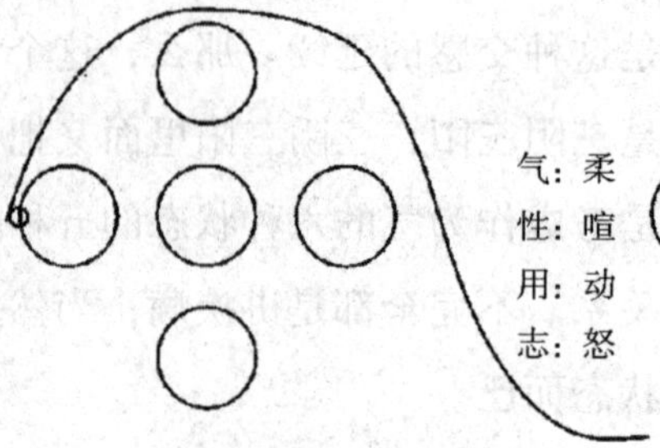

图 38　厥阴风木图

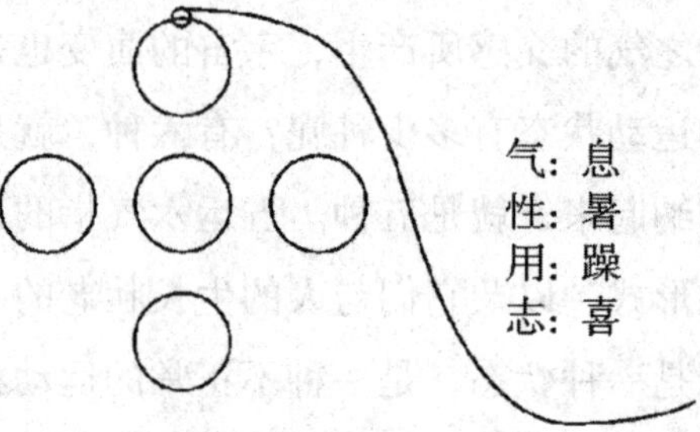

图 39　少阳少阴火图

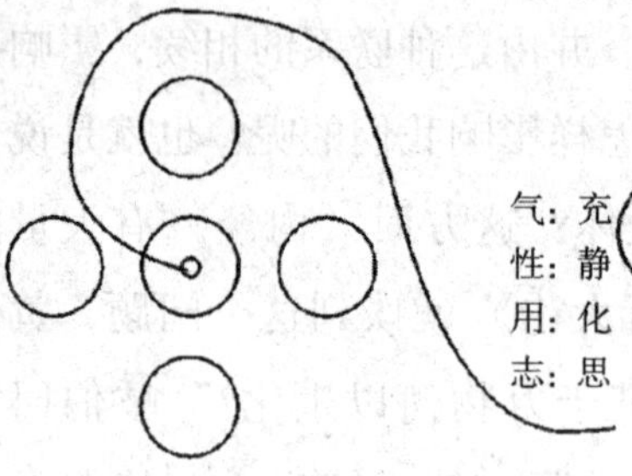

图 40　太阳湿土图

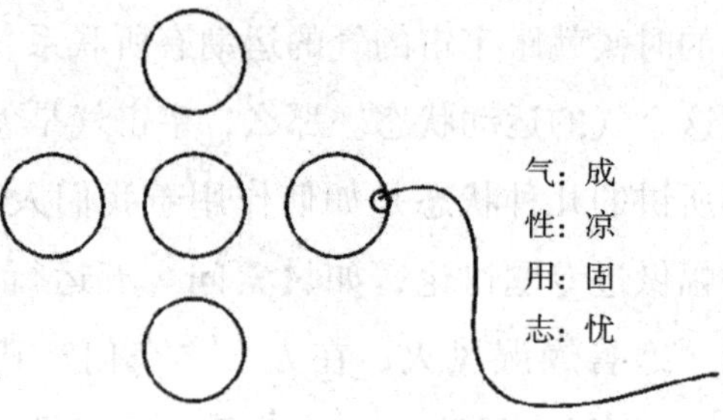

图 41　阳明燥金图

大家可以根据自己出生的时相框架，做一次好好的联系，看看自己的性格以及各方面的喜好，符不符合《内经》的标准，大家也可以对你周边熟悉的人做个研究，这样可以加深对经典内涵的理解。有的人性格有多向性，或者表现为双重性格，这是为什么呢？道理很简单，因为天地有六种状态影响我们，所以，我们在分析一个人时，要看哪种气对我们的影响偏大，要多做联系，不要孤立死板地看问题。

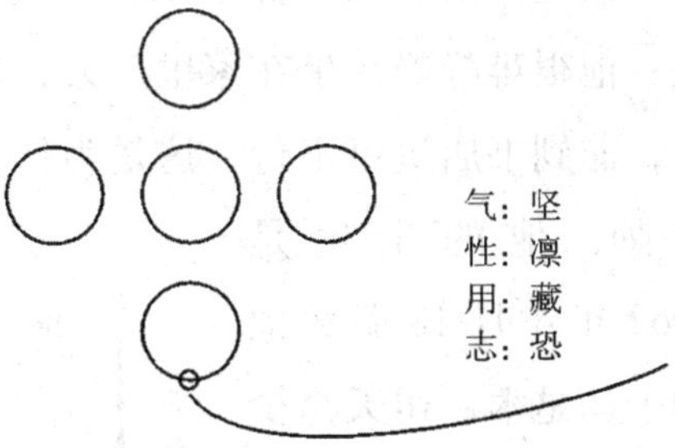

图 42　太阳寒水图

《素问》的这一篇章牵涉的问题很多，学好了用场非常大，不仅仅限于治病的问题，甚至连各种特殊的专业选拔人才，都可以借鉴《素问》给我们提供的这些数据。比如我们选机要人员，那么，我们肯定要选出生时相中含太阳较多的人，这样的人往往会守口如瓶。如果我们选上少阳或者厥阴较多的人，那难保他不泄密。我这里再举两个大家熟习的例子，一个就是刘方医生，他是 1959 年 9 月中旬出生，农历是八月十五，中运是土运，司天是厥阴风木，在泉是少阳相火，由于土运的关系，这个人能化，能思考问题，由于司天的关系，这个人特别喜欢动，由于在泉是相火，这个人还是很乐观，但是有点毛躁，总的来说是外向、好动、善思维，春夏用事，因此，有一派兴旺的景象，想干大事业。

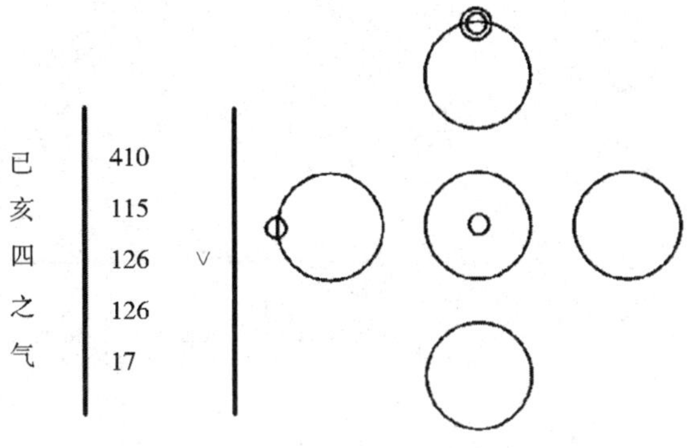

图 43　己亥四之气命图框架

刘方：1959 年农历八月十五生（图 43）。

但是，由于风火皆主动，因此静的方面稍显不足，我对他的观察是：他很难静静地坐在家里三天，如果坐到三天，那他无论如何也熬不住，非到书店逛逛不行，这是为什么呢？禀赋使然。另外一位就是唐农老师，他的出生是1962年4月18日，他的中运是木，司天是少阳相火，在泉是厥阴风木，因此，此人柔和，善言谈，也好动，也喜欢做学问，当然也好发怒、喜欢思考一些哲学问题。

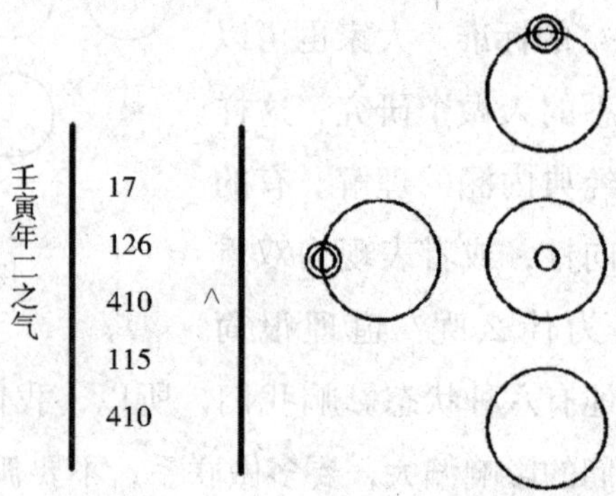

图44　壬寅二之气、命图框架图

唐农：1962年4月18日

以上两位的出生时相，特别是司天在泉很相近，而他们的性格志向也很相似，这就说明出生时相与各方面的禀赋都是有关联的，值得认真地研究。

第五讲　最高的智慧

一、形态发生场

在《战争与和平》里说：最高的智慧只有一种科学，解释天地万物和人在其中的地位的科学。这是苏联作家列夫、托尔斯泰所表述的一种观点。西方文明对宇宙与人的追求，也有它的一段历史过程，而我们东方文明对宇宙与人的追求也走过了我们的一段过程。这几天，我给大家谈的五运六气，主要地强调了前人在天地人这个统一体里面，怎么考察天地对人的影响，这是一种最高的智慧的活动，而这种活动在数千年前就已经完备了。西方对这种思想的活动，最近显得相当的激烈。他们提出了种种的假说，不过，我认为在这个问题上，也许我们的前人比西洋人走得更远更深，为了说明这个问题，今天晚上，我要在东西方文明的背景上进行进一步的探讨。那么西方文明呢，我只是讲它的最前沿的一些与五运六气有关的学说与思想，而这些学说与思想在西方引起了很大的震动。这几年，陆陆续续地被介绍到我们这个古老的文明古国里面来，有不少的学者已经发现我们古代文明可以与西方文明的前沿进行连接。

那么，我现在拿出我手中的一本书《动物的生长与发育》，这是美国的一本生物学的教材。这本书在美国是 1962 年版，在我们国家的 1966 年翻译出版的，前几年再版了一次，我手上的这一本是我们国家首次翻译出版的第一版。我念高中时就念过这本书，后来，我学医，我又重新念过这本书，我感觉这本书很有价值。“形态发生场”这个概念，我第一次是在这本书上发现，关于“形态发生场”这一概念是50年前开始提出的。提出的这个概念的目的是想解释一下，一个胚胎的发育过程，打一个比方，我们在胚胎阶段，为什么这个鼻子一定要长在这？两只眼睛一定要长在这？两只耳朵一定要长在两侧？手要长在肩膀上？腿要长在胯上？有正面也有前面，为什么我们只有一个舌头？而且我们的耳朵在发育过程中，它为什么不永远地长下去？长到一定程度就不长了。我们一个人也是长到一定程度也就不长了，这是为什么呢？如果是按照细胞的分裂这个方法去解释的话，它应该永远分裂下去，它为什么会有一个极限？而且它为什么会有那么一个形态？搞工程建设，打个比方，倒一个水泥制板，搞一个水泥板，我们不可能把水泥拌成浆了以后往空地上一泼就了事。我们肯定要给它做一个模，把这些东西倒到这个模里面去，这个模型就决定了你所需要的水泥板的形状，而是这个形状都是根据你的需要来设计的。那么，是谁控制了生物的这种形态发展？当时的生物学只好借助于“场”的概念，“场”看不到，摸不着的，电场、磁场，我们是看不见，摸不着的。可是，我们能感应它，也能用仪器去测定它，我们的眼是无法看到的。那么，控制我们人的生长发育形态的等等这些东西，是在我们体内呢？还是在我们体外？这时，这本书的作者认为是在我们人体内，是在神经系统里面，可是关于这个问题，也有些很严肃的科学家做了试验，做出来的结果，他们支持了拉马克的观点而推翻了孟德尔的观点。拉马克和孟德尔有过一场很激烈的争论：就是获得性遗传的问题。我们学习有没有遗传？父亲学的东西，儿子能不能接受？爷爷学了的东西，孙子能不能够接受？孟德尔的观点认为，没有获得性遗传，个体的学习要在它的环境里面，它才能掌握这种技术，掌握这种知识。拉马克认为不是，遗传可以获得性的，它还没有出生之前，就已经获得了这种遗传。那么，由于提出了“形态发生场”，他们又重新考虑了拉马克与孟德尔的争论。这个事情是由1922年开始，美国有一位科学家对小白鼠进行了32代的繁殖培养，培养到后来，出现了那么一个奇怪的现象，这个现象就是后来的小白鼠取得了获得性遗传，就是说都出现了获得性遗传。它们的试验是这样的：先把这一代小白鼠围养起来，我给两个通道，一个通道是黑的，一个通道是白的，白的通道里面，做好一个电刺激的装置，小白鼠一旦进入这个白的通道，小白鼠都受到电的刺激。那么，电的刺激对小白鼠来说是一件不高兴的事情，它是千方百计的避开，然后呢，钻过黑的洞出去吃东西。原先的小白鼠都是经过刺激获得了这个经验以后再不走这个白圈了，而走这个黑洞，可是呢，后来慢慢地一代一代一代地繁殖下去，后来的小白鼠天生下来就不走白洞，走黑洞的比例慢慢地增高，到了32代，这个小白鼠都走黑洞而不走白洞。那么，这种刺激，这种学习，为什么不需要它生下来以后，自己去体验电的滋味，它就自己避开这种滋味的东西，走一条它自己认为更舒畅的道路呢？这个时候，就提出"形态发生场"不在小白鼠身上而在小白鼠的外部，为什么这么说呢？后来还发现一个更奇怪的现象，作为对照组的小白鼠，就说你那里养的一批小白鼠，你在做试验，一代代地繁殖，我这里养的小白鼠，我在这里也一代代的养，可是呢，我不让它做这种试验，那么对照的小白鼠随着做试验的经验得来，它们那些对照组的小白鼠的后代也逐渐获得了这个经验。那么这更足以说，在小白鼠的外面有一个"形态发生场"，而这个"形态发生场"支配着形态，又支配着动物的行为。

这个，我们国家，1982年受美国特异心理学会的邀请，派了两位研究员，就是航天工业研究所的梅磊与陈信，到了剑桥大学参加国际特异功能讨论会，也叫做国际超级心理学年会。事后，陈信，梅磊回来作了这次会议的一些报告，这里面有图片，这是登在《人体特异功能研究》1983年第一期。在这个会上提出了两种很有价值的理论，就是说对超级感知，心灵感应，特异制动，此种种奇怪现象，科学家提出了他们的大胆的猜想。在这次会议上呢，有很多科学家提出了多种学说，梅磊与陈信认为，最有影响的两种学说就是我刚才讲的一种和另外的一种，刚才我讲的是"形态发生场"这种学说。那么，他们得到这个消息了以后，就跟“形态发生场”的作者，跟提出生命新观点“形态发生场”这本书的作者要了一本原稿回来，回来以后，就在我们国内开始传播了。1985 年《人体特异功能研究》第一、第二期合刊，详细地介绍了这本书的内容，这个内容就是我刚才所讲的，控制形态的发生与个体的行为的东西不是在人体内而是在人体外。这样子呢，就好解释很多奇奇怪怪的现象，有喜欢东看西看一些杂志的同志都会懂得人的行为可以被一些高级的气功师所控制，他要你干什么，你就干什么，为什么呢？用“形态发生场”的理论就可以解释。现在，我们就考虑到“五运六气”的问题，既然“形态发生场”这种理论是一种科学发展的产物，它是否一定是很完备了呢，那就未必。原作者说他的理论还是在进一步的验证之中，不过对这种理论有三种截然不同的，大概有三种评价，这三种评价总的来说都是好的。第一种评价认为：这一种观点摧毁了整个现代科学。就说你看，我把这一个事讲完，大家都感觉与我们原来所学的东西大相径庭，如果它那个是对的话，那么，以前我们所学的都是错的，它足以摧毁整个现代科学。第二、它认为是生物研究史上的及生物科学史上的一场重大的革命。第三种的意见呢，就是等着瞧瞧，不发表过激的评价。那么，作为我们搞中医的人能否对这个问题进行思考？我认为是可以进行思考的，因为这几天，我们考虑的问题就很奇怪，似乎我们的“形态发生场”比它的更完整，更有规律。我们前人是在本源的“气”的基础上，提出了“气”的不同的运动状态。而由于这种不同的运动状态决定了作为这个“气”的某一部分的气的生命体的种种状态。我们人作为宇宙的一部分，也是受这种“五与六”的结构所控制，也许真的是这样，所以五运六气学说就有更大的科学价值。如果真的是这样，昨天晚上，我们所讲的你出生的那个时候，根据你出生的时候，就可以计算你的个性，疾病等等，恐怕是可以探讨的。

二、看相与相变

我今天晚上就是给大家汇报，我怎么在这个问题上进行探讨，就说如何在科学前沿与古代文明中间进行思考与探索的。我认为进行这种思考与探索是我们中医的一条出路，不管怎么样，中医总要找出路，要找到一条出路必定要进行思考，一定要进行探索，全国的许多同志都在进行这方面的思考与探索，我们也在进行这方面的工作。这方面的工作情况怎么样呢，关系到五运六气学说应该在什么基础上进行研究。它又应该在什么基础上进行它的新的起点，为了更具体地反应我的工作片断，我不但要拿资料，而且还要拿跟一些同志讨论的信件念给大家，然后，我进行解释，等一下呢，进行汇报我的探索过程。象数，指的是刘老师，来信收阅，得知你能信心百倍，我很高兴，这次复函，打算谈两个问题：一个是我对疾病的一些认识，另一个是我对相学十二宫的一些处理。等一下，我要谈到看相的，这很自然，由于“形态发生场”这个理论，提出了我们的形态受到某一方面力量的控制的。而我们这几天又考虑到在我们传统文明里面，控制这种“气”的状态的六种情况。那么，作为“相”是应该可以进行探讨的，当今科学界，特别是物理学界十分注重研究临界状态的相变现象。人们已经认识到旧有物质的不同组合，会产生新的功能性，就说拿我们对气象的认识来说，“气”总是那么一些的气，气就是这样，可是由于它的组合不同，它的时空点不同，这个时候，出现的是春，那个时候出现的是夏，春夏秋冬这种“象”，而这种“象”的改变又产生了不同的功能。我先声明我谈的这些相变概念源于物理学的概念，可是物理学的概念也没有逃脱出我们前人的相变的概念。那么，我在这里谈的时候呢，不是从物理学的那种角度去谈的，而是在我们阴阳术数相变的角度去谈的，而这种新的功能系统的产生，必然伴随着一个相变过程。春是生的，夏是长的，那么，春生过渡到夏长这个过程，一定要有一个变的过程。我们已经讲过，物生谓之化，物极谓之变。“相”是在不断地变动之中，只有“变”才能产生新的功能。这一过程中的一切现象，包括环境、数据等等，就叫做临界状态，临界状态的结局也是相变的结局。这种结局无非有两种可能，一种是转化为更有序的状态，一种是转化为无序的混乱的状态。相变无非有两种可能，一种从无到有，是个生的过程，物极谓之变，那么到一定的过程，它也转去死亡。就说相变无非是两种，一种是获得生命，一个呢是从物理学来说，获得生命是转为更加有序的，丧失生命的是转化为更无序的。转化为更有序的状态的，表明新生功能的获得，转为无序的混乱状态的，表明新生功能拭目以待获得，转为无序的混乱状态的，表明功能的丧失，而逐渐趋于死亡关键的问题是如何造就控制临界状态，使原有的结构转向更有序的结构而获得新的结构与新的功能。

我们现在作为人的结构，大家都是差不了多少的，有些人特别聪明是什么呢？有些人特别地愚昧又是什么呢？同样的一种临界，由于组合不一样，排列不一样，那么呢，它产生功能的大小就不一样，也就是说，如果我们很好地掌握人体一些相变现象，我们能很好地控制这种临界状态，就可能使我们，在一般的条件下，所获得的知识的数量、质量得到很好的提高，也就是说同样的一个人能发挥出最大的潜力。人体的这个系统是经常出现相变的，可惜的是，目前的医学还未充分地认识人体的相变现象，现在的医学不见得能很好地认识人体的正常的相变现象，往往把不少有可能转化为新的功能的相变现象作为一般的疾病处理，使不少人错过了一个良好的机会，这个是我们对特异功能研究调查而获得的。这个刘方老师在桂林师院进行外语学习，由于他喜欢谈特异功能，他们班上的一个同学就说，你所讲的情况就像我姑妈一样，他说："我姑妈是大新的，她发烧了三天三夜了以后，一醒来就会看病，你有病，她知道，她不光懂写中文，还懂写拉丁文。"这个事，我还没有去调查，我打算去大新调查。另外呢，有不少的报道都报导，获得这种超级能力的人都通过一场很严重的疾病得来的。所以呢，由于这样子，我们要重视疾病是一种"相"，当然超出了一般我们正常的状态下的"相"，不过这种"相"，你能控制得好的话，也许他就会获得新的功能啊。这个我对一些经验体会，对人家的调查和我的经验体会的思考。对于《内经》来说，生命的现象无非是开与合的相互交替，相互变换的过程。《内经》对运动分开与合的两个过程，这种相变是受控于被称作枢的系统的。开与合是由什么来控制的呢？是由枢来控制的，是由枢的系统，这个被称为枢的系统叫做少阴少阳系统。我们没有讲过，可是大家都学过太阳、太阴为开；厥阴、阳明为合；少阳，少阴为枢。它们相互的控制过程是这样的，所以，人体在出现相变的时候，就会出现少阳，少阴的症状。一些人在经历一段濒死昏迷的精神症状后，获得了特异功能，这种濒死昏迷的精神症状是属于少阴症的范围。

我们利用催眠术使受试者获得特异功能，实际上是将受试者引进一个临界相变状态，从而获得了一种新的功能结构的结果。因为我从事过对人体特异功能训练的这个实践，那么，我对人进行特异功能训练的法宝就是首先想尽办法把他引进“催眠状态”，我们如果记得《伤寒论》少阴篇说的：“少阴之为病，脉微细，但欲寝”。我为什么要这么讲呢？因为从我们中医的角度来看，你进行催眠术，究竟你的功夫是催在人体三阴三阳的哪一个部位？它为什么会产生睡眠的状态，而这种睡眠又不跟正常的睡眠一样，你拿针去扎他，他不痛，你跟他说话，他又能跟你说话，可是呢，他又昏昏欲睡，大家都注意“诸痛痒疮，皆属于心”。你不痛了，它肯定是把你的心切断了，手少阴心，这种传导疼痛的，被我的气控制了。这样子呢，你就没有“心”，没有这个“心”，你就没有“痛”。这是我对催眠现象所提出的一种中医理论的解释，大家不要以为这个解释好像很轻松。催眠的机理是什么？现在也是医学上的一大难题，是一大谜。国外也有催眠，可是催眠的机理是什么呢？他们现在提出了种种学说，可是都还难以自圆其说。所以，我就有必要在这种实践中，按照我所掌握的中医理论，按照阴阳术数构系提出我对催眠现象的一种解释。这里面有些同志看过我催眠表演，而且呢也去扎过作为我的催眠对象的被催眠者，拿针扎过。人体少阳少阴系统是控制临界状态的系统，但是，这个系统是受控于宇宙的五运六气的坐标系统。只要将你的命图、病图、时图进行联系比较，你便会得出你的病机所在，就是说一个人在这种坐标系统里面生活，他是由这种坐标系统控制而来的。那么，你抓到他出生那个的时间，这个时间就构成了我们的一个时相框架，再把这个时相框架转成这种图，这个能够反映我们禀赋的图，就叫做命图。而与发病时候相关的这个图，叫做病图。还有一个就是我们看病的时间所构成的这个图，叫时图。将这几个图弄清楚了，就可以对疾病进行很好的病机分析，特别是把握到病机，如果再结合六十四卦象来考虑。上次我们没有谈六十四卦象，一个人的病与六十四卦象也有关系的，也是说可以用卦象来刻画人的寿数与疾病的状态。从这种观点出发，利用药物来参与这种相变，这就构成了一门新的学问，如果真的是这样，我们就可以使人吃了药就得特异功能。因为我给一个药来控制你的少阴少阳系统，而又使你产生一种很奇怪的相变的现象，然后再给药使你巩固下来，这是我们的设想。还没有做药物试验，就说由这一设想，完全可以根据这个理论本身的需要，设计我们的试验过程，不过目前我没有这个试验能力，没有钱是不能搞科研的。还有呢，这也关系到抗衰老的问题，能否返老还童，能把老阳的象转回少阳的象没有？能把老阴的象转回少阴的象没有？如果能的话，我们就能返老还童。当然昨天讲过：神乎神，客在门。神不是永远属于你的，你想你的生命没完没了，是不可能的。那么呢，缓慢这种相变的过程行不行？还是完全可以的，由于某些人因疾病的因素，他很快由少阳的相转到老阳的相，而且这个转变不是他本身所固有的，而是由疾病造成的，一种偶然的因素造成的。我能不能给他吃一些药丸或者给他什么方法，使他回到他原来该怎么发展上来，如果这样的话，我认为也是有意义的。

下面就谈相学，为什么谈，我后面还有的啊，我先谈：大家暂时不要骚动，相学有十二宫，在此之前，我先跟大家念一个资料，给大家这个资料，我后来才看到的，这个资料是李玉英从 1985 年 10 月 7 日的《参考消息》剪下来的，这资料是谈面相的，这是第一。第二，这是最新出的一本书，也有谈面相的，而且，他谈的面相更广泛些，这本书叫形色外诊检模，清朝邹学海著的。我之所以要谈相学，其中有一个原委，总的来说，相学与五运六气有关。《参考消息》是这么报道的：望面诊病——登在哥伦比亚万花筒周刊，文章的题目是“望你一眼就使你健康”。它说法国和德国目前出现了面部望诊热并正在做许多研究和调查工作，那么呢，西洋人就把看面部那个那个的地方是肝炎，那个那个地方是胃炎，那个地方是膀胱炎等等。这个分布区都写出来，我看了它这些分布点跟我所习惯的不一样，因为也许是我们的出发点不一样。不过不能说它的这个疾病的诊病点不对，不能那么说，等一下，我是专门谈我们中国人的。为什么呢，就说手相，日本人谈了，日本人谈手相相当成功了，他们还没有人谈面相，那么面相呢，现在法国、德国人又谈了，还有呢，他们也谈了脚相，脚板的纹路，又谈了鼻子怎么了。如果现在我们搞中医的人再不挑起这个责任，那好像有点说不过，望、闻、问、切，望而知之谓之神。这是做中医需要训练的一种基本功，那么呢，问题就是在整理望诊的时候，一定要牵涉到看相的书。那么呢，很多同志不敢碰或者想碰了，也难找资料，我就有感于此，大胆去碰了一些看相方面的书，我的目的是想通过提取里面对中医诊病，对心理学分析人的个性有用的一部分，至于这个人的祸福怎么样，我不愿意讨论。相学有十二宫，面相的学问，《麻衣相法》及《水镜集》的十二宫指的是看相分十二部分，我们的经络又是十二部分，这个我们讨论的勾股弦定理，勾三股四弦五又是十二，十二正好是一年，这一年是月球出现的十二次的相变，那么这十二，中国人这么喜欢十二，大概也有它的深远的一些意义。我是通过它的对十二宫的刻画，后来提出对脏腑的一种分布，而得出脏腑诊病的分布，又跟《灵枢经》、《内经》的分布不大一样，是不是一定准确呢？我不敢说。我这几天一直是强调是否在我们传统文化里面存在着一个阴阳术数构系，如果真的有一个阴阳术数构系的话，就把这种构系提出来，提出来以后，专门有一门学问，就是阴阳术数构系学问，这一门学问就是一种基础，我们专门进行这方面的训练及计算，训练多了，计算多了，对于传统文化的其它部分都会进行解答。我们做的题目很多，搞数理化的题目很多，可是，你们想一想，老师给我们出的那么多的题集，解问题等等，其实所需要的就是它里面的那些有用的，有限的数理逻辑体系，就是要它那些公式啊，定理啊等等。就说传统文化是否有那些公式，定理，原理，公理等等的东西，然后，我不管你，我只抓住这方面的训练。那么，我碰到实际问题，我就能够解答，不光是这样，真的能找到这样东西啦，才能更好地跟现代科学结合，我的意思是这样。所以，我是专门在医、卜、星、相里面找出阴阳术数构系，找出来以后，找出其运算法则，找出它的转化关系，想建立那么一门阴阳术数学，是这个意思。那么现在我就谈《麻衣相法》与《水镜集》的十二宫的定位，它的意思就是在我们的这个部位上，观察皱纹，斑点，当然，结合中医，应该看颜色的变化，这个红的是火，黄是湿啊，青是风啊，白是气虚啊，黑是寒啊，这也是应该这样子的。不过相书上呢，在我们中国的相书上确实也注意到了这一点，这两点是平常我们搞临床上看病所不注意到的，我们只注意它的气色，没有注意到这两个问题。那么好，那么其它的，我就把它的转换过程念给大家听一下，因为这封信是我写给刘力红老师的……。

我在这里不是这个宣传唯心主义啊！不过，牵涉到原文讨论的东西，免不了要拿它的原文来探讨，并不是说它原文是好的，我们就探讨，不好的就不探讨，不管它怎么说，我们探讨的目的是提出自己的观点给我们的工作带来方便，找出一个出路。关于十二宫的诊察部位，以及诊察内容，《麻衣相法》有这样的实践：

诗曰：眉眼中央是命宫，光明莹净学须通。

若还纹理多鈍滞，破尽家财及祖宗。

命宫者，两眉之间，眼为中央是命宫，光明如镜，这个地方光明透亮的，据说这个人就聪明。那我们可以考虑心肾相交，肾气盛，另外呢，更重要的是我前几天给大家念的额脑，前额区的训练，我是有意念给大家听的，科学创造的来源部分是我们的这个部分，不是这个部分，这个部分是记载旧的知识的，这个部分是创造的。所以，回去，我们就好笑了，这个唐农说：象你那么讲，削尖脑袋往上爬的就没有错啊。顶区发达的人对旧的东西，不用创造，记忆性就最好，搞记忆性的在这里（顶叶），搞创造性的是在这里（额脑），这也不是我发明的啊，是生理学家研究的结果。“若还纹理多迍滞，破尽家财及祖宗”；它就讲了纹理，如果纹理粗糙是不好，那下面的我们就不考虑了。“鼻主财星莹如隆，两边厨灶莫教空，仰露家无财与粟，地阁相朝甲匮丰”。我不解释了。好了，这些都不解释，在这里讨论都不太适合。那么，麻衣相学与水镜集十二宫的定位：

①命宫——两眉间（心脏）

②财帛宫——鼻部（胃）

③兄弟宫——两眉（命门）

④田宅宫——两眼（脾）

⑤男女宫——两眼下（命门）

⑥奴仆宫——地阁（三焦）

⑦妻妾宫——两眼角（肺）

⑧疾厄宫——鼻梁根部（膀胱）

⑨迁移宫——两额角（小肠）

⑩官禄宫——鼻梁（肝藏）

⑪福德宫——两鬓（胆）

⑫相貌——整个面部

那么呢，下面我就想讲讲现在很多人对相学及对为什么要学相学很不理解，这主要是对传统文化的认识，以及对现代科学的发展前沿缺少认识所造成的。这个不学相学呢，或者推开相学呢，我认为是对传统文化不认识所造成的。同学们，我们这几天所讨论的传统文化，指的是我们传统文化里的自然科学的那个部分。我们想想，我们的传统文化分几大类，只分四类，我们祖国的文化很丰富，可是只分四大类：经、史、子、集，《四库全书》也就是这四大类的书，《四部丛刊》也是这四大类的丛刊，《四部备要》也是这四部的备要。经就是儒家的经典著作，诗经，书经，春秋。史就是二十四史，加上清朝就是二十五史，要编《民国史》呢，编出来就是二十六史，如要是中华人民共和国史呢，编出来就是二十七史。那么，子指的是什么呢？指的是天文、历法、医、农、看相、算命等等，属于自然科学的这些东西，都属于子的部分，我们的阴阳术数也属于子的范围。集是杂记，杂七杂八的，这个盖房子，做手艺、炒菜、烹调、绘画、刺绣这些东西都属于集的范围，就分四大类。那么，我们想想在二千四百年前，黄帝与岐伯写下《黄帝内经》以后，《黄帝内经》碰到了什么难题，《黄帝内经》是否失传了，春秋战国时代写下的《黄帝内经》。秦始皇统一中国以后，中央集权了以后，为了巩固统治，那么肯定强调学的是这些。那么，从秦始皇下来，到了汉朝更加不得了了，汉朝有一个官学，国家教育部门所上的课是官学，所谈的是五经的，五经是哪五经呢：诗、书、礼、乐，春秋这些都属五经的范围。那么，对于子，对于自然科学，有没有国家专门设立这讲学堂来讲学，设立这种教授呢，没有。

那么，我反复强调这些是说我们搞医，也许要考虑我们医的基础是在哪里？最起码，我们是在子学这个体系里，那么对于我们子学体系里的那些各门各科的东西，应该重新研究，应该从里面吸收我们医所需要的营养，从里面发现我们可能已经失传了的东西。我就是本着这种精神，大胆地跟刘老师讨论：卜卦 、看相、算命、看病。现在很多人对相学的看法，是对传统文化以及对现代科学的发展前沿缺少认识所造成的。

从相位相变的角度来说，当时当位的相称为实相。你是春天的相，你得到这个位，你就是实的，非时非位的相就是虚相。现在我们秋相是实的，还有三个虚相躲起来了，春相，冬相，夏相，可是，冬的相快要来了，其他三相以虚相隐藏了起来，如果它们以实相的形式出现就叫做贼相。如果现在你能看见炎热的气候，出现这个不该出现的相的话，这就是贼，贼相也就是贼邪。当某一相当时的时候，其他三相到哪里去了呢？它们与实相的关系如何？在传统文化里都讨论得很详细，用超弦理论及隐秩序理论的观点来看，这三种相都隐起来了，但是依然与实相发生作用，并影响着实相，反过来，实相亦作用于被影响的那些虚相。未来的事件是一种虚相，目前的事件是一种实相，只要我们能找出虚实两相的关系，那么，我们便可以根据关系式，从目前事件预测未来事件。我们想找虚相与实相的转化关系，如果能找出来了，我们就能预测。素的含义是空虚的意思，质的含义是实体的意思，素是空的，可以查字典，这个没有错。质是有形体的，就叫做质。素问——实际上是问素，是通过质来了解素，从中建立素与质的关系，这是我对素问的题解！中医的最大特点就是决定性，可预测性，不谈决定论就不可能谈清中医。因此，学医的人只懂病因、脉证、药性还不行，还应该懂得天候，除此之外，还能预测人之穷凶，穷通吉凶，这个恐怕要求不准确，这才能称得上是完整的中医。关于这个孙思邈提出大医之道，他的意思跟我谈的是一样的，就是按照“大医习业”这个观点提出中医应该学什么。因为孙思邈在“大医习业”里谈到做医生应该精通医卜星相。学习相学是学习医学的一个必不可少的环节，为什么现在我们通过相学可以找一找阴阳术数构系的转换关系究竟是怎么样的，通过这样的全面学习，我们可以进一步了解东方文化的内容实质。整个东方文化都是建立在简单，优美，协调的基础上的，这个基础就是宇宙形成发展的基础，这就是太极图基础。

三、太素脉诀与十二宫

明朝医家彭用光在他的《太素脉诀》里留下了指掌图歌，这个前几年出的《古今图书集成·医部全录》把彭用光的《太素脉诀》删掉了，现在的珍本医书集成重新出版了，我的那套《古今图书集成医部丛书》是民国出的，这部分没有删掉。1962 年出的时候，这部分彭用光的《太素脉诀》删掉了。现在的《珍本医书集成》在第几集？在脉经的第几集吗？因为这本书，我没有买，而刘方他们买了，没有把它删掉，把它出版了，还留下一个指掌图歌，它的歌是这样的：

命宫心部小肠迁，官禄肝经胆福全。

肾上寿元膀胱疾，肺为父母夫妻连。

脾宫田宅胃财帛，兄弟命门焦仆绵。

十二宫中皆有定，要看太素在心专。

太素是什么意思呢？素是空虚的意思，那么，太素就是产生空虚的决定来源。我今天为什么要把超弦理论捧出来，这个钱学森同志为什么重视这个理论，这个理论很奇怪，超弦理论很奇怪，目前还碰到了一些困难，可是呢也看到一些曙光。所以，我讲在素的上面还有一个未知的数，人的穷通寿夭分为十二类，这十二类的内容与面部的诊察，分属与十二宫的从中分布是太素脉诀所分的，我们的目的是想进行转换，在面部怎么看我们的脏腑分布，为医学服务。彭用光在这里谈的十二宫在寸关尺的分布：左寸配属心与小肠，诊察命宫与迁移的情况。左关配属肝与胆，诊察官禄与福禄的情况。左尺配属肾与膀胱，诊察寿元与疾厄的情况。右寸配属肺与大肠，诊察父母夫妻的情况。右关配属命门与三焦，诊察兄弟与奴仆的情况。

我将麻衣相法的面相十二宫与太素的脉位十二宫做了一些综合处理，得出了十二经脏腑在面部的分布。这样我们可以从面相诊察人的穷通吉凶，亦可以诊察人的病证，病源。这种分布是：两眉中的命宫，诊察心脏；两额角的迁移宫，诊察小肠腑；鼻梁的官禄宫，诊察肝脏；两鬓的福禄宫，诊察胆腑；印堂下的疾厄宫，诊察膀胱腑；两眼角的夫妻宫，诊察肺脏；眼的田宅宫，诊察脾脏；财帛宫鼻，诊察胃腑；眼眉兄弟宫，诊察命门、肾；下巴地阁奴仆宫，诊察三焦腑。

进行转换的是否进行得通？未必，还要等着验证，我的信就谈到这了，好了。

四、手相与疾病

现在，我们就用阴阳术数构系去思考国外提出的这种手相会产生那种病，这种手相是聪明人，那一种手相是笨蛋。现在，我们就考虑这个问题，就讨论这一问题，这是《自然之迷》发表了美国的研究成果。说：人的聪明，看手相是可以知道的，在食指和环指的指丘上，它有那么一种的纹路，由这个纹路汇聚成一个三角形的顶点，那么呢，在手腕上面又有这个纹路汇成一个点，然后又跟手指的指节的两个点连在一起，就测量这个角度，这个角度叫智力角度。《自然之迷》第一期啊，第144页。那么呢，我们国家的上海遗传研究所进行了验证，在我们国内找了很多人进行了验证，验证的结果跟美国的报道是一样的，就是说正常人，智力好的人，这个角度是在30°～40°之间，智力迟顿的人是在40°～70°之间，大于70°就比较麻烦了，他们量了很多先天愚型病人，往往是70°以上的，最高的人，最笨的人达到145°，这是第一种情况。

那么，我们先来看用我们的阴阳术数构系的观点，为什么这个角度越小，这个人就越聪明，用阴阳术数的观点是，这个地方是心，八卦手掌是属心的地方，又有离卦，坎卦，离又属火，坎又属水，只有这个点越小，这个角度就越小，那么呢，也就是说，越是心肾相交，这个人就越聪明。这个人越是痴嗯嗯的，越是心肾不交，在这里它不往肾里面来交，在这里就有一个象啦。我们这数字与象是有关系的，这样子呢，我们就好理解了，外国人的东西，我不需验证，我就利用我的阴阳术数去验证这思维，就符合我们的阴阳理论，肯定是正确的，这样子呢，我就马上给人看，一量，你就可以念大学，一量，你干脆考中专或干脆当工人。我们最后面的是易刚强老师，你们问他，我就在他的宿舍量那帮大学生，都是在这个30°～40°角度以内的。易刚强，你站起来嘛，易老师，你站起来嘛，啊，对对对，就是他。那么呢，最好呢，还配上我们中国人的看手相，中国人看手相是看手纹，直纹是好的，横纹是不好的。那么，我根据这个原理呢，你们自己看自己的手。比如说，这手指吧，分三截，那么，你们看你们的纹，越深越多的就越聪明。你们不相信的话，明天，你们就拿自己的同学来看，一条条数就看他的纹路怎样，慢慢地分析，如果这个人都是打横纹的，他相应就差。在这里，我

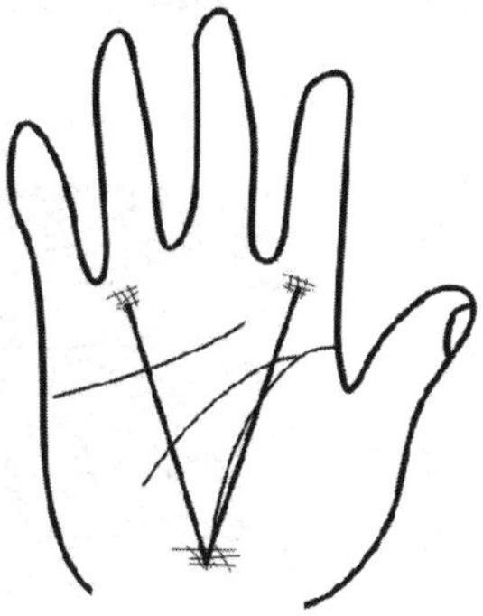

图45　手掌智力角度图

告诉大家，我在黄广元的家里面，就看见到两个人，一个人是黄波宇，一个人是81级的莫某某，一个姓莫的，一个姓黄的，我在他那里就说：他们说他们想考研究生行吗？他们把手伸给我看，我一看黄波宇，我就鼓励他：你勤奋还可以。那个姓莫的同学也把手伸给我看，我一看，我说：你不可能考研究生，你为什么还能考上大学，我还怀疑。后来，王锦明老师说：这人六门功课不及格，因为他没有纹的。我这个工作的调查，我做了十几年了，因为有把握，所以，我才敢在这里吹出来。还有好东西，还有东西，今天晚上的东西有好多，东西又好。现在，我们又来看，我告诉大家，你们不一定学我，可是呢，我又承认我看过很多相书。我先说，我悄悄看的，我以前不敢讲的，现在，我敢说了，我看过很多相书，这些相书有这么一个说法：罗呢好过斗的。慢慢啊，大家不要说啊，等一下，我要讲我的体会和人家的统计数字是这样子的。罗是圆的，为什么会是好的呢？我突然想起"天人合一"，得天之阳气，天圆地方嘛，阴阳学说。

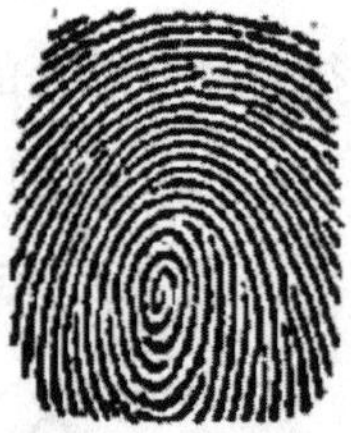

图46　手指罗纹

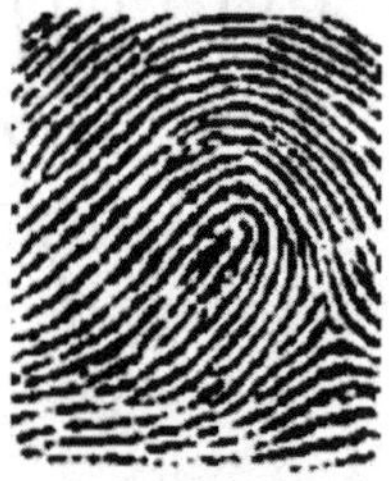

图47　手指弓形纹

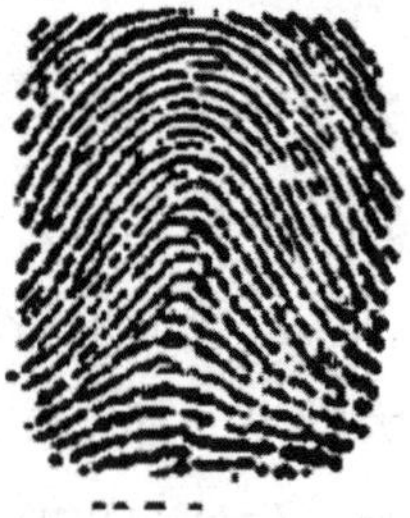

图48　手指斗行纹

得天之阳气、天圆地方，阳与思维有关，先天愚型的人，十指没有一个罗的。

先天性睾丸发育不良的，手指弓型纹的多，无天地之气，阴阳之气不足

这是这样子，它说说：我们的手指有罗的话呢，就能加强这个手指的特性，如果不是罗的话，就减弱了手指的特性。大家不要紧张啊，先天愚型病儿的实质性指纹，往往没有一个斗型纹，先天愚型的纹没有一个是这样的，这就说明他们比较缺少天阳，天的灵气。还有的男子患有小睾丸症，又叫先天性睾丸发育不良，患者的外貌为男性，但体形瘦长，乳房大，睾丸小，没有精

子产生，不能生育，没有精子不能生育。跟指纹有关系，有什么关系呢？这类病人手指弓形纹较多，这种叫弓形纹，这种叫箕纹，这种叫斗纹。它们都是平行的，这本书都有啊，有几种纹的情况，这种人呢，就是既缺少天气，也缺少地气，有地气起码是这样的，半天不定，它是这个意思，根据相来刻画它的阴阳与盛衰。所以，现在国内外都非常重视研究如何防止先天性愚型，就说人是可以遗传的，大家都知道了。现在已经在国外建立在谈恋爱时，就看看你的斗多不多啊，是弓纹啊，还是什么纹啊。就看你的阴阳成分怎么样，不是家庭成份了，阴阳成分通过这样子，当然有这种情况，通过这样子，就可以筛选出高度危险的夫妇。如果他们是高度危险的话，就要中断他们的妊娠。另外呢，这里还有报道：通过指纹可以帮我们打赢官司，为什么呢？有一些病人怀孕的时候，医生给她用了什么药，然后呢，她生下这个孩子畸形的话，她就赖你用错么野药，你用错药，打错么野针，睇过么野光线（白话），她就怪医生。这里面举出了一个例子在上海发生的，这个人就去哭哭闹闹，后来专家就给她对指纹，他们一看说：你再生也就是这样子，你就是阴阳之气不足，生的就是这样的。

那么，这样子行了没有呢？还不行，刚才我们讲了，我在沙井街给同学上手相的时候，我就说："你们问过一个问题没有？为什么手相能诊查全身的疾病？"他们看着我。我说：你们看着我干什么？我提示你们，手只有三阴三阳，肺大肠心包三焦与小肠，为什么叫手经，它诊断手经就行了嘛，还能诊断全身。它在这个位置上，怎么反映十二经络，那么呢，我今天就拆开这个谜，我的研究结果，我是利用对称性原理，大拇指管的是肺，大脚趾管的是脾，是肝，所以，大拇指管的是肺脾肝。这样子一看了以后，我们就产生很多意义的结构，而这个结构就可以拆开西洋镜。我现在在这里拿来了《科学画报》1983 年第九期，里面有公布日本人手相诊病的一些详细过程。这个题目是：预报疾病的掌纹医学。今天，我只讨论里面的一个病例，病例就只讨论一个啊，其它的不止啊，等一下，我们就讨论它。为什么这条线叫做生命线，为什么这条线叫什么诊断某疾病的，这个日本人为什么那么搞？用我们观点怎么去驾驭它，它在妇科病里面有其中一条，怎么看手指，怎么诊断妇科病。如果一位女同志把手一打开，我们看她小手指弯曲不直的，弯曲不直的，那么呢，就有可能表明，有可能我们就注意了，光是看病的话，我们就要首先考虑她的卵巢功能差，很可能找你治疗不孕症的。为什么呢，我们要用我们的阴阳术数构系，由于现在我们是治病啊，《黄帝内经》的作者又是在已经利用了《周易》的阴阳术数构系，经过了他的加工，保存了我们中医的更复杂更有意义的构系：经络，脏腑。这些等等，实际上是更准确的阴阳术数构系，它的工作原理呢跟《周易》的工作原理是一样的工作原理啊。我们来看看小手指为肾膀胱，我们知道了"肾"就根本知道在于肾气虚衰。那么，你们就会问：肾气虚衰了，小手指为什么会弯曲？那么，你们就用形象思维，如果我没有气的话，我肯定是这样的（身体弯曲），这是肾经虚衰气血不充盈的结果。如果气血充盈的话，它这小手指就会直起来的啊，我们就用这种阴阳术数构系的原理，它是不能生发，你不升就降，所以，这个部位关系到我们的不光是这个，还有这个。这种的卵巢功能差，也许就还要看她的左手和右手了，左手补肾为主，右手补命门为主。不过，在这里，我应该跟大家说："如果你们能多看些相书就好了。"相书是这么说的"小指偏老气天"，就说小手指歪的人，肯定要得风湿腿痛病的。那么，这个我也讲：何琪求（音）老师给我赏光了没有？我在黄广元家看见她的小手指，我就问她：你有风湿没有？她说：没有。我说：你没有的话，你爸就有。她说：我爸现在还没有。我说：我以后就要你爸走不得。她说：为什么？我说：相书说的，这样子歪的话，腿要瘸的。今年她要找我买火车票，阳波，你讲得对，今年真奇怪，我爸没走得了，要这样子走才得，阳波，以后我挨不挨（官话）？我就笑一笑，我现在就可以回答，她到六十多岁也会挨的（桂林官话）。

好，手指是这样子啊，现在我们就讨论，离开了这个，我不讲的，我不跟你们专门讲相书的，我是讲有书为证啊，讲这种书，以后新华书店出相书了，你们再去找我来讲，如果新华书店不出的话，我不会讲的。《预报掌纹的预防医学》这是新华书店出的，这个我才敢讲。那么，我们就讲它是怎么讲的，日本医学家正在研究和应用掌纹医学，将有助于解决人们的这个问题，指的就是我们人能否给自己作判断。那么，我是讲五运六气的，掌纹医学最重要的三条纹跟我们五运六气有关。现在我们就讲了，我们先讲讲大鱼际肌的这条纹，在这本书呢，林少华在翻译的时候，很聪明，他没有按日本的名词来翻译，因为我看了日本的名词，就把生命线叫做鱼际横曲纹。这本书是讲这条线越长越好，你们看啊，这越长越好，如果量左右手的鱼际横曲纹都比较短的话，说明此人极易患病或者疾病长期不愈。如果一个人的鱼际横曲纹，在西方的相书上叫生命线，要这条纹越长，那么这条纹就越弯，比较直又短，有些只到这里就没有了。用我们中医的观点怎么看这个问题，我经过认真的比较，发现这三条主要的纹线，可以用我们中医的术语给他们命名，在食指长出来的这条线，我们根据中医的特点，这个食指叫手阳明大肠，所以，我把这条线叫做手阳明线，那么，从小手指长出来的这个远心曲线，我把它叫做太阳线，因为它与太阳小肠有关，小手指是太阳小肠经经过的地方。那么，这样子的话，这条线呢就应该叫做少阳线啦。这样子呢，我们就可以把这个掌纹跟中医一些概念联系起来，这种阴阳术数的连续性推出来的，后来，我发现是有意义的，可以增加我们对各个病种的诊断，扩大我们的眼界，用中医怎么看，这个阴气阳气怎么样，调补怎么调补，我是这么看的。那么，这条线短，纹短，都是它所显示的脏腑的气血不充盈而产生的，纹不好就是气血不好。现在我们再看远心曲纹，它叫做远心曲纹，它里面说：如果这条线出现异常，表示此人对一切反应迟顿，已经得了神经性疾病。你看，这就是意义了吧，神经性疾病，因为这条线叫做太阳线，太阳与少阴相表里，少阴又是属于心，心主神灵，这个跟神灵有关，反应迟顿，心气衰弱，这条纹不好了，这有意思啊。那么，我们再看这个近心曲线，由食指长出来的，就是指这一条，就是我们讲的阳明线，管降的，如果这条线隐隐约约，十分浮浅，很可能是大脑有病，我们注意我们头痛分为几个部位，后面痛，太阳痛，头痛两侧痛为少阳，颠顶为厥阴，正面就是阳明头痛，可见阳明跟脑联系是最深的。另外不明显或者该线干脆没有，可能就是智能不发达的人，阳明线不行的话，智能不发达了。那么，现在我们就讲这几点呢，那么呢，我就讲我对手相学的一些理解，我把我的相书，我编的相书里面的一点点可以给大家参考的，这理论性的，为什么会有这个道理，解出来跟大家考虑一下看看，对手相提出一个理论根据：

“宇宙在乎手，万化在乎身，阴符经赞易之谓”，《阴符经》是一本很古的书，它是汉朝人写的，它是解释《周易》的一本书，而它的这本书呢，一开始的话就是宇宙在乎手，万化在乎身，所以呢，我正好就要它的这句话。

“乾玄春夏秋冬有象”，春夏秋冬是根据天体的运转，而我们在春天、夏天、秋天来的时候，对应于这个表（圭）都有一个投影，在地面上都有一个投影，投影的长短与春夏秋冬的象是对应的。

“人道吉凶休咎可知”，我们就是在天地之间的交感情况下而生存的，我们的疾病，我们的健康情况都跟这个有关系。

“坤化生长收藏有期”，地是管化的，五味的得来，生长化收藏，都是地的作用，位的作用。这样子呢，“天命穷通寿夭可知”，在每一个地区长什么植物，这些植物长在什么时候，什么时候得收获都有一定期限的，是天地的相对位置所决定的。

“乾坤虚冲激荡，寒热温凉交替”，我呢，就想在传统文化里找出一个概念，这个概念能跟共振相抗衡，因为，我们没有共振这个概念，而共振的概念太重要了，所以，我从《周易》，《老子》里面研究出来虚冲激荡都是这个共振的含义。乾坤虚冲激荡，寒热温凉交替，寒热温凉产生就是共振产生的结果。

“天地人气震撼，喜怒哀乐变幻”，那么，我们的七情跟气候变化是有关系的。

“相火居乎位，君火昭乎明”相火以位，君火以明。昨天已经讲过了。

“相位不同，相变则异”，由于地理位置的不同，那么所产生的相变的过程不完全相同的，有人说北方的人比较长命，南方的人普遍短命，有这个说法，是其中之一。

“壮乎哉，气象万千，气唯象观”，我们是看不到气的，我们之所以看到气，是看到气组成的这个象。

“妙乎哉，象形于外，气动于中”，可是，我们看到这个象的时候，我们就懂得他体内是阴气盛还是阳气盛，阳气盛呢，我们就补阴，阴气盛呢，我们就补阳，是这个意思。

“真情因象形于外，身手宇宙气相关”，你一个人的病，我们为什么能够知道呢，是通过象来显示，这样子呢，身啊，手啊，宇宙啊相关联了。你看手相，因为手只有六经，而手的六经又跟足的六经构成在一起，通过手可以反映全身的情况，而我们人的得来，也是由宇宙的演变而决定所产生的，所以叫身手宇宙气相关。那么呢，身啊，手啊，宇宙啊，怎么关联呢，我们为什么能考察呢，是考察它的气的运动状态，由于大家都是由气所组成的，气组成了宇宙，气又构成了人，人的身手是联在一起的，所以，它的相关性是由气来显示的。

“察宇宙，通晓人体一身”，我们就是提出了宇宙的哲学解释以后，再从这个哲学解释，得出了阴阳术数构系，然后，根据我们的生活体验，构成了《黄帝内经》的医学学问，所以说它通晓人体一身。

“凭一手，明了天人情份”，天的阳多，你就会热，阴气多，你就会冷等等。

“原夫神由玄生，味从化来，智由道增”，这是《内经》的原文，不过它的原文是玄生神，玄生神就是说我们怎么知道东南西北方的神来了没有呢？就是看这个投影，所以，反过来，我们就认为是玄产生了神。那么，大家都知道了，化生味了，那么由于春夏秋冬的变化就有五味的产生，就是地化所产生的。最重要的就是道生智，道生智太重要了，你们注意一下《气功杂志》或者气功的一些作用，它们对气功可以提高聪明，提高智力，用的都不是中国人的话，真是可惜啊！用的是这个话：禅生慧。这显然是佛家的，显然是印度的，不是我们中国的，那就关系到什么呢？这关系到气功的起源问题，你说气功是中国的，你说中国的叫什么？禅这个字就是我们佛家的，和尚的，印度的，打坐，它叫做禅坐。那么入定了以后，能提高人的思维能力，所以说打坐可以产生智慧。我们钱学森同志谈到气功的作用，气功对智力提高的问题上，引用的还是那帮老气功师给他的这句话，证明气功提高智力有关系的，唯一的气功专家找到的就是这句话。他没有发现这句话：道生智。我练道，也有进步，也能提高智力，这是其中一点，还不是它的本意。我们这里有更深一层的本意，智力的发展是个演变、演进的结果。为什么会产生人？人为什么能思维？思维为什么能发展？这就是存在宇宙演变的结果，运动的结果，是这个道的意思。那么呢，明白了这个以后，我们就不要再说：禅生慧。因为这一说，人家就会将我们一军，现在印度人也好，日本人也好，都跟我们中国在国际上抢气功起源是属于谁的问题。他就说是他的，印度人说是他们的，日本人也说是自己的，我们说是我们的，可是你拿得出凭据没有？这是铁证之一。

“手相、位相、时相、相中有相，人道、地道、天道、道中有道”；本来还有很多精彩的，不过由于时间的关系，我认为精彩呢，就是说我谈的手相都能跟《黄帝内经》结合在一起，跟外面买到的手相书是不一样的，是高层次的一些东西，不过这也是我整理出来的。

宇宙在乎手，万化生乎身，阴符经赞易之谓。

乾玄春夏秋冬有象，人道吉凶休咎可知；

坤化生长收藏有期，天命穷通寿夭可知。

乾坤虚冲激荡，寒热温凉交替；

天地人气震撼，喜怒哀乐变幻。

相火居乎位，君火昭乎明，

相位不同，相变则异。

壮乎哉，气象万千，气唯象观，

妙乎哉，象形于外，气动于中，

真情因象形于外，身手宇宙气相关。

察宇宙，通晓人体一身，

凭一手，明了天人情份。

原夫神由玄生，味从化来，智由道增。

手相、位相、时相、相中有相，

人道、地道、天道、道中有道。

我为了要找到阴阳术数构系，进行了很艰苦的工作，这些提法，你们都会发现写这种赋的还没有，他要把天地人，《周易》、《老子》、《内经》的书都吃透，才能这么在中国人的角度上提出，怎么提出这个理论依据，可是没有时间了，这次应 83 级的邀请，我能来这里作一次热身赛，我感觉很高兴，因为下一步我是进军中原，河南中医学院已经给我来了两年的信，要求我去讲五运六气。可是我考虑我是广西出生的、长大的，我非要在中医学院讲了以后，我再去它那里，不过我去那里，我也想去，因为我要对张仲景进行朝圣。我这次讲得很不好，希望大家多提意见，我的话完了！谢谢大家。

学生代表：我们“五运六气”这个讲座，今晚是最后一讲了，我们 83 级团总支搞的这次讲座，幸得李阳波先生的大力支持，在此，我们 83 级的同学和在坐的朋友用热烈的掌声来感谢李先生对我们的支持和教诲，掌声热烈……。

我们祝愿李先生在今后的中医事业取得更大的成就，完了。

附：

李阳波五运六气沙井街讲课笔记

一九八六年元月十一日晚　星期六（牛豫洁笔记）

中医是个怪物，不抓它还能隐约看到其阴影，一旦去抓它，它就跑走了，永远也抓不到。“圣人示人以规矩，不示人以方”。即：圣人教给后人一个原则，而不交给后人具体方法，这就是中医的认识论和方法论。

宇宙未知部分远远超过已知部分无数倍。古人观察事物是在两个背景上进行：和宇宙生物背景和宇宙社会背景。故不会有死板的中医机理，这种机理是后人加进去的。

中医机理的产生是由于清明时期，西方传教士进入中国，将机械唯物主义输入，并强加给中医，试图用此来解释中医，于是便产生所谓的中医“机理”。“机理”一产生便束缚人的思想手脚，于是因小失大。

《上古天真论》中的“五七阳明脉衰，面始焦，发始坠。”此话暗示：想延缓寿命应从阳明着手，从阳明寻找一些抗衰老的药物。因为阳明喜润恶燥，故女性 35 岁后，多食些沙参、麦冬，玉竹、党参等滋阴之品能延年益寿。

“君火以明，相火以位”——《天元纪大论》

这句话意义很深：对太阳的视运动的观察产生春夏秋冬。太阳在不同的位置，地球就有不同的温度，这个温度就是相火，有热感，能煮熟东西，是万物生长的动力（万物生长靠太阳）。“相火以位”即是说太阳处于不同位置，地球相火的多少也相应地变化而产生春夏秋冬。

君火以明，天气清净光明者也。天有 28 个星宿，人视之是明亮的，但不能给人以热感，冷感。

所以，君火——决定明亮。相火——决定太阳位置。

相火源于命门，藏于肝胆，能腐熟水谷，人的生长衰老都是靠相火。

人有五官感觉外界，是由于君火的作用，心主神明，即是君火。

国外有人想寻找“精神实体”，有名的世界两大物理学家之一，英国剑桥大学三一学院的名家玻姆提出“隐秩序世界”（源于爱因斯坦的隐参量）。本世纪物理学最大发展是：量子力学和相对论。量子力学是普朗克在1944年12月12日首次提出这个概念。然后由玻尔、海森堡，泡利、狄拉克及玻恩等人完成量子力学。前两人已死。相对论是由爱因斯坦一个人提出的。量子力学在十九世纪发现了：①能量守恒定律；2②能量转化定律；③测不准原理；4、④量子统计原理；⑤互补原理；⑥隐参量——在爱因斯坦“决定论性”的基础上而建立起来的。法国的拉普拉斯根据“宇宙坐标”，物体的轨迹可以预测物体未来的轨迹的近代物理学进展，首先提出“决定论性”，他受机械运动规律影响。英国的玻姆对“隐参量”研究提出“隐秩序世界”，可以解释很多特异功能的现象。

又有人提出“统计决定论”，19世纪以来一直受到马克思、恩格斯以及专搞马列主义工作者的批判，又由于计算机的出现（美国威纳控制论的原理）给“决定论”鼓足勇气，于是马克思主义出现了危机局面，东德出现了思想紊乱的局面。于是有位科学家站出来著书曰：控制论不是机械论而是仍然属于唯物论。

季绍良反对师父讲课，反对用八卦，运气分析疾病。其实《内经》中充满着统计学，《医疗气象学》讨论出生年月日时与疾病的关系，一万五千例癌症患者：出生于3月、12月者发病率高，出生于6月、7月者发病率低。医学有三种类型：①研究型；②理论型；③临床型。先做临床，再搞研究。

科学家每当有新发现时，总是出现一种不同寻常的现象，如爱因斯坦有新发现时，他的十指末端发麻。师父则出现大便多，尿多。长寿者是一些常有小病的人，因为阴阳处于临界状态，如一锅冷水，用微火煮可维持很长时间的微温，而用猛火则一下子蒸发，完全消失。

一九八六年元月十九日晚　星期日　（牛豫洁笔记）

听师父讲课后能提问题的只有“二黄”，黄广元和王景宜。居里夫人发现的X射线，基因，细胞学以及心电图，西医不能运用量子力学和相对论。目前，爱因斯坦的相对论“四维时空”，还未找到最基本的物质结构。而中国人认为这种最基本的结构是“夸克”，夸克这名词出现于一篇神话小说中，夸克是一种鸟，这种鸟连叫三声“夸克”、“夸克”、“夸克”后，太阳落山，世界一片黑暗无光。中医从起源开始就在运用着夸克理论。而西医大概还要150年才能够学会运用夸克理论。杨振宁博士的宇称不守恒定律获诺贝尔奖，有人主张再给第二次奖，他提出的“规范”概念很重要，要求四种力的统一。目前，温伯革只搞成了两种力的统一，还未达到四种力的统一。杨振宁与朱扬找到了四种力的规范场，他们有精密的实验数据。杨振宁与中国数学研究院长陈省身聊天时，知道陈对纤维丛有研究，这种研究属于规范场范围。杨夸道：“数学的本事真大!”陈省身曰：“认识世界有两种，即：1、物理学家从物质进行研究。2、数学家凭空研究，凭想象力，凭科学创造力。”

中医的“气”是非常妙的，中医就是“气”，气就是“夸克”。季绍良吃惊了？外国人为何如此感兴趣于中医？亚太地区来我院参观。关于“气”的研究，日本有专著，而中国还未有。要研究“气”，应回到产生“气”的年代去，不要道听途说，要不怕麻烦地去查文献。

老师教学生主要的不是传给学生现有的知识，而主要是教学生一种做学问的方法论，思维方法。就像渔民徒弟向渔民师傅学习的，主要不是怎样搞到一张网，而主要是怎样织网。

正题：五运六气

这部分内容犹如《内经》一样，现在还未得知是谁写的，有人认为是王冰写的。不可能，因为他注的《内经》有很多错处，他不可能如此完美地写出五运六气。张仲景的六经辩证，其实就是五运六气的病机，如太阳之为病——太阳寒水不管司天还是在泉，相应之时所产生的病叫太阳病。并不是说一定在“太阳经生病”。《伤寒论》中各病的提纲包括有病机病候等，亦即包括有气立和神机。天有气立，对应于人的神机，就是病机。现代人说张仲景是六经辩证，简直是对他的侮辱，他的《伤寒论》其实就是实实在在的病机辩证。

五运六气——无法认定是谁写的，但可以认为是三千年前气温高的时候的人写的，主要讨论五行和三阴三阳的关系及其在中医中的应用。“五行”指五大行星，《内经》中只有一篇文章论及，即《天元正纪大论六十六》。

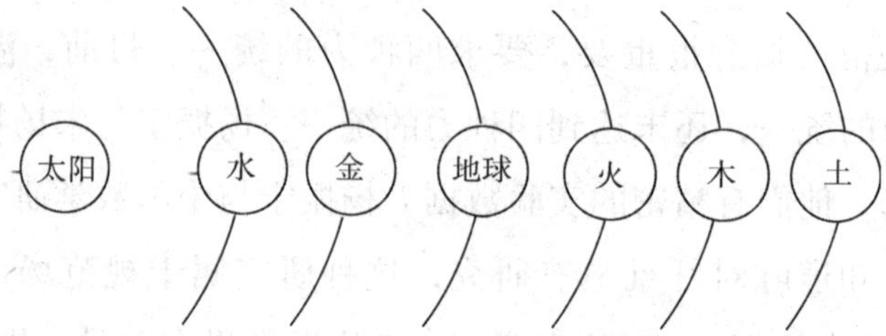

图 49　太阳地球五大行星排行榜

《内经》中的阴阳有两个含义：1、阳指太阳，阴指月亮。2、阳指太阳，阴指地球和月亮。总之，太阳和地球、月亮的运转却是由道产生的，既然太阳和地球、月亮如此有规律的运动，那么为何一年四季又常有变动呢？这正是因为有五大行星的存在，它们运行的周期不同，产生出每个时刻相对位置不同，故气候常有变。如南宁市今年冬天暖，去年冬天较冷。为了把宇宙生物观运用于人体，古人把四气转移到五运六气来讨论人的疾病。

月份	1－3	3－5	5－7	7－9	9－11	11－1
气候	风	热	灼	湿	凉	寒
物候	生	长	长	化	收	藏
脉	玄	钩	浮大长	沉	浮涩	浮长
三阴三阳	厥阴风木	少阴君火	少阳相火	太阴湿土	阳明燥金	太阳寒水

图 50　人与自然界三阴三阳气立对应图

如下的对应关系：即人有六个气立对应于自然界的六个气立：

人的气立，如厥阴对应于自然界气立的温生，充分体现了宇宙生物观。若人的气立不与自然气立相应则人有病。钱学森说过："用系统论，信息论，控制论来研究中医是不行的，这些东西太肤浅了。"人的气立犹如一台机器，整天不停地运转，六种气立犹如六台机器，其中厥阴和阳明两台最易磨损，故厥阴阳明对应的心、脑、肺等疾病死亡率高。五运六气算气立定死生。东汉许慎目睹人们对古文（先秦文字）的读音和运用错谬不堪，故著了《说文解字》以纠正错误，但他仅著有九千字，错误也不少。唐、宋、元、明的字典，对于读先秦文字很吃力，如唐代的颜师古、陆德明也注释先秦文字，只是注解"音"，而没有注解原意，弱点很多，宋朝开始对古文进行考证。中国极需要有一支强大的考证古代文化产生的历史背景，目前还未产生。当代人中，只有一位文学家陈道妫认为"五行"是指五大行星，其他所有的医学家，史学家，地理学家却认为是木火土金水五种物质。

脉：在内经中，只有六种脉，即春玄，夏浮大长，暑沉，秋浮涩，冬浮长——如前述。师父用《内经》切脉法（无关脉，关脉是由王叔和加进去的），张仲景切脉强调五十动。

春脉弦：因春三月，谓发陈，万物以荣，天地俱生，即植物生芽长叶，树枝还是直的，故弦，故春天切得太过或不及的弦脉，则为肝病。

夏三月，此谓蕃秀，天地气交，万物华实。即夏天植物开花结果，枝头下垂，树枝成弯曲状，叫钩。夏天切得太过或不及的钩脉则少阴病。

师父给南宁火车站客运室副主任王桂和的父亲切脉，当时是春三月，春三月脉当弦，反得浮大脉，浮大为少阳脉，切得浮大脉，少阳相火，相火旺，虽老头身体尚强壮，其实是相火在竭尽全力挣扎着。果然不出所料，当年他就死了，他说：小时候算命说不过 59 岁会死。当年死时 60 岁，师父开药方，此老头坚决不吃药。

天冬（补阳明）、生石糕（红色温补）、苏木（泻少阴君火）、茅根各四两

《内经》很重视药物的性、味、归经、颜色。颜色代表不同的波长，而现在人多不考虑。黄广元老师的姐夫死于鼻咽癌（师父算他的命 54 岁死，果真如此，当时想延其性命，写处方：茅根、芦根、玉竹、沙参、连翘、羚羊角，但他没吃）。一般病人找医生难，而医生要病人相信更难。宋朝的刘温舒及金元四大家，他们所著的五运六气是错误的，因为他们没有运用术数。

运用五运六气：1、开方：药味、量、剂数、转归。2、还能解决宇宙其他星球的病。历代医家中，真正懂得“五运六气”的只有张仲景，而温病派的卫气营血辩证是比较落后的。

五运六气就是宇宙的信息在人体内的反应。《内经》中有关五行的原文：《素问·天元纪大论》有“天有五行御五位，以生寒暑湿燥风”。古人看天已经很普遍了，可用诗来写，不言而喻是极普遍的了。

王充《论衡》中有骨象篇，即看骨算命。

孔子外出，第一次叫子路拿雨伞，而第二次又不拿，子路提疑，孔子回答：月在毕，北边亮则有雨。月在毕星，南边亮则无雨。

一九八六年元月廿十六日晚　星期日　（牛豫洁笔记）

今晚首先是师父运用五运六气分析任应秋任老的年忌。

出生：1914 年 11 -2×1 =9→庚戌→甲寅

病：1983 年 8 月诊为肺癌，在协和医院做手术，手术后情况良好，张宇给他做气功治疗，任老的出生时相分析（略）。以下仅分析任老的死期时相医学（因其得肺癌，故必在五之气阳明燥金死）。

1984 年为甲子年五之气（8 月 22 日 ~11 月 22 日）

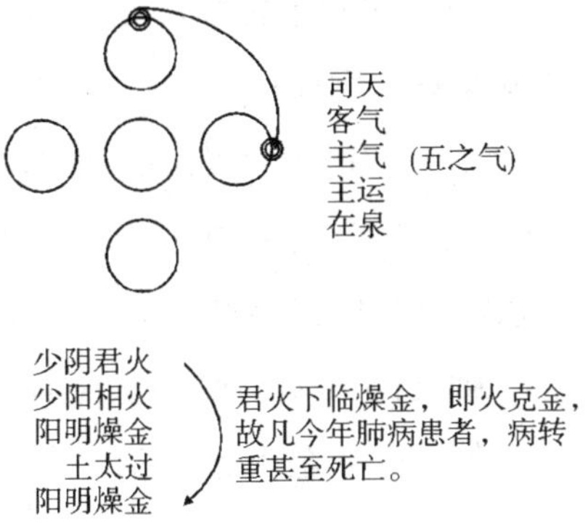

图 51　五之气病图

因任老形色相克，而形色相克之人有年忌，其中有 70 岁忌，故任老于 1984 年 70 岁去世。如下面要论述的《灵枢》中有 61 年忌，又因九为老阳，61 加 9 等于 70，故认为任老 70 岁去世。

《灵枢·阴阳二十五人第六十四》：本篇专论看形相算命法，即视人的整个体形来算命。算命方法很多，比如，现在街头流行的手相、面相都是来自《灵枢》。目前为止，发现《灵枢》是最早的算命书，但其内容难度大，本书是宋朝以后才发现，诸医家多不敢注释，但张志聪和马时大胆注释，其中以马时的注释比较接近原义。本篇将人分为木火土金水五大类，而每一类中又分木火土金水五类，故共为二十五类。其评价人的体质强弱用贵贱表示：贵——表示身体强壮少病。贱——表示体虚多病。

贵人：其形体和色泽无相克关系。

贱人：其形体和色泽有相克关系。

师父的徒弟中最贱者要数刘方：形瘦，肤色白，金克木型。广东人善长看相，故广东女人多不嫁肤色白的男子。

原文：岐伯曰："凡年忌上下之人，大忌常加七岁，十六岁，二十五岁，三十四岁，四十三岁，五十二岁，六十一岁皆人之大忌，不可自安也。感则病行，失则忧矣，当此之时，无为奸事，是谓年忌。"

注：自安——自己修炼。感——感邪。病——得病。失则忧矣——调养错误则危险。

奸事——干涉养生规律。忌——忌违。

释：以上原文的年忌规律，相差数为九，起数为七，即忌年有 7 岁、16 岁、25 岁、34 岁、43 岁、52 岁、61 岁、70 岁、79 岁、88 岁、97 岁……；这些年忌数却是后人算命的根据，并且据此衍变出许多算命具体方法。例如：

1. 刘方：1959 年农历 8 月 15 日出生，1984 年老历 8 月 15 日为 25 岁，因为其为金克木型的贱人，故有年忌。25 岁正是年忌，故其 84 年经常感冒，服任何药都无效。师父命其退职，每天打坐八小时。

2. 师父的三姨妈第一次中风昏迷住院抢救，已下病危通知，师父算其不在年忌，至少还得活三年，果其三年后中风又发作，此次必死无疑。

天符、岁会、同天符、同岁会、太乙天符年，以下只讲天符年。

天——司天
符——符合
即司天之气的属性与主运的属性相同则叫天符。

属性	少阳	阳明	太阳	厥阴	少阴	太阴
主运	戊戊	乙乙	丙丙	丁丁	戊戊	己己
司天	寅申	卯酉	辰戌	巳亥	子午	丑未

岁会（行会）之年：病除迟而缓

天符（执法）之年：病危

太乙（贵人）天符：病则暴死

"中天符者，病危；中岁会者，病徐而迟；中贵人者，病暴而死。"

中有三个含义：

1. 在天符年得病，病危。

2. 在天符年出生，以后不管哪一年得病，病危。

3. 在天符年出生，又在天符年生病，则病危。

《内经》的语言文法有很特殊之处，好像给人一种感觉，黄帝问话不连贯，而岐伯也答非所问，其实只要懂得内经文法就不至于产生这种感觉。岐伯的回答充分体现了联系的观点。

回答方式有五种：

甲	乙	丙	丁	戊	己	庚	辛	壬	癸
↓	↓	↓	↓	↓	↓	↓	↓	↓	↓
土	金	水	木	火	土	金	水	木	火

1. 正面回答法：问甲（土），岐伯答：己（土）

2. 隔一回答法：帝问甲，岐答乙

3. 隔二回答法：帝问甲，岐答丙（回答中包括着问题的三层关系。）

4. 隔三回答法：帝问甲，岐答丁（回答中包括着问题的四层关系）

5. 隔四回答法：帝问甲，岐答戊（回答中包括着问题的五层关系）

这些回答在中医中的运用，则是更高明的治法，如肺虚治肾，肝病治脾。

术数

术数渊源于天文学，但凡碰到《内经》中的数，多到天文学（先秦，西汉）的资料中查找。《素问·至真要大论》有病机十九条，其中十九数是很重要的星相数，而刘河间又画蛇添足地加上燥邪，合而为病机二十条，故其不能成为名医，因他根本不懂数。师父佩服秦伯未。

《周髀算经》中十九年为一章，十九数是很重要的数，十九年为一个回合，古人很聪明，仔细观察天文，五大行星有十九年又转到原来的位置的规律。这种相对位置以十九年为一轮转，是由于行星引力场的作用，每个人出生时都对应于一定的行星相对位置。即人"呱"的一声出世，那么他就接受宇宙给他的那一时刻的行星引力场。由于人出生的时刻不同，引力场不同（引力场每时每刻却在剧烈变化），故每个人的命运就不同。每个人十九年后又回到他出生的引力场范围，以后每十九年却是如此重复着，故对应于宇宙的十九为周期的轮转，他有个十九年为一周期。天文学上还有“冲”和“合”两个很重要的概念，张仲景就能充分利用这两个概念，而在《伤寒论》中写出并病，合病等。“冲”与“合”的最具体最初步理解；如十九年为一周期，那么，$\frac{19}{2}$岁生命在发生剧变。同理4 $\frac{3}{4}$岁，14 $\frac{1}{4}$岁……等等都是一个危险点。如下坐标数据是生命危险点：

用十九＋危险点＝危险年龄图

出生+19=19+19=38、57、76、95岁

$4\frac{1}{4}$岁+19=23岁+19=$42\frac{3}{4}$岁、$64\frac{3}{4}$岁、$80\frac{3}{4}$岁

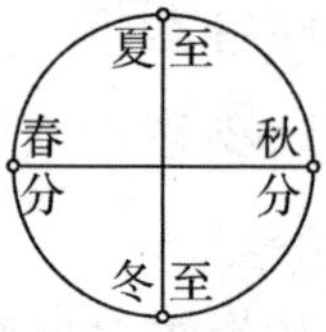

$14\frac{1}{4}$岁+19=$33\frac{1}{4}$岁+19=$52\frac{1}{4}$岁、$71\frac{1}{4}$岁、$90\frac{1}{4}$岁

$\frac{19}{2}$岁+19=$28\frac{1}{2}$岁+19=$47\frac{1}{2}$岁、$56\frac{1}{2}$岁、$75\frac{1}{2}$岁、$94\frac{1}{2}$岁

图52　危险年龄图

将天文学的坐标数与《内经》中的7、16、25、34、43、52、61、70、79、88、97等数类比，有如下几个相同的年忌：33、34、52、61、66、76、85、95等等，即人在这些年龄得病，死亡率较高。这已有过统计，故凡碰着如上岁数得病者，不要吹牛皮，要仔细检查身体是否有癌症。从中还可看出35岁以后的死亡点很多，而52岁后死亡点则更为密集，这些数字可判断任何人的疾病转归。若能结合出生的星相（如司天，在泉，主气，客气，同天符，岁会，同岁会等）及本年的星相（司天，在泉……）进行推测，则准确度更高。

以上将天文数和《内经》数结合进行算命的方法是李阳波首创。

其原理：1. 利用波谷波牌、平行态的思维方法。

2. 假设四点为冬至、夏至、春分、秋分，经过大量统计，每年二

至二分死亡率最高，利用上述理论推测唐农老师之母的疾病转归：

1936年4月出生，患肾炎，1985年病重，今年其母进入岁，是危险点，病加重。星相如下：

1986年10月五之气　丙寅

司天　少阳相火
主运　太阳寒水
客气　太阳寒水
主气　阳明燥金
在泉　厥阴风木

（以上五项）对应于脏腑是肾，即肾炎，师父估计其母在1986年10月22日下午呕吐，病加剧，医院下病危通知。

看相算命属统计决定论，有很高深的物理数学思想。法国著名数学家托姆1972年发表了划时代的文献《生物结构与形态发生场》，后退出数学舞台。今年他已65岁，他58岁时曾获四年一次的菲尔兹奖，他是因为“拓朴学”而获奖。目前数学有几大分类，如：

1. 古典数论：是电子计算机的基础，是数学的王后，华罗庚和陈景润研究这一类型。

2. 拓朴学：研究空间形态转换的特点、概念、含义等等，由托姆首创，他的灾变理论认为：人类的发展，人的生长，种族的发展及战争等等，都可用拓朴学图中找到其发生发展灭亡的规律，具体地说用拓朴图表来表达，亦即世界上任何事都可用拓朴学来表示。托姆在24岁时就成了数学博士，他找出了七种数学拓朴图形，以包括世界万事万物，即任何事物都可在七种拓朴图可以算出邕江大桥何时倒塌，世界大战何时暴发，生物细胞何时癌变。人类从它诞生的那天起就在追求统计决定论！统计决定论是人类梦寐以求的东西，《内经》也正是如此。若能有一批人把“拓朴学”和“相学”结合进行算命，那么，中国的相学将进入科学轨道。要解决这个问题，首先得解放思想，相信古人！在学习中多看些《相对论》及《量子力学》的发展史及有关哲学方面的辩论。美国科学家尽量收集爱因斯坦的书信，从其中反映他的哲学思想和科学思想，爱因斯坦善笔不善口，他有一次召见杨振宁博士，经过45分钟的谈话，过后别人问杨振宁博士：爱因斯坦的谈话内容如何？杨振宁说：我记不清他当时在说什么，只听他一会儿用英语，一会儿又不自主地漏出几句德语来。

利用拓朴学能解决很多前人所未能解决的问题，如太阳系产生了50多亿年，在47亿年前无生命的存在，即人类有三亿年的历史，拓朴学估计再过50亿年，太阳系毁灭。而再过3亿年太阳系的环境不适于生物的生存，人类要解决生存问题，只有从相对论中去寻找。

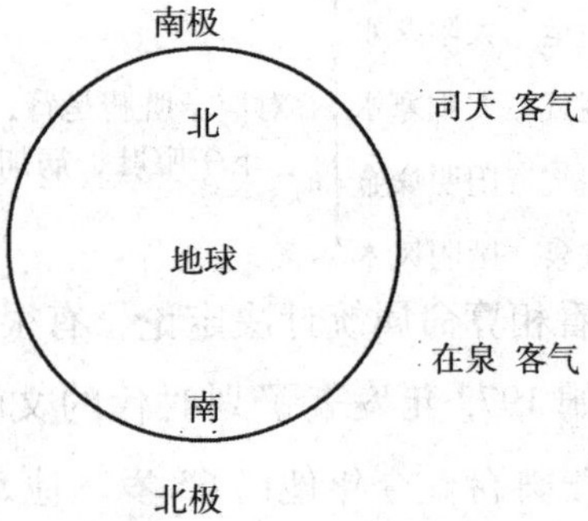

图54 宇宙南北极旋转图

1. 主气：是由于太阳视运动而产生的，即地球绕太阳旋转产生出现春夏秋冬的四季气候的变化。

2. 主运：由五大行星相对位置不同而定。

3. 客气：由于宇宙南极右旋和宇宙北极左旋而产生。

注：《内经》中的“六合”、“天”、“宇宙”都是同一意思。

五大行星对地球的影响，即五大行星相对位置不同，则地球与之相应会产生不同的气、物、病三候。

如丙运之岁：（丙可以配子、午、辰、戌、寅及申年）气、物、病三候如下：

1. 气物候：寒气早升，上应辰星，大雨至埃雾朦邪，上应镇星。上临太阳，则雨、冰、雪、霜不时降，湿气变物，上应荧惑辰星。

例如：1986年为丙寅年，那么，据以上气物候，寒气早至，即冬天冷得早，其根据在于辰星（水星）特别明亮。

译上段原文：天气冷得早，因为天上的辰（水）星特别明亮。常出现长夏的大雨，天色昏暗，是由于镇（土星）明亮。若碰到丙辰，丙戌年则下暴雨暴雷，霜降节令不按时而来，食物很容易霉烂，这时看见荧惑（水火）星特别明亮。

注：五大行星常有三种运动状态：留、停、逆。这三种运动状态都

是相对于参照物而言的，是相对的。因为五大行星每时每刻都在运动，此外，五大行星还有光亮程度的不同。

2. 病候：邪害心火，民病：身热，烦心，燥悸。厥阴上下早寒，谵妄心痺。甚则腹大，肠肿，喘咳，虚汗出憎风，病及腹满肠鸣，溏泄食不化，渴而妄冒，神门绝死不治。

人的气立与五种外界行星的相对位置有关，即与司天、在泉、主气、客气、主运等关。人的神机也与宇宙的神机相合，如肝与风合，心与火合，脾与土合，肺与金合，肾与水合等。古人把整个宇宙放在五运六气的流动范围内考虑，也就是把五运六气当作一个坐标，人和物在不同点就有不同的候，如人有太阳寒水的气立与外界水相应，故丙年多有肾病，水气凌心。故此时出现的心的症状，不宜用麦冬清心火，而宜用温阳利水（桂枝茯苓丸）。另外，还要根据禀赋情况，若禀赋寒者，则温阳利水作为正治法。若禀赋热者，那么温阳利水只能作为反治法。

师父（李阳波）灵活运用五运六气，比《内经》更前进一步，因为《内经》中只用五运六气来治疗疾病（即只用发病时的五运六气来治病）而师父则不仅根据发病时的五运六气，还根据出生时的五运六气来治疗疾病和算命。因为人一生下来就受到外界气立（司天、在泉、主气、客气、主运）的主宰，那么他一生中所患的病总不离开这五条气立的范围。这五条气立尤如五条弦牵引着人的生长，若某一条弦有故障，则人会生病，在治疗上也就应该把弦调准。下面用五运六气理论分析两个病例：

一、5岁，1982年2月18日晚8点（戌时）出生，症状：唇淡，面色青黄（肝脾不和型），腹痛，哭闹。

壬辰年初之气少阳剧时：

司天　太阳寒水

主气　厥阴风木 }
客气　少阳相火 } 风的气立太过，风犯脾。治宜补脾而调肝

主运　木太过　→　气立太过，诸风掉眩皆属肝

在泉　太阴湿土　→　神机、腹痛

前面曾说过，人的病有内外，内为神机病，外为气立的病，故治宜补神机而调气立。

方药如下：①补神机——党参2g、白术2g、茯苓2g、炙草1g、大枣12枚、黄芪3g，水煎服

②调气立——白芍2g、陈皮1g、防风1g、元肉3g、杞子2g。

方中白芍收敛气立，防风去风邪，元肉、杞子补肝脏。

二、小儿，1984年5月23日下午9点45分出生（三之气少阳剧时）

症：水痘，反复出三次，在医学院治过

时相：甲子年三之气少阳剧时

司天	少阴君火	三火一湿一燥
主运	土太过	诸痒痹疮皆属于火
客气	少阴君火	湿太过生水痘
主气	三之气少阳相火	
在泉	阳明燥金	燥则肺虚

治：①补神机：北芪6g、沙参6g、茯苓6g、大枣18枚、炙草2g。

②调气立：荆芥12g、苍术12g、藿香30g、银花12g、蛇床子12g、木瓜12g、煎水外洗。

注：补神机药可长期吃，可当饭吃，而调气立的药多不适口服，外用为佳。

张仲景伟大之处在于把《内经》中的病机十九条浓缩为六条，充分利用了五运六气的框架。师父传授有如下三层顺序渐进的内容：

1. 先述五行、司天、在泉、客气的含义。

2. 进一步论述主运的气物候，司天、在泉及六气的气物候，充分体现中医的病候与气候物候有密切的联系，这是中医最突出的特点。

3. 病名问题：《内经》已有规定，《至真要大论》中专论病名。把病分两类：①、气立病（外病）。②、神机病（内病或中病）。病名与

宇宙的全息坐标相对应。

《内经》定出了五运六气的宇宙运动的坐标体系，在这体系中，存在一个生物圈，每一个时间点对应于一定的气候，物候的形象，特征，这个点就叫时相点。与一定的时相点相关（此时出生的人）他的病就具有这个时相点的五运六气的特征，故可将人类生命和疾病过程放在坐标中求解，即一定的人的生命和疾病过程，对应于五运六气坐标系中的一定的方程，这就是时相医学的原理基础。这是一九八四年师父才提出来的，这种医学与传统医学并不矛盾，它不仅能解决目前的问题，而且还能解决古典理论不能解决的问题，更甚者能解决以后科学出现的新问题。

病例：1、1944年6月初五已时，甲申年三之气

太阴剧时（神经官能症）方：金钱草＋归脾汤

金钱草18g、黄芪6g、当归6g、元肉6g、远志4g、木香5g、炙草5g、杏仁5g、茯苓3g、大枣5枚、白术5g、党参3g。2、女性，生于1976年11月14日晨4时为阳明剧时，肺炎后，夜汗多，丙辰年五之气。

主运	少　阳 少　阳 土太过 少　阳 厥　阴	病从太阳化，凡已时太阴剧时出生都可服归脾丸

图55　甲申三之气时相框架图

司天	太阳寒水	17	
主气	阳明燥金	28	
主运	太阳寒水	39	∧
客气	少阴君火	115	
在泉	太阴湿土	126	

图56　丙辰年五之气时相框架图

方：沙参12g、党参6g、前胡9g、杏仁9g、桔梗6g、炙草6g、苏子9g、玉竹12g、大枣18枚、薏米30g。九付水煎服。

一九八六年元月30晚　星期四　（牛豫洁笔记）

《四时纂要》唐朝，韩愉鄂写。1981年10月第一版，农业出版社出版。本书在我国早已失散，1590年日本重印，从中可知当时社会意识形态，目前全国只出版了6000本。本书很深奥，首先要看罗盘，罗盘反映了中国人的伟大成就，人的大脑图形可用罗盘表示，故要掌握罗盘的原理和运用。本书有很多预言。

元旦——老历初一，也叫旦、元旦。

正月：孟春建寅：自立春即得正月节，凡阴阳避忌，宜依正月法。昏，昴，中，晓，心，中。

注①孟——春季第一个月。②正月节——正月第一个节为节，第二个节为中气。③昏、昴、中：正月黄昏，太阳在卯处。④晓心中——晓时，太阳在心星处。

我国农历叫阴阳历，阳历——据太阳视运动而定的历法叫阳历。阴历——月亮周期运动来定的历法叫阴历。农历即据太阳，又据月亮来确定，阴阳历与现行的阴历和阳历却不同，本书是据阴阳历来推算。即如立春后算正月，惊蛰后算二月，如前所述的计算生男生女中的“难九月”即指阴阳历。

《医林改错》——是一部很有价值的书，其内有关于生男生女的方：

1. 少府逐瘀汤研末吃后生男。

2. 朱砂二钱，雄黄一分、巴戟、锁阳，将四药拌密糖置于公鸡仔肚中炖吃，于孕后服。

其实：阳盛节生的胎是男的，阴盛节生的胎的女的。孕3月前胎性来定，吃阳药则生男，吃阴药则生女，若本来孕妇阴虚热盛，则其生之子火更盛，易生疮痒，有害处。若孕妇本为阳虚，服阳药后生之男子有好处。

3.《妇人大全良方》载有把雄黄放入肚脐则生男。

王景宜历来有胃病，但不反酸，正因他生男孩。现统计：胃溃疡患者，有反酸者多生女，因酸阴，女属阴。反酸指征不明显，若不反酸者，多生男。

生女：绿豆，藕节煮汤放酸醋，月经干净后连服五天，也可同猪骨同煮。

生男：巴戟 12g、锁阳 12g、鹿角胶 12g、川仲 6g、续断 6g、月经干净后连服五天。

王清任的《医林改错》很实际：男女年岁与月合成阳数方生子，如男女两人，一单岁，一双岁，必择双月方生子。择月不可以初一为定准，以交节为准。余用此方，效不可以指屈。

注：交节——指每月头一个节气，如一月立春，二月惊蛰，三月清明。

方如下：干姜 2 分、小茴香 7 粒、肉桂 1 钱、当归 3 钱、川芎 2 钱、元胡 1 钱、没药 2 钱、蒲黄 3 钱、灵脂 2 钱研末炼密为丸。

古文中有很多信息，后人多无本书提出。学会看罗盘：今年元月 20 日为大寒，看罗盘，若太阳与相应的星座方位相符，则说明大寒之气已来，还能说明气不及或太过，即来得过早，来得过晚。据气来得过早、过晚可适当下药。

插曲：姨婆 1986 年元月 15 日卧床不动，用艾条炙昆仑穴后稍缓解，不服药，到元月 20 日大寒节到来，病好，元月 25 日后病全好。诊其为气立病，属太阳寒水为病，姨婆出现症状：腰痛，发热，无汗。因 1985 年终之气为太阳寒水，时间为 11 月 22 日——第二年 1 月 21 日。终之客气也为太阳寒水，而 1986 年为少阳相火司天，火可去寒，故病癒。

每人都可据节令断气立病，又能据节令的相克关系来治病。

《灵枢·贼风第五十八》岐伯曰：先巫者，因知百病之所胜，先知其病之所从生者，可祝而已也。祝——预言。

“从”和“逆”是《内经》的一对概念。“从”即是顺着节令，“逆”即指逆着节令。阴阳指阴阳四气。《灵枢》中的数据很奇怪，《灵枢》与《素问》既有联系，又能自成系统。很多学者猜测《灵枢》早于《素问》，而李阳波师父认为《素问》早于《灵枢》。

神明：太阳、月亮、五大行星、28 星宿都是明亮的，我们可以据明亮度来推测气候、物候、病候。统帅诸因素关系的东西就是神明，故有《八正辩明论》。28 宿把天分为东西南北每方对应于七个星宿，而东南西北又合成东北、东南、西北、西南，故共有八个方位有固定节令，叫八正。而先巫医懂得八正，故把旧节令送走，迎接新的节令来，叫视。

又举一例：师奶（李阳波母亲）咳嗽气喘 10 月开始，服药无效。师奶对咳嗽素来拿手，但对此次自身病却无奈。师父预言 2 月 4 日有好转，9 日痊愈。因为 2 月 4 日为立春，2 月 9 日为初一，是阴历的开始，此年有盲春，即本年无立春，说明木不及。盲春不得动土不起墓，即不移坟，不立碑，因为木不及无法疏土（师公 8 月份回家动坟。）故师奶今年得病，等到明年春节则病愈。师之三伯医术高明，动坟后方知此次移坟有祸，其亲堂姐撞车而死。故 1986 年不宜动坟。

天道：是月天道路南行，修造、出行宜南方吉。

注：天道——天的道路是南行

1. 今年为丙寅年，大年初一点炮时间：因寅时为 3——5 点，故 3 点钟点炮发大财，想让老年人长寿则让老人点炮，若想使小孩事业成功则让小孩点炮，因此时值星官到来，故这时点炮，送旧星迎新星，点得太早或太晚都不适宜。

2. 分析今年初一的出行方向：

丙寅年	司天	少阳相火	南方（火）	
	主运	太阳寒水	北方（水）	水生木　木生火
	在泉	厥阴风木	东方（木）	

出发方向：从家门出发，先向北，后向东，再向南方，在南方游玩聊天，吃完东西后回家。

3. 晦朔占：朔旦，晴明无云，而温不风至暮，蚕善而米贱。若有疾风盛雨折木发屋，扬沙走石，丝绵贵，蚕败而谷不成。

译：初一看天，天气无去，明亮，气候温和，白天有风而晚上无风，则本年是好天，蚕不死，桑叶长得好，五谷丰收，米便宜。若吹风下雨，树木倒，房屋被揭，沙石走，则蚕败，桑叶少，五谷不收，则有灾。

争取寒假上十二个月的占星相知识，观察气候变化对中医疾病的影响。

中西医结合是不可能的，目前只用西医应付，不要看西医杂志，只需要看中医杂志。

三结合：气物候，气立，神机。

时相医学将来肯定会有出头的日子！

王清任对“瘀”很有贡献，对瘀喜加温药以祛瘀。

用《焦氏易林》卜卦：用二十四条硬绳子（塑料绳子），打两结者代表阴爻，打一个结代表阳爻，阴阳爻各十二条。

方法：卜卦者将二十四条绳握于手中，求占者每次从中抽出一条，第一条到第六条作为本卦，第七条到第十二条作为之卦。抽取得第一条为初爻，第二条为二爻……，第六条为上爻；同理，第七条为初爻，第八条为二爻……，第十二条为上爻。占卜结果查之卦的辞，即得。

下面举两例：

1. 韦爱欢求李八卦占卜：是否已经有男朋友在追她？结果如下：

无妄  之 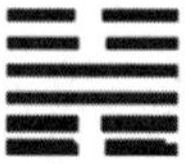 小过

无妄卦辞：开门纳福，喜至我侧，加己善详，为吾家侧，官城络以，以召文德。

译：艮艮为山洞，震为门开，纳福——乾为福，乾为善，震为走，

喜走来我家。

从二卦分析，已有四男在追欢，即有二老二青年人，老者可能为家公。

2. 滕羽年求师父卜卦：问其女朋友是否能与他成功？

益  之 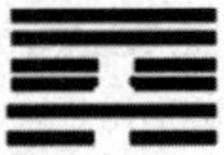 涣

辞：上无飞鸟，下无走兽，忧乱未治，民劳于事。

即：飞鸟在下，走兽在上，走兽吃不了飞鸟，而猎人犹豫不定是否要抓这个小鸟，猎人整天为这事烦恼。

滕：这时心情很不稳定，他刚从小曹处来正想问师父这件事，此卦虽没卜出所要问的问题，但非常准确地卜出了他此时的心情。

一九八六年元月31日晚星期五（牛豫洁笔记）

看《四时纂要》讲义中“除、满、平、定、执、破、危、成、收、开、闭。”

《针灸大成》：男避忌日：壬辰、甲辰、乙巳、丙午、丁未、辛未、除日、成日（这些日子男子气血虚不能针）。

女避忌日：甲寅、乙卯、乙巳、丁巳、辛未，破日，亥日（这些日子女子气血虚不宜针治）。

针灸忌日：辛未乃扁鹊死日，白虎，月厌、月杀、月刑。（这些日子男女气血虚不宜针）。

此书很多内容讨论避忌“人神”来针灸，“人神”一词首出于《内经》的《至真要大论》曰：“天地之大纪，人神之通应也”。针灸要避人神，若针对人神不但不会使病情好转，反而使病加重，或当时无反应，过后才会产生疾病。

人神：天地的产生及运行靠神明的作用，神明产生节气→气立→作用于人的神机，使人生长。神明促使气立与神机发生联系，而人神即是指人的气立与天的节令相对应的部位。即人的气立与自然界气立相感应的部位。即人的气立与自然界气立相感应时，扎针不但病不愈，反而增病。如铁打损伤处周期性痛（气象公）是由于此处气立与自然界气立不和谐。

今年（86）师父心情好，故系统讲课，学好中医，得看很多经典：如老子，庄子，农业，天文，地理，物理，数学等等。其中农业书有《齐民要术》，《范胜之书》《回民月令》而唐、韩愉鄂据三书合编成的《四时纂要》其中有很多术数。术数对中医很有用处，首先能听得进，再去做。

黄道：……黄道是太阳视运动的轨道，即正月黄道日子，丑、辰、巳、未、戌日有初。

推算今年春节后的好日子，今年2月9日为老历初一（甲申日）

2月9日	10	11	12	13	14	15	16	17	18
正月初一	初二	三	四	五	六	七	八	九	十
天干 甲	乙	丙	丁	戊	己	庚	辛	壬	癸

地支	申	酉	戌	亥	子	丑	寅	卯	辰	巳
		↓			↓	↓			↓	↓
		司命			青龙	明堂			金匮	天德

西编北 30° 正北 北偏东 30°

19　20　21　22　23　24　25　26　27　28

十一　十二　十三　十四　十五　十六　十七　十八　十九　二十

甲　乙　丙　丁　戊　己　庚　辛　壬　癸

午　未　申　酉　戌　亥　子　丑　寅　卯

1、今年初五为青龙日，故师父初五开始讲课。青龙主升，故此天开始做任何事会成功。明堂为王位，这天为官事而走者，会升官。金匮日，做生意的人出去赚钱可捞一大把。天德即吉利。

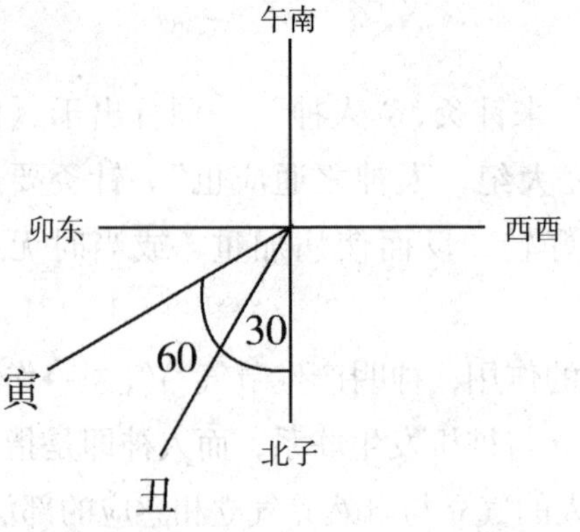

图 57　黄道日子午图

2、若有疾病“移往黄道下，即可；不堪移者，转面向之，亦吉。”即在黄道日得病，转移床位或转个方向，不用服药，病可愈。平时炼功，不定方向，不过以西南为佳，但在黄道日炼功，面向黄道日方（以罗盘来定）按准确方向炼功，容易入静。如下图：

丑日方向是北偏东 30°，寅日方向是北偏东 60°，则在丑日有病，把床位移到家的北偏东 30°，面向北偏东 30°，其他黄道日同理。

1977 年开始，师父研究地磁场改变对人体的影响，并与张仲景的六种病愈时间相对比较，发现有惊人的相应关系。

特异功能者能准确地辨认磁场方向。

1. 肝癌到一定程度，在休息或站立无缘无故跌倒而死。有一例 25 岁青年肝癌死，在池塘边看风景，忽有一种无形力推他，他当时还喊：谁推我！却看不见人。那天磁偏角形成的磁力最强。人体含铁镊最多，易磁化，故肝癌者，肝脏大，含铁和镊相应增高（美国科研肝组织磁场强度高出全身各器官的50%，若肝大则比例更重。）

2. 三师姑李坚，在读卫校时，晚上9点多种感到有一种很大的力将她从床上推下，师父推测师姑有两个可能，第一、会造成偏头痛，果病了八年，任何药物都治不了。第二、以后可以成为仙婆，1984年只用了10分钟，经师父诱发出特异功能。

＊＊＊五音：角 徵 宫 商 羽（讲义中有定义）

如：师父隔墙听一青年女性跟师姑讲话，师父听其为徵音，为不及，预其两年后有心脏病。

宫：舌居中，属土。

角：舌缩却，属木。

徵：舌抵齿，属火。

商：口张开，属金。

羽：唇撮紧，属水。

例：韦姓属：宫（舌居中）

罗姓属：宫 黄姓属：宫

咸 角 陈 徵

农 宫 吕 羽

唐 商 谢 徵

林 角 曾 宫

《气物病三候》摘自《内经》——《素问·气交变大论》

一、五运之化

（一）太过

1. 木运太过

①气物候：风气流行，上应岁星，化气不政，生气独治，云物飞动，草木不宁，甚而摇落，上应太白星。

②病候：脾土受邪，民病飧泄，食减，体重，烦冤，腹鸣腹支满，甚则忽忽善怒，眩冒巅疾。反胁痛而吐堪，冲阳绝者，死不治。

2. 火运太过

①气物候：炎暑流行，收气不行，长气独明，雨水霜寒，上应辰星，上临少阴少阳，火燔焫，水泉涸，物焦槁，上应荧惑星。

②病候：肺金受邪，民病疟，少气咳喘，血溢血泄注下，嗌燥耳聋，中热肩背热。甚则胸中痛，胁支满胁痛，膺背肩胛间痛，两臂内痛，身热骨痛而为浸淫。病反谵妄狂越，咳喘息鸣，下甚血溢泄不已，太渊绝者死不治。

3 土运太过

①气物候：雨湿流行，上应镇星。变生得位，脏气伏，化变独治之，泉涌河衍，涸泽生鱼，风雨大至，土崩溃，鳞见于陆，上应岁星。

②病候：肾水受邪。民病腹痛，清厥意不乐，体重烦冤，甚则肌肉萎，足痿不收，行善瘛，脚下痛，饮发中满食减，四肢不举。病腹满溏泄肠鸣，反下甚而太溪绝者死不治。

4 金运太过

①气物候：燥气流行，肃杀而甚，上应太白星，上应荧惑星。收气峻，生气下，草木敛，苍干凋陨，上应太白星。

②病候：肝木受邪。民病两胁下少腹痛，目赤痛眦疡，耳无所闻。则体重烦冤，胸痛引背，两胁满且痛引少腹。甚则喘咳逆气，肩背痛，尻阴股膝髀腨胻足皆病。病反暴痛，胠胁不可反侧，咳逆甚而血溢，太冲绝者死不治。

5 水运太过

①气物候：寒气流行，寒气早至，上应辰星。大雨至，埃雾朦郁，上应镇星。上临太阳，则雨冰雪，霜不时降，温气变物。上应荧惑辰星。

②病候：邪害心火，民病身热烦心，躁悸，阴厥上下中寒，谵妄心痛。甚则腹大胫肿，喘咳，寝汗出憎风，病反腹满肠鸣，溏泄食不化，渴而妄冒，神门绝者死不治。

（二）不及

1 木运不及

①气物候：燥乃大行，生气失应，草木晚荣，肃杀而甚，则刚木辟著，悉萎苍干，上应太白星，凉雨时至，上应太白星，其谷苍。上临阳明，生气失政，草木再荣，化气乃急，上应太白镇星，其主苍早。复则炎暑流火，湿性燥，柔草木焦槁，下体再生，华实齐化，上应荧惑，太白，其谷白坚。白露早降，收杀气行，寒雨害物，虫食甘黄，脾土受邪，赤气后化，心气晚治，上胜肺金，白气乃屈，其谷不成，上应荧惑、太白星。

②病候：民病中清，胠胁痛，少腹痛，肠鸣溏泄。病寒热疮疡痱胗痈痤，咳而鼽。

2 火运不及

①气物候：寒乃大行，长政不用，物荣而下，凝惨而甚，则阳气不化，乃折荣美，上应辰星。上应荧惑辰星，其谷丹，复则埃郁，大雨且至，黑气乃辱，上应镇星、辰星，玄谷不成。

②病候：民病胸中痛，胁支满，两胁痛，膺背肩胛间及两臂内痛，郁冒朦昧，心痛暴暗，胸腹大，胁下与腰背相引而痛，甚则屈不能伸，髋髀如别，病骛溏腹满，食饮不下，寒中肠鸣，泄注腹痛，暴挛痿痹，足不任身。

3 土运不及

①气物候：风乃大行，化气不令，草木茂荣。飘扬而甚，秀而不实，上应岁星。藏气举事，蛰虫早附，咸病寒中，上应岁星、镇星，其谷黅。复则收政严峻，名木苍凋，虫食甘黄，气客于脾，黅谷乃减，民食少失味，苍谷乃损，上应太白岁星。上临厥阴，流水不冰，蛰虫来见，藏气不用，白乃不复，上应岁星，民乃康。

②病候：民病飧泄霍乱，体重腹痛，筋骨繇复，肌肉瞤酸，善怒。胸胁暴病，下引少腹，善太息。

4 金运不及

①气物候：炎火乃行，生气乃用，长气专胜，庶物以茂，燥烁以

行，上应荧惑星，收气乃后，上应太白星，其谷坚芒。复则寒雨暴至，乃零冰雹霜雪杀物，阴厥且格，阳反上行，上应辰星，丹谷不成。

②病候：民病肩背瞀重鼽嚏血便注下，头脑户痛、延及囟顶发热。民病口疮，甚则心痛。

5 水运不及

①气物候：湿乃大行，长气反用，其化乃速，暑雨数至，上应镇星。藏气不政，肾气不衡，上应辰星，其谷秬。上临太阴，则大寒数举，蛰虫早藏，地积坚冰，阳光不治，上应镇星，其主黅谷。复则大风暴发，草偃木零，生长不解，黄气乃损，其谷不登，上应岁星。

②病候：民病腹满身重，濡泄寒疡流水，腰股痛发，腘腨股膝不便，烦冤，足痿，清厥，脚下痛，甚则跗肿，民病寒疾于下，甚则腹满浮肿，面色时变，筋骨并辟，肉瞤瘛，目视䀮䀮，物疏璺，肌肉胗发，气并鬲中，痛于心腹。

二、司天气物候三候

1 厥阴司天

①气候：太虚埃昏，云物以扰，寒生春气，流水不冰。

②物候

③病候：民病胃脘当心而痛，上支两胁，鬲咽不通，饮食不下，舌本强，食则呕，冷泄腹胀，溏泄瘕水闭，蛰虫不去，病本于脾。冲阳绝死不至。

2 少阴司天

①气候：怫热至。

②物候：火行其政。

③病候：民病胸中寒热，嗌干，右胠满，皮肤痛，寒热咳喘，大雨且至，唾血血泄，鼽衄嚏呕，溺色变，甚则疮疡跗肿，肩背臂臑及缺盆中痹，心痛肺胀，腹大满，膨膨而喘咳，病本于肺，尺泽绝，死不治。

3 太阴司天

①气候：沉阴而布。

②物候：雨变枯槁。

③病候：胕肿骨痛阴痹，阴痹者按之不得，腰背头项痛，时眩，大便难，阴气不用，饥不欲食，咳唾则有血，心如悬，病本于肾。太溪绝，死不治。

4 少阳司天

①气候：温气流行。

②物候：金政不平。

③病候：民病头痛，发热恶寒而疟，热上皮肤痛，色变黄赤，传而为水，身面胕肿，胀满仰息，泄注赤白，疮疡咳唾血，烦心胸中热，甚则鼽衄，病本于肺。天府绝，死不治。

5 阳明司天

①气候：燥淫所胜。

②物候：木乃晚荣，草乃晚生。

③病候：筋骨内变，民病左胠胁痛，寒清于中，感而疟大凉革候，咳，腹中泻，注泄鹜溏，名木敛，生菀于下，草焦上首，心胁暴痛，不可反侧，嗌干面尖腰痛，丈夫癞疝，妇人少腹痛，目赤眦，痿疮痤痈，蛰虫来见，病本于肝。太冲绝，死不治。

6 太阳司天

①气候：寒气乃至，水且冰。

②物候：

③病候：血变于中，发为痈疡，民病厥心痛，呕血血泄鼽衄，善悲时眩仆。运火炎烈，雨暴乃雹，胁腹满，手热时挛掖肿，心谵谵大动，胸胁胃脘不安，面赤且黄，善咳嗌干，甚则色炱，渴而欲饮，病本于心。神门绝，死不治。

三、在泉气物病三候

1 厥阴在泉

①气候：风淫所胜，则地气不明，平野昧。

②物候：草乃早秀。

③病候：民病洒洒振寒，善伸数欠，心痛支满，两胁里急，饮食不下，膈咽不通，食则呕，腹胀善噫，得后与气，则快然如衰，身体皆重。

2 少阴在泉

①气候：热淫所胜，则焰浮川泽，阴处反明。

②物候：

③病候：腹中常鸣，气上冲胸，喘不能久立，寒热皮肤痛，目瞑齿痛，颈肿恶寒发热如疟，少腹中痛，腹大蛰虫不藏。

3 太阴在泉

①气候：湿淫所胜，则埃昏若谷，黄反见黑，至阴之交。

②物候：草乃早荣。

③病候：民疾饮积，心痛，耳聋，嗌肿喉痹，阴病自见，少腹痛肿，不得小便，病冲头痛，目似脱，项似拔，腰似折，髀不可以回，腘如结，腨如别。

4 少阳在泉

①气候：火淫所胜，则焰明效野，寒热而至。

②物候：

③病候：民病注泄赤白，少腹痛，溺者甚血便。

5 阳明在泉

①气候：燥淫所胜，则霿雾清明。

②物候：

③病候：民病喜呕，呕有苦，善太息，心胁痛，不能反侧，甚则嗌干面尘，身无膏泽，足外反热。

6 太阳在泉

①气候：寒淫所胜，则凝肃惨慄。

②物候：

③病候：民病少腹控睾，引腰背，上冲心痛，血见嗌痛颌肿。

四、主气

1 厥阴风木

时化之常：为和平。

司化之常：为风府、为璺君。

气化之常：为生为风摇。

德化之常：为风生，终为肃。为毛化。

布政之常：为生化。

气变之常：为飘怒大凉。

行令之常：为挠动为迎随。

病之常：为里急，为支痛，为胁痛呕泄。

2 少阴君火

时化之常：为暄。

司化之常：为火府，为舒荣。

气化之常：为荣，为形也。

德化之常：为热生，中为寒，为羽化。

布政之常：为荣化。

气变之常：为大暄寒。

行令之常：为高明焰为曛。

病之常：为疡胗身热，为惊惑恶寒战慄谵妄，为悲妄衄血蒙。为语笑。

3 太阴湿土

时化之常：为埃溽。

司化之常：为雨府，为员盈。

气化之常：为化，为云雨。

德化之常：为湿生，为倮化。

布政之常：为濡化。

气变之常：为雷霆骤注列风。

行令之常：为沉阴为白埃为晦螟。

病之常：积饮否隔，为搐满，为中满霍乱吐下，为胕肿。

4 少阳相火

时化之常：为炎暑。

司化之常：为热府为行云。

气化之常：为长为番解。

德化之常：为火生，终为患溽，为羽化。

布政之常：为茂化。

气变之常：为飘风燔燎霜凝。

行令之常：为光显为彤云为曛。

病之常：嚏呕为疮疡，为惊躁，瞀昧暴病，为喉痹耳鸣，呕痛，为暴注瞤瘛暴死。

5 阳明燥金

时化之常：为清颈。

司化之常：为司杀府为庚苍。

气化之常：为收为雾露。

德化之常：为燥生，为介化。

布政之常：为坚化。

气变之常：为散落温。

行令之常：为烟埃，为霜，为颈切为悽鸣。

病之常：为浮虚，为鼽尻阴股膝悟行足痛，为皴揭为鼽嚏。

6 太阳寒水

时化之常：为寒雾。

司化之常：为寒腑为归藏。

气化之常：为藏为周密。

德化之常：为寒生、为鳞化。

布政之常：为藏化。

气变之常：为寒雪冰雹白埃。

行令之常：为刚固为坚芝为立。

病之常：为屈伸不利，为腰痛，为寝汗痉，为流泄禁止。

一九八六年2月2日下午　星期日　（牛豫洁笔记）

开头语，李约瑟："我相信，如果一个汉学家兼通数学，那么通过对隐晦难解的中世纪占卜求卦著作的探索，他在这方面是会有很大收获的。"——《中国科学技术史、第三卷、数学》

国内很少人真研究中国的传统文化，中国只有两个人懂古代数学，一位是李俨，另一位是钱宝宗。华罗庚未必懂得古代数学。

1927年时，秦九韶说：中国数学派有30多家，其中一部分讨论"太一壬甲（标卦）"，但他们都属于内算，即秘传数学。学习传统知识，首先要相信自己的想象力和勤奋，不要受任何条条框框的限制。

印度有占星术博士，1986年元月27日的《上海译报》："占星术有不可估量的影响，架桥、建房、婚礼、贷款等都要选黄道吉日而举行。"

师父曰："真理多走一步就是谬误，而谬误多走一步就是真理。"

数学有两大模式（型）：即河图、洛书。

一、河图

天一生水，地六成之。

地二生火，天七成之。

天三生木，地八成之。

地四生金，天九成之。

天五生土，地十成之。

成："五月初五龙船水"即老历5、6、7月下雨最多；"地六成之"即指老历6月水多。老历7月否卦，在大暑和处暑之间，即"天七成之"，最热。"地八成之"：植物到八月是主要成熟季节；"天九成之"：指9月，金肃降；"地十成之"：指十月万物收藏。

六月——水量大 七月——炎热

八月——万物成熟 九月——肃降

十月——万物潜藏

1976年，西德对癌症的发生建立数学模型，行家评价这个模型很有价值，对癌症的病因可以作出预言。

自然界各个领域的科学都用到河图，洛书。若仅仅拿唯物主义和唯心主义来衡量古代文化，则会混淆不清。

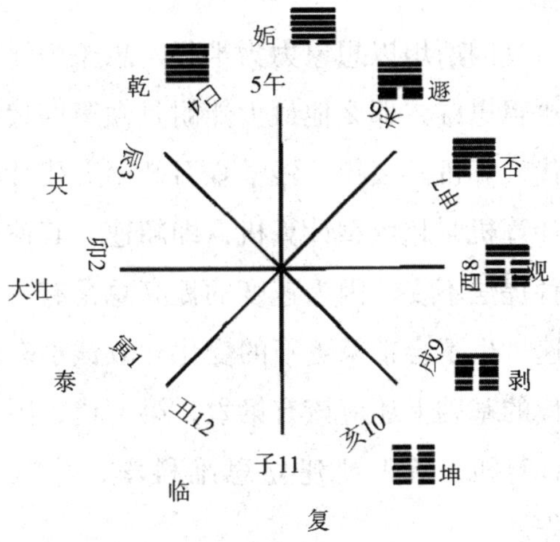

图58　十二消息卦

生之数：①1月冰冻，阳来冰和解，开始生水。1月的节是立春，中气是雨水。

②2月的节是惊蛰，中气为春分。惊蛰即是打雷虫动。而人类首先用火是由于雷打枯树而起火的，这是人类火的最先祖，叫相火。

③三月节是清明，中气为谷雨。清明指树木发芽，一派清爽明了的景象。

④4月节为立夏，中气为小满。

⑤5月节为芒种，中气为夏至，姤5月开始一阴生，到10月则变为全阴的坤卦。

二、洛书

洛书是河图数的具体运用，比河图更为重要，后世的算命和天文数字都来源于此。

四　九　二　戴九履一

三　五　七　左三右七

八　一　六　八六为足

天方夜谭：三种人学古代文化，其中只有一种人能学到：①笨蛋。②聪明：以自我为半径只能学现代科学，属全逻辑体系。③聪明：以反自我为中心，即以自我以外为中心，这种人能学会传统文化。

爱因斯坦以想象力为半径，想象力比知识更为重要。若一个人只泥于逻辑思维，那么他最大能耐是做第四代电子计算机，永远也做不到第五代计算机。去年，钱学森召开第五代计算机会议，外国有人认为第五代计算机叫超巨型计算机，即超速，其速度可达到光速。而钱学森认为这种提法不妥，因为速度的提高总是有一定限度的，其最大限度不超过光速，也不会带来更新的变化，故钱学森认为第五代应为智能机。在第五代的基础上还应该有第六，第七代，因为智能有高低不同，要造第五代计算机，首先要建立思维科学，才有可能使机器模拟人的思维而工作。

师父希望二十五年内成立思维学院。

自1979年耳听字后，钱学森提出搞人体科学，然后搞思维科学，人的潜力很大。

把老中医的经验灌到第四代电脑里，目的是保存其中算卦的东西，留着今后研究。

现在还未找到中医和西医对应关系，亦即中医有特殊的东西，中国人的贡献就在于此。

做中医要看的书：《周易》、《老子》、《素问》、《灵枢》、《本草经》、《伤寒》、《金匮》、《命相》。

中医分类：

A：中医三、中医四：三为厥阴、主合，四为阳明、亦主合，此型纯中医，名老中医。

B：中医六、中医九：六为太阴、老阴，为开；九为老阳，太阳为开，即开放型中医，中西医结合型。

C：中医七、中医八：七为少阳为枢，八为少阴亦为枢，不开不合，处于临界状态，事半功倍，既懂纯中医，也能容纳现代医学。

师父主张这三种类型的人都应该有。只有师父这类人才能搞第三种。

一九八六年2月2日晚　（牛豫洁笔记）

罗盘是宇宙的中央的池盘（天地），丙寅年是水星行事，寅年是少阳司天，气物病。

1. 三候如下（司天）

①气候：温气流行。

②物候：金政举（秋天天气不够清凉）

③病候：民病头痛，发热恶寒而疟，热上皮肤痛，色变黄赤，传而为水，身面浮肿。腹满仰息，泄注赤白，疮疡咳唾血，烦心胸中热，甚则鼽血，病本于肺。

《内经》曰："少阳火化，施于阳明"。阳明神脏（神机）是肺，而太阴的神机是脾。

2. 厥阴风木在泉的气物病候：

①气候：风淫所胜，则地气不明。

②物候：草乃早秀。

③病候：民洒洒振寒，善伸数欠心痛支满，饮食不下，鬲咽不通，食则呕，腹胀善噫，得后以气，则快然如衰，身体皆重。

司天	太阳寒水
终客	太阴湿土
主运	木太过
终主	太阳寒水
在泉	太阴湿土

图59　壬戌年时个框架

3. 主气：如上所列。（参考书后附录：李阳波手迹之"《运气学导论》提要"13页）

每碰到病人，先问清疾病规律，何年得病，何年何月何日出生。分析病例：主要讨论主气的运用。以白慧老师为例：每逢冬天，心悸无力。1982年开始发病，其他季节也有发病，但以冬天为主。

分析：82年是壬戌年，主运木太

过，病神机是心。

《内经》曰：太阳寒化，施于少阴少阳。即小白阳虚，寒太过，故宜调气立（调太阳寒水气立）。

方：麻黄　桂枝　细辛　附子　炙草　黄芪各等分共为粉末，早上点服3g。

注：炙草、黄芪为养神机——心脏之药。点服服法：用大枣水或淡盐水或党参水，将药粉撒于其上，慢慢喝药粉，多次反复撒药粉总量不超过3g，这种方法有炼功之意在内。若在夏天遇着太阳寒水客气，则夏天也可以发病。

点服的来源：《桂林碑刻》中记载一条方：麻黄（升）、附子（升）、大黄（降合）、甘草（升降）研粉，每早淡盐水点服，持续一年。

释方：《内经》："升降出入，无气不有"。有病即是开、合、枢不正常所致。淡盐水可制约附子升散太过，服本方可防各种的血管疾病。百年乐的主要成分是附子。

每年5月心悸，气喘从主气分析为二之气少阴君火施于阳明，用玉竹4两可制衡。

若于每年四之气得炎症，可在青霉素的基础上用二陈汤。

若于每年终之气得炎症，可在青霉素的基础上用桂枝汤。

小儿腹泻：参苓白术散+砂仁。

①初之气：1月21日——3月21日

②二之气：3月21日——5月21日

③三之气：5月21日——7月21日

④四之气：7月21日——9月22日

⑤五之气：9月22日——11月22日

⑥终之气：11月22日——第二年1月21日

定义：病机——人之有生，全凭气立和神机二者。

《内经》曰：根于中者，名曰神机，根于外者，名曰气立，则二者之病，命曰病机。查察病机，则可知病属何司天，何在泉，何主气，亦可知病属何脏何腑，何阴何阳经。

师父思考了十七年，才解出“五苓散”来，解开此方就可以解开张仲景其他方的秘诀来。

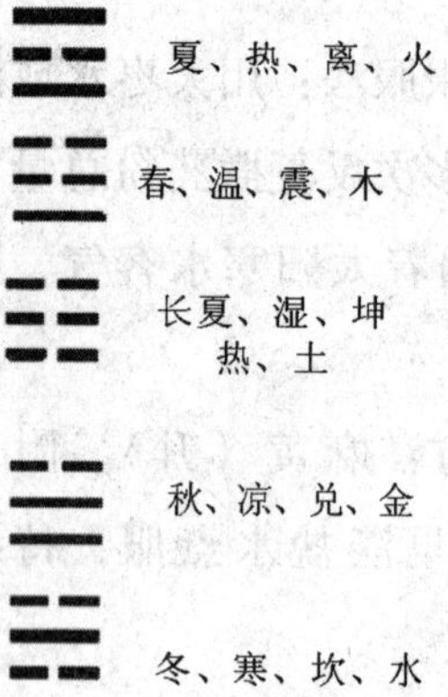

图60

①苓：令也。

②猪为水畜，马为火畜，牛为坤畜，鸡为震禽。

③泽泻为凉性：秋令。

猪苓为寒性：冬令。

桂枝为温热：夏令。

白术为温性：春令

茯苓为平性：长夏。

五苓散即五令散

一九八六年2月7日下午　（高先笔记）

一、病例讨论：

1. 王梅：57年1月8日出生，西医诊断：胃炎

思考题：

①57年1月8日属何时相框架？

②此胃炎属热？寒？

③剧于何季何时？

④以何方主之？

⑤你对用痢特灵治胃痛的报道有可看法？

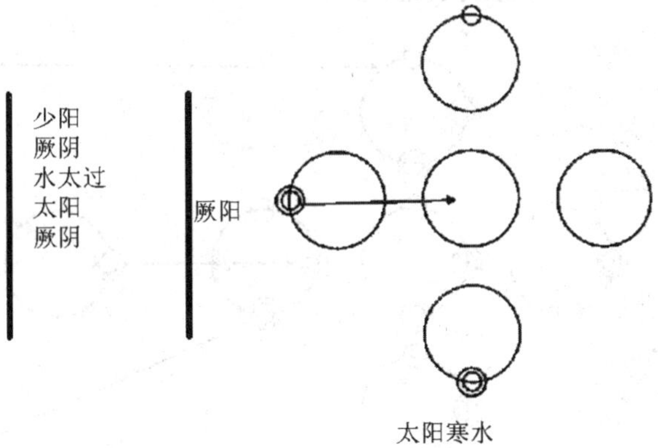

图61　丙申年时相框架图

答：56年为丙申年终之气

病机：厥阴太过施于太阴，因厥阴为双层圈的，所以施于太阴，此为寒症的胃痛，因太阳寒水为双圈，必以寒邪为重，所以时常发作于冬天，冬天为太阳寒水主事，此病人哪年得病？

56 57 58 59 60 61 62 63 64 65 66 67 68 69 70 71 72 73

丙 丁 戊 己 庚 辛 壬 癸 甲 乙 丙 丁 戊 己 庚 辛 壬 癸

申 酉 戌 亥 子 丑 寅 卯 辰 巳 午 未 申 酉 戌 亥 子 丑

↓↓

3－4岁

74 75 76 77 78 79 80 81 82 83 84 85 86 87 88

甲 乙 丙 丁 戊 己 庚 辛 壬 癸 甲 乙 丙 丁 戊

寅 卯 辰 巳 午 未 申 酉 戌 亥 子 丑 寅 卯 辰

↓ ↓

21 岁 30 岁

推算：13－4 岁小孩时开始有腹部疼痛。(戊戌年)

221 岁时有明显的胃痛。(丙辰年)

330 岁时有濒繁的胃痛发作。(85 年乙丑年)

(1) 85 年太阴湿土司天，太阳寒水在泉，病因与太阳寒水有关。

(2) 病因与本岁的太阴神脏有关，这一年损太阴湿土神脏。

4、从命图找出病图：

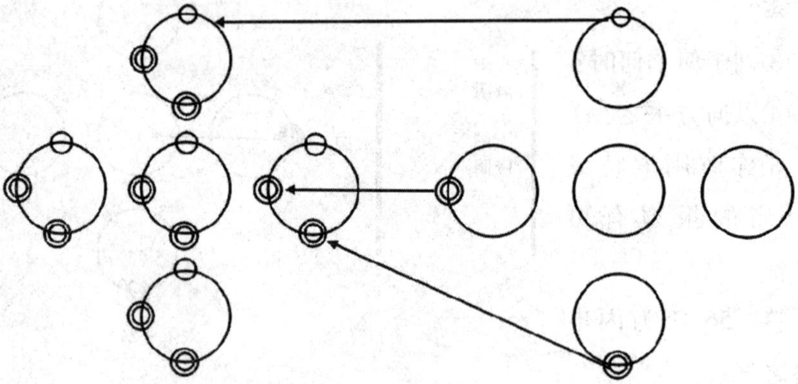

太阴神脏　　命图加于太阴神脏

图 62

我们应从命图得知病人的病因，我们怎么样确定主要的病呢？

太阴湿化施于太阳－－－土克水

太阳寒化施于少阴少阳－－－水克火

少阴少阳热化施于阳明－－－火克金

阳明凉化施于厥阴－－－金克木

厥阴风化施于太阴－－－木克土

5 我们从命图怎样分析推算此病的情况？

(1) 此人是否得癌症？

（2）此人是否得高血压、脑溢血？

方法是先看：

①太阴湿化施于太阳。从此人命图看不出太阴湿化之症样。

②太阳寒化施于少阴少阳。此人命图的太阳是两个圈，故此人不易出现高血压之症，尽管有时出现都会很快解决的，所以不易患脑溢血。

③少阴少阳热化施于阳明，此命图出现少阳一个圈，本来可热化施于阳明肺而产生肺热症，但由于有以上的水克火之故，所以不易产生肺热症或肺癌。

④阳明凉化施于厥阴，此命图没有阳明凉化施于厥阴，况出现厥阴两个圈“厥阴风化施于太阴”，所以易患胃病。

⑤患胃癌者是属于中医热症，此命图出现明显的太阳寒水牵制（水克火），故不会得胃癌。

⑥由于此命图明显出现太阳寒水寒化之症样及厥阴风木风化之症样，故此人若患心脏病，必是风、水型心脏病。此病用方：黄芪建中汤。选用黄芪建中汤治愈胃溃疡病的是秦伯未的学生总结的，有效率为80%，有人加用黄芩可提到92%，亦有人意料外地使用痢特灵，治痢疾病，反而治愈了胃溃疡，我也用痢特灵治好几例，但担心有出现溶血性黄疸，有人发现选用痢特灵建中汤交替使用，治疗胃溃疡效果更好，但痢特灵还是西医的药，在万不得已之情况下使用的，而中医选用哪一味药专治痢疾，阿米巴痢疾的最好的药——仙鹤草，此药对一般的细菌和阿米巴痢疾，湿热都有好处。曾有一位军医採药时，得一位老太婆用草药根治愈他的溃疡病，故偷学，此药之名——仙鹤草。用此草药鲜生根，每天早上起床时未嗽口洗脸前，含嚼3——5克。煎服干草药用2两加黄糖服用。介时有人说某方治某病的，但对出生年、月、日的命图参照才行，不然是治不好的。

二、桂枝龙牡汤治遗尿（即桂枝汤加龙骨牡蛎）

1. 遗尿、尿床均为太阳病。张仲景的太阳病病解时巳时至未时，李八卦以相对对应点说：太阳病的病剧时从亥至丑时，所以遗精为亥到丑时，所以太阳的气立出现了故障，用桂枝加龙牡汤是从太阳的气立去使用的。

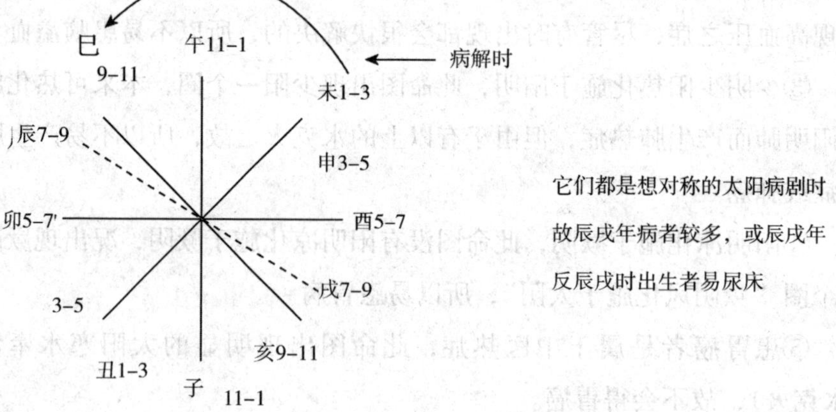

图 63　相对对应点图

2.《经方实验录》书中用桂枝加龙牡汤治遗精、遗尿，这是与小孩遗尿同属一样的，但是要看病人的病根，大概说，用此方治尿床遗精都好的。

3. 用桂枝加龙牡汤治遗尿的依据：

①. 列出药图：

桂枝——味甘、性热，为调太阳寒水气立之药，可放在药图的中央圈的上方，以起调太阴脾的太阳寒水气立太过的作用。牡蛎——味咸、性平，有疗泄精、遗尿的功效，为补太阳肾脏之药，可放在药图的北方圈中的中间，以起补太阳肾脏的作用。

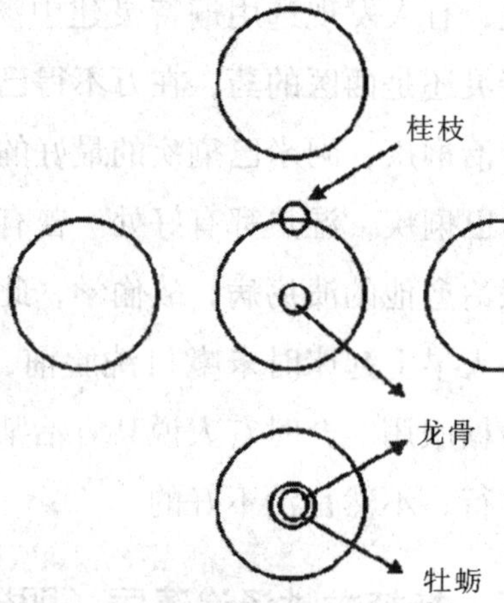

图 64　桂枝龙牡汤图

龙骨——味淡、性平，有疗遗精、遗尿的功效，与牡蛎相配为补太阳肾脏之佳药，故可放在药图的北方圈中的中间，以起补太阳肾脏的作用。

②由药图列出药症图：

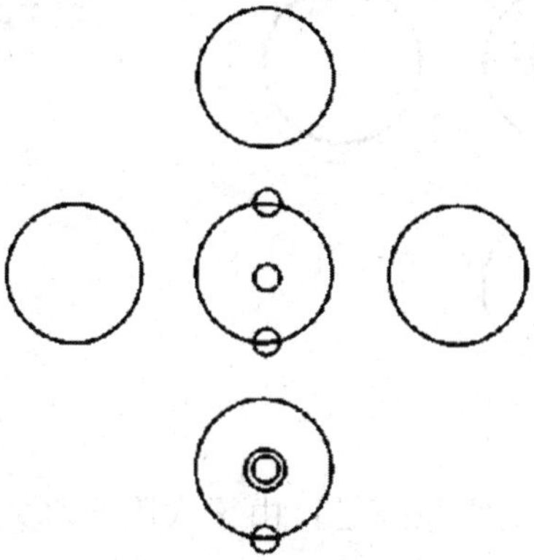

图 65　桂枝龙牡汤药症图

从药症图看出：由于太阳、太阴神脏的太阳寒水气立太过而造成的遗尿症，用桂枝龙牡汤来对治的依据是：用桂枝调太阴脾的太阳寒水气立，使太阴脾运化恢复正常，从而施于太阳，使太阳肾脏的太阳寒水气立开关恢复正常，而牡蛎、龙骨起补太阳肾脏的功效，从而助太阳肾脏将太阳寒水气立调回正常。

例：患者尿床，64 年终之气出生（甲辰年出年）

①列出出生时相框架：

甲辰终之气	时相框架	39 126 126 39 126	∧

图 66

②由时相框架导出命图：

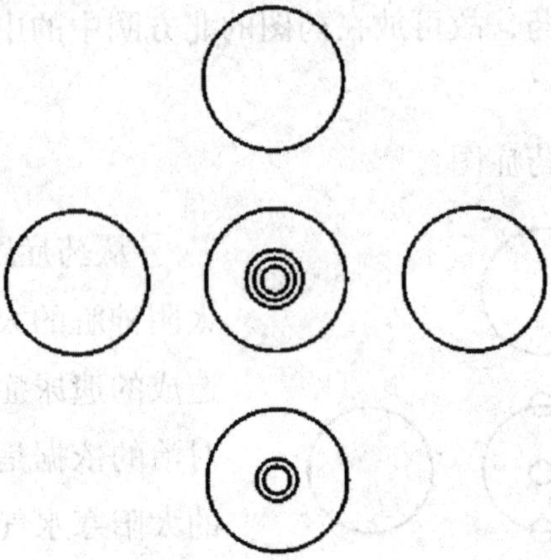

图 67

③从以上命图看出此患者尿床的主要原因是：由于太阳寒水太过及太阴湿土太过而造成，所以也可以用桂枝来调太阴湿土，使其运化恢复正常而施于太阳寒水，使太阳寒水气立恢复正常，用牡蛎、龙骨来补太阳肾，使太阳肾正常动作而起助调太阳寒水气立正常的作用。

看病与算命是有很高深的学问的，是关系到术数学的问题，中国创造的术数学说的人，他能够找得到对某一个问题，找出某个答案，比如他教人，会因人而异，一般不会学到他的水平。

贝叶斯派认为：利用经验知识来分析问题是合理的，也是合意的。

李八卦认为：利用八卦经验知识来分析问题是合理的，也是合意的。

三、秘码推算客、运气的手法

寅	卯	辰	巳	午	未	申	酉	戌	亥	子	丑
1	2	3	4	5	6	7	8	9	10	11	12

寅申＝少阳（火）	卯酉＝阳阴（金）
17	28
辰戌＝太阳（水）	巳亥＝厥阴（木）
39	410
子午＝少阴（火）	丑未＝太阴（土）
115	126

例：57 年 4 月 23 日（丁酉二之气）

思考题：某君，1935 年 11 月 25 日出生，1979 年 5 月 29 日下午 2 –3 时，腹剧痛，至当日 4 –5 时方止，诊为绞痛？何时尽解？

司天	410
客气	17
主运	28
主气	39
在泉	17

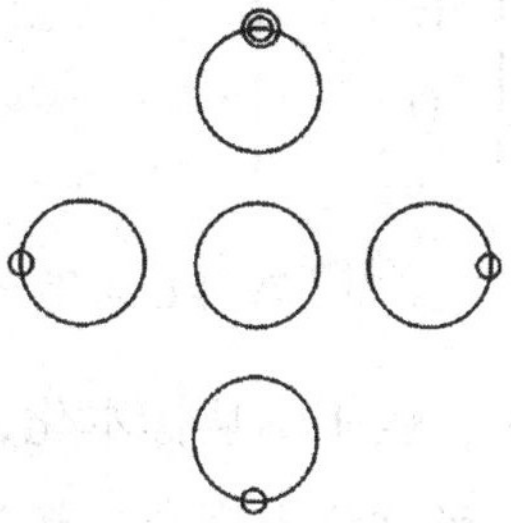

图 68　35 年乙亥年终之气图

诊为：胆道蛔虫。6 月 6 日晚 11 时呕吐蛔虫即愈。

79 年己未年三之气图

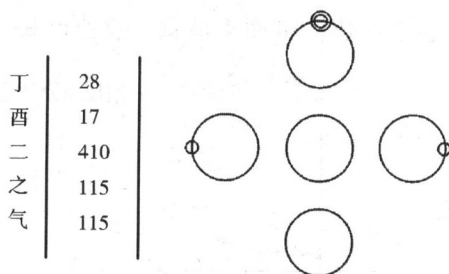

丁	28
酉	17
二	410
之	115
气	115

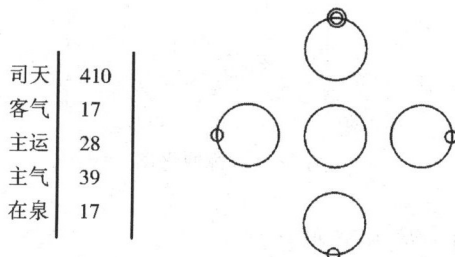

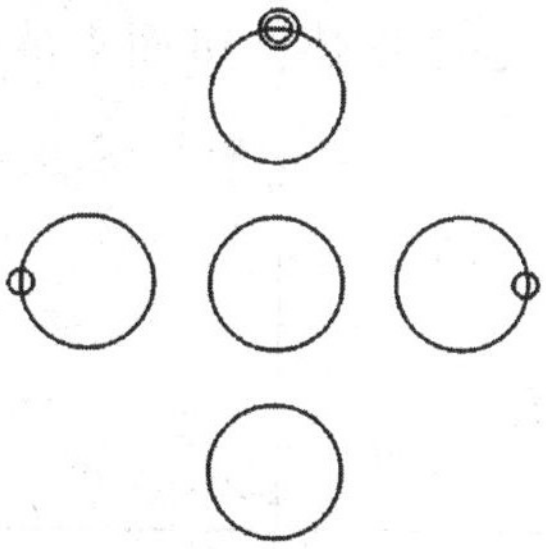

图 69　丁酉二之气

司天	410
客气	17
主运	28
主气	39
在泉	17

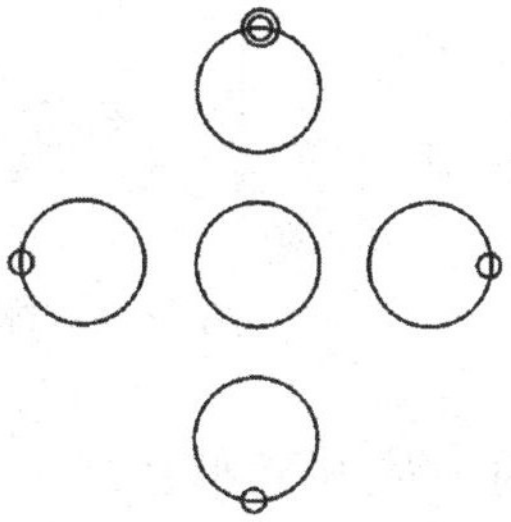

图 70　35 年己亥年终之气框架、命图

司天	126	
客气	126	
主运	126	∨
主气	17	
在泉	39	

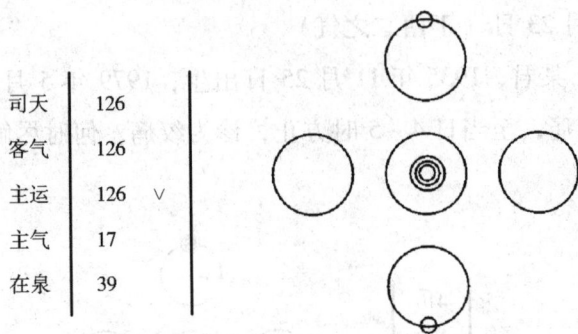

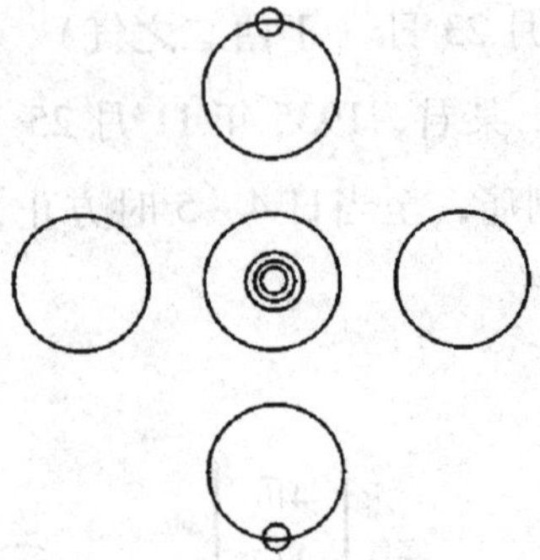

图 71　79 年己未年三之气图　病时图

解：厥阴司天，厥阴不从标本化，而从乎中，需要寒、热、升、降平衡的中医药物。可这病出现寒、热错中复杂的局面，时图有三个太阴（司天、主运、客气）的气立全打开了，太阴反施于厥阴，少阳相火也把太阳寒水的气立打开了，应升不升，不能升的反施于太阳。胆道蛔虫症属于张仲景的厥阴病，此病是与胆道的蛔虫有关系：“厥阴之为病，消渴、气上撞心，心中疼热，饥而不欲食，食则吐蛔，下之利不止。”

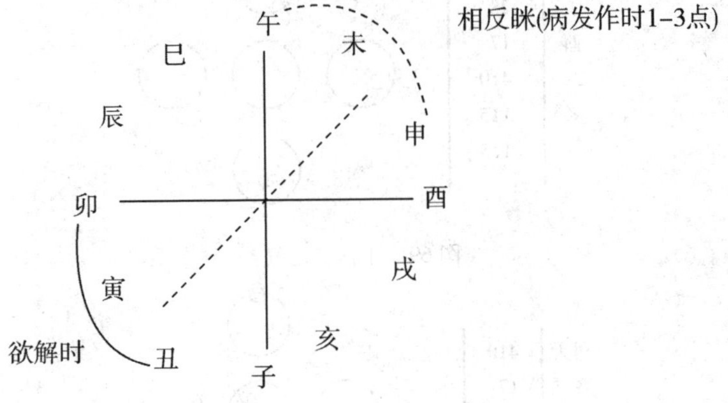

图 72　对称原理图

厥阴病欲解时，从丑至卯上，

此为时图反克命图，知道好之时，就以对称原理如（图 72），就能找出厥阴病的剧之时，同时腹痛突然停止，正是相反点 1 – 3 点，则蛔虫自行退出，至 6 月 6 日丑时欲解时而愈。

四、胜复关系

1. 病例讨论：胜复关系的病例。

①刘某文：1949 年农历 7 月 14 日子时出生，1979 年农历 2 月 16 日分娩，当即晕倒。问：当为中医何症，西医何病。

运气的胜与复：有四圈中土，厥阴无圈，反施于厥阴，厥阴一但有适合之时，反复施于太阴（有胜就有复的），她糟就糟在 79 年初之气生孩子，生孩子为厥阴主事，主运、主气加生孩子，为厥阴用事，厥阴反施于太阴，是中医厥阴太盛，气上逆，西医为心脏病，是风湿性心脏病，到上海做了二尖辨手术，当时可诊断为子痫，二尖辨为左，肝主左之气。

49 年己丑四之气框架图

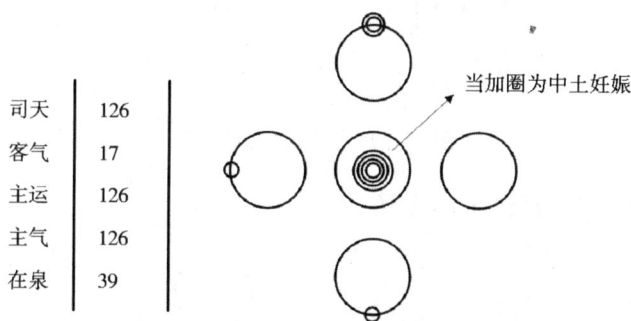

司天	126
客气	17
主运	126
主气	126
在泉	39

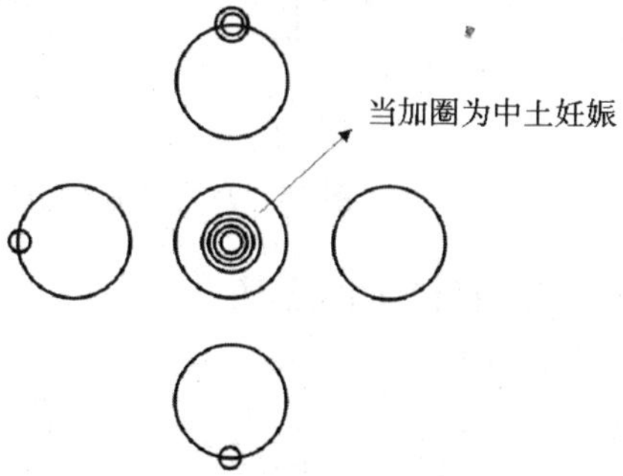

图 73　49 年己丑四之气框架图

79 年己未初之气

②王新民妈：1928 年 8 月初夜半出生，1979 年 8 月 23 日邀诊

自述：两年前西医诊断为复潮，淋漓不绝。

问：欲为何病？

28 年戊辰年五之气

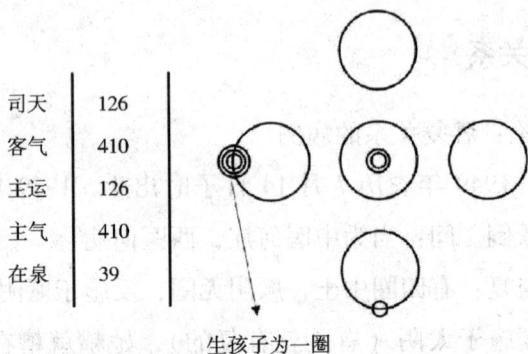

司天	126
客气	410
主运	126
主气	410
在泉	39

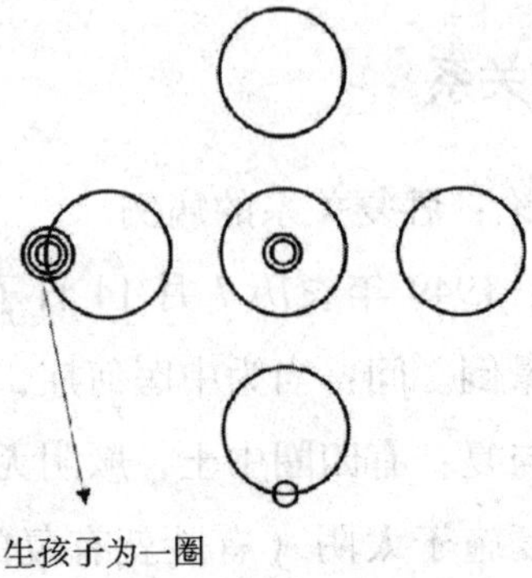

图 74　79 年己未初之气

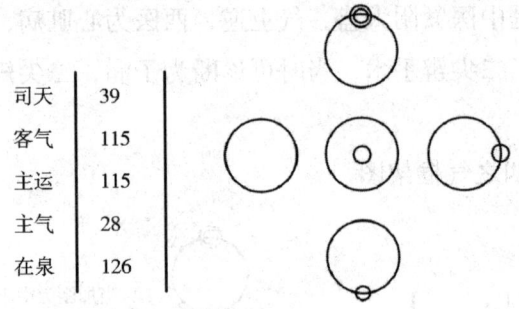

司天	39
客气	115
主运	115
主气	28
在泉	126

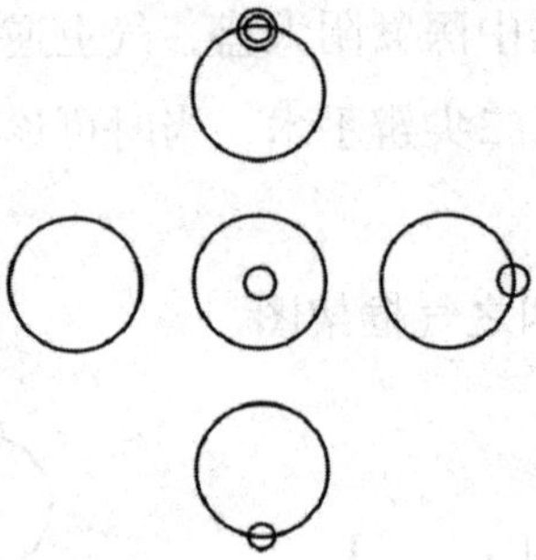

图 75　28 年戊辰年五之气

79 年 8 月 23 日己未四之气

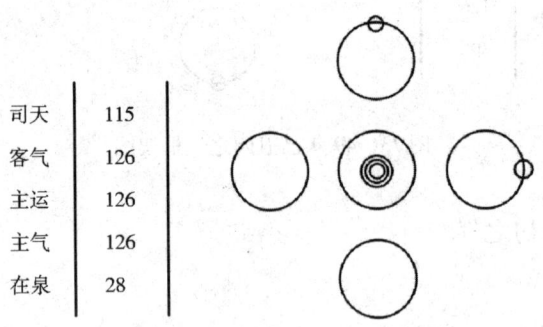

司天	115
客气	126
主运	126
主气	126
在泉	28

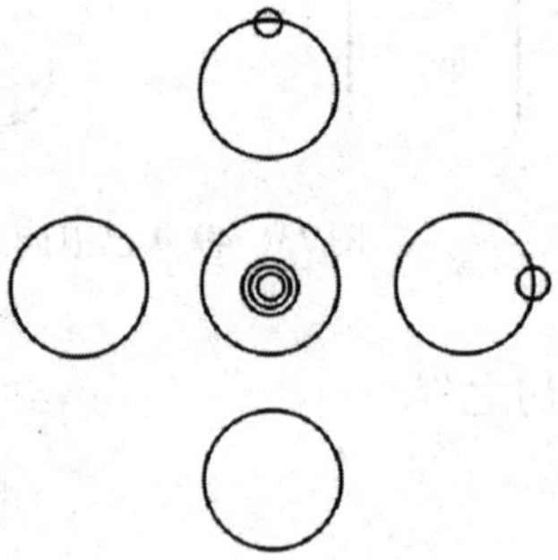

图 76　79 年己未四之气

看病时，病为 52 岁的险点，就是表面上很轻的感冒亦是极大危险之一，49 岁断经后 52 岁复潮，应考虑肿瘤。①下焦部位属太阳。②子宫隶属于阳明，也属于太阴，由于有两个火，其实到了 40 岁的人，为阴气虚，阳气盛，到半百壮火盛他会克阳明，使阳明不能合而产生漏流。

一九八六年二月十五日下午　（高先笔记）

一、运气治疗

（一）病例：1985 年初，民生咳嗽治验。

乙丑初之气

司天	126
客气	410
主运	28 ∨
主气	410
在泉	39

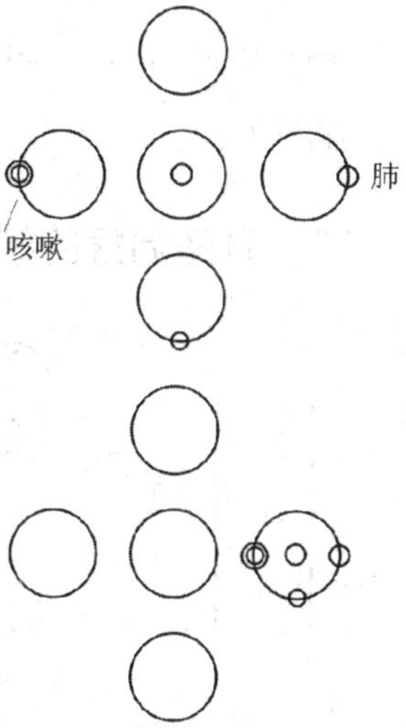

图 77　乙丑初之气病图

现将此治疗经过授给大家，使大家懂得时气为艮（初之气）的治疗，其出现的症状无非是肺的气立太过或不及，我曾经讲过：阳明燥化施于厥阴（金克木），又有厥阴风木太过反施阳明（木反克金）。

1. 从上病图分析有如下几个病因：

①此为风湿咳嗽，主要的药为桑菊饮。

②含有风寒咳嗽，主要的药为小青龙汤治疗阳明不降，

③伤湿咳嗽，主要的药为二陈汤治之，因阳明不降。

2 据上拟方：桑叶 45g、菊花 15g、干姜 6g、炙草 12g、半夏 10g、陈皮 5g、藿香 12g、威灵仙 95g、白及 45g。

威灵仙——祛风的好药，主要治风寒。

白及——祛湿邪的好药。

我曾从一本杂志上看到：用白及、威灵仙各 18g 治疗支气管扩张咳血，但效果不好，而百年乐创始人黄英儒说：“威灵仙用大量会引起出血，也许为 APC 的作用，但是，我用此方治风湿，却大胆地用大剂量并运用在上方，从不出现问题并治之而愈。所以，大家在治疗时，出现

流行性疾病时，应如上拟病图，按病图推算而用药。

（二）我治咳嗽验方：用张公灌肺炎汤（治肺炎验方）

芦根 60g、前胡 9g、桔梗 9g、桑叶 意仁 30g、菊花 9g、车前草 9g、地龙 冬瓜 30g、川贝 12g、天竹黄 12g、枳壳 9g。

若如图：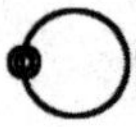的肺炎：服三剂可好的，如图：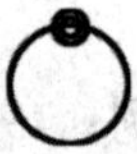的肺炎，一定要加黄芩。此方中，冬瓜仁有石膏样治咳嗽的疗效。

二、地支年运图的规律：

以每隔三十年在地支年对冲年为同一样，因每三十年出现对应点的地支年号，天干不变，而对应点的地支年岁的司天与在泉相同。

如：1986 年丙寅－－－1956 年丙申－－－1926 年丙寅年

1985 年乙丑－－－1955 年乙未－－－1925 年乙丑年

其图为：

三、时图治疗的妙用：

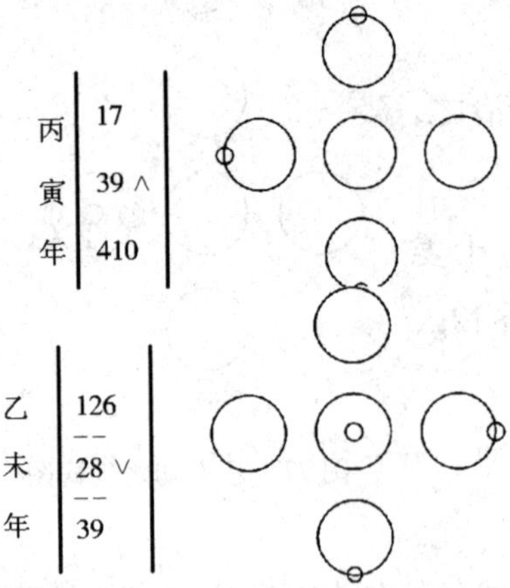

图 79　乙丑、乙未年运气图

1954 年，出现流脑大流行，石家庄名医郭可明根据当时情况提出用白虎加苍术治疗流脑，确实效果很佳。1955 年又出现流脑大流行，用上方不佳，而蒲辅周提出了神术散治流脑甚佳。

1. 54 年的时图：

2. 55 年的时图：

原为少阴热化施于阳明，而太阳寒水反复于少阴君火。

神术散加味：苍术、防风、甘草、半夏、藿香

四、气立对疾病的关系

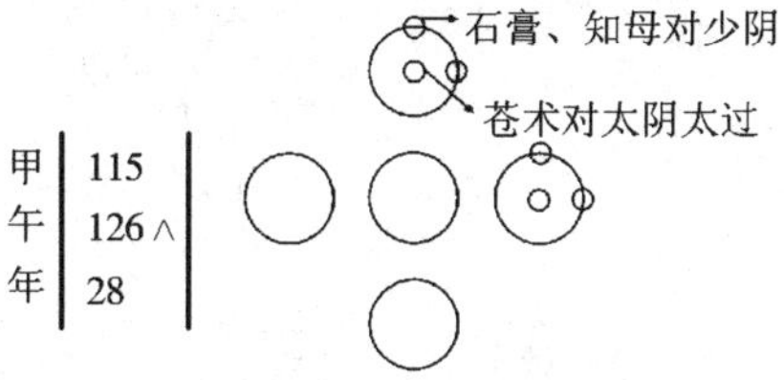

图 80　54 年的时图

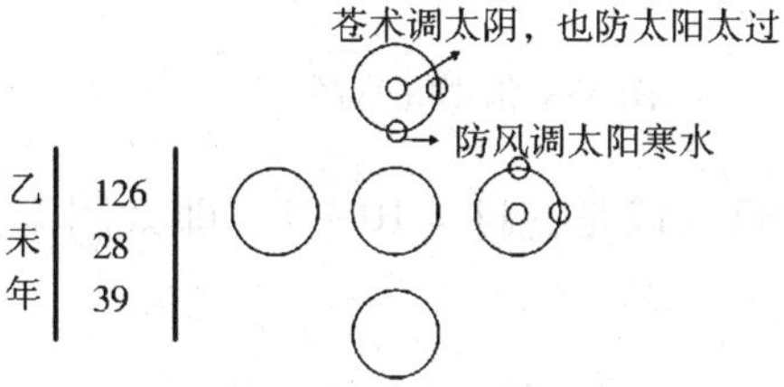

图 81　55 年的时图

任何生命体都受到气候环境的影响，这些气候帮助一些致病因素，所以，我们用药是对人体、气候，对微生物的致病体，破坏微生物的气立，使他无法生存，这样病就好转。

1. 深化气立，神机的学习

①这些都按一年四季的秩序行令而通应脏腑的，每个脏腑图都按气立通应，而脏腑的气立的开啟是有一定的时序的，内经曰：“风气通于肝；寒气通于肾；暑气通于心；燥气通于肺；湿气通于脾”。

②我们在内经的思想基础上，进一步把气立的开启顺序找出来，以方便我们的治疗和预测。

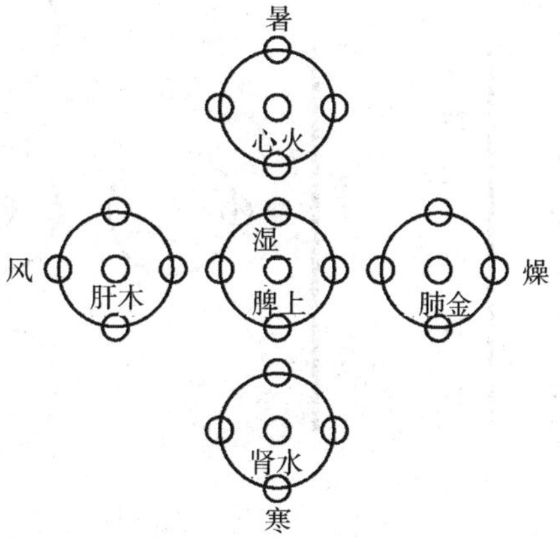

图 82　人体气立，神机统一图

从（图 83）看出：正常的话，三岁的小孩容易得惊风，可选用：桑叶、菊花、地龙、勾藤等调厥阴肝风药即可，四岁小孩若患惊风，则不用调肝风药而用调阳明药即白虎汤。七岁的小孩易得惊风，为风火相扇型，除祛风外一定要息火。五岁的小孩为慢惊风，是太阴太过反施于厥阴，用调脾的药。三岁小孩用六神丸效果好，而到了五岁就不能用六神丸了，因为治急惊风的药绝不能用来治疗慢惊风的病，治慢惊风的药绝对不能用来治急惊风的病。

③11 岁的小孩得的是什么病？

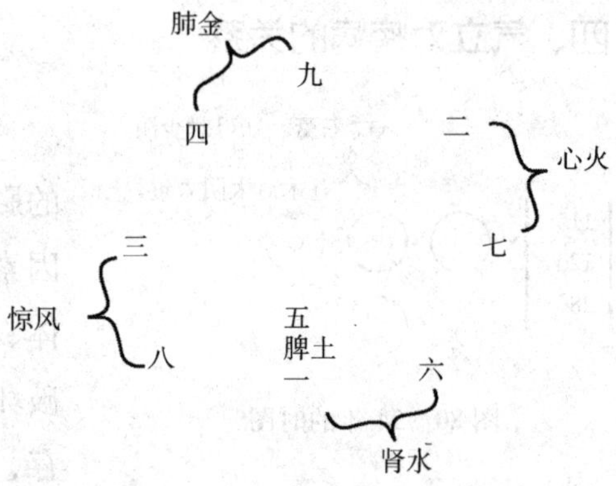

图 83　洛书九宫图

从（图 83）我们知道，五与十岁时脏腑气立通应点为脾土，“湿气通于脾”，一与六岁时脏腑气立通应点是肾水，“寒气通于肾”而 11 岁的小孩得的病应该是：11 = 10 + 1，即太阴湿土与太阳寒水气立病。

④白惠：57 年 4 月 23 日午时出生，今年 29 岁得什么病？

丁酉年二之气

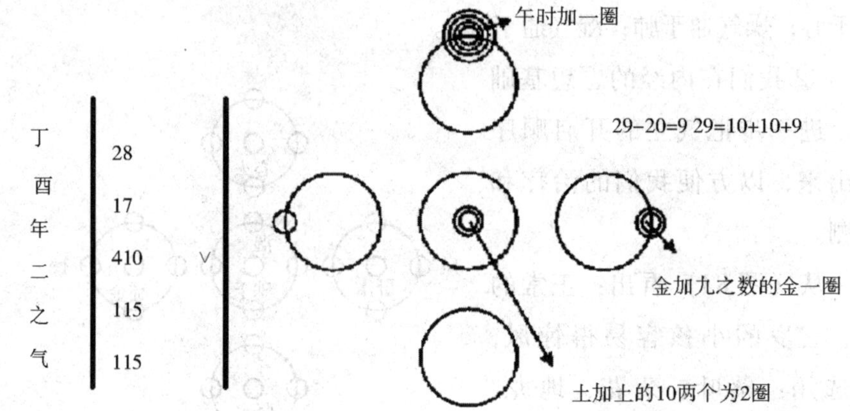

图 84　丁酉年二之气

治疗之时，岁数在命图的基础上找出洛图之数，套上命图为之气立，可找出治疗方法，大于洛图之数时，可用减法，一直减到余数而代上去。这是从内经，周易推出来的方法，是没有人推算过的，是前人有许多奇怪之数可推。我们不得不以古人的奇怪之数推算出来的方法。

⑤《千金翼方》针灸宜忌第十：

论曰："凡欲针灸，必先诊脉，知医须看病者行年、本命、祸害、绝命、生气所在，又须看破除开日，人神取天医……。"

有些一定祸害之点：七十九 = 16 岁 + 9 岁 = 25 岁 + 9 岁 = 34 岁，34 + 9 = 43 岁

破除开日之日不可针灸的，天医曰：针灸日为最好的行年命图

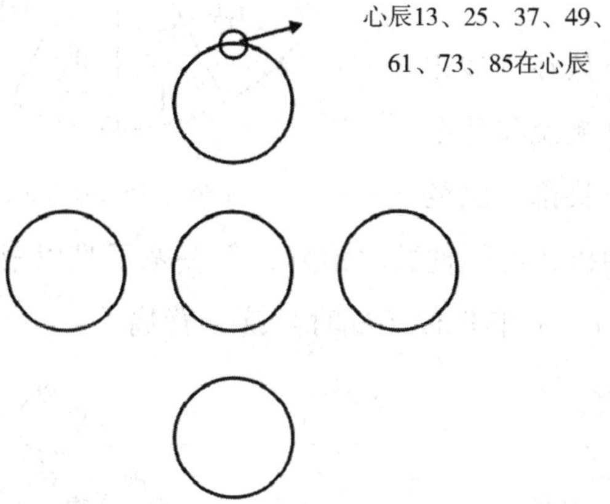

图 85

喉卯：2、14、26、38、50、62、74、86、98

头寅：3、15、27、39、51、63、75、87、99

肩丑：4、16、28、40、52、64、76、88、100

背子：5、17、29、41、53、65、77、89

腰亥：6、18、30、42、54、66、78、90

腹戌：7、19、31、43、55、67、79、91

项酉：8、20、32、44、56、68、80、92

足申：9、21、33、45、57、69、81、93

膝未：10、22、34、46、58、70、82、94

阴午：11、23、35、47、59、71、83、95

股巳：12、24、36、48、60、72、84、96

心辰：13、25、37、49、61、73、85、97

十二部人神忌歌：《针灸大成》P143

一心二喉三到头 四肩五背六腰求

七腹八项九足膝（十）十一阴股（十二）是一周

人体部位，人神所在的地方，心指胃脘，心窝。

思考题：您能在小孩在某岁得了某处外伤，你能对他家人说些什么？

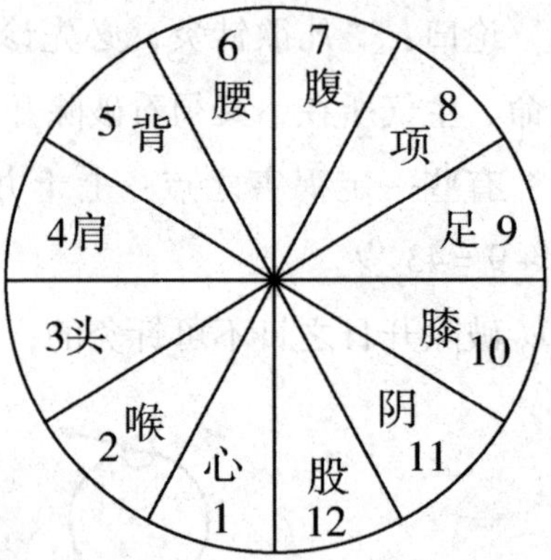

图 86　十二部人神图

如：六岁小孩伤了腰部，腰的气立，人神受损，伤了神机，尽管他暂时治好，但一辈子难以根除腰痛。

例：1926 年正月初六下午 8 时（戌时）症：背痛

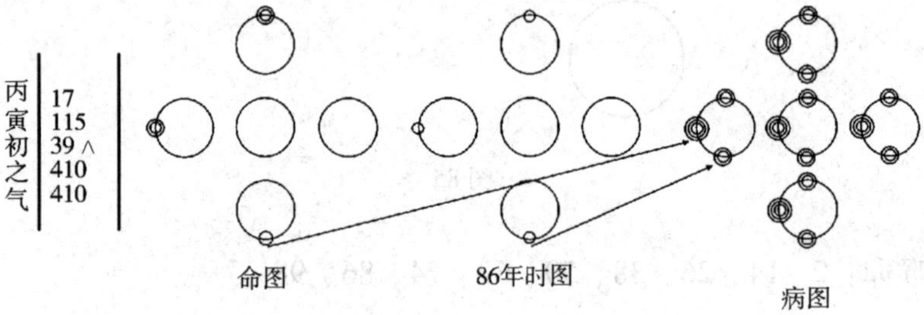

图 87　合图

命图加时图——背为肺府

我们治疗：先将厥阴之气立调小，因为厥阴太过，反施于阳明，同时调少阴太过，而补阳明不及。

方药解：虫退（蝉退）——治心血管病很好的药（民间煲牛腩）12——45g

补肺：因厥阴太过反施于阳明，所以，更应该补肺，肺主鸣，虫退亦主鸣。

合欢皮－－－柔肝药

麦冬 12g、沙参 12g、党参 12g、——补肺药

天冬 12g——能治疗风湿的良药，外长有勾。

炙甘草 10g

白芍 18g－－－张仲景喜用的治疗风湿药。

生地 18g－－－右为气，左为血，故用生地。

葛根 12g－－－张仲景治项背痛的常用药。

还用外洗药：小榕树叶，艾叶，益母草及上述中药渣合并外洗

1. 老医之话不可苛闻，俗医之方不可苛记。

2. 艰苦劳动者，成业之良药。

3. 医者虽业忙，无读书之暇，心不可宜忌之，苛忘之则是药铺之徒。

4. 东坡云：学书费纸，学医费人，凡医误药几十遭，然后困心焦虑，得以成良医之名。

5. 医有上工，下工，对病欲愈，执方欲加者，为之下工。临诊察机，使药要和者为之上工。夫察机要和者，似遇而反捷，此贤者之所得，愚者之所失。

附录　李阳波五运六气讲记手稿

《運氣學導論》提要

李陽波

一、五運太过病候時相模式

1 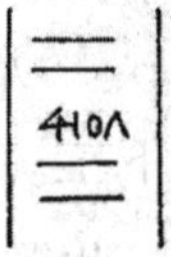

民病飧泄食减，体重烦冤，腸鳴腹支满。甚则忽忽善怒，眩冒巔疾。反胁痛而吐甚。

2 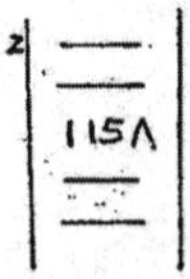

民病瘧，少气咳喘，血溢血泄注下，嗌燥耳聋，中热肩背热。胸中痛，胁支满胁痛，膺背肩胛间痛，两臂内痛，身热骨痛而为浸淫。譫妄狂越，咳喘息鳴，下甚血溢泄不已。

3 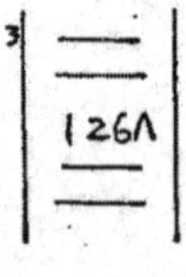

民病腹痛，清厥意不乐，体重烦冤。甚则肌肉萎。足痿不收；行善瘈，脚下痛，飲发中满食减，四肢不举。病腹满溏泄腸鳴，反下甚。

4 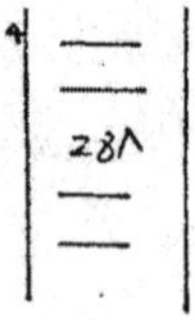

民病两胁下少腹痛，目赤痛眦瘍，耳无所闻。体重烦冤，胸痛引背，两胁满且痛引少腹。甚则喘咳逆氣，肩背痛，尻阴股膝髀腨䯒足皆病。暴痛，胠胁不可反側，咳逆甚而血溢。

5 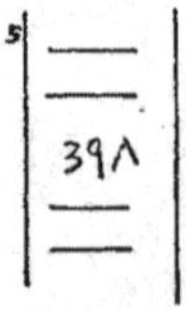

民病身热烦心躁悸，阴厥上下中寒，譫妄心痛。甚则腹大脛腫，喘咳，寝汗出憎风。腹满腸鳴，溏泄食不化，渴而妄冒。

二、五运不及病候时相模式

1 410V

民病中清，胠胁痛，少腹痛，肠鸣溏泄。病寒热疮疡痱胗痈痤。咳而鼽。

2 115V

民病胸中痛，胁支满，两胁痛，膺背肩胛间及两臂内痛，郁冒朦昧，心痛暴瘖，胸腹大，胁下与腰背相引而痛，甚则屈不能伸，髋髀如别。病鹜溏腹满，食饮不下，寒中肠鸣，泄注腹痛，暴挛痿痹，足不任身。

3 126V

民病飧泄霍乱，体重腹痛，筋骨繇复，肌肉瞤酸，善怒。寒中，胸胁暴痛，下引少腹，善大息。民食少失味。

4 28V

民病肩背瞀重，鼽嚏血便注下。头脑户痛，延及囟顶发热。民病口疮，甚则心痛。

5 39V

民病腹满身重，濡泄寒疡流水，腰股痛发，腘腨股膝不便，烦冤足痿清厥，脚下痛，甚则跗肿。寒疾于下，甚则腹满浮肿。面色时变，筋骨并辟，肉瞤瘛，目视䀮䀮，物疏璺，肌肉胗发，气并鬲中，痛于心腹。

三、四时不及病候时相模式

1 410V

其眚东，其藏肝，其病内舍胠胁，外在关节。

·2·

2 115V 其眚南，其藏心，其病内舍膺胁，外在经络。

3 126V 其眚四維，其藏脾，其病内舍心腹，外在肌肉四肢。

4 28V 其眚西，其藏肺，其病内舍膺胁肩背，外在皮毛。

5 39V 其眚北，其藏肾，其病内舍腰脊骨髓，外在溪谷踹膝。

四. 三氣之紀病候時相模式

1 410 其病里急支满，其数八。

2 115 其病瞤瘛，其数七。

3 126 其病否，其数五。

4 28 其病咳，其数九。

5 39 其病厥，其数六。

·3·

6 410V 其动緛戾拘缓，其发惊骇，其藏肝。其病摇动注恐。其病支废痈肿疮疡。邪伤肝也，眚于三。

7 115V 其动彰伏变易，其发痛，其藏心。其病昏惑悲忘，邪伤心也，眚于九。

8 126V 其动疡涌分溃痈肿，其发濡滞，其藏脾。其病留满痞塞。其病飧泄，邪伤脾也，其眚四维。

9 28V 其动铿禁瞀厥，其发咳喘，其藏肺。其病嚏咳鼽衄。邪伤肺也，眚于七。

10 39V 其动坚止，其发燥槁，其藏肾。其病痿厥坚下。其病癃闭，邪伤肾也，眚于一。

11 410∧ 其动掉眩巅疾。其經足厥阴少阳，其藏肝脾。其病怒。其病吐利。

12 115∧ 其动炎灼妄扰。其經手少阴太阳，手厥阴少阳，其藏心肺，其病笑疟疮疡血流狂妄目赤。其病痓。

13 126∧ 其动濡积并稸。其經足太阴阳明，其藏脾肾。其病腹满四支不举。

14 28∧ 其动暴折疡疰。其经手太阴阳明，其藏肺肝。其病喘喝胸凭仰息。其病咳。

11 3乙八 其动溧泄沃涌。其經足少阳太阳，其藏肾心。其病脹。

五．天氣下临，藏氣上从病候時相模式

1 17 咳嚏鼽衄鼻窒，瘡瘍，寒熱胕腫。心痛胃脘痛，厥逆鬲不通，其主暴速。

2 28 脇痛目赤，掉振鼓栗，筋痿不能久立。小便变，寒熱如瘧，甚則心痛。

3 39 心熱煩，嗌干善渴，鼽嚏，喜悲数欠。善忘，甚則心痛。水飲内稸，中满不食，皮㾪肉苛，筋脉不利，甚則胕腫身後痛。

4 410 体重肌肉萎，食减口爽。目轉耳鳴。赤沃下。其发机速。

5 115 喘呕寒熱，嚏鼽衄鼻窒。甚則瘡瘍燔灼，脇痛善太息。

6 126 胸中不利，阴痿气大衰而不起不用。腰脽痛，动轉不便也，厥逆。心下否痛。少腹痛，时害于食。

六．大氣临御，五運病候時相模式

1．太阳之政

1 39 / 410八 / 126 其病眩掉目瞑。

·5·

2	39 / 115∧ / 126	其病热郁。
3	39 / 126∧ / 126	其病湿下重。
4	39 / 28∧ / 126	其病燥背瞀胸满。
5	39 / 39∧ / 126	其病大寒留於溪谷。
6	39 / — / — / 126	民病寒湿，发肌肉萎，足痿不收，濡泄血溢。
7	39 / 17 / 410 / 126	民乃厉，温病乃作，身热头痛呕吐，肌腠疮疡。
8	39 / 28 / 115 / 126	民病气郁中满。
9	39 / 39 / 17 / 126	民病寒，反热中，痈疽注下，心热瞀闷，不治者死。
10	39 / 410 / 126 / 126	民病大热少气，肌肉萎足痿，注下赤白。
11	39 / 115 / 28 / 126	民乃舒。
12	39 / 126 / 39 / 126	民乃惨凄。

2. 阳明之政

1	28 / — / 115	民病咳嗌塞，寒热发，暴振凓癃闭。

·6·

2 28 / 126 — 410 / 115 | 其病中热胀，面目浮肿，善眠，鼽衄嚏欠呕，小便黄赤，甚则淋。

3 28 / 17 — 115 / 115 | 厉大至，民善暴死。

4 28 / 28 — 17 / 115 | 民病寒热。

5 28 / 39 — 126 / 115 | 病暴仆，振栗谵妄，少气嗌干引饮，及为心痛痈肿疮疡疟寒之疾，骨痿血便。

6 28 / 410 — 28 / 115 | 民气和。

7 28 / 115 — 39 / 115 | 其病温。

3. 少阳之政

1 17 / 410∧ — 410 | 其病掉眩支胁惊骇。

2 17 / 115∧ — 410 | 其病上热郁血溢血泄心痛。

3 17 / 126∧ — 410 | 其病体重胕肿痞饮。

4 17 / 28∧ — 410 | 其病肩背胸中。

5 17 / 39∧ — 410 | 其病寒浮肿。

6 17 / ═ — 410 | 民病寒中，外发疮疡，内为泄满。民病寒热疟泄，聋瞑呕吐，上怫肿色变。 ·7·

7	17 115 —— 410 410	温病乃起，其病气怫于上，血溢目赤，咳逆头痛，血崩胁满，肤腠中疮。
8	17 126 —— 115 410	其病热郁于上，咳逆呕吐，疮发于中，胸嗌不利，头痛身热，昏愦脓疮。
9	17 17 —— 17 410	民病热中，聋瞑血溢，脓疮咳呕，鼽衄渴嚏欠，喉痹目赤，善暴死。
10	17 28 —— 126 410	其病满身重。
11	17 39 —— 28 410	民避寒邪，君子周密。
12	17 410 —— 39 410	其病关闭不禁，心痛，阳气不藏而咳。

4. 太阴之政

1	126 三 39	民病寒湿，腹满身䐜愤胕肿，痞逆寒厥拘急。
2	126 410 —— 410 39	民病血溢，筋络拘强，关节不利，身重筋痿。
3	126 115 —— 115 39	其病温厉大行，远近咸若。
4	126 126 —— 17 39	民病身重胕肿，胸腹满。
5	126 17 —— 126 39	民病腠理热，血暴溢疟，心腹满热胪胀，甚则胕肿。

·8·

6	126 28 28 39	民病皮腠。
7	126 39 39 39	病人关节禁固，腰脽痛，寒湿推于气交而为疾也。

5. 少阴之政

1	115 410∧ 28	其病支满。
2	115 115∧ 28	其病上热血溢。
3	115 126∧ 28	其病中满身重。
4	115 28∧ 28	其病下清。
5	115 39∧ 28	其病寒下。
6	115 28	民病咳喘，血溢血泄鼽嚏，目赤眦疡，寒厥入胃，心痛腰痛，腹大嗌干肿上。
7	115 39 410 28	关节禁固，腰脽痛。中外疮疡。
8	115 410 115 28	其病淋，目瞑目赤，气郁于上而热。
9	115 115 17 28	民病气厥心痛，寒热更作，咳喘目赤。
10	115 126 126 28	民病寒热，嗌干黄瘅，鼽衄饮发。

·9·

11	115 17 — 28 28	其病温。
12	115 28 — 39 28	腫于上，咳喘，甚则血溢。

6. 厥阴之政

1	410 — — 17	热病行于下，风病行于上，风燥胜复形于中。
2	410 28 — 410 17	民病寒于右之下。
3	410 39 — 115 17	民病热于中。
4	410 410 — 17 17	民病泣出耳鳴掉眩。
5	410 115 — 126 17	溽暑湿热相薄，争于左之上，民病黄癉而为胕腫。
6	410 126 — 28 17	寒氣及体。
7	410 17 — 39 17	其病温厉。

七. 五運氣行主岁之纪常数時相模式

1	115 — 126∧ — 28	热化二，雨化五，燥化四。
2	126 — 28∨ — 39	灾七宫，湿化五，清化四，寒化六。
3	17 — 39∧ — 410	火化二，寒化六，风化三。
4	28 — 410∨ — 115	灾三宫，燥化九，风化三，热化七。

·10·

5	39 / 115∧ / 126	寒化六，热化七，湿化五。
6	410 / 126∨ / 17	灾五宫，风化三，湿化五，火化二。
7	115 / 28∧ / 28	热化七，清化九，燥化九。
8	126 / 39∨ / 39	灾一宫。雨化五，寒化一。
9	17 / 410∧ / 410	火化二，风化八。
10	28 / 115∨ / 115	灾九宫。燥化九，热化二。
11	39 / 126∧ / 126	寒化六，湿化五。
12	410 / 28∨ / 17	灾七宫。风化八，清化四，火化二。
13	115 / 39∧ / 28	热化二，寒化六，清化四。
14	126 / 410∨ / 39	灾三宫。雨化五，风化三，寒化一。
15	17 / 115∧ / 410	火化二，风化三。
16	28 / 126∨ / 39	灾五宫。清化九，雨化五，热化七。
17	39 / 28∧ / 126	寒化一，清化九，雨化五。

18 410 / 39∨ / 17 灾一宫。风化三，寒化一，火化七。

19 115 / 410∧ / 28 热化二，风化八，清化四。

20 126 / 115∨ / 39 灾九宫。雨化五，火化二，寒化一。

21 17 / 126∧ / 410 火化二，雨化五，风化八。

22 28 / 28∨ / 115 灾七宫。燥化四，清化四，热化二。

23 39 / 39∧ / 126 寒化六，雨化五。

24 410 / 410∨ / 17 灾三宫。风化三，火化七。

25 115 / 115∧ / 28 热化七，清化九。

26 126 / 126∨ / 39 灾五宫。雨化五，寒化一。

27 17 / 28∧ / 410 火化七，清化九，风化三。

28 28 / 39∨ / 115 灾一宫。清化九，寒化一，热化七。

29 39 / 410∧ / 126 寒化六，风化八，雨化五。

·12·

30 410 / 115V / 17 兑九宫。风化八，火化二。

八、五運之氣郁极复发病候時相模式

1 126VΛ 民病心腹脹，腸鳴而为数后，甚则心痛胁䐜，呕吐霍乱，飲发注下，胕腫身重。其乃发也，以其四氣。

2 28VΛ 民病咳逆，心胁痛引少腹，善暴痛，不可反側，嗌干面尘色恶。怫乃发也，其氣五。

3 39VΛ 民病寒客心痛，腰脽痛，大关节不利，屈伸不便，善厥逆，痞坚腹满。而乃发也，其氣二火前后。

4 410VΛ 民病胃脘当心而痛，上支两胁，鬲咽不通，食飲不下，甚则耳鳴眩轉，目不識人，善暴僵仆。而乃发也，其氣无常。

5 115VΛ 民病少氣，瘡瘍痈腫，胁腹胸背，面首四支，䐜憤臚脹，瘍痱呕逆，瘛疭骨痛，节乃有动，注下温瘧，腹中暴痛，血溢流注，精液乃少，目赤心热，甚则瞀闷懊憹，善暴死。其乃发也，其氣四。

九、六氣所至病候時相模式

1 410 里急。支痛。緛戾。胁痛呕泄。

2 115 瘍胗身热。惊惑恶寒战慄譫妄。悲妄衄血蔑。語笑。

3 126 积飲否隔。稸满。中满霍乱吐下。重胕腫。

4 17 嚏吐，瘡瘍。惊躁瞀昧暴病。喉痹耳鳴呕涌。暴注，瞤瘛暴死。

·13·

5 28 浮虚。鼽尻阴股膝髀腨胻足病。皴揭。鼽嚏。

6 31 屈伸不利。腰痛。寝汗痉。流泄禁止。

十. 岁氣在泉淫胜病候時相模式

1 410A> 民病洒洒振寒，善伸数欠，心痛支满，两胁里急，飲食不下，鬲咽不通，食则呕，腹胀善噫，得后与氣，则快然如衰，身体皆重。

2 115A> 民病腹中常鳴，气上冲胸，喘不能久立，寒热皮肤痛，目瞑齿痛䪼肿，恶寒发热如瘧，少腹中痛腹大。

3 126A> 民病飲積，心痛，耳聋浑浑焞焞，嗌肿喉痹，阴病血見，少腹痛肿，不得小便，病冲头痛，目似脱，项似拔，腰似折，髀不可以回，腘如结，腨如别。

4 17A> 民病注泄赤白，少腹痛溺赤，甚则血便。

5 28A> 民病喜呕，呕有苦，善太息，心胁痛不能反侧，甚则嗌干面尘，身无膏泽，足外反热。

6 39A> 民病少腹控睾，引腰脊，上冲心痛，血見，嗌痛頷肿。

十一. 岁氣司天淫胜病候時相模式

1 410A> 民病胃脘当心而痛，上支两胁，鬲咽不通，飲食不下，舌本强，食则呕，冷泄腹胀，溏泄瘕水闭。病本于脾。

.14.

附录 李阳波五运六气讲记手稿

2 115∧> 民病胸中烦热，嗌干，右胠满，皮肤痛，寒热咳喘。唾血血泄，鼽衄嚏呕，溺色变，甚则疮疡胕肿，肩背臂臑及缺盆中痛，心痛肺膜，腹大满，膨膨而喘咳，病本于肺。

3 126∧> 胕肿骨痛阴痹，阴痹者按之不得，腰脊头项痛，時眩，大便难，阴气不用，饥不欲食，咳唾则有血，心如悬，病本于肾。

4 17∧> 民病头痛，发热恶寒而疟，热上皮肤痛，色变黄赤，傳而为水，身面胕肿，腹满仰息，泄注赤白，疮疡咳唾血，烦心胸中热，甚则鼽衄，病本于肺。

5 28∧> 民病左胠胁痛，寒清于中，感而疟。咳，腹中鸣，注泄鹜溏。心胁暴痛，不可反側，嗌干面尘腰痛，丈夫㿗疝，妇人少腹痛，目昧眦，疡疮痤痈。病本于肝。

6 39∧> 血变于中，发为痈疡，民病厥心痛，呕血血泄鼽衄，善悲時眩仆。胸腹满，手热肘挛掖肿，心澹澹大动，胸胁胃脘不安，面赤目黄，善噫嗌干，甚则色炲，渴而欲飲，病本于心。

十二、六氣相胜病候時相模式

1 410> 耳鳴头眩，愦愦欲吐，胃鬲如寒。胠胁氣并，化而为热，小便黄赤，胃脘当心而痛，上支两胁，腸鳴飧泄，少腹痛，注下赤白，甚则呕吐，鬲咽不通。

2 115> 心下热善飢，脐下反动，气游三焦，呕逆躁烦，腹满痛溏泄，傳为赤沃。

·15·

3 126>
火氣内郁，瘡瘍于中，流散于外，病在胠脇，甚则心痛熱格，头痛喉痹項強，独胜则湿氣内郁，寒迫下焦，痛留頂互引眉间，胃满。少腹满，腰脽重强，内不变，善注泄，足下温，头重足脛胕腫，飲发于中，胕腫于上。

4 17>
熱客于胃，煩心心痛，目赤欲呕，呕酸善饑，耳痛溺赤，善惊譫妄，暴热消烁。少腹痛，下沃赤白。

5 28>
清发于中，左胠脇痛溏泄，内为嗌塞，外发癩疝。胸中不便，嗌塞而咳。

6 39>
痔瘧发，寒厥入胃，则内生心痛，阴中乃瘍，隱曲不利，互引阴股，筋肉拘苛，血脉凝泣，絡满色变，或为血泄，皮肤否腫，腹满食减，热反上行，头項囟頂脑户中痛，目如脱，寒入下焦，傳为濡泻。

十三．六氣之复病候畸相模式

1 410<
少腹坚满，里急暴痛。厥心痛，汗发呕吐，飲食不入，入而复出，筋骨掉眩清厥，甚则入脾，食痹而吐。

2 115<
燠热内作，煩躁鼽嚏，少腹絞痛。嗌燥，分注时止，气动于左，上行于右，咳，皮肤痛，暴瘖心痛，郁冒不知人，乃洒淅恶寒，振慄譫妄，寒已而热，渴而欲飲，少氣骨痿，隔腸不便，外为浮腫噦噫。病痱胗瘡瘍，癰疽痤痔，甚则入肺，咳而鼻淵。

·16·

3 126<
体重中满，食饮不化，阴气上厥，胸中不便，饮发于中，咳喘有声。头顶痛重，而掉瘛尤甚，呕而密默，唾吐清液，甚则入肾，窍泻无度。

4 17<
惊瘛咳衄，心热烦躁，便数憎风，厥气上行，面如浮埃，目乃瞤瘛，火气内发，上为口糜呕逆，血溢血泄，发而为疟，恶寒鼓慄，寒极反热，嗌络焦槁，渴引水浆，色变黄赤，少气脉萎，化而为水，传为胕肿，甚则入肺，咳而血泄。

5 22<
病生胠胁，气归于左，善太息，甚则心痛否满，腹胀而泄，呕苦咳哕烦心，病在鬲中头痛，甚则入肝，惊骇筋挛。

6 39<
心胃生寒，胸膈不利，心痛否满，头痛善悲，时眩仆，食减，腰脽反痛，屈伸不便。少腹控睾，引腰脊，上冲心，唾出清水，及为哕噫，甚则入心，善忘善悲。

十四．六气司天客主之胜病候时相模式

1 410 410>
耳鸣掉眩，甚则咳。

2 410 410>
胸胁痛，舌难以言。

3 115 115>
鼽嚏颈项强，肩背瞀热，头痛少气，发热耳聋目瞑，甚则胕肿血溢，疮疡咳喘。

4 115 115>
心热烦躁，甚则胁痛支满。

·17·

5 126 126> 首面胕肿，呼吸气喘。

6 126 126> 胸腹满，食已而瞀。

7 17 17> 丹胗外发，及为丹熛疮疡，呕逆喉痹，头痛嗌肿，耳聋血溢，内为瘛疭。

8 17 17> 胸满咳仰息，甚而有血，手热。

9 28 28> 咳衄嗌塞，心鬲中热，咳不止而白血出者死。

10 28 28> 咳衄嗌塞，心鬲中热，咳不止而白血出者死。

11 39 39> 胸中不利，出清涕，感寒则咳。

12 39 39> 喉嗌中鸣。

十五、六氣在泉，客主之胜病候時相模式

1 410> 410 大关节不利，内为痉强拘瘛，外为不便。

2 410> 410 筋骨繇并，腰腹時痛。

3 115> 115 腰痛，尻股膝髀腨胻足病，瞀热以酸，胕肿不能久立，溲便变。

·18·

4 115> 115 厥氣上行，心痛发热，隔中，众痹皆作，发于胠胁，魄汗不藏，四逆而起。

5 126> 126 足痿下重，便溲不時，湿客下焦，发而濡泻，及为腫隱曲之疾。

6 126> 126 寒氣逆满，食飲不下，甚則为疝。

7 17> 17 腰脽痛而反恶寒，甚则下白溺白。

8 17> 17 热反上行而客于心，心痛发热，格中而呕。

9 28> 28 清气动下，少腹坚满而数便泻。

10 28> 28 腰重腹痛，少腹生寒，下为鹜溏，则寒厥于肠，上冲胸中，甚则喘不能久立。

11 39> 39 腰尻痛，屈伸不利，股胫足膝中痛。

12 39^ 39 腰尻痛，屈伸不利，股胫足膝中痛。

十六、藏府氣立神机本氣位原图式

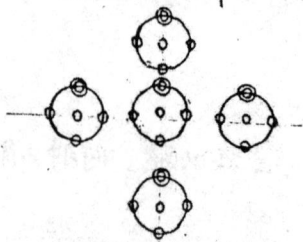

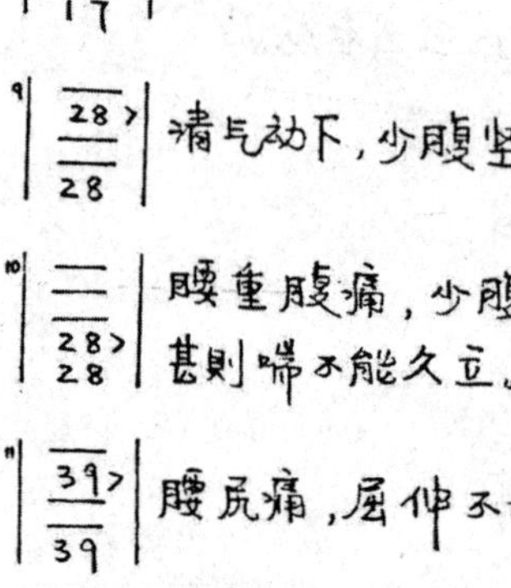

根于中者，命曰神机，神去则机息；根于外者，命曰氣立，氣止则化绝。

·19·

十七. 病机十九条本气位原图式

1.

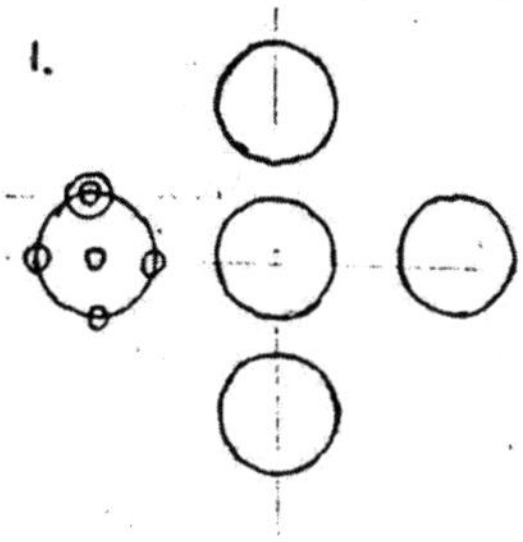

諸风掉眩，皆属于肝。

2.

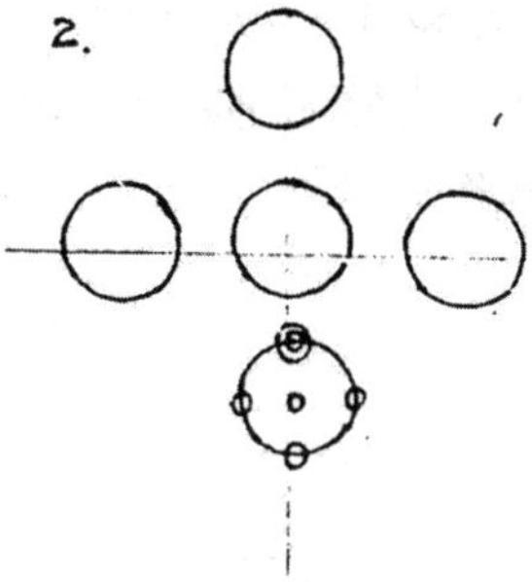

諸寒收引，皆属于腎。

3.

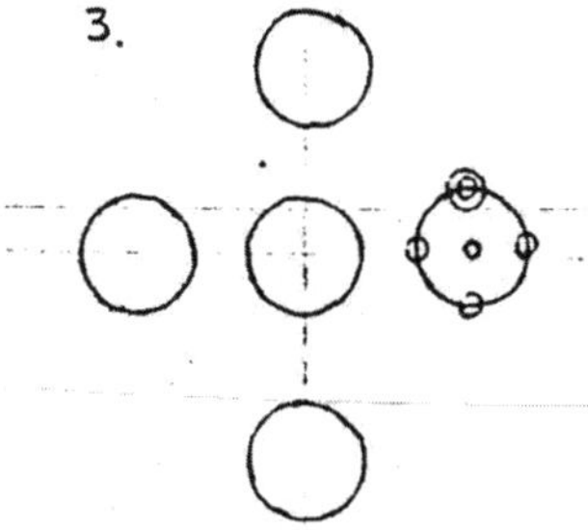

諸气膹郁，皆属于肺。

4.

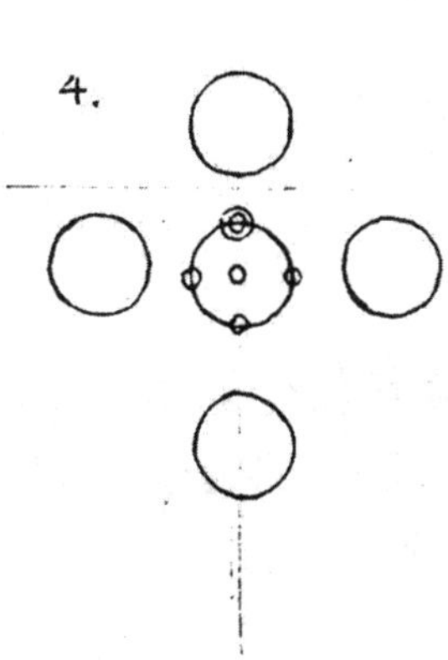

諸湿腫满，皆属于脾。

5.

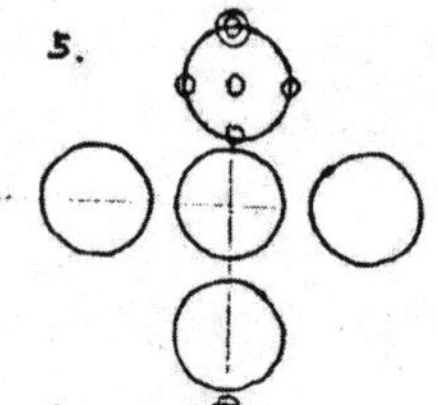

諸痛痒瘡，皆属于心。

6.

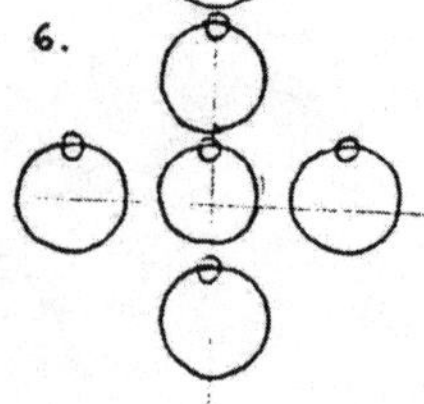

諸热瞀瘛皆属于火；諸禁鼓慄，如丧神守，皆属于火；諸逆冲上，皆属于火；諸躁狂越，皆属于火；諸病胕腫，疼酸惊骇皆属于火。

7.

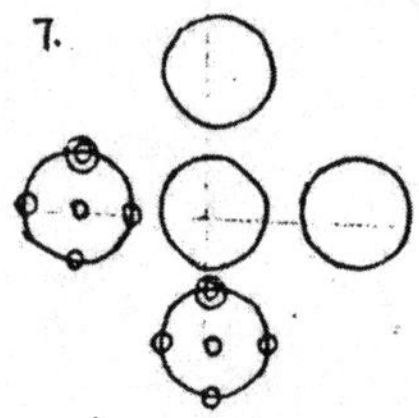

諸厥固泄，皆属于下。

8.

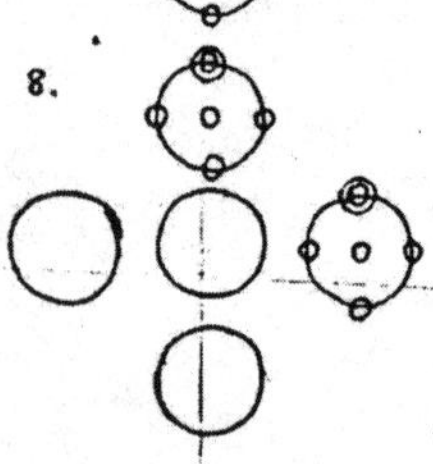

諸痿喘呕，皆属于上。

9.

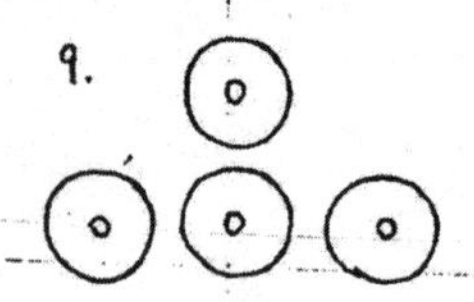

諸痉項强，皆属于湿。

10.

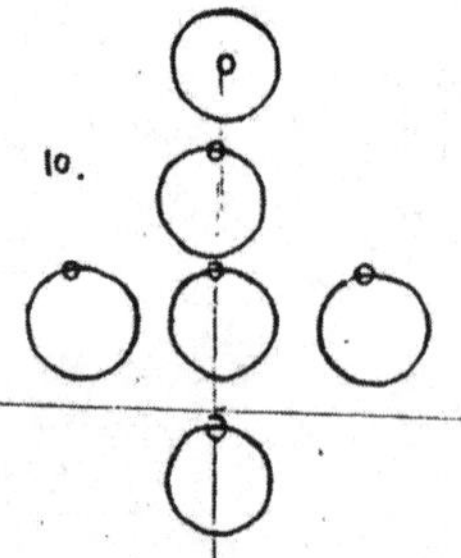

諸腹脹大，皆属于热；諸病有声，鼓之如鼓，皆属于热；諸轉反戾，水液浑浊，皆属于热；諸呕吐酸，暴注下迫，皆属于热。

.21.

11.

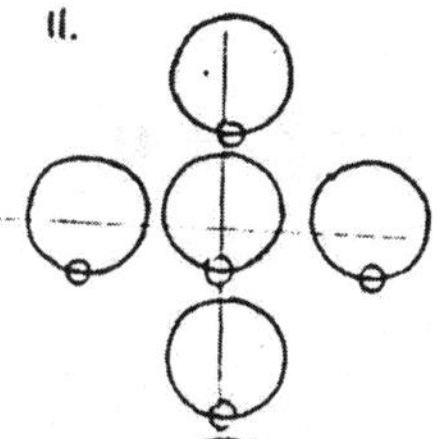

諸病水液，澄彻清冷，皆属于寒。

12.

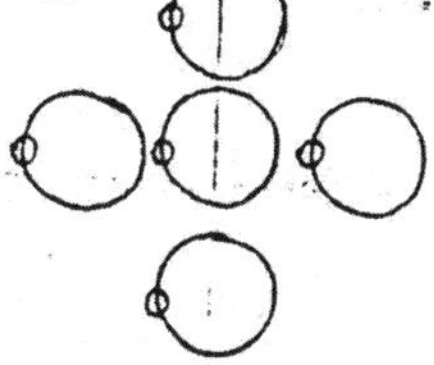

諸暴强直，皆属于风。

十八、《伤寒論》桂枝汤药图、病图与最佳常数時相模式

1. 药图

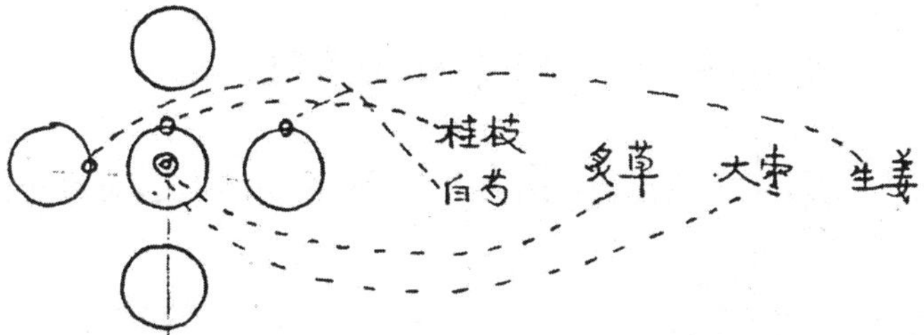

2. 病图

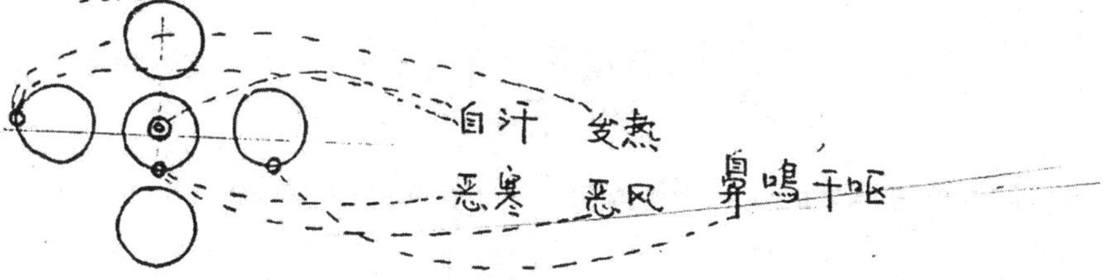

3. 最佳常数時相模式

126	126	126	126	39	39	39	39
28v	39v	410v	126v	410∧	39∧	28∧	126∧
39	39	39	39	126	126	126	126
(t.2)	(t.8)	(t.14)	(t.26)	(t.29)	(t.23)	(t.17)	(t.11)

·22.

十九. 刘象数運用稟赋、发病、临診時相診治胃痛、咳嗽二证案例列举

(一) 胃痛病例

1. 丙寅年四月初二寅時出生，84年8月16号診。

17 126 39∧ 115 410	28 之	115 126 126∧ 126 28		胃脘疼痛半年余，酉時为剧，舌红，苔根微黄腻

2. 1934年六月初六，酉時出生，84年8月18号診。

39 39 126∧ 17 126	17 之	115 126 126∧ 126 28	17	胃脘疼痛，申—戌时为剧，舌淡。

3. 1937年三月二十六申時出生，84年8月19号診。

410 39 410∨ 115 17	17 之	115 126 126∧ 126 28		胃脘疼痛二十余年，叠治不效。舌红苔黄。

4. 癸未年七月十五午時出生。

126 17 115∨ 126 39	之	115 126 126∧ 126 28		胃溃疡九年，已行手术切除。近日現柏油便，胃脘胀痛，舌淡。

5. 1965年五月初五卯時出生，84年9月17診治。

410 410 28∨ 17 17	28 之	115 115∧ 28	之	115 126 126∧ 126 28	39	胃脘痛，泛酸，舌红。

6. 1968年七月初四出生。84年四之氣診治。

17 28 115∧ 126 410	之	410 115∨ 17	之	115 126 126∧ 126 28	胃脘疼热，氣上撞心，泛酸，眩暈，鼻息不利，口苦，舌红。

·23·

7. 1950年八月二十五戌時出生，84年四之氣診治。

17 39 28∧ 28 410 17	之	115 410∧ 28	之	115 126 126∧ 126 28	十年前曾患肝炎。近段時期胃脘疼痛，口苦，咽干。夜梦纷纭，溲黄，溏泻难尽，舌红。

8. 1943年十二月初八出生，84年四之氣診治。

126 39 115∨ 39 39	之	115 126 126∧ 126 28	胃脘疼痛。

9. 1956年10月出生，84年四之氣診治。

17 39∧ 410	之	115 39 126∧ 410 28	之	115 126 126∧ 126 28	胃脘疼痛4-5年，经钡餐确診为胃溃瘍。今年元月下旬上消化道大出血。刻診胃脘疼痛，泛酸。

10. 1946年10月20卯時出生，84年8月19号診治。

39 115 39∧ 28 126	之	115 126 126∧ 126 28	胃脘疼痛三十年。確診為胃，十二指腸球部潰瘍，曾两次手术并行胃大部份切除。刻診胃脘痞脹，納少。

(二) 咳嗽

1. 庚申年初之氣出生，84年7月30日診治。

17 115 28∧ 410 410	之	115 126 126∧ 126 28	咳喘两年，晨起为剧，舌红，苔黄膩。西醫診为肺TB。

2. 1954年四月十二日出生，84年7月30日診治。

115 410 126∧ 115 28	之	115 39 126∧ 410 28	之	115 126 126∧ 126 28	咳嗽半年，无血痰，舌質红绛，苔薄膩。

3. 1940年四月初五卯時出生，84年8月6号診治。

39 28 28∧ 115 126	之	115 126 126∧ 126 28	咳喘三周，剧于夜。舌淡，苔白。

4. 1958年正月二十一寅時出生，84年8月18号診治

39 17 115∧ 410 126	之	115 115 126∧ 17 28	之	115 126 126∧ 126 28	咳嗽痰中带血，近两月。拍片发现右上肺部阴影。

5. 1924年农历五月十八丑時出生，84年8月25号診治

115 115 126∧ 17 28	之	115 115 126∧ 17 28	之	115 126 126∧ 126 28	咳嗽月余，夜间为剧，脘痛目眩，口苦，咽干。

6. 1945年农历八月十四出生。84年四之氣診治。

28 410 28V 28 115	之	— — — —	之	115 126 126∧ 126 28	素罹支氣管扩張咯血。刻下痰多胸闷喘促。

7. 1950年十一月二十五亥時，84年9月2号診治

17 410 28∧ 39 410	之 39	115 126 126∧ 126 28	咳吐脓痰，头两侧及巅顶疼痛。口苦，咽干，纳呆，舌暗红，苔白腻。

8. 1966年农历六月下旬出生。84年9月9号诊治

115 126 39∧ 126 28	之	115 126 126∧ 126 28	咳嗽牵动左腹疼痛，舌苔薄腻。

·25.

1988年12月31日—1989年元月2日 沙井街23号
传功谈话记要

1. 谈功力、功行、功法、功德——

力、行、法、德，是炼功（修炼）过程中的四个重要概念，从古至今人们还没有一个较对性的阐述。功力是用以衡量个人的行功半径，功作用的范围愈大，半径愈大，其所需要之力就愈大，就象引力与半径的平方成正比一样。故古今都惯用功力或道力或法力深厚来形容个人所具之功夫。功行是指修炼的时间而言，行者走也，所谓功行，即指你在练功的道路上已经走了多远，已经走了多少时间。修炼家通常所言的功行圆满，就是指你个人修炼所走过的时间和路程上已达到指定（当然是正确的指定）的目的，这时候就叫做功行已经圆满，可以升入更高的一个层次了，此即道佛二家所言的飞升之时。

功法，主要指的是修炼的具体步骤与方法，关于这一点的认识我从来就比较明确。由于修炼的

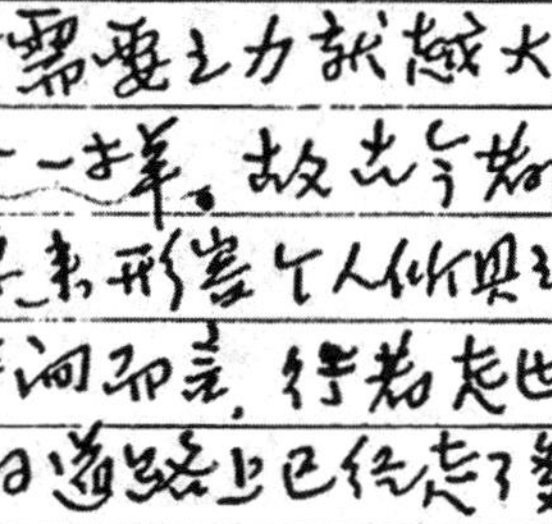

教义天学的级别的不同，因此，功法亦有其差异。当然，这个差异不仅包括技术上的差异，而且还有层次上的差异。功法的不同，决定修炼的性质，故有正道和旁门左道的区别。

功德这个概念十分重要，亦不容易说清楚，它主要指的是有关功力、功能、功法的一种相关性的东西，可以理解为修炼过程中所积累的能量，这个能量的大小和性质优劣是衡量上述功力、功能、功法的重要指标，也是判断邪正的唯一标准。上述的能量即功德主要是用来济世渡人的，是用来供众生取用的，若果你具备了取之不尽，用之不竭的这种济世渡人的能量，那么通常我们就说你"功德无量"。这是神仙方士经常引用的词语。

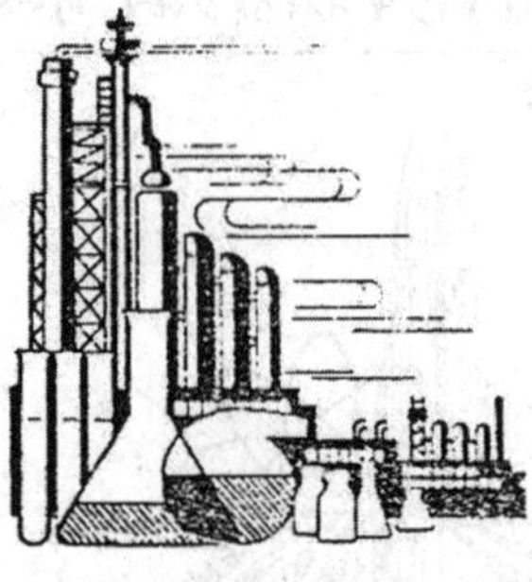

2. 谈方位问题

方与位是两个不同的概念，应注意它们之间的区别。方是对天而言，位是对地而言。方指的是天体（主要指日月）

②

运行的特定区域，位指的是大地的不同位置，随着天体的不断运行，方发生改变，大地的位置亦发生相应的变化。因此，称以上的关系为方位。其中，天有十方，地有十二位。因此，有十天干、十二地支的区别。

3. 关于干支问题

古代对于时间多用的是干支计数，干是指天干，支是指地支。为什么天用干而地用支呢？这个问题很有趣，也充分说明了古贤圣们以天为万物之主宰的思想。

干的本意是树干，支的本意是树枝，树干与树枝有什么关系呢？我们知道，树叶与果实都是长在树的枝上而非长在树的干上，但树枝又必须依赖于树干才能生存。这种叶与果实生长于树枝，而树枝则赖于树干才能生存的关系，恰恰可以用来比喻天与地、地与万物之间的关系。万物的生长是离不开地的，也就是说万物的生长

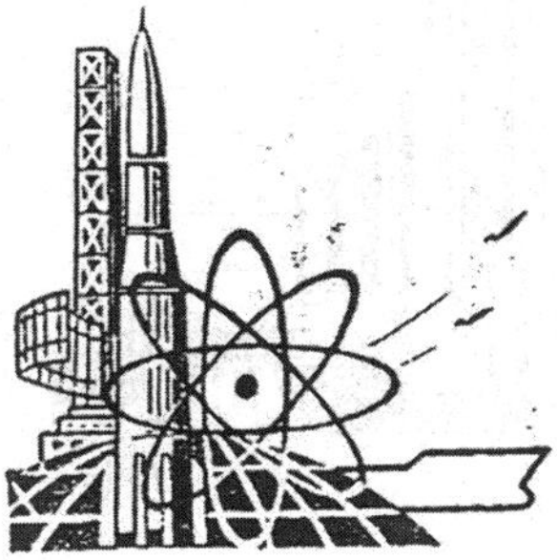

变化是在大地上进行的，但是，万物之所以
能在大地上周而复始的生长收藏，是由于
天的运动对大地所产生的作用影响的
结果。天的这种作用好比树干，地的这
种作用好比树枝和叶，果实好比万物，
因此，有天干地支之谓。天干地支实际上是
对天体运动所产生的方位变化，以及这
种变化所影响的地体运动所产生的
位的变化在数学上的刻画。

由此可见，产生于古代文化里的时间
概念是绝对不等同于现代的时间概
念的，从现代时间概念的角度出发，
在古代文化里不存在时间。这样的说法
不能不谓之惊天动地。从一些意义来说
在古代文化里只有时序的概念。时辰
的概念也很有趣，细细玩味时辰

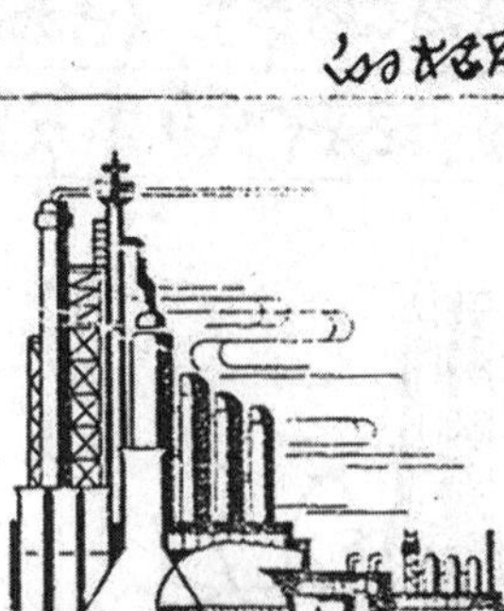

将给我们不少快乐的启发。
我们先来看辰，辰是地支中的
一个支数，含有地的含义，但
不能言，更令人惊异的是，它刚
好处于地支中的第五位，五为
土数，更代表了地，而在于天八

③

卦中，它位于地户的入口处，合三为一，则辰巳包含了地的运动所载信的变化的所有信息。在这里，辰很有与地支"气味相投"的趋势，实际上它们的内涵是大体相同的。

那么，時字又有什么稀奇古怪的论文呢？细细说来，要从時的结构来谈起。時字的左边乃一日傍。天为日，日从东升，故日置于時之左侧。時的右边由一土字和寸字构成，学过《周髀算经》的人，不难发现，用于测量日影的周髀（圭表）是一个八尺的圭表。竖立于土上，以通过晷影长度的测量（即寸的测量）来确定太阳运动的方式以及对大地运动的位的影响。这种圭表的刻度是以寸为单位的。因此，時字右边的结构便具有圭表测影的意义。左右合璧则是对天体（日）的运动以及对天体运动的观测的较完整概括。这样一来，我们又发现了，時与天干的论文又近乎雷同了。我们再来数一数時的造字笔画，则如

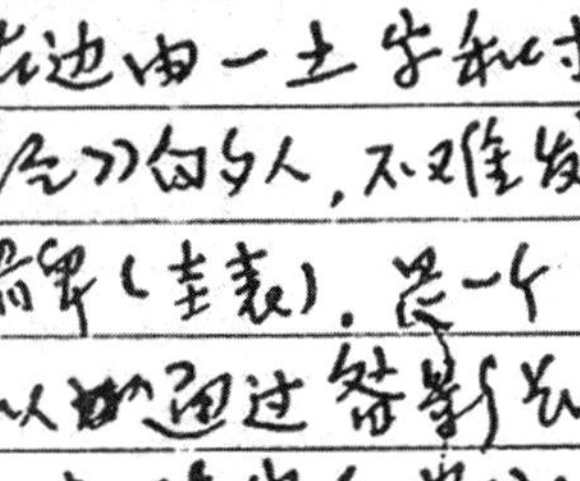

为十，正好是十天干的数。这里不能仅仅说明是凑巧而已。第二个时辰的基本概念，就从这样笔画刻的角度谈到了天地的有关问题，更何况古代文化里还有太极、阴阳、五行、八卦……等等这样一大批的基本概念呢？可见古代文化里有关于天地这个与人密切相关的整个系统是十分庞杂而又非常精粹的。它们既包含在古代文化的最基本层次里和概念里，如以上的时辰概念，又分布在由这些基本层次、基本概念所构造的各个古代文化分支里。

从以上对时辰的分析研究，我们亦发现对古文字研究的重要意义，这次任文大某提到这一点，让我们好好地补补文字学的课程。研究文这次甲骨文字提出了："文字是信息的载体"。这就要求我们着重去考证文字的起源，这个工作关系到我们能否弄清信息是如何加进到文字里面的过程，这亦关系到研究符号论、数术的基

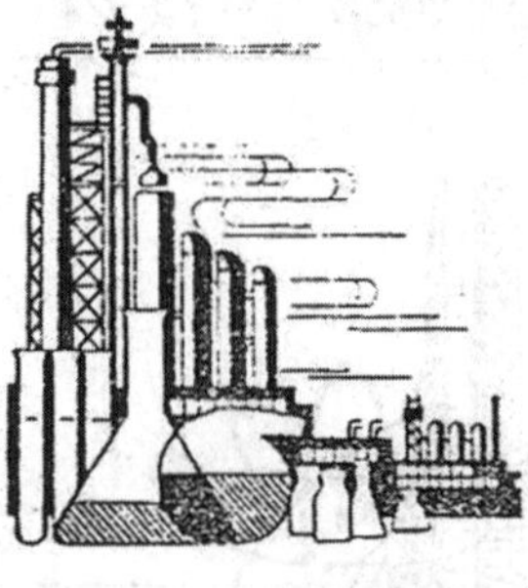

④

有专门，这个工作完成了，则我们所注重的人类思维，特别指古圣贤的思维，的本来面目便会昭然若揭。

但是现在的问题，对于我们的后代，在认字时一定要教繁体字，绝对不能偷懒去学简体字，现在搞的简体字，把古代圣贤们遗留给我们的重要信息都给简化掉了。欲弄清古圣贤们的思想，就不异于痴人说梦了。最近日本、台湾、香港都做了大量调查研究，结果证明了学会认识繁体字，能够大大提高幼儿童的智力，以上诸国的现代文明这样发达了，都仍然不肯将古老的繁体字现代化，坚持使用，就可能在此。这里关系到一个民族的智慧与素质，想起来这是多么多么可怕的事。这样的一批历史罪人，最终会由我们来再审判的。

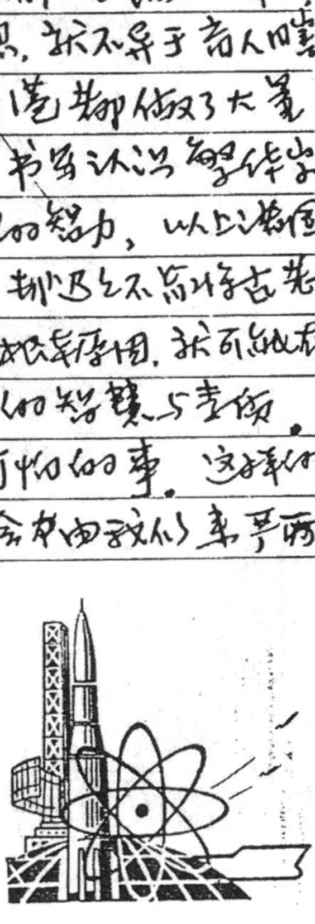

4. 有关哲学问题

哲学的定义很难作下，因此，至今东西方仍没有一个较公认满意的有关

哲学内涵的定义。那么，怎么来认识哲
学呢？怎样来正确定它的研究领域呢？
最起码，我们可以肯定，哲学不等于科学。
它与科学有着某些较严格的界限。大体
而言，科学是有关常规感官意识范围内
的学问。尽管今天现代科学已经使用
有了放射电天文望远镜及电子显微镜之
类的器具，但是它们仍属于常规感官
的实观察，只不过是常规感官的延伸罢
了。故仍属于常规感官意识的范围。在
这一范围内的有关问题，可以通过科学研
究来获得解决。那么，如果在常规感官
意识的范围里向外跨出一步，超越了
以上的常规感官意识范围，面对于这一
领域的有关问题，科学就显得有些
鞭长莫及了。于是人们便把超越常规

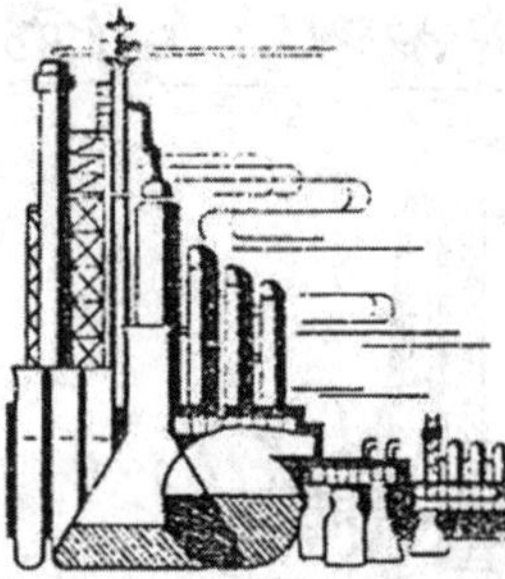

感官意识范围的学问，规划到
哲学的门类中去。由于在这一
区域里的有关问题，无法用
常规感官（包括这种感官的
无限延伸）意识去观察、体验、
研究，而仅能凭借思维，

⑤

去进行，猜测，想象，推导和研究，因此，这门学问又叫做思辨的学问。由于这样一门近乎玄学的学问为常规或实验意识所不能及，因此，遭到了许多具备常规实验意识的思维能力的人的否定和非议。当然，这亦是不足为怪的。

钱学森教授通过对古代文化及中医的认识研究，发现了中医的基本问题，核心问题都是常规或实验意识所不能及的。因此，他认为中医不是科学，而是一门自然哲学。从现代科学和哲学的角度来说，钱老的这一认识是颇有见地的，高出同类者许多。但是从古代科学文化的角度来看，钱老的这一观点，就显得过于幼稚了。因为，严格地说起来，在中医里面（也许还可以扩大到整个古代文化）是没有哲学的，根本没有！用现代科学所具备的实验意识，中医的许多东西的确是看不见，摸不着的，它们已经超出了科学研究的范围，应该属于哲学的领域。

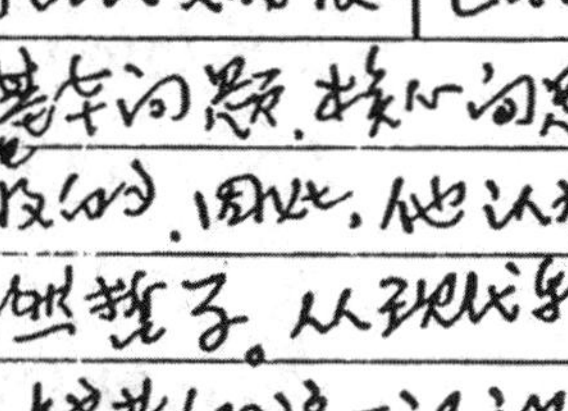

但是，用古代文化，用古代圣贤们所具备的感官意识，这些看不见、摸不着的东西，仍然是看得见、摸得着的。它们仍属于感官意识范围内的问题。因此，中医是属于科学，而不是哲学。由于存在于古代文化里的基本问题都是在我们的感官所能感知的范围内，因此，古代文化只有科学，而没有哲学。由于我们所具备的这种感官意识是现代科学所不具有的，是超现代科学的常规感官意识的。从这一意义上来评价古代文化，来评价中医，则它们不仅是科学的，而且是地地道道的超科学。

爱因斯坦提出的思想实验，欲弥补这种常规感官意识的不足性，为扩大现代科学的认识范围，做出了不小贡献。但由于没有能最终认识到超常规感官意识的存在，因此，没有能最终意识到超科学的存在。

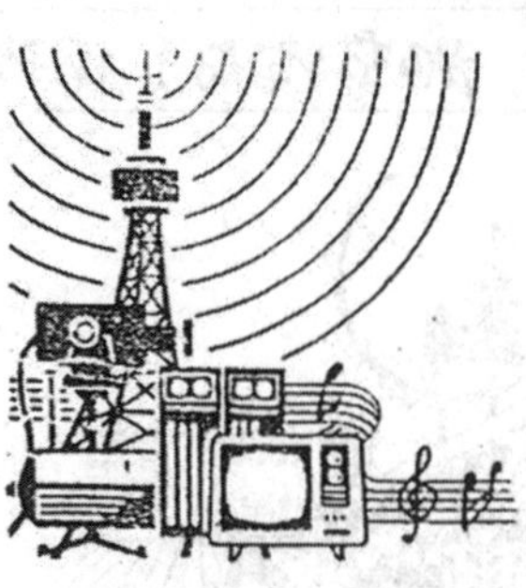

爱因斯坦他晚年的许多观点是很值得借鉴的，尤其是他的所坚持的决定论观点。但从我的角度来说，对于

(6)

整个古代文化的研究当然具有全局性的、实质性的意义。

现在的哲学界将古代文化中的朴素的唯物主义的见解，就显得更为可笑了。

5、精、神、魂、魄

精神魂魄是中医的四个基本概念，也是整个哲学的重要概念。在这四种东西里面，除精是有形之物而存在于人体内，其余的三种均为无形之物而存在于体外。那么，人体是怎样地与这四种东西发生联系的呢？《素问·六节脏象论》里面所说的，心者，神之变，肾者，精之处，肺者，魄之处，肝者，魂之居，就充分说明了这种关系。肾为精之主宰，人生之有形，则全赖乎此精。但是，光有形还不够，还不足以说明生命的存在，还必须有与魂魄、神的联系才行。其中，心主管与神的联系，故曰心藏神，肺主管与魄的通应，故曰肺藏魄；肝主管与魂的联系，故曰肝藏魂。

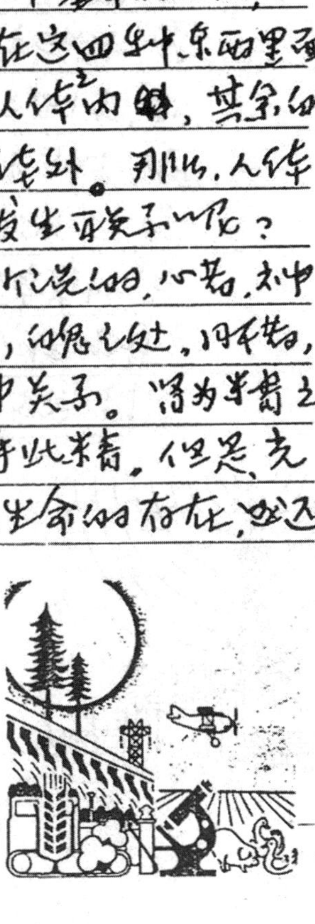

如果心失去了与神的联系，就叫做心不藏神，肾失却了对精的主宰，就叫肾不藏精。以此类推则有肺不藏魄之说，肝不藏魂。如果失去了与神、魂、魄的联系，则会有此形，这便是生命的完结，人也就成为鬼了。古贤所说的"鬼者，归也"。就是说精归回到，失去了与神、魂、魄相通应的原来状态。

在精神魂魄里，精与天之冬气相通，与地之藏气相通；神与天之夏气相通，与地之长气相通；魂与天之春气相通，与地之生气相通；魄与天之秋气相通，与地之收气相通。由于五谷、果物都是分别禀受了天地的春夏秋冬及生长收藏之气而生成的，因此，人食用了这些果物，就会建立起与精神魂魄相通应的正常渠道。就能够得禀受天地之气而正常生存。

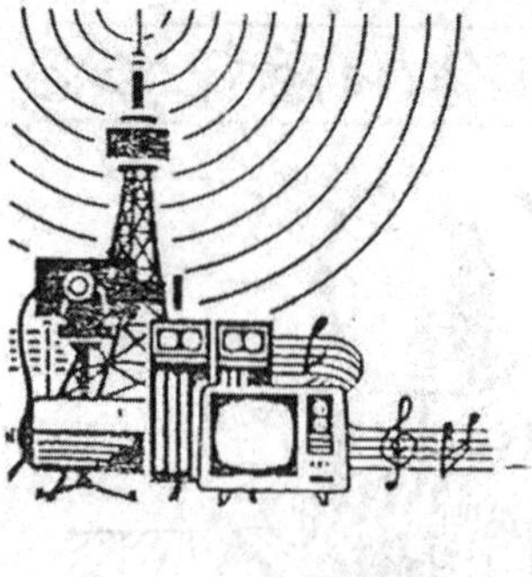

天地有春夏秋冬、生长收藏，人的一生亦有春夏秋冬、生长收藏，前面说了人的生命完结了就是鬼，鬼者归也，归

7

若的藏也。生命的完结而变为鬼，就是人进入到藏的状态后，不复出来，从新开与去鬼。与不中，与魄鬼相联系的结果。天地在一岁之中，经春生、夏长、秋收，而进入冬藏后，之所以能够轮周而复始，复入于春，不有终期，就是因为有太极的存在。由于太极的作用，能使一岁的阴极转入到另一岁的阳极，故有生数终终，万物复始的变化。这与太极的论述相类似，只是层次不同罢了。

与此与太极作用很相似的，在人体里面有一个"黑极"。人体由春生、夏长、秋收而进入冬藏就是进入一种极的状态。生命到了极的状态，也就是说生命已到了极关，这就意味着生命的完结，也就是上面所说的鬼，所说的归藏。如果有一种东西（暂时叫做东西吧）其作用能使这种极的状态完结，而从新进入到春生的状态，并开始下一个循环，那么，就可以使生命得到恢复，为什么要叫做生命呢？就是能从极的状态，从归藏

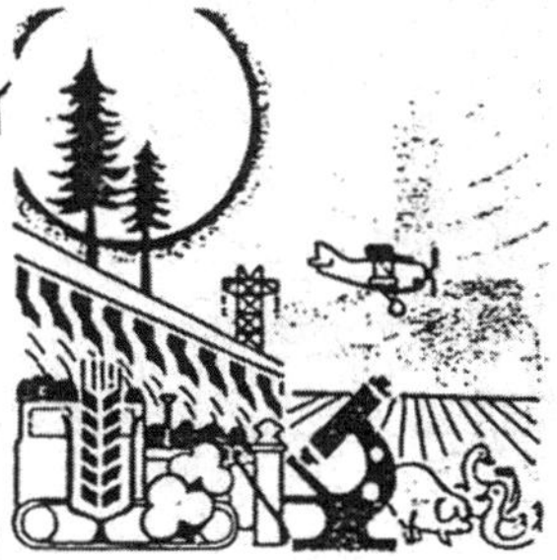

的状态，从新进入到生（长）的状态的原因。这个东西就叫做"黑极"，它的作用就是使这个极（收藏）黑了，而从新进入到生。而这个"黑极"在人体里面是由肾来主宰的，因此，肾又叫做"黑极之本"。

我们十分清楚道家修仙炼道是可以剁实却转轮回，长生不死的。为什么能够长生不死呢？关键就是因为在每个"极"点，都能产生生数终结，万物复始的转变，这个转变就要归功于黑极的作用了，就要归功于肾的作用了。

《素问·四气调神大论》中就明确指出了"肾在天为玄，在人为道"。那么，修道与肾的关系，与黑极之本的关系，无疑就是至为密切的了。我们常常所说的养生修道也就是这个意思，因为肾是主生的。

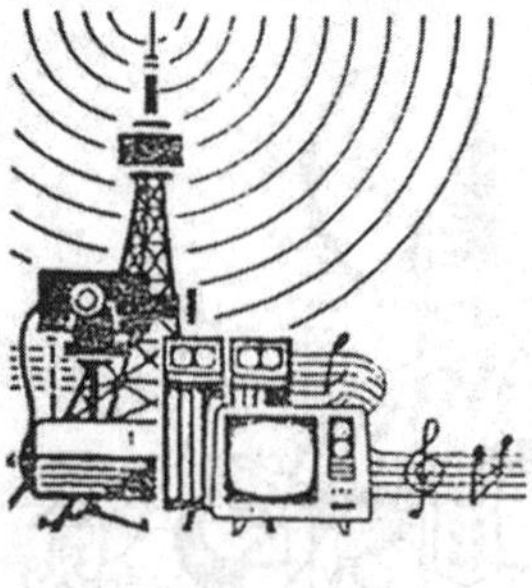

而修道过程中所行气调的炼魂制魄，亦与此相关。

《黄帝阴符经》曰"死者生之根"，五谷、万物在生长的过程中，经过开花结实，至果实、种子成熟后，这颗植物便停止

（8）

这一岁的生长，以谷麦而言，当谷子与麦子成熟以后，作为这株谷麦的植物便死亡了，这株谷麦的植物虽然死亡了，但所生出的谷麦却能在一定的条件下，生出新的谷麦植物来。所以有"死者生之根"的说法。这些谷麦的种子，便是植物的精，便是植物所封藏的状态，由于作物经历了生长、收的阶段，方结出这个种子，方结成这个精，因此这个精就包藏有神、魂、魄的信息，人食了这些"精"，就能与精、神、魂、魄发生联系，就能够生存下来。

由以上所说的道理，我们可以类推，果实种子类的东西，与精的联系，与天冬、地之藏的联系，最为密切。植物的嫩芽和叶类则与魂的联系，与春与生的联系，最为密切。植物的花英部份与神，与夏与长的联系，最为密切；从果种子的外壳部份则与魄、与秋与收的联系最为密切。

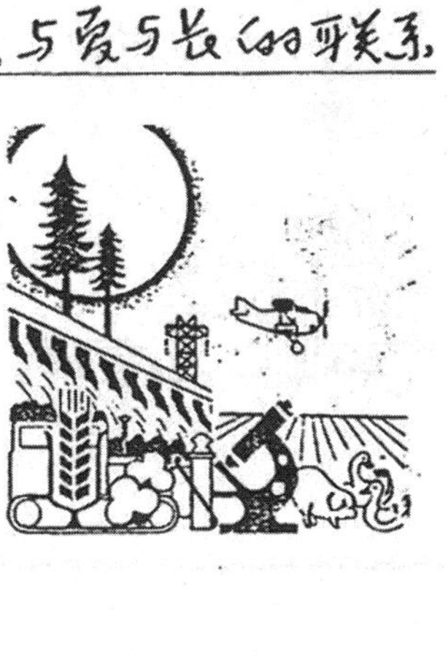

同理，酸味的东西则与魂的联系最密，苦味的东西与神的联系最

密；辛味的东西与魄的联系最密；咸味的东西与精的联系最密。如果肾发生了病变，不能够藏精了，则应该少食咸的东西，它脏亦如此。以上的这些联系，为我们临床处方用药提供了很好的依据。

如果人修炼达到一定的程度，则仅服五谷百物的气味就行了，而不必服食这些五谷、百物的形质。当然能够达到辟谷则是更高的一个层次。

6、谈辟谷.

对于辟谷的理解，古今如一，均以不食五谷言，以辟作避免、躲开讲。这种解法仅知其所以，却不知其所以然。由以上所述，我们知道，人食五谷是为了取得与精、神、魂、魄、意的联系，而必须有这种联系，人才能够得以生存。人不食五谷了，便会失去以上的这种联系，人的生存也就困难了。

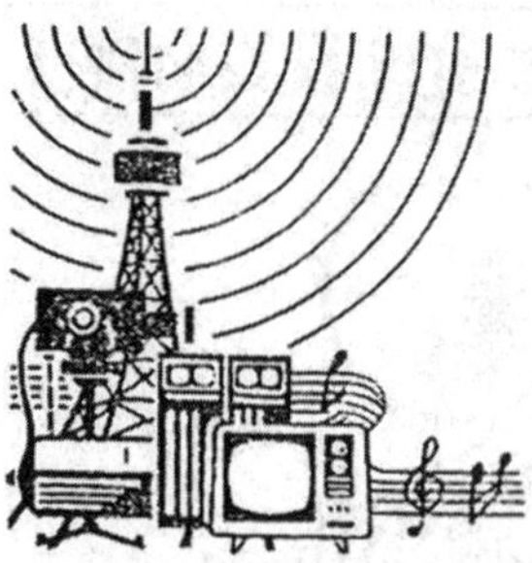

而谷是有神的，主宰五谷的这个神就叫做谷神。谷神是不会死亡的，故《老子·六章》曰"谷神不死，是谓玄牝，玄牝之门，

(9)

是谓天地根，绵绵若存，用之不勤"。既然这个不死的谷神叫做玄牝，而玄牝是有门户的，与这个玄牝相对应的部份，在人体内就叫做玄关，通常情况下，玄关处于关闭的状态，玄关与玄牝（即玄关与谷神）之间的道路没有打通。这时人必须食用五谷杂粮才能够生存下来。若通过一定的修炼，玄关之窍打开了，则人体通往谷神（玄牝）的道路也就打开了，由于人体通往谷神的道路打开了，则人所必需的一切营养，均可由谷神直接来提供，此时的人，也就用不着再食人间烟火了。因此，辟谷的辟，是打开的意思，辟谷，即打开通往谷神的道路。亦即打开人体通往玄牝之门户。修炼家所言的玄关窍开，则百窍皆开，指的亦是这个意思。

7. 谈自然科学

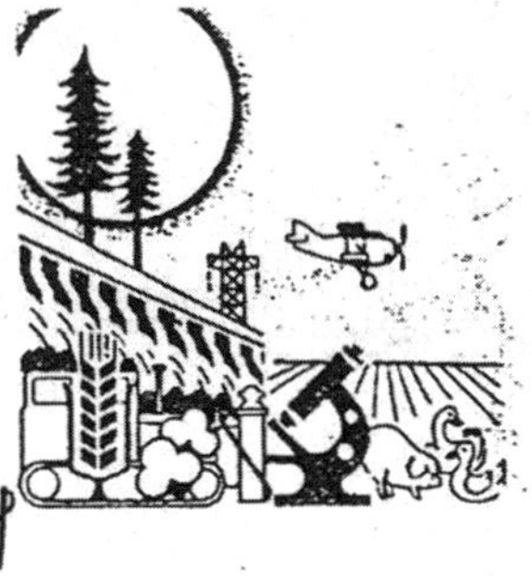

在日常生活及工作中，人们开口闭口都谈到自然科学，似乎对它的理解早已不成为问题了。其实不然（实际上不是这个样子），"自然科

学"的人引进国内以后，在其论义的理解和翻译上就已经发生了原则上的错误。造成这种错误的原因，其根本在于没有能够正确的理解与认识自然，对於自然的源头亦缺乏一个清晰的了解。

"自然"一词，首出《老子·二十五章》，其曰："人法地，地法天，天法道，道法自然。"人以地的生长收藏为法度，地以天的春夏秋冬为法度，天以道的清静无为为法度。或者说人效法于地的生长收藏，地效法於天的春夏秋冬，天效法於道的清静无为，那么，道是以什么为法度的，道又是效法什么的呢？老子明确指出了，道是以自然为法度的，道是效法於自然的。什么是自然呢？自是自由自在无拘无束的意思，然在这里作状语，自然即是自由自在的无拘无束的样子。地的运行，天的运行，道的运行都有一定的法度可循，唯独自然是没有什么可依循的，是完全自由自在的，所以我们又将自然称之为天上之道。因为，人的

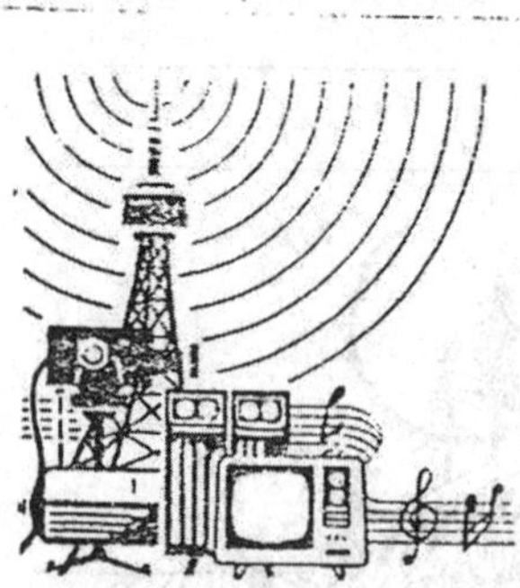

(10)

上面有地，地之上有天，天之上有道，道之上有自然，而惟独自然是没有上的，故曰无上之道。

道是法於自然的，故曰法无定法，万法归宗，这个宗就是指的自然，就是指的达到一种无拘无束，自由自在的境界。古代文化，尤其是古代文化里的子学分支，都是一门有关道的学问，因此，这门学问所追求的，所遵循的就是这样一种法无定法，自由自在的自然境界。这样的一门科学就可以叫它为自然科学，也就是说一门自由自在的科学。

现代科学仅能叫做现代科学，或者叫做逻辑的科学，因为，它是严格地遵循于数理逻辑规律的，它完全不是一门自由自在的科学，而是一门受严密逻辑限定的科学，因此，不能叫做自然科学。而只有古代文化子学系里面的科学才能叫做自然科学。中医就是一门自然科学。由于中医涉及这样的一门学问，因此，它完全不允许有所谓的

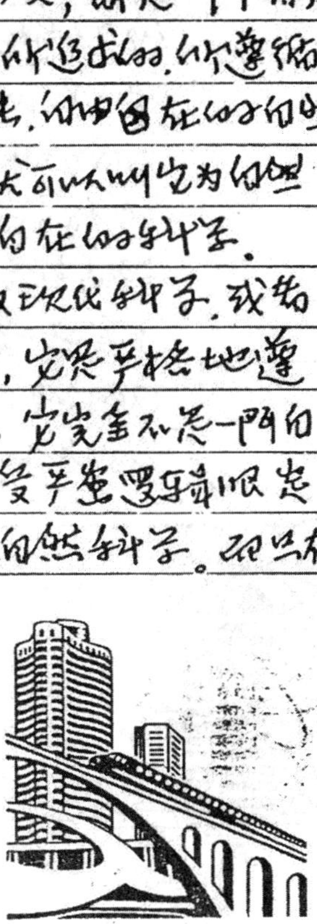

定性定量的指标约束，更不允许有所谓的规范化，中医一旦规范了，一旦受到了严密的性和量的约束，那么，它就不再是一门自然科学了，也就不再属于中医了。《灵枢经》里面已经十分明确地指出了"上工守神，下工守形"。什么叫做神呢？《易经·系辞传》里面给了如下的定义："阴阳不测谓之神"。也就是说神是具有阴阳之象，但又不能用数量来测定的那部分东西。如果可以用数量来测定、统计，那么，也就不成为神了。既然已经无神可言，那么，也就没有上工的存在了。从这个角度，这个层次，我们就很容易看清楚，现在人们搞的中医，是一条培养造就下工的路子。是将这门神圣的自然科学降落到逻辑科学的路子。

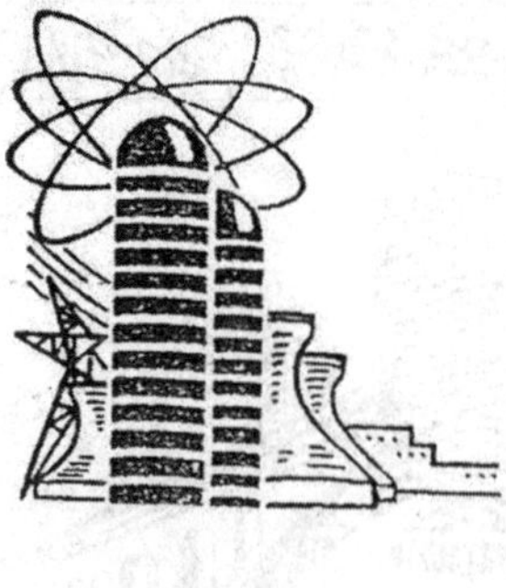

8、谈伤寒杂病

"太阳之为病，脉浮，头项强痛而恶寒"此为伤寒之总纲，太阳之为病乃指太阳寒水所产生的病变，其初起之表现

⑪

可分三类见情况，一为脉浮，二为头项强痛，三为恶寒，太阳病初起，若见脉浮，头项强痛，恶寒者，或三者但见其一者，均为伤寒。而其余六经见症则属于杂病之范畴。由此可见知，《金匮要略》绝非出自张仲景之手笔。

9. 谈《伤寒杂病论》中之病发于阳，发于阴。

《伤寒杂病论》第7条言："病有发热恶寒者，发于阳也；无热恶寒者，发于阴也。发于阳者七日愈，发于阴者，六日愈。以阳数七，阴数六故也"。这个发于阳，发于阴，以及七日愈，六日愈，为历代医家所头痛，可谓众说不一，而无一中矢者。

阳指的是十天干中的阳干，阴指的是十天干中的阴干，发于阳即病发生或好发于阳干之日上，发于阴即指病的发生或好发在阴干之日上。在十天干中，甲、丙、戊、庚、壬为阳干，乙、丁、己、辛、癸为阴干，若病发于甲、丙、戊、庚、壬

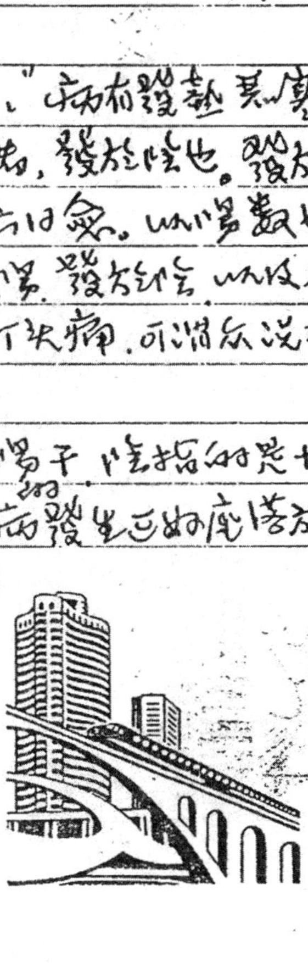

五日，则为發於阳，若病發於乙、丁、己、辛、癸五日，则为發於阴。那么，發於阳为什么要七日愈，發於阴为什么要六日愈呢？这是由五行的生克制化决定的。在十干中，甲乙属木，依次为丙丁火，戊己土，庚辛金，壬癸水。如病發於甲日，属病發于阳，发於阳则七日愈，病经七日恰逢辛日，甲属木，辛属金，金能克木，故其病愈於该时。若病發於乙日，属病發於阴，發於阴则六日愈，病经六日亦恰值辛日，亦为金木相克，故其病愈於该时。

10．谈桂枝汤的"解肌"作用

《伤寒杂病論》17条云："桂枝本为解肌，若其人脉浮紧，发热汗不出者，不可与也。常须识此，勿令误也。"对于桂枝汤的解肌作用，历代医家均作解散肌表之邪来理解，其实大错特错。桂枝汤所治之证与麻黄汤所治之证相对应，麻黄汤主治脉浮紧，发热，汗不出，属肌表实之证，故又称麻黄汤所主之证为表实证，桂枝汤主治脉浮

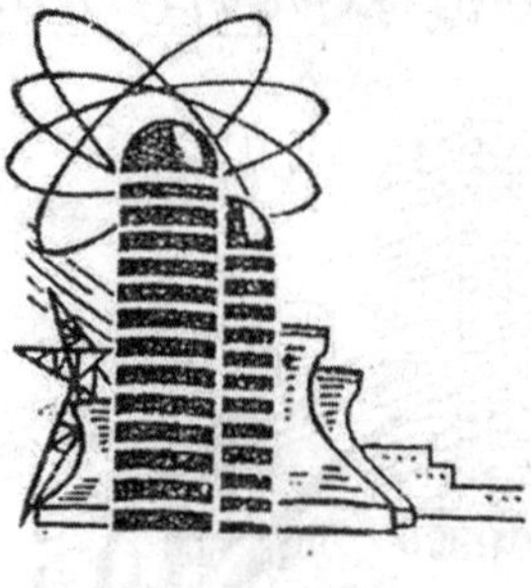

⑫

缓，发热而汗出，属肌腠松弛之证，故又称桂枝汤所主之证为表虚证。因此，解肌乃是针对麻黄汤之肌腠坚实而言的。故解不读作 jiě，而应读 xiè（懈），即懈怠、松弛之意。解肌，即指肌表的懈怠、松弛，由于肌表的懈怠、松弛，故表现出汗出而脉缓的证候。因而桂枝专为解肌"应该理解为，桂枝汤的根本作用是为肌表的松弛、懈怠而设的。

通过对桂枝汤主治"解肌"证候的考证，我们在临床上可以考虑用它来治疗某些重症肌无力症，和某些肌肉弛缓症。

刘勇毅，整理于桂林四中

时为癸亥岁之纪十二月十二

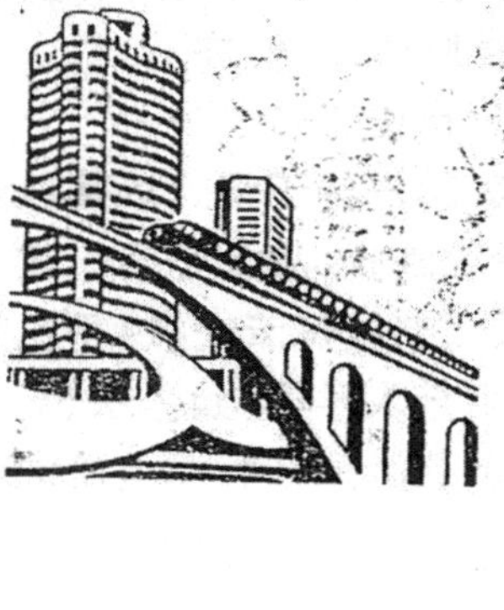

三日不已死①，冬夜半，夏日中②。肺病喘咳③，三日而胁支满痛④，一日身重体痛⑤，五日而胀⑥，十日不已死，冬日入，夏日出⑦。肝病头目眩胁支满⑧，三日体重身痛⑨，五日而胀⑩，三日腰脊少腹痛胫痠⑪，三日不已死，冬日入⑫，夏早食⑬。脾病身痛体重⑭，一

① 以胜相伐，唯弱是从，五藏四伤，岂其能久，故为即死。

② 謂正子午之时也。或言冬夏有异，非也。昼夜之半，事甚昭然。（新校正云：按《灵枢經》大〔守〕气入藏，病先发于心，一日而之肺，三日而之肝，五日而之脾，三日不已死，冬夜半，夏日中。《甲乙經》曰：病先发于心，心痛，一日之肺而咳，五日之肝，肋支痛，五日之脾，閉塞不通，身体重，三日不已死，冬夜半，夏日中。詳《素問》言其病，《灵枢》言其藏，《甲乙經》乃并《素問》、《灵枢》二經之文，而病与藏兼举之。）

③ 藏眞高于肺而主息，故喘咳也。

④ 肺传于肝。

⑤ 肝传于脾。

⑥ 自传于府。

⑦ 孟冬之中，日入于申之八刻三分。仲冬之中，日入于申之七刻三分。季冬之中，日入于申，与孟月等。孟夏之中，日出于寅之八刻一分，仲夏之中，日出于寅之七〔守〕刻三分，季夏之中，日出于寅，与孟月等也。

⑧ 藏眞散于肝，脉內連目胁，故如是。

⑨ 肝传于脾〔守〕。

⑩ 自传于府。

⑪ 謂胃传于腎。以其脉起于足，循腨內出膕內廉，上股內后廉，貫脊属腎絡膀胱，故如是也。腰为腎之府，故腰痛。

⑫（新校正云：按《甲乙經》作日中。）

⑬ 日入早晏，如冬法也。早食，謂早于食时，則卯正之时也。

⑭ 藏眞濡于脾而主肌肉，故尔。

日而脹①，二日少腹腰脊痛胻痠②，三日背胎筋痛小便閉③，十日不已死，冬人定，夏晏食④。腎病少腹腰脊痛胻痠⑤，三日背胎筋痛小便閉⑥，三日腹脹⑦，三日兩胁支痛⑧，三日不已死，冬大晨，夏晏晡⑨。胃病脹滿⑩，五日少腹腰脊痛胻痠⑪，三日背胎筋痛小便閉⑫，五日身体重⑬，六日不已死，冬夜半后，夏日昳⑭。膀胱病小便閉⑮，五日少腹脹腰脊痛胻痠⑯，一

① 自传于府。

② 胃传于腎。

③ 自传于府及之胎也。

④ 人定，謂申后二十五刻。晏食，謂寅后二十五刻。

⑤ 藏眞下于腎，故如是。

⑥ 自传于府。（新校正云：按《灵枢經》云：之胎膀胱。是自传于府及之胎也。）

⑦ 膀胱传于小腸。（新校正云：按《甲乙經》云：三日上之心，心脹。）

⑧ 府传于藏。（新校正云：按《灵枢經》云：三日之小腸，三日上之心。今云两胁支痛，是小腸府传心藏而发痛也。）

⑨ 大晨，謂寅后九刻，大明之时也。晏晡，謂申后九刻，向昏之时也。

⑩ 以其脉循腹，故如是。

⑪ 胃传于腎。

⑫ 自传于府及之胎也。

⑬ 膀胱水府传于脾也。（新校正云：按《灵枢經》及《甲乙經》各云：五日上之心。是膀胱传心，为相胜而身体重。今王氏言传脾者，誤也。）

⑭ 夜半后，謂子后八刻丑正时也。日昳，謂午后八刻未正时也。

⑮ 以其为津液之府，故尔。

⑯ 自归于藏。

日腹脹①，一日身体痛②，二日不已死，冬鷄鳴，夏下晡③。諸病以次〔"次"下，原有"是"，据《灵枢·病传篇》及《甲乙》卷六第十删〕相傳，如是者，皆有死期，不可刺④。間一藏止⑤，及至三四藏者，乃可刺也⑥。

① 腎复传于小腸。

② 小腸传于脾。（新校正云：按《灵枢經》云：一日上之心。是府传于藏也。《甲乙經》作之脾，与王注同。）

③ 鷄鳴，謂早鷄鳴，丑正之分也。下晡，謂日下于晡时，申之后五刻也。

④ 五藏相移皆如此，有緩传者，有急传者，緩者或一岁二岁三岁而死，其次或三月若六月而死，急者一日二日三日四日或五六日而死，則此类也。寻此病传之法，皆五行之气，考其日数，理不相应。夫以五行为紀，以不胜之数传于所胜者，謂火传于金当云一日，金传于木当云二日，木传于土当云四日，土传于水当云三日，水传于火当云五日也。若以已胜之数传于不胜者，則木三日传于土，土五日传于水，水一日传于火，火二日传于金，金四日传于水。經之传日，似法三阴三阳之气。《玉机眞藏論》曰：五藏相通，移皆有次。不治，三月若六月，若三日若六日，传而当死。此与同也。虽尔，犹当临病詳视日数，方悉是非尔。

⑤（新校正云：按《甲乙經》无止字。）

⑥ 間一藏止者，謂隔过前一藏而不更传也，則謂木传土，土传水，水传火，火传金，金传木而止，皆間隔一藏也。及至三四藏者，皆謂至前第三第四藏也。諸至三藏者，皆是其己不胜之气也。至四藏者，皆至己所生之父母也。不胜則不能为害，于彼所生則父子无克伐之期，气順以行，故刺之可矣。

—360—

《周髀算经》卷下之三曰："阴阳之数，日月之法。十九岁为一章，四章为一蔀，七十六岁；二十蔀为一遂，遂千五百二十岁。三遂为一首，首四千五百六十岁；七首为一极，极三万一千九百二十岁。生数皆终，万物复始。天以更元作纪历。"

卷第十九

天元紀大論篇第六十六

黄帝問曰：天有五行，御五位，以生寒暑燥湿风，人有五藏，化五气，以生喜怒思忧恐①，論言五运相襲而皆治之，終朞之日，周而复始，余已知之矣，願聞其与三阴三阳之候奈何合之②？鬼臾区稽首再拜对曰：昭乎哉問也！夫五运阴阳者，天地之道也，万物之綱紀，变化之父母，生殺之本始，神明之府也，可不通乎③！故物生謂之化，物极謂之变，阴阳不測謂之神，

① 御，謂臨御。化，謂生化也。天眞之气，无所不周，器象虽殊，参应一也。（新校正云：按《阴阳应象大論》云：喜怒悲忧恐。二論不同者，思者脾也，四藏皆受成焉。悲者，胜怒也。二論所以互相成也。）

② 論，謂《六节藏象論》也。运，謂五行，应天之五运，各周三百六十五日而为紀者也。故曰終期之日，周而复始也。以六合五，数未参同，故問之也。

③ 道，謂化生之道。綱紀，謂生长化成收藏之綱紀也。父母，謂万物形之先也。本始，謂生杀皆因而有之也。夫有形禀气而不为五运阴阳之所攝者，未之有也。所以造化不极，能为万物生化之元始者，何哉？以其是神明之府故也。然合散不測，生化无穷，非神明运为，无能尔也。（新校正云：詳阴阳者至神明之府也，与《阴阳应象大論》同，而两論之注頗异。）

顾炎武《日知录》："三代以上人人皆知天文。七月流火，农夫之辞也。三星在户，妇人之语也。月离于毕，戍卒之作也。龙尾伏辰，儿童之谣也。后世文人学士，有问之而茫然不知者矣。"

361

神用无方謂之圣①。夫变化之为用也②，在天为玄③，在人为道④，在地为化⑤，化生五味⑥，道生智⑦，玄生神⑧。神在天为风⑨，在地为木⑩，在天为热⑪，在地为火⑫，在天为湿⑬，在地为土⑭，在天为燥⑮，在地为金⑯，在天为寒⑰，在地为水⑱，故在天为气，在地成

① 所謂化变圣神之道也。化，施化也。变，散易也。神，无期也。圣，无思也。气之施化故曰生，气之散易故曰极，无期禀候故曰神，无思测量故曰圣。由化与变，故万物无能逃五运阴阳。由圣与神，故众妙无能出幽玄之理。深乎妙用，不可得而称之。（新校正云：按《六微旨大論》云：物之生，从于化，物之极，由乎变，变化之相薄，成敗之所由也。又《五常政大論》云：气始而生化，气散而有形，气布而蕃育，气終而象变。其致一也。）

② 应万化之用也。

③ 玄，远也。天道玄远，变化无穷。《传》曰：天道远，人道迩。

④ 道，謂妙用之道也。經术政化，非道不成。

⑤ 化，謂生化也。生万物者地，非土气孕育，則形質不成。

⑥ 金石草木，根叶华实，酸苦甘淡辛咸，皆化气所生，随时而有。

⑦ 智通妙用，唯道所生。

⑧ 玄远幽深，故生神也。神之为用，触遇玄通，契物化成，无不应也。

⑨ 风者，数之始，天之使也，天之号令也。

⑩ 东方之化。

⑪ 应火为用。

⑫ 南方之化。

⑬ 应土为用。

⑭ 中央之化。

⑮ 应金为用。

⑯ 西方之化。

⑰ 应水为用。

⑱ 北方之化。神之为用，如上五化，木为风所生，火为热所熾，金

神

好一个"形气相感而化生万物矣"

—362—

形①，形气相感而化生万物矣②。然天地者，万物之上下也③；左右者，阴阳之道路也④；水火者，阴阳之徵兆也⑤；金木者，生成之終始也⑥。气有多少，形有盛衰，上下相召而損益彰矣⑦。帝曰：願聞五运之主时也何如⑧？鬼臾区曰：五气运行，各終朞日，非独主时

为燥所发，水为寒所資，土为湿所全，蓋初因而成立也。虽初因之以化成，卒因之以敗散尔。岂五行之独有是哉，凡因所因而成立者，悉因所因而散落尔。（新校正云：詳在天为玄至此，則与《阴阳应象大論》及《五运行大論》文重，注頗异。）

① 气，謂风热湿燥寒。形，謂木火土金水。

② 此造化生成之大紀。

③ 天复地載，上下相临，万物化生，无遺略也。由是故万物自生自长，自化自成，自盈自虚，自复自变也。夫变者何？謂生之气极本而更始化也。孔子曰：曲成万物而不遺。

④ 天有六气御下，地有五行奉上。当岁者为上，主司天。承岁者为下，主司地。不当岁者，二气居右，北行轉之，二气居左，南行轉之。金木水火运，面北〔守〕正之，常左为右，右为左，則右〔守〕者南行，左〔守〕者北行而反也。（新校正云：詳上下左右之說，义具《五运行大論》中。）

⑤ 徵，信也，驗也。兆，先也。以水火之寒热，彰信阴阳之先兆也。

⑥ 木主发生应春，春为生化之始。金主收斂应秋，秋为成实之終。終始不息，其化常行，故万物生长化成收藏自久。（新校正云：按《阴阳应象大論》曰：天地者，万物之上下也；阴阳者，血气之男女也；左右者，阴阳之道路也；水火者，阴阳之徵兆也；阴阳者，万物之能始也。与此論相出入也。）

⑦ 气有多少，謂天之阴阳三等，多少不同秩也。形有盛衰，謂五运之气，有太过不及也。由是少多衰盛，天地相召，而阴阳損益昭然彰著可見也。（新校正云：詳阴阳三等之义，具下文注中。）

⑧ 时，四时也。

—363—

"太虚"

摠：總也。

也①。帝曰：請聞其所謂也。鬼臾区曰：臣积考《太始天元册》文曰②：太虛寥廓，肇基化元③，万物資始，五运終天④，布气眞灵，摠統坤元⑤，九星悬朗，七曜周旋⑥，曰阴曰阳，曰柔曰剛⑦，幽显旣位，寒暑弛張⑧，

① 一运之日，終三百六十五日四分度之一乃易之，非主一时当其王相囚死而为絕〔疑"紀"〕法也。气交之內迢然而别有之也。

② 《天元册》，所以記天眞元气运行之紀也。自神农之世，鬼臾区十世祖始誦而行之，此太古占候灵文。洎乎伏羲之时，已鐫諸玉版，命曰《册文》。太古灵文，故命曰《太始天元册》也。（新校正云：詳今世有《天元玉册》，或者以为〔守〕即此《太始天元册》文，非是。）

③ 太虛，謂空玄之境，眞气之所充，神明之宫府也。眞气精微，无远不至，故能为生化之本始，运气之眞元矣。肇，始也。基，本也。

④ 五运，謂木火土金水运也。終天，謂一岁三百六十五日四分度之一也，終始更代，周而复始也。言五运更統于太虛，四时隨部而迁复，六气分居而异主，万物因之以化生，非曰自然，其誰能始，故曰万物資始。《易》曰：大哉乾元，万物資始，乃統天，云行雨施，品物流形。孔子曰：天何言哉，四时行焉，百物生焉。此其义也。

⑤ 太虛眞气，无所不至也，气齐生有，故禀气含灵者，抱眞气以生焉。摠統坤元，言天元气常司地气，化生之道也。《易》曰：至哉坤元，万物資生，乃順承天也。

⑥ 九星，上古之时也。上古世質人淳，归眞反朴，九星悬朗，五运齐宣。中古道德稍衰，标星藏曜，故計星之見者七焉。九星，謂天蓬、天芮〔守〕、天冲、天輔、天禽、天心、天任、天柱、天英，此盖从标而为始，遁甲式法，今犹用焉。七曜，謂日月五星，今外蕃具以此历为举动吉凶之信也。周，謂周天之度。旋謂左循天度而行。五星之行，犹各有进退高下小大矣。

⑦ 阴阳，天道也。柔剛，地道也。天以阳生阴长，地以柔化剛成也。《易》曰：立天之道，曰阴与阳。立地之道，曰柔与剛。此之謂也。

⑧ 幽显旣位，言人神各得其序。寒暑弛张，言阴阳不失其宜也。人神各守所居，无相干犯，阴阳不失其序，物得其宜，天地之道且然，人

主生化化，品物咸章①。臣斯十世，此之謂也②。

帝曰：善。何謂气有多少，形有盛衰？鬼臾区曰：阴阳之气各有多少，故曰三阴三阳也③。形有盛衰，謂五行之治，各有太过不及也④。故其始也，有余而往，不足隨之，不足而往，有余从之，知迎知隨，气可与期⑤。应天为天符，承岁为岁直，三合为

神之理亦犹也。（新校正云：按《至眞要大論》云：幽明何如？岐伯曰：两阴交尽故曰幽，两阳合明故曰明，幽明之配，寒暑之异也。）

① 上生，謂生之有情有識之类也。下生，謂生之无情无識之类也。上化，謂形容彰显者也。下化，謂蔽匿形容者也。有情有識，彰显形容，天气主之。无情无識，蔽匿形质，地气主之。稟元灵气之所化育尔。《易》曰：天地絪緼，万物化醇。斯之謂歟。

② 传习斯文，至鬼臾区，十世于兹，不敢失墜。

③ 由气有多少，故隨其升降，分为三别也。（新校正云：按《至眞要大論》云：阴阳之三也何謂？岐伯曰：气有多少异用。王冰云：太阴为正阴，太阳为正阳，次少者为少阴，次少者为少阳，又次为阳明，又次为厥阴。）

④ 太过，有余也。不及，不足也。气至不足，太过迎之，气至太过，不足隨之，天地之气，亏盈如此，故云形有盛衰也。

⑤ 言亏盈无常，互有胜負尔。始，謂甲子岁也。《六微旨大論》曰：天气始于甲，地气始于子，子甲相合，命曰岁立。此之謂也。則始甲子之岁，三百六十五日，所稟之气，当不足也，次而推之，終六甲也，故有余已則不足，不足已則有余。亦有岁运非有余非不足者，盖以同天地之化也。若余已复余，少已复少，則天地之道变常，而灾害作，苛疾生矣。（新校正云：按《六微旨大論》云：木运临卯，火运临午，土运临四季，金运临酉，水运临子，所謂岁会，气之平也。又按《五常政大論》云：委和之紀，上角与正角同，上商与正商同，上宫与正宫同。伏明之紀，上商与正商同。卑监之紀，上宫与正宫同，上角与正角同。从革之紀，上商与正商同，上角与正角同。涸流之紀，上宫与正宫同。赫曦之紀，上羽与正

治①。帝曰：上下相召奈何？鬼臾区曰：寒暑燥湿风火，天之阴阳也，三阴三阳上奉之②。木火土金水火，地之阴阳也，生長化收藏下应之③。天以阳生阴長，地以阳殺阴藏④。天有阴阳，地亦有阴阳⑤。木火

徵同。坚成之紀，上徵与正商同。又《六元正紀大論》云：不及而加同岁会。已前諸岁并为正岁，气之平也。今王注以同天之化为非有余不足者，非也。）

① 应天，謂木运之岁上見厥阴，火运之岁上見少阳、少阴，土运之岁上見太阴，金运之岁上見阳明，水运之岁上見太阳，此五者天气下降，如合符运，故曰应天为天符也。承岁，謂木运之岁，岁当于卯；火运之岁，岁当于午；土运之岁，岁当辰戌丑未；金运之岁，岁当于酉；水运之岁，岁当于子，此五者岁之所直，故曰承岁为岁直也。三合，謂火运之岁，上見少阴，年辰临午；土运之岁，上見太阴，年辰临丑未；金运之岁，上見阳明，年辰临酉，此三者天气、运气与年辰俱会，故云三合为治也。岁直亦曰岁位，三合亦为天符。《六微旨大論》曰：天符岁会，曰太一天符。謂天、运与岁俱会也。（新校正云：按天符岁会之詳，具《六微旨大論》中。又詳火运，上少阴，年辰临午，即戊午岁也。土运，上太阴，年辰临丑未，即己丑、己未岁也。金运，上阳明，年辰临酉，即乙酉岁也。）

② 太阳为寒，少阳为暑，阳明为燥，太阴为湿，厥阴为风，少阴为火，皆其元在天，故曰天之阴阳也。

③ 木，初气也。火，二气也。相火，三气也。土，四气也。金，五气也。水，終气也。以其在地应天，故云下应也。气在地，故曰地之阴阳也。（新校正云：按《六微旨大論》曰：地理之应六节气位何如？岐伯曰：显明之右，君火之位。退行一步，相火治之。复行一步，土气治之。复行一步，金气治之。复行一步，水气治之。复行一步，木气治之。此即木火土金水火，地之阴阳之义也。）

④ 生长者天之道，藏杀者地之道。天阳主生，故以阳生阴长。地阴主杀，故以阳杀阴藏。天地虽高下不同，而各有阴阳之运用也。（新校正云：詳此經与《阴阳应象大論》文重，注頗异。）

⑤ 天有阴故能下降，地有阳故能上騰，是以各有阴阳也。阴阳交

—366—

土金水火，地之阴阳也，生長化收藏。〔张氏《类經》删此十六字，与《困学紀聞》合。守〕故阳中有阴，阴中有阳①。所以欲知天地之阴阳者，应天之气，动而不息，故五岁而右迁，应地之气，静而守位，故六朞而环会②，动静相召，上下相临，阴阳相錯，而变由生也③。帝曰：上下周紀，其有数乎？鬼臾区曰：天以六为节，地以五为制。周天气者，六朞为一备；終地紀者，五岁为一周④。君火以明〔依注則“明”当作“名”，林校《至眞要大論》亦引作“名”。守〕，相火以位⑤。五六相泰，故化变由之成也。

① 阴阳之气，极則过亢，故各兼之。《阴阳应象大論》曰：寒极生热，热极生寒。又曰：重阴必阳，重阳必阴。言气极則变也。故阳中兼阴，阴中兼阳。易之卦，离中虛，坎中实，此其义象也。

② 天有六气，地有五位，天以六气临地，地以五位承天，盖以天气不加君火故也。以六加五，則五岁而余一气，故迁一位。若以五承六，則常六岁乃备尽天元之气，故六年而环会，所謂周而复始也。地气左行，往而不返，天气东轉，常自火运数五岁已，其次气正当君火气之上，法不加临，則右迁君火气上，以临相火之上，故曰五岁而右迁也。由斯动静，上下相临，而天地万物之情，变化之机可見矣。

③ 天地之道，变化之微，其由是矣。孔子曰：天地設位，而易行乎其中。此之謂也。（新校正云：按《五运行大論》云：上下相遘，寒暑相临，气相得則和，不相得則病。又云：上者右行，下者左行，左右周天，余而复会。）

④ 六节，謂六气之分。五制，謂五位之分。位应一岁，气統一年，故五岁为一周，六年为一备。备，謂备历天气。周，謂周行地位。所以地位六而言五者，天气不临君火故也。

⑤ 君火在相火之右，但立名于君位，不立岁气，故天之六气，不偶其气以行，君火之政，守位而奉天之命，以宣行火令尔。以名奉天，故曰君火以名。守位禀命，故云相火以位。

—367—

合而七百二十气，为一紀，凡三十岁；千四百四十气，凡六十岁，而为一周，不及太过，斯皆見矣①。帝曰：夫子之言，上終天气，下畢地紀，可謂悉矣。余願聞而藏之，上以治民，下以治身，使百姓昭著，上下和亲，德澤下流，子孫无忧，傳之后世，无有終时，可得聞乎②？鬼臾区曰：至数之机，迫迮以微，其来可見，其往可追，敬之者昌，慢之者亡，无道行私，必得夭殃③，謹奉天道，請言眞要④。帝曰：善言始者，必会于終，善言近者，必知其远⑤，是則至数极而道不惑，所謂明矣。願夫子推而次之，令有条理，簡而不匱，久而不絕，易用难忘，为之綱紀，至数之要，願尽聞之⑥。鬼臾区曰：昭乎哉問！明乎哉道！如鼓之应桴，响之应声也⑦。臣聞之，甲己之岁，土运統之；乙庚之岁，金运統之；丙辛之岁，水运統之；丁壬之岁，木运統之；戊

① 历法一气十五日，因而乘之，积七百二十气，即三十年，积千四百四十气，即六十年也。經云：有余而往，不足随之，不足而往，有余从之。故六十年中，不及太过，斯皆見矣。（新校正云：按《六节藏象論》云：五日謂之候，三候謂之气，六气謂之时，四时謂之岁，而各从其主治焉。五运相襲，而皆治之，終朞之日，周而复始，时立气布，如环无端，候亦同法。故曰不知年之所加，气之盛衰，虚实之所起，不可为工矣。）

② 安不忘危，存不忘亡，大圣之至数也。求民之瘼，恤民之隐，大圣之深仁也。

③ 謂传非其人，授于情狎〔守〕，及寄求名利者也。

④ 申誓戒于君王，乃明言天道，至眞之要旨也。

⑤ 数术明著，应用不差，故远近于言，始終无謬。

⑥ 簡，省要也。匱，乏也。久，远也。要，枢紐也。

⑦ 桴，鼓椎也。响，应声也。

—368—

癸之岁，火运統之①。帝曰：其于三阴三阳，合之奈何？鬼臾区曰：子午之岁，上見少阴；丑未之岁，上見太阴；寅申之岁，上見少阳；卯酉之岁，上見阳明；辰戌之岁，上見太阳；巳亥之岁，上見厥阴。少阴所謂标也，厥阴所謂終也②。厥阴之上，风气主之；少阴之上，热气主之；太阴之上，湿气主之；少阳之上，相火主之；阳明之上，燥气主之；太阳之上，寒气主之。所謂本也，是謂六元③。帝曰：光乎哉道！明乎哉論！請著之玉版，藏之金匱，署曰《天元紀》。

P371"夫候之所始，道之所生，不可不通也"一語，其有何意。此亦为吾所論述于道之法則。

五运行大論篇第六十七

黄帝坐明堂，始正天綱，临观八极，考建五常④，

---

① 太始天地初分之时，阴阳析位之际，天分五气，地列五行。五行定位，布政于四方，五气分流，散支于十干。当时〔守〕黄气横于甲己，白气横于乙庚，黑气横于丙辛，青气横于丁壬，赤气横于戊癸。故甲己应土运，乙庚应金运，丙辛应水运，丁壬应木运，戊癸应火运。太古圣人望气以书天册，賢者謹奉以紀天元，下論文义备矣。（新校正云：詳运有太过、不及、平气，甲庚丙壬戊主太过，乙辛丁癸己主不及，大法如此。取平气之法，其說不一，具如諸篇。）

② 标，謂上首也。終，謂当三甲六甲之終。（新校正云：詳午未寅酉戌亥之岁为正化，正司化令之实。子丑申卯辰巳之岁为对化，对司化令之虚。此其大法也。

③ 三阴三阳为标，寒暑燥湿风火为本，故云所謂本也。天眞元气，分为六化，以統坤元生成之用，征其应用則六化不同，本其所生則正是眞元之一气，故曰六元也。（新校正云：按别本六元作天元也。）

④ 明堂，布政宫也。八极，八方目极之所也。考，謂考校。建，謂建立也。五常，謂五气，行天地之中者也。端居正气，以候天和。

請天师而問之曰：論言天地之动靜，神明为之紀，阴阳之升降，寒暑彰其兆①。余聞五运之数于夫子，夫子之所言，正五气之各主岁尔，首甲定运，余因論之。鬼臾区曰：土主甲己，金主乙庚，水主丙辛，木主丁壬，火主戊癸。子午之上，少阴主之；丑未之上，太阴主之；寅申之上，少阳主之；卯酉之上，阳明主之；辰戌之上，太阳主之；巳亥之上，厥阴主之。不合阴阳，其故何也②？岐伯曰：是明道也，此天地之阴阳也③。夫数之可数者，人中之阴阳也，然所合，数之可得者也。夫阴阳者，数之可十，推之可百，数之可千，推之可万。天地阴阳者，不以数推以象之謂也④。帝曰：願聞其所始也。岐伯曰：昭乎哉問也！臣覽《太始天元册》文，丹天之气經于牛女戊分，黅天之气經于

① （新校正云：詳論，謂《阴阳应象大論》及《气交変大論》文。彼云阴阳之往复，寒暑彰其兆。）

② 首甲，謂六甲之初，則甲子年也。

③ 上古圣人，仰观天象，以正阴阳。夫阴阳之道，非不昭然，而人昧宗源，迷其本始，則百端疑議，从是而生。黄帝恐至理眞宗，便因誣廢，愍念黎庶，故启問之。天师知道出从眞，必非謬述，故对上曰：是明道也，此天地之阴阳也。《阴阳法》曰：甲己合，乙庚合，丙辛合，丁壬合，戊癸合。盖取圣人仰观天象之义。不然，則十干之位，各在一方，征其离合，事亦寥闊。嗚乎远哉！百姓日用而不知尔。故《太上立言》曰：吾言甚易知，甚易行；天下莫能知，莫能行。此其类也。（新校正云：詳金主乙庚者，乙者庚之柔，庚者乙之剛，大而言之阴与阳，小而言之夫与妇，是剛柔之事也。余并如此。）

④ 言智識偏淺，不見原由，虽所指弥远，其知弥近，得其元始，桴鼓非遥。

—370—

心尾已分，蒼天之气經于危室柳鬼，素天之气經于亢氐昴畢，玄天之气經于張翼婁胃。所謂戊己分者，奎壁角軫，則天地之門戶也①。夫候之所始，道之所生，不可不通也。帝曰：善。論言天地者，万物之上下，左右者，阴阳之道路，未知其所謂也②。岐伯曰：所謂上下者，岁上下見阴阳之所在也。左右者，諸上見厥阴，左少阴右太阳；見少阴，左太阴右厥阴；見太阴，左少阳右少阴；見少阳，左阳明右太阴；見阳明，左太阳右少阳；見太阳，左厥阴右阳明。所謂面北而命其位，言其見也③。帝曰：何謂下？岐伯曰：厥阴在上則少阳在下，左阳明右太阴；少阴在上則阳明在下，左太阳右少阳；太阴在上則太阳在下，左厥阴右阳明；少阳在上則厥阴在下，左少阴右太阳；阳明在上則少阴在下，左太阴右厥阴；太阳在上則太阴在下，左少阳右少阴。所謂面南而命其位，言其見也④。上下相遘，寒暑相临，气相得則和，不相得則病⑤。帝曰：气相

① 戊土属乾，己土属巽。《遁甲經》曰：六戊为天門，六己为地戶，晨暮占雨，以西北、东南。义取此。雨为土用，湿气生之，故此占焉。

② 論，謂《天元紀》及《阴阳应象論》也。

③ 面向北而言之也。上，南也。下，北也。左，西也。右，东也。

④ 主岁者位在南，故面北而言其左右。在下者位在北，故面南而言其左右也。上，天位也。下，地位也。面南，左东也，右西也，上下异而左右殊也。

⑤ 木火相临，金水相临，水木相临，火土相临，土金相临，为相得也。土木相临，土水相临，水火相临，火金相临，金木相临，为不相得也。上临下为顺，下临上为逆。逆亦郁抑而病生，土临相火君火之类者也。

地为人之下，太虚之中者也

得而病者何也？岐伯曰：以下临上，不当位也①。帝曰：动静何如②？岐伯曰：上者右行，下者左行，左右周天，余而复会也③。帝曰：余聞鬼臾区曰：应地者静。今夫子乃言下者左行，不知其所謂也，願聞何以生之乎④？岐伯曰：天地动静，五行迁复，虽鬼臾区其上候而已，犹不能遍明⑤。夫变化之用，天垂象，地成形，七曜緯虚，五行丽地。地者，所以載生成之形类也。虚者，所以列应天之精气也。形精之动，犹根本之与枝叶也，仰观其象，虽远可知也⑥。帝曰：地之为下否乎⑦？岐伯曰：地为人之下，太虚之中者

---

① 六位相临，假令土临火，火临木，木临水，水临金，金临土，皆为以下临上，不当位也。父子之义，子为下，父为上，以子临父，不亦逆乎！

② 言天地之行左右也。

③ 上，天也。下，地也。周天，謂天周地五行之位也。天垂六气，地布五行，天順地而左迴，地承天而东轉，木运之后，天气常余，余气不加于君火，却退一步加临相火之上，是以每五岁已，退一位而右迁，故曰左右周天，余而复会。会，遇也，合也。言天地之道，常五岁毕，則以余气迁加，复与五行座位再相会合，而为岁法也。周天，謂天周地位，非周天之六气也。

④ 詰异也。（新校正云：按鬼臾区言应地者静，見《天元紀大論》中。）

⑤ 不能遍明，无求备也。

⑥ 观五星之东轉，則地体左行之理，昭然可知也。丽，著也。有形之物，未有不依据物而得全者也。

⑦ 言轉不居，为下乎？为否乎？

—372—

天地長久[illegible]

也①。帝曰：馮乎②？岐伯曰：大气举之也③。燥以干之，暑以蒸之，风以动之，湿以潤之，寒以堅之，火以温之。故风寒在下，燥热在上，湿气在中，火游行其間，寒暑六入，故令虛而生化也④。故燥胜則地干，暑胜則地热，风胜則地动，湿胜則地泥，寒胜則地裂，火胜則地固矣⑤。帝曰：天地之气，何以候之？岐伯曰：天地之气，胜复之作，不形于診也⑥。《脉法》曰：天地之变，无以脉診。此之謂也⑦。帝曰：間气何如？岐伯曰：隨气所在，期于左右⑧。帝曰：期之奈何？岐伯曰：从其气則和，違其气則病⑨，不当其位者

① 言人之所居，可謂下矣，征其至理，則是太虛之中一物尔。《易》曰：坤厚載物，德合无疆。此之謂也。

② 言太虛无碍，地体何馮而止住？

③ 大气，謂造化之气，任持太虛者也。所以太虛不屈，地久天长者，盖由造化之气任持之也。气化而变，不任持之，則太虛之器亦敗坏矣。夫落叶飞空，不疾而下，为其乘气，故势不得速焉。凡之有形，处地之上者，皆有生化之气任持之也。然器有大小不同，坏有迟速之异，及至气不任持，則大小之坏一也。

④ 地体之中，几有六入：一曰燥，二曰暑，三曰风，四曰湿，五曰寒，六曰火。受燥故干性生焉，受暑故蒸性生焉，受风故动性生焉，受湿故潤性生焉，受寒故堅性生焉，受火故温性生焉，此謂天之六气也。

⑤ 六气之用。

⑥ 言平气及胜复，皆以形証观察，不以診知也。

⑦ 天地以气不以位，故不当以脉知之。

⑧ 于左右尺寸四部，分位承之，以知应与不应，过与不过。

⑨ 謂当沉不沉，当浮不浮，当澀不澀，当鉤不鉤，当弦不弦，当大不大之类也。（新校正云：按《至眞要大論》云：厥阴之至其脉弦，少阴之

病①，迭移其位者病②，失守其位者危③，尺寸反者死④，阴阳交者死⑤。先立其年，以知其气，左右应見，然后乃可以言死生之逆順⑥。

帝曰：寒暑燥湿风火，在人合之奈何？其于万物何以生化⑦？岐伯曰：东方生风⑧，风生木⑨，木生

至其脉鈎，太阴之至其脉沉，少阳之至大而浮，阳明之至短而涩，太阳之至大而长。至而和則平，至而甚則病，至而反則病，至而不至者病，未至而至者病，阴阳易者危。）

① 見于他位也。

② 謂左見右脉，右見左脉，气差錯故尔。

③ 已見于他乡，本宫見贼杀之气，故病危。

④ 子午卯酉四岁有之。反，謂岁当阴在寸而脉反見于尺，岁当阳在尺而脉反見于寸，尺寸俱乃謂反也。若尺独然，或寸独然，是不应气，非反也。

⑤ 寅申巳亥丑未辰戌八年有之。交謂岁当阴在右脉反見左，岁当阳在左脉反見右，左右交見是謂交。若左独然，或右独然，是不应气，非交也。

⑥ 經言岁气备矣。（新校正云：詳此备《六元正紀大論》中。）

⑦ 合，謂中外相应。生，謂承化而生。化，謂成立众象也。

⑧ 东者日之初，风者教之始，天之使也，所以发号施令，故生自东方也。景霽山昏，蒼埃际合，崖谷若一，巖岫之风也。黄白昏埃，晚空如堵，独見天垂，川澤之风也。加以黄黑，白埃承下，山澤之猛风也。

⑨ 阳升风鼓，草木敷荣，故曰风生木也。此和气之生化也，若风气施化則飄揚敗拆，其为变极則木拔草除也。运乘丁卯、丁丑、丁亥、丁酉、丁未、丁巳之岁，則风化不足。若乘壬申、壬午、壬辰、壬寅、壬子、壬戌之岁，則风化有余于万物也。（新校正云：詳王注以丁壬分运之有余不足。或者以丁卯、丁亥、丁巳、壬申、壬寅五岁，为天符、同天符、正岁会，非有余不足，为平木运，以王注为非，是不知大統也。必欲細分，虽除此五岁，亦未为尽。下文火土金水运等，幷同此。）

—374—

酸①，酸生肝②，肝生筋③，筋生心④。其在天为玄⑤，在人为道⑥，在地为化⑦。化生五味⑧，道生智⑨，玄生神⑩，化生气⑪。神在天为风⑫，在地为木⑬，在体为筋⑭，

① 万物味酸者，皆始自木气之生化也。

② 酸味入胃，生养于肝藏。

③ 酸味入肝，自肝藏布化，生成于筋膜也。

④ 酸气荣养筋膜毕已，自筋流化，乃入于心。

⑤ 玄，謂玄冥也。丑之終，东方白。寅之初，天色反黑，太虛皆闇，在天为玄象可見。（新校正云：詳在天为玄至化生气七句，通言六气五行生化之大法，非东方独有之也。而王注玄謂丑之終寅之初天色黑，則专言在东方，不兼諸方，此注未通。）

⑥ 正理之道，生养之政化也。

⑦ 化，生化也。有生化而后有万物，万物无非化气以生成者也。

⑧ 金玉土石，草木菜果，根莖枝叶，花谷实核，无識之类，皆地化生也。

⑨ 智，正知也，慮远也。知正則不疑于事，慮远則不涉于危，以道处之，理符于智。《灵枢經》曰：因慮而处物謂之智。

⑩ 神用无方，深微莫测，迹見形隐，物鮮能期。由是則玄冥之中，神明栖据，隐而不見，玄生神明也。

⑪ 飞走蚑行，鳞介毛倮羽，五类变化，内属神机，虽为五味所該，然其生禀則异，故又曰化生气也。此上七句，通言六气五行生化之大法，非东方独有之也。（新校正云：按《阴阳应象大論》及《天元紀大論》无化生气一句。）

⑫ 鳴紊启坼，风之化也。振拉摧拔，风之用也。岁属厥阴在上，則风化于天；厥阴在下，則风行于地。

⑬ 长短曲直，木之体也。干举机发，木之用也。

⑭ 維結束絡，筋之体也。緩纵卷舒，筋之用也。

在气为柔①，在藏为肝②。其性为暄③，其德为和④，其用为动⑤，其色为蒼⑥，其化为荣⑦，其虫毛⑧，其政为散⑨，其令宣发⑩，其变摧拉⑪，其眚为隕⑫，其味为酸⑬，其志为怒⑭。怒伤肝⑮，悲胜怒⑯；风伤

① 木化宣发，风化所行，則物体柔耎。

② 肝有二布叶，一小叶，如木甲拆之象也。各有支絡，脉游于〔守〕中，以宣发阳和之气，魂之宫也。为将軍之官，謀慮出焉。乘丁岁，則肝藏及經絡先受邪而为病也。胆府同。

③ 暄，溫也，肝木之性也。

④ 敷布和气于万物，木之德也。（新校正云：按《气交变大論》云：其德敷和。）

⑤ 风摇而动，无风則万类皆靜。（新校正云：按木之用为动，火太过之政亦为动，盖火木之主暴速，故俱为动。）

⑥ 有形之类，乘木之化，則外色皆見薄青之色。今东方之地，草木之上，色皆蒼。遇丁岁，則蒼物兼白及黄，色不純也。

⑦ 荣，美色也。四时之中，物見华荣，顏色鮮丽者，皆木化之所生也。（新校正云：按《气交变大論》云：其化生荣。）

⑧ 万物发生，如毛在皮。

⑨ 发散生气于万物。（新校正云：按《气交变大論》云：其政舒启。詳木之政散，平木之政发散，木太过之政散，土不及之气散，金之用散落，木之灾散落。所以为散之异有六，而散之义惟二，一謂发散之散，是木之气也；二謂散落之散，是金之气所为也。）

⑩ 阳和之气，舒而散也。

⑪ 摧，拔成者也。（新校正云：按《气交变大論》云：其变振发。）

⑫ 隕，墜也。大风暴起，草泯木墜。（新校正云：按《气交变大論》云：其灾散落。）

⑬ 夫物之化之变而有酸味者，皆木气之所成敗也。今东方之野，生味多酸。

⑭ 怒，直声也。怒所以威物。

⑮ 凡物之用极，皆自伤也。怒发于肝，而反伤肝藏。

⑯ 悲发而怒止，胜之信也。（新校正云：詳五志悲当为忧，盖忧伤

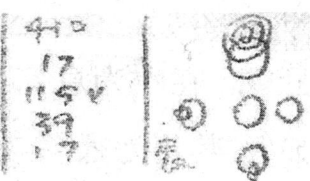

肝①，燥胜风②；酸伤筋③，辛胜酸④。

南方生热⑤，热生火⑥，火生苦⑦，苦生心⑧，心生血⑨，血生脾⑩。其在天为热⑪，在地为火⑫，在体为

億悲伤魂，故云悲胜怒也。）

① 亦犹风之折木也。风生于木而反折之，用极而衰〔守〕。（新校正云：按《阴阳应象大論》云：风伤筋。）

② 风自木生，燥为金化，风余则制之以燥，肝盛则治之以凉，凉清所行，金之气也。

③ 酸泻肝气，泻甚则伤其气。《灵枢經》曰：酸走筋，筋病无多食酸。以此尔。走筋，謂宣行其气速疾也。气血肉骨同。（新校正云：詳注云《灵枢經》云，乃是《素問·宣明五气篇》文。按《甲乙經》以此为《素問》，王云《灵枢經》者誤也。）

④ 辛，金味，故胜木之酸，酸余则胜之以辛也。

⑤ 阳盛所生，相火、君火之政也。太虛昏翳，其若輕尘，山川悉然，热之气也。大明不彰，其色如丹，郁热之气也。若行云暴升，嵷然叶积，乍盈乍縮，崖谷之热也。

⑥ 热甚之气，火运盛明，故曰热生火。火者，盛阳之生化也，热气施化则炎暑郁燠，其为变极则燔灼銷融。运乘癸酉、癸未、癸巳、癸卯、癸丑、癸亥岁，则热化不足。若乘戊辰、戊寅、戊子、戊戌、戊申、戊午岁，则热化有余。火有君火、相火，故曰热生火，又云火也。

⑦ 物之味苦者，皆始自火之生化也。甘物遇火，体焦则苦，苦从火化，其可征也。

⑧ 苦物入胃，化入于心，故諸癸岁则苦化少，諸戊岁则苦化多。

⑨ 苦味自心化已，则布化生血脉。

⑩ 苦味营血已，自血流化，生养脾也。

⑪ 亦神化气也。暄暑郁蒸，热之化也。炎赫沸腾，热之用也。岁属少阴、少阳在上则热化于天，在下则热行于地。

⑫ 光显炳明，火之体也。燔燎焦然，火之用也。

脉①，在气为息②，在藏为心③。其性为暑④，其德为显⑤，其用为躁⑥，其色为赤⑦，其化为茂⑧，其虫羽⑨，其政为明⑩，其令郁蒸⑪，其变炎烁⑫，其眚燔焫⑬，其

---

① 流行血气，脉之体也。壅泄虚实，脉之用也。絡脉同。

② 息，长也。

③ 心形如未敷蓮花，中有九空，以导引天眞之气，神之宇也。为君主之官，神明出焉。乘癸岁，則心与經絡受邪而为病。小腸府亦然。

④ 暑，热也，心之气性也。

⑤ 明显見象，定而可取，火之德也。（新校正云：按«气交变大論»云：其德彰显。）

⑥ 火性躁动，不专定也。

⑦ 生化之物，乘火化者，悉表备赭丹之色。今南方之地，草木之上，皆兼赤色。乘癸岁，則赤色之物，兼黑及白也。

⑧ 茂，蕃盛也。（新校正云：按«气交变大論»云：其化蕃茂。）

⑨ 参差长短，象火之形。

⑩ 明曜彰見，无所蔽匿，火之政也。（新校正云：按«气交变大論»云：其政明曜。又按火之政明，水之气明，水火异而明同者，火之明明于外，水之明明于內，明虽同而实异也。）

⑪ 郁，盛也。蒸，热也，言盛热气如蒸也。（新校正云：詳注謂郁为盛，其义未安。按王冰注«五常政大論»云：郁謂郁燠，不舒暢也。当如此解。）

⑫ 热甚炎赫，烁石流金，火之极变也。（新校正云：按«气交变大論»云：其变銷烁。）

⑬ 燔焫山川，旋及屋宇，火之灾也。（新校正云：按«气交变大論»云：其灾燔焫。）

—378—

味为苦①，其志为喜②。喜伤心③，恐胜喜④；热伤气⑤，寒胜热⑥；苦伤气⑦，咸胜苦⑧。

中央生湿⑨，湿生土⑩，土生甘⑪，甘生脾⑫，脾生

① 物之化之变而有苦味者，皆火气之所合散也。今南方之野，生物多苦。

② 喜，悦乐也，悦以和志。

③ 言其过也。喜发于心而反伤心，亦犹风之折木也。过则气竭，故見伤也。

④ 恐至则喜乐皆泯，胜喜之理，目击道存。恐則水之气也。

⑤ 天热则气伏不見，人热則气促喘急，热之伤气，理亦可征。此皆謂大热也，小热之气，犹生諸气也。《阴阳应象大論》曰：壮火散气，少火生气。此其义也。

⑥ 寒胜则热退，阴盛則阳衰，制热以寒，是求胜也。

⑦ 大凡如此尔。苦之伤气，以其燥也，苦加以热，則伤尤甚也。何以明之？飲酒气促，多則喘急，此其信也。苦寒之物，偏服岁久，益火滋甚，亦伤气也。暫以方治，乃同少火，反生气也。（新校正云：詳此論所伤之旨有三：东方曰风伤肝酸伤筋，中央曰湿伤肉甘伤脾，西方曰辛伤皮毛，是自伤者也；南方曰热伤气苦伤气，北方曰寒伤血咸伤血，是伤己所胜也；西方曰热伤皮毛，是被胜伤己也。凡此五方所伤之例有三，若《太素》则俱云自伤焉。）

⑧ 酒得咸而解，物理昭然。火苦之胜，制以水咸。

⑨ 中央，土也。高山土湿，泉出地中，水源山隈，云生巖谷，則其象也。夫性內蘊，动而为用，則雨降云騰，中央生湿，不远信矣。故历候記土潤溽暑于六月，謂是也。

⑩ 湿气內蘊，土体乃全，湿則土生，干則土死，死則庶类凋丧，生則万物滋荣，此湿气之化尔。湿气施化則土宅而云騰雨降，其为变极則驟注土崩也。运乘己巳、己卯、己丑、己亥、己酉、己未之岁，則湿化不足。乘甲子、甲戌、甲申、甲午、甲辰、甲寅之岁，則湿化有余也。

⑪ 物之味甘者，皆始自土之生化也。

⑫ 甘物入胃，先入于脾，故諸己岁則甘少化，諸甲岁甘多化。

天元紀大論

肉①，肉生肺②。其在天为湿③，在地为土④，在体为肉⑤，在气为充⑥，在藏为脾⑦。其性靜兼⑧，其德为濡⑨，其用为化⑩，其色为黃⑪，其化为盈⑫，其虫倮⑬，

① 甘味入脾，自脾藏布化，长生脂肉。

② 甘气营肉已，自肉流化，乃生养肺藏也。

③ 言神化也。柔潤重澤，湿之化也。埃郁云雨，湿之用也。岁属太阴在上則湿化于天，太阴在下則湿化于地。

④ 敦靜安鎮，聚散复形，群品以生，土之体也。含垢匿秽，靜而下民，为变化母，土之德也。（新校正云：詳注云靜而下民，为土之德。下民之义，恐字誤也。）

⑤ 复裹筋骨，气发其間，肉之用也。疎密不时，中外否閉，肉之动也。

⑥ 土气施化，則万象盈。

⑦ 形象馬蹄，內包胃脘，象土形也。經絡之气，交归于中，以营运眞灵之气，意之舍也。为仓廪之官，化物出焉。乘己岁，則脾及經絡受邪而为病。（新校正云：詳肝心肺腎四藏注各言府同，独此注不言胃府同者，闕文也。）

⑧ 兼，謂兼寒热暄凉之气也。《白虎通》曰：脾之为言并也，謂四气并之也。

⑨ 津湿潤澤，土之德也。（新校正云：按《气交变大論》云：其德溽蒸。）

⑩ 化，謂兼諸四化，并己为五化，所謂风化热化燥化寒化，周万物而为生长化成收藏也。

⑪ 物乘土化，則表見黅黃之色。今中央之地，草木之上，皆兼黃色。乘己岁，則黃色之物，兼蒼及黑。

⑫ 盈，滿也。土化所及，則万物盈滿。（新校正云：按《气交变大論》云：其化丰备。）

⑬ 倮露皮革，无毛介也。

其政为謐①，其令云雨②，其变动注③，其眚淫潰④，其味为甘⑤，其志为思⑥。思伤脾⑦，怒胜思⑧；湿伤肉⑨，风胜湿⑩；甘伤脾⑪，酸胜甘⑫。

西方生燥⑬，燥生金⑭，金生辛⑮，辛生肺⑯，肺生

① 謐，靜也。土性安靜。（新校正云：按《气交变大論》云：其政安靜。詳土之政謐，水太过其政謐者，蓋水太过而土下承之，故其政亦謐。）

② 湿气布化之所成。

③ 动，反靜也。地之动則土失性，风摇不安，注雨久下也。久則垣岸复为土矣。（新校正云：按《气交变大論》云：其变驟注。）

④ 淫，久雨也。潰，土崩潰也。（新校正云：按《气交变大論》云：其灾霖潰。）

⑤ 物之化之变而有甘味者，皆土化之所終始也。今中原之地，物味多甘淡。

⑥ 思以成务。（新校正云：按《灵枢經》曰：因志而存变謂之思。）

⑦ 思劳于智，过則伤脾。

⑧ 怒則不思，忿而忘禍，則胜可知矣。思甚不解，以怒制之，調性之道也。

⑨ 湿甚为水，水盈則肿，水下去已，形肉已消，伤肉之驗，近可知矣。

⑩ 风，木气，故胜土湿，湿甚則制之以风。

⑪ 过节也。（新校正云：按《阴阳应象大論》云：甘伤肉。）

⑫ 甘余則制之以酸，所以救脾气也。

⑬ 阳气已降，阴气复升，气爽风劲，故生燥也。夫巖谷青埃，川源蒼翠，烟浮草木，远望氤氳，此金气所生，燥之化也。夜起白朦，輕如微雾，遐迩一色，星月皎如，此万物阴成，亦金气所生，白露之气也。太虚埃昏，气郁黄黑，視不見远，无风自行，从阴之阳，如云如雾，此杀气也，亦金气所生，霜之气也。山谷川澤，浊昏如雾，气郁蓬勃，惨然戚然，咫尺不分，此杀气将用，亦金气所生，运之气也。天雨大霖，和气西起，云卷阳曜，太虚廓清，燥生西方，义可征也。若西风大起，木偃云騰，是为燥与湿争，气不胜也，故当复雨。然西风雨晴，天之常气，假有东风雨止，必有西风复雨，因雨而乃自晴。观是之为，則气有往复，动有燥湿，变化之象，不同其用矣。由此則天地之气，以和为胜，暴发奔驟，气所不

—381—

皮毛①，皮毛生肾②。其在天为燥③，在地为金④，在体为皮毛⑤，在气为成⑥，在藏为肺⑦，其性为凉⑧，其德为清⑨，其用为固⑩，其色为白⑪，其化为歛⑫，其虫

胜，則多为复也。

⑭ 气劲风切，金鳴声远，燥生之信，視听可知，此則燥化，能令万物坚定也。燥之施化于物如是，其为变极則天地悽惨，肃杀气行，人悉畏之，草木凋落。运乘乙丑、乙卯、乙巳、乙未、乙酉、乙亥之岁，則燥化不足。乘庚子、庚寅、庚辰、庚午、庚申、庚戌之岁，則燥化有余。岁气不同，生化异也。

⑮ 物之有辛味者，皆始自金化之所成也。

⑯ 辛物入胃，先入于肺，故諸乙岁則辛少化，諸庚岁則辛多化。

① 辛味入肺，自肺藏布化，生养皮毛也。

② 辛气自入皮毛，乃流化生气，入肾藏也。

③ 神化也。雾露清劲，燥之化也。肃杀凋零，燥之用也。岁属阳明在上則燥化于天，阳明在下則燥行于地者也。

④ 从革坚刚，金之体也。鋒刃〔守〕铦利〔守〕，金之用也。（新校正云：按别本铦作括。）

⑤ 柔韧包裹，皮毛之体也。滲泄津液，皮毛之用也。

⑥ 物乘金化則坚成。

⑦ 肺之形似人肩，二布叶，数小叶，中有二十四空，行列以分布諸藏清浊之气，主藏魄也。为相傅之官，治节出焉。乘乙岁，則肺与經絡受邪而为病也。大腸府亦然。

⑧ 凉，清也，肺之性也。

⑨ 金以清凉为德化。（新校正云：按《气交变大論》云：其德清洁。）

⑩ 固，坚定也。

⑪ 物乘金化，則表彰縞素之色，今西方之野，草木之上，色皆兼白。乘乙岁，則白色之物，兼赤及蒼也。

⑫ 歛，收也。金化流行則物体坚歛。（新校正云：按《气交变大

—382—

把这天地储藏的性情用气化出的言发出来，去领会用心描画出一幅有趣的图式。

介①，其政为劲②，其令雾露③，其变肃杀④，其眚苍落⑤，其味为辛⑥，其志为忧⑦。忧伤肺⑧，喜胜忧⑨；热伤皮毛⑩，寒胜热⑪；辛伤皮毛⑫，苦胜辛⑬。

北方生寒⑭，寒生水⑮，水生咸⑯，咸生肾⑰，肾生

論》云：其化紧斂。詳金之化为斂，而木不及之气亦斂者，盖木不及而金胜之，故为斂也。）

① 介，甲也。外被介甲，金坚之象也。

② 劲，前鋭也。（新校正云：按《气交变大論》云：其政劲切。）

③ 凉气化生。

④ 天地惨悽，人所不喜，則其气也。

⑤ 青干而凋落。

⑥ 夫物之化之变而有辛味者，皆金气之所离合也。今西方之野，草木多辛。

⑦ 忧，虑也，思也。（新校正云：詳王注以忧为思，有害于义。按本論思为脾之志，忧为肺之志，是忧非思明矣。又《灵枢經》曰：愁忧則閉塞而不行。又云：愁忧而不解則伤意。若是則忧者，愁也，非思也。）

⑧ 愁忧則气閉塞而不行，肺藏气，故忧伤肺。

⑨ 神悦則喜，故喜胜忧。

⑩ 火有二别，故此再举热伤之形証也。火气薄烁則物焦干，故热气盛則皮毛伤也。

⑪ 以阴消阳，故寒胜热。（新校正云：按《太素》作燥伤皮毛，热胜燥。）

⑫ 过节也。辛热又甚焉。

⑬ 苦，火味，故胜金之辛。

⑭ 阳气伏，阴气升，政布而大行，故寒生也。太虚澄淨，黑气浮空，天色黯然，高空之寒气也。若气似散麻，本末皆黑，微見黄色〔上二字，守〕，川澤之寒气也。太虚清白，空犹雪映，遐迩一色，山谷之寒气也。太虚白昏，火明不翳，如雾雨气，遐迩肃然，北望色玄，凝霧夜落，此水气所生，寒之化也。太虚凝阴，白埃昏翳，天地一色，远視不分，此寒湿凝

附录　李阳波五运六气讲记手稿

骨髓①，髓生肝②。其在天为寒③，在地为水④，在体为骨⑤，在气为坚⑥，在藏为肾⑦。其性为凛⑧，其德为寒⑨，其用为口⑩，其色为黑⑪，其化为肃⑫，其虫

結，雪之将至也。地裂水冰，河渠干涸，枯澤浮咸，水〔守〕斂土堅，是土胜水。水不得自清，水所生，寒之用也。

⑮ 寒資阴化，水所由生，此寒气之生化尔。寒气施化則水冰雪霰，其为变极則水涸冰堅。运乘丙寅、丙子、丙戌、丙申、丙午、丙辰之岁，則寒化大行。乘辛未、辛巳、辛卯、辛丑、辛亥、辛酉之岁，則寒化少。

⑯ 物之有咸味者，皆始自水化之所成結也。水澤枯涸，卤咸乃蓄，滄海味咸，盐从水化，則咸因水产，其事炳然，煎水味咸，近而可見。

⑰ 咸物入胃，先归于腎，故諸丙岁咸物多化，諸辛岁咸物少化。

① 咸味入腎，自腎藏布化，生养骨髓也。

② 咸气自生骨髓，乃流化生气，入肝藏也。

③ 神化也。凝慘冰雪，寒之化也。凛冽霜雹，寒之用也。岁属太阳在上則寒化于天，太阳在下則寒行于地。

④ 阴气布化，流于地中，則为水泉。澄徹流衍，水之体也。漂蕩沒溺，水之用也。

⑤ 强干坚劲，骨之体也。包裹髓脑，骨之用也。

⑥ 柔耎之物，遇寒則坚，寒之化也。

⑦ 腎藏有二，形如豇豆相并，而曲附于膂筋，外有脂裹，里白表黑，主藏精也。为作强之官，伎巧出焉。乘辛岁，則腎藏及經絡受邪而为病。膀胱府同。

⑧ 凛，寒也，腎之性也。

⑨ 水以寒为德化。（新校正云：按《气交变大論》：其德凄滄。）

⑩ 本闕。

⑪ 物禀水成，則表被玄黑之色。今北方之野，草木之上，色皆兼黑。乘辛岁，則黑色之物，兼黃及赤也。

⑫ 肃，靜也。（新校正云：按《气交变大論》云：其化清謐。詳水之化为肃，而金之政太过者为肃，平金之政劲肃，金之变肃杀者，何也？盖水之化肃者，肃靜也。金之政肃者，肃杀也。文虽同而事异者也。）

—384—

鳞①，其政为静②，其令□□③，其变凝冽④，其眚冰雹⑤，其味为咸⑥，其志为恐⑦。恐伤肾⑧，思胜恐⑨；寒伤血⑩，燥胜寒⑪；咸伤血⑫，甘胜咸⑬。五气更立，各有所先⑭，非其位则邪，当其位则正⑮。帝曰：病生

① 鳞，謂魚蛇之族类。

② 水性澄徹而清靜。（新校正云：按《气交变大論》云：其政凝肃。詳水之政为靜，而平土之政安靜，土太过之政亦为靜，土不及之政亦为靜定，水土异而靜同者，非同也。水之靜，清淨也。土之靜，安靜也。）

③ 本闕。

④ 寒甚故致是。（新校正云：按《气交变大論》云：其变凜冽。）

⑤ 非时而有及暴过也。（新校正云：按《气交变大論》云：其災冰雪霜雹。）

⑥ 夫物之化之变而有咸味者，皆水化之所凝散也。今北方川澤，地多咸卤。

⑦ 恐以远禍。

⑧ 恐甚动中則伤腎。《灵枢經》曰：恐惧而不解則伤精。腎藏精，故精伤而伤及于腎也。

⑨ 思見禍机，故无忧恐。思一作忧，非也。

⑩ 明胜心也。寒甚血凝，故伤血也。

⑪ 寒化則水积，燥用則物坚，燥与寒兼，故相胜也。天地之化，物理之常也。

⑫ 味过于咸，則咽干引飲，伤血之义，断可知矣。

⑬ 渴飲甘泉，咽干自已，甘为土味，故胜水咸。（新校正云：詳自上岐伯曰至此，与阴阳应象大論同，小有增损，而注頗异。）

⑭ 当其岁时，气乃先也。

⑮ 先立运，然后知非位与当位者也。

之变何如？岐伯曰：气相得則微，不相得則甚①。帝曰：主岁何如？岐伯曰：气有余，則制己所胜而侮所不胜；其不及，則己所不胜侮而乘之，己所胜輕而侮之②。侮反受邪③，侮而受邪，寡于畏也④。帝曰：善。

六微旨大論篇第六十八

黃帝問曰：嗚呼远哉！天之道也，如迎浮云，若視深淵，視深淵尙可测，迎浮云莫知其极⑤。夫子数

① 木居火位，火居土位，土居金位，金居水位，水居木位，木居君位，如是者为相得。又木居水位，水居金位，金居土位，土居火位，火居木位，如是者虽为相得，終以子僭居父母之位，下陵其上，犹为小逆也。木居金土位，火居金水位，土居水木位，金居火木位，水居火土位，如是者为不相得，故病甚也。皆先立运气及司天之气，則气之所在，相得与不相得可知矣。

② 木余，則制土，輕忽于金，以金气不爭，故木恃其余而欺侮也。又木少金胜，土反侮木，以木不及，故土妄凌之也。四气率同。侮，謂侮慢〔守〕而凌忽之也。

③ 或以已强盛，或遇彼衰微，不度卑弱，妄行凌忽，虽侮而求胜，故終必受邪。

④ 受邪，各謂受己不胜之邪也。然捨己宫观，适他乡邦，外强中干，邪盛眞弱，寡于敬畏，由是納邪，故曰寡于畏也。（新校正云：按《六节藏象論》曰：未至而至，此謂太过，則薄所不胜而乘所胜，命曰气淫。至而不至，此謂不及，則所胜妄行而所生受病，所不胜而薄之，命曰气迫。即此之义也。）

⑤ 深渊靜瀅而澄徹，故視之可測其深淺；浮云飄泊而合散，故迎之莫詣其边涯。言蒼天之象，如渊可視乎鳞介；运化之道，犹云莫測其去留。六气深微，其于运化，当如〔守〕是喻矣。（新校正云：詳此文与《疏五过論》文重。）

言謹奉天道，余聞而藏之，心私異之，不知其所謂也。願夫子溢志尽言其事，令終不灭，久而不絕，天之道可得聞乎①？岐伯稽首再拜对曰：明乎哉問天之道也！此因天之序，盛衰之时也。帝曰：願聞天道六六之节盛衰何也②？岐伯曰：上下有位，左右有紀③。故少阳之右，阳明治之；阳明之右，太阳治之；太阳之右，厥阴治之；厥阴之右，少阴治之；少阴之右，太阴治之；太阴之右，少阳治之。此所謂气之标，盖南面而待也④。故曰：因天之序，盛衰之时，移光定位，正立而待之。此之謂也⑤。少阳之上，火气治之，中見厥阴⑥；阳明之上，燥气治之，中見太阴⑦；太阳之上，寒气治之，中見少阴⑧；厥阴之上，风气治之，中見少阳⑨；少阴之

① 运化生成之道也。

② 六六之节，經已启〔守〕問，天师未敷其旨，故重問之。

③ 上下，謂司天地之气二也。余左右四气，在岁之左右也。

④ 标，末也。圣人南面而立，以閲气之至也。

⑤ 移光，謂日移光。定位，謂面南观气，正立观岁，数气之至，则气可待之也。

⑥ 少阳南方火，故上見火气治之。与厥阴合，故中見厥阴也。

⑦ 阳明西方金，故上燥气治之。与太阴合，故燥气之下中見太阴也。

⑧ 太阳北方水，故上寒气治之。与少阴合，故寒气之下，中見少阴也。（新校正云：按《六元正紀大論》云：太阳所至为寒生，中为温。与此义同。）

⑨ 厥阴东方木，故上风气治之。与少阳合，故风气之下，中見少阳也。

上，热气治之，中見太阳①；太阴之上，湿气治之，中見阳明②。所謂本也，本之下，中之見也，見之下，气之标也③，本标不同，气应異象④。帝曰：其有至而至，有至而不至，有至而太过，何也⑤？岐伯曰：至而至者和；至而不至，来气不及也；未至而至，来气有余也⑥。

① 少阴东南方君火，故上热气治之。与太阳合，故热气之下，中見太阳也。（新校正云：按《六元正紀大論》云：少阴所至为热生，中为寒。与此义同。）

② 太阴西南方土，故上湿气治之。与阳明合，故湿气之下，中見阳明也。

③ 本，謂元气也。气则为主，则文言著矣（新校正云：詳注云文言著矣，疑誤）。

④ 本者应之元，标者病之始，病生形用求之标，方施其用求之本，标本不同求之中，見法万全。（新校正云：按《至眞要大論》云：六气标本不同，气有从本者，有从标本者，有不从标本者。少阳太阴从本，少阴太阳从本从标，阳明厥阴不从标本从乎中。故从本者化生于本，从标本者有标本之化，从中者以中气为化。）

⑤ 皆謂天之六气也。初之气，起于立春前十五日。余二三四五終气次至，而分治六十日余八十七刻半。

⑥ 时至而气至，和平之应，此则为平岁也。假令甲子岁气有余，于癸亥岁未当至之期，先时而至也。乙丑岁气不足，于甲子岁当至之期，后时而至也。故曰来气不及，来气有余也。言初气之至期如此，岁气有余，六气之至皆先时；岁气不及，六气之至皆后时。先时后至，后时先至，各差三十〔上二字，守〕日而应也。（新校正云：按《金匱要略》云：有未至而至，有至而不至，有至而不去，有至而太过。冬至之后得甲子，夜半少阳起，少阳〔守〕之时阳始生，天得溫和。以未得甲子，天因溫和，此为未至而至也。以得甲子而天未溫和，此为至而不至。以得甲子而天寒不解，此为至而不去。以得甲子而天溫如盛夏时，此为至而太过。此亦論气应之一端也。）

—388—

帝曰：至而不至，未至而至如何①？岐伯曰：应则顺，否则逆，逆则变生，变则病②。帝曰：善。請言其应。岐伯曰：物生其应也，气脉其应也③。

帝曰：善。願聞地理之应六节气位何如？岐伯曰：显明之右，君火之位也；君火之右，退行一步，相火治之④；复行一步，土气治之⑤；复行一步，金气治

① 言太过不及岁，当至晚至早之时应也。

② 当期为应，愆时为否，天地之气生化不息，无止碍也。不应有而有，应有而不有，是造化之气失常，失常則气变，变常則气血紛撓而为病也。天地变而失常，則万物皆病。

③ 物之生荣有常时，脉之至有常期，有余岁早，不及岁晚，皆依期至也。

④ 日出謂之显明，則卯地气分春〔二字疑倒，守〕也。自春分后六十日有奇，斗建卯正至于巳正，君火位也。自斗建巳正至未之中，三之气分，相火治之，所謂少阳也。君火之位，所謂少阴，热之分也，天度至此，暄淑大行。居热之分，不行炎暑，君之德也。少阳居之为僭逆，大热早行，疫癘乃生。阳明居之为溫凉不时。太阳居之为寒雨間热。厥阴居之为风湿，雨生羽虫。少阴居之为天下疵疫，以其得位，君令宣行故也。太阴居之为时雨。火有二位，故以君火为六气之始也。相火，則夏至日前后各三十日也，少阳之分，火之位也，天度至此，炎热大行。少阳居之，为热暴至，草萎河干，炎亢，湿化晚布。阳明居之为凉气間发。太阳居之为寒气間至，热争冰雹。厥阴居之为风热大行，雨生羽虫。少阴居之为大暑炎亢。太阴居之为云雨雷电。退，謂南面視之，在位之右也。一步，凡六十日又八十七刻半。余气同法。

⑤ 雨之分也，即秋分前六十日而有奇，斗建未正至酉之中，四之气也，天度至此，云雨大行，湿蒸乃作。少阳居之为炎热沸騰，云雨雷雹。阳明居之为淸雨雾露。太阳居之为寒雨害物。厥阴居之为暴风雨摧拉，雨生倮虫。少阴居之为寒热气反用，山澤浮云，暴雨溽蒸。太阴居之为大雨霪霪。

之①；复行一步，水气治之②；复行一步，木气治之③；复行一步，君火治之④。相火之下，水气承之⑤；水位之下，土气承之⑥；土位之下，风气承之⑦；风位之下，

---

① 燥之分也，即秋分后六十日而有奇，自斗建酉正至亥之中，五之气也，天度至此，万物皆燥。少阳居之为溫清更正，万物乃荣。阳明居之为大凉燥疾。太阳居之为早寒。厥阴居之为凉风大行，雨生介虫。少阴居之为秋湿，热病时行。太阴居之为时雨沉阴。

② 寒之分也，即冬至日前后各三十日，自斗建亥至丑之中，六之气也，天度至此，寒气大行。少阳居之为冬溫，蛰虫不藏，流水不冰。阳明居之为燥寒劲切。太阳居之为大寒凝冽。厥阴居之为寒风摽揚，雨生鳞虫。少阴居之为蛰虫出見，流水不冰。太阴居之为凝阴寒雪，地气湿也。

③ 风之分也，即春分前六十日而有奇也，自斗建丑正至卯之中，初之气也，天度至此，风气乃行，天地神明号令之始也，天之使也。少阳居之为溫疫至。阳明居之为清风，雾露朦昧。太阳居之为寒风切冽，霜雪水冰。厥阴居之为大风发荣，雨生毛虫。少阴居之为热风伤人，时气流行。太阴居之为风雨，凝阴不散。

④ 热之分也，复春分始也，自斗建卯正至巳之中，二之气也。凡此六位，終紀一年，六六三百六十日，六八四百八十刻，六七四十二刻，其余半刻积而为三，約終三百六十五度也，余奇細分率之可也。

⑤ 热盛水承，条蔓柔弱，凑潤衍溢，水象可見。（新校正云：按《六元正紀大論》云：少阳所至为火生，終为蒸溽。則水承之义可見。又云：少阳所至为摽风燔燎霜凝。亦下承之水气也。）

⑥ 寒甚物坚，水冰流涸，土象斯見，承下明矣。（新校正云：按《六元正紀大論》云：太阳所至为寒雪冰雹白埃。則土气承之之义也。）

⑦ 疾风之后，时雨乃零，是則湿为风吹，化而为雨。（新校正云：按《六元正紀大論》云：太阴所至为湿生，終为注雨。則土位之下，风气承之而为雨也。又云：太阴所至为雷霆驟注烈风。則风承之义也。）

金气承之①；金位之下，火气承之②；君火之下，阴精承之③。帝曰：何也？岐伯曰：亢則害，承乃制，制則生化，外列盛衰，害則敗乱，生化大病④。帝曰：盛衰何如？岐伯曰：非其位則邪，当其位則正，邪則变甚，正則微。帝曰：何謂当位？岐伯曰：木运临卯，火运临午，土运临四季，金运临酉，水运临子，所謂岁会，气之平也⑤。帝曰：非位何如？岐伯曰：岁不与会也⑥。帝曰：土运之岁，上見太阴；火运之岁，上見少阳、少阴⑦；金运之岁，上見阳明；木运之岁，上見厥阴；水运

① 风动气清，万物皆燥，金承木下，其象昭然。（新校正云：按《六元正紀大論》云：厥阴所至为风生，終为肃。則金承之义可見。又云：厥阴所至飄怒大凉。亦金承之义也。）

② 鍛金生热，則火流金，乘火之上，理无妄也。（新校正云：按《六元正紀大論》云：阳明所至为散落溫。則火乘之义也。）

③ 君火之位，大热不行，盖为阴精制承其下也。諸以所胜之气乘于下者，皆折其摽〔借为"熛"，火飞也〕盛，此天地造化之大体尔。（新校正云：按《六元正紀大論》云：少阴所至为热生，中为寒。則阴承之义可知。又云：少阴所至为大暄寒。亦其义也。又按《六元正紀》云：水发而雹雪，土发而飄驟，木发而毁折，金发而清明，火发而曛昧，何气使然？曰：气有多少，发有微甚，微者当其气，甚者兼其下，征其下气而見可知也。所謂征其下者，即此六承气也。）

④ 亢，过极也，物恶其极。

⑤ 非太过，非不及，是謂平运主岁也。平岁之气，物生脉应，皆必合期，无先后也。（新校正云：詳木运临卯，丁卯岁也。火运临午，戊午岁也。土运临四季，甲辰、甲戌、己丑、己未岁也。金运临酉，乙酉岁也。水运临子，丙子岁也。內戊午、己丑、己未、乙酉，又为太一天符。）

⑥ 不与本辰相逢会也。

⑦ 少阴少阳皆火气。

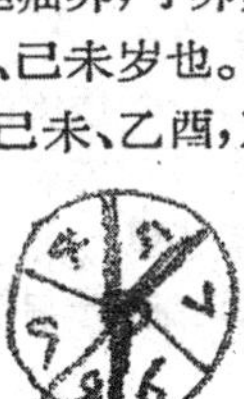

"太一"
执法
行令
贵人

天符
太乙天符
出处
相法

执法
行令
贵人

之岁，上見太阳，奈何？岐伯曰：天之与会也①。故《天元册》曰天符。天符岁会何如？岐伯曰：太一天符之会也②。帝曰：其貴賤何如？岐伯曰：天符为执法，岁位为行令，太一天符为貴人③。帝曰：邪之中也奈何？岐伯曰：中执法者，其病速而危④；中行令者，其病徐而持⑤；中貴人者，其病暴而死⑥。帝曰：位之易也何如？岐伯曰：君位臣則順，臣位君則逆。逆則其病近，其害速；順則其病远，其害微。所謂二火也⑦。帝曰：善。願聞其步何如？岐伯曰：所謂步

① 天气与运气相逢会也。（新校正云：詳土运之岁，上見太阴，已丑、已未也。火运之岁，上見少阳，戊寅、戊申也；上見少阴，戊子、戊午也。金运之岁，上見阳明，乙卯、乙酉也。木运之岁，上見厥阴，丁巳、丁亥也。水运之岁，上見太阳，丙辰、丙戌也。內已丑、已未、戊午、乙酉，又为太一天符。按《六元正紀大論》云：太过而同天化者三，不及而同天化者亦三，戊子、戊午太征上临少阴，戊寅、戊申太征上临少阳，丙辰、丙戌太羽上临太阳，如是者三。丁巳、丁亥少角上临厥阴，乙卯、乙酉少商上临阳明，已丑、已未少宫上临太阴，如是者三。临者太过不及，皆曰天符。）

② 是謂三合，一者天会，二者岁会，三者运会也。《天元紀大論》曰：三合为治。此之謂也。（新校正云：按太一天符之詳，具天元紀大論注中。）

③ 执法犹相輔，行令犹方伯，貴人犹君主。

④ 执法官人之繩准，自为邪僻，故病速而危。

⑤ 方伯无执法之权，故无速害，病但执持而已。

⑥ 义无凌犯，故病則暴而死。

⑦ 相火居君火，是臣居君位，故逆也。君火居相火，是君居臣位，君临臣位，故順也。远謂里远，近謂里近也。

—392—

者，六十度而有奇①，故二十四步积盈百刻而成日也②。

帝曰：六气应五行之变何如？岐伯曰：位有終始，气有初中，上下不同，求之亦異也③。帝曰：求之奈何？岐伯曰：天气始于甲，地气治于子，子甲相合，命曰岁立，謹候其时，气可与期④。帝曰：願聞其岁，六气始終，早晏何如？岐伯曰：明乎哉問也！甲子之岁，初之气，天数始于水下一刻⑤，終于八十七刻半⑥；二之气，始于八十七刻六分⑦，終于七十五刻⑧；三之气，始于七十六刻⑨，終于六十二刻半⑩；四之气，始于

① 奇，謂八十七刻又十分刻之五也。

② 此言天度之余也。夫言周天之度者，三百六十五度四分度之一也。二十四步，正四岁也。四分度之一，二十五刻也。四岁气乘积已盈百刻，故成一日。度，一日也。

③ 位，地位也。气，天气也。气与位互有差移，故气之初，天用事，气之中，地主之。地主則气流于地，天用則气騰于天。初与中皆分天步而率刻尔，初中各三十日余四十三刻四分刻之三也。

④ 子甲相合，命曰岁立，則甲子岁也。謹候水刻早晏，則六气悉可与期尔。

⑤ 常起于平明寅初一刻，艮中之南也。（新校正云：按戊辰、壬申、丙子、庚辰、甲申、戊子、壬辰、丙申、庚子、甲辰、戊申、壬子、丙辰、庚申岁同，此所謂辰申子岁气会同，《阴阳法》以是为三合。

⑥ 子正之中，夜之半也。外十二刻半，入二气之初。諸余刻同入也。

⑦ 子中之左也。

⑧ 戊之后四刻也。外二十五刻，入次三气之初率。

⑨ 亥初之一刻。

⑩ 酉正之中也。外三十七刻半差入后。

六十二刻六分①，終于五十刻②；五之气，始于五十一刻③；終于三十七刻半④；六之气，始于三十七刻六分⑤，終于二十五刻⑥。所謂初六，天之数也⑦。乙丑岁，初之气，天数始于二十六刻⑧，終于一十二刻半⑨；二之气，始于一十二刻六分⑩，終于水下百刻⑪；三之气，始于一刻⑫，終于八十七刻半⑬；四之气，始于八十七刻六分⑭，終于七十五刻⑮；五之气，始于七十六刻⑯，終于六十二刻半⑰；六之气，始于六十二刻六

① 酉中之北。
② 未后之四刻也。外五十刻差入后。
③ 申初之一刻。
④ 午正之中，昼之半也。外六十二刻半差入后。
⑤ 午中之西。
⑥ 辰正之后四刻。外七十五刻差入后。
⑦ 天地之数，二十四气乃大会而同，故命此曰初六天数也。
⑧ 巳初之一刻。（新校正云：按己巳、癸酉、丁丑、辛巳、乙酉、己丑、癸巳、丁酉、辛丑、乙巳、己酉、癸丑、丁巳、辛酉岁同，所謂巳酉丑岁气会同也。）
⑨ 卯正之中。
⑩ 卯中之南。
⑪ 丑后之四刻。
⑫ 又寅初之一刻。
⑬ 子正之中。
⑭ 子中正东。
⑮ 戌后之四刻。
⑯ 亥初之一刻。
⑰ 酉正之中。

分①，終于五十刻②。所謂六二，天之数也③。丙寅岁，初之气，天数始于五十一刻④，終于三十七刻半⑤；二之气，始于三十七刻六分⑥，終于二十五刻⑦；三之气，始于二十六刻⑧，終于一十二刻半⑨；四之气，始于一十二刻六分⑩，終于水下百刻⑪；五之气，始于一刻⑫，終于八十七刻半⑬；六之气，始于八十七刻六分⑭，終于七十五刻⑮。所謂六三，天之数也。丁卯岁，初之气，天数始于七十六刻⑯，終于六十二刻半⑰；二之气，

① 酉中之北。

② 未后之四刻。

③ 一六为初六，二六为六二，名次也。

④ 申初之一刻。（新校正云：按庚午、甲戌、戊寅、壬午、丙戌、庚寅、甲午、戊戌、壬寅、丙午、庚戌、甲寅、戊午、壬戌岁同，此所謂寅午戌岁气会同。）

⑤ 午正之中。

⑥ 午中之西。

⑦ 辰后之四刻。

⑧ 巳初之一刻。

⑨ 卯正之中。

⑩ 卯中之南。

⑪ 丑后之四刻。

⑫ 寅初之一刻。

⑬ 子正之中。

⑭ 子中之左。

⑮ 戌后之四刻。

⑯ 亥初之一刻。（新校正云：按辛未、乙亥、己卯、癸未、丁亥、辛卯、乙未、己亥、癸卯、丁未、辛亥、乙卯、己未、癸亥岁同，此所謂卯未亥岁气会同。

⑰ 酉正之中。

始于六十二刻六分①，終于五十刻②；三之气，始于五十一刻③，終于三十七刻半④；四之气，始于三十七刻六分⑤，終于二十五刻⑥；五之气，始于二十六刻⑦，終于一十二刻半⑧；六之气，始于一十二刻六分⑨，終于水下百刻⑩。所謂六四，天之数也。次戊辰岁，初之气，复始于一刻，常如是无已，周而复始⑪。帝曰：願聞其岁候何如？岐伯曰：悉乎哉問也！日行一周，天气始于一刻⑫，日行再周，天气始于二十六刻⑬，日行三周，天气始于五十一刻⑭，日行四周，天气始于七十六刻⑮，日行五周，天气复始于一刻⑯，所謂一紀

---

① 酉中之北。

② 未后之四刻。

③ 申初之一刻。

④ 午正之中。

⑤ 午中之西。

⑥ 辰后之四刻。

⑦ 巳初之一刻。

⑧ 卯正之中。

⑨ 卯中之南。

⑩ 丑后之四刻。

⑪ 始自甲子年，終于癸亥岁，常以四岁为一小周，一十五周为一大周，以辰命岁，則气可与期。

⑫ 甲子岁也。

⑬ 乙丑岁也。

⑭ 丙寅岁也。

⑮ 丁卯岁也。

⑯ 戊辰岁也。余五十五岁循环，周而复始矣。

—396—

也①。是故寅午戌岁气会同，卯未亥岁气会同，辰申子岁气会同，巳酉丑岁气会同，終而复始②。帝曰：願聞其用也。岐伯曰：言天者求之本，言地者求之位，言人者求之气交③。帝曰：何謂气交？岐伯曰：上下之位，气交之中，人之居也④。故曰：天樞之上，天气主之；天樞之下，地气主之；气交之分，人气从之，万物由之。此之謂也⑤。帝曰：何謂初中？岐伯曰：初凡三十度而有奇，中气同法⑥。帝曰：初中何也？岐伯曰：所以分天地也⑦。帝曰：願卒聞之。岐伯曰：初者地气也，中者天气也⑧。帝曰：其升降何如？

---

① 法以四年为一紀，循环不已。余三岁一会同，故有三合也。

② 《阴阳法》以是为三合者，緣其气会同也。不尔，則各在一方，义无由合。

③ 本，謂天六气，寒暑燥湿风火也。三阴三阳由是生化，故云本，所謂六元者也。位，謂金木火土水君火也。天地之气，上下相交，人之所处者也。

④ 自天之下，地之上，則二气交合之分也。人居地上，故气交合之中，人之居也。是以化生变易，皆在气交之中也。

⑤ 天枢，当臍之两傍也，所謂身半矣，伸臂指天，則天枢正当身之半也。三分折之，上分应天，下分应地，中分应气交。天地之气交合之际，所遇寒暑燥湿风火胜复之变之化，故人气从之，万物生化，悉由而合散也。

⑥ 奇，謂三十日余四十三刻又四十分刻之三十也。初中相合，則六十日余八十七刻半也。以各余四十分刻之三十，故云中气同法也。

⑦ 以是知气高下，生人病主之也。

⑧ 气之初，天用事，天用事則地气上騰于太虛之內。气之中，地气主之，地气主則天气下降于有质之中。

如？岐伯曰：气之升降，天地之更用也①。帝曰：願聞其用何如？岐伯曰：升已而降，降者謂天；降已而升，升者謂地②。天气下降，气流于地；地气上升，气騰于天。故高下相召，升降相因，而变作矣③。

帝曰：善。寒湿相遘，燥热相临，风火相值，其有間乎？岐伯曰：气有胜复，胜复之作，有德有化，有用有变，变則邪气居之④。帝曰：何謂邪乎⑤？岐伯曰：夫物之生从于化，物之极由乎变，变化之相薄，成敗之所由也⑥。故气有往复，用有迟速，四者之有，而化而

① 升，謂上升。降，謂下降。升极則降，降极則升，升降不已，故彰天地之更用也。

② 气之初，地气升；气之中，天气降。升已而降以下，彰天气之下流；降已而升以上，表地气之上应。天气下降，地气上騰，天地交合，泰之象也。《易》曰：天地交泰。是以天地之气升降，常以三十日半下上，下上不已，故万物生化，无有休息，而各得其所也。

③ 气有胜复，故变生也。（新校正云：按《六元正紀大論》云：天地之气，盈虛何如？曰：天气不足，地气隨之，地气不足，天气从之，运居其中，而常先也。恶所不胜，归所和同，隨运归从，而生其病也。故上胜則天气降而下，下胜則地气迁而上，多少而差其分，微者小差，甚者大差，甚則位易气交，易則大变生而病作矣。）

④ 夫撫掌成声，沃火生沸，物之交合，象出其間，万类交合，亦由是矣。天地交合，則八风鼓拆，六气交馳于其間，故气不能正者，反成邪气。

⑤ 邪者，不正之目也。天地胜复，則寒暑燥湿风火六气互为邪也。

⑥ 夫气之有生化也，不見其形，不知其情，莫測其所起，莫究其所止，而万物自生自化，近成无极，是謂天和。見其象，彰其动，震烈剛暴，飄泊驟卒，拉堅摧殘，折拆鼓慄，是謂邪气。故物之生也靜而化成，其毀也躁而变革，是以生从于化，极由乎变，变化不息，則成敗之由常在，生有

神机
气立

变，风之来也①。帝曰：迟速往复，风所由生，而化而变，故因盛衰之变耳。成败倚伏游乎中何也②？岐伯曰：成败倚伏生乎动，动而不已，则变作矣③。帝曰：有期乎？岐伯曰：不生不化，静之期也④。帝曰：不生化乎⑤？岐伯曰：出入廢則神机化灭，升降息則气立孤危⑥。故非出入，則无以生長壮老已；非升降，則

涯分者，言有終始尔。（新校正云：按《天元紀大論》云：物生謂之化，物极謂之变也。）

① 天地易位，寒暑移方，水火易处，当动用时，气之迟速往复，故不常在。虽不可究識意端，然微甚之用，而为化为变，风所由来也。人气不胜，因而感之，故病生焉，风匪求胜于人也。

② 夫倚伏者，禍福之萌也。有禍者，福之所倚也。有福者，禍之所伏也。由是故禍福互为倚伏。物盛則衰，乐极則哀，是福之极，故为禍所倚。否极之泰，未济之济，是禍之极，故为福所伏。然吉凶成敗，目击道存，不可以終，自然之理，故无尤也。

③ 动静之理，气有常运，其微也为物之化，其甚也为物之变。化流于物，故物得之以生，变行于物，故物得之以死。由是成敗倚伏，生于动之微甚迟速尔，岂唯气独有是哉，人在气中，养生之道，进退之用，当皆然也。（新校正云：按《至眞要大論》云：阴阳之气，淸靜則化生治，动則苛疾起。此之謂也。）

④ 人之期可見者，二也。天地之期，不可見也。夫二可見者，一曰生之終也，其二曰变易与土同体。然后舍小生化，归于大化，以死后犹化变未已，故可見者二也。天地終极，人寿有分，长短不相及，故人見之者鮮矣。

⑤ 言亦有不生不化者乎？

⑥ 出入，謂喘息也。升降，謂化气也。夫毛羽倮鳞介，及飞走蚑行，皆生气根于身中，以神为动静之主，故曰神机也。然金玉土石，熔埏草木，皆生气根于外，假气以成立主持，故曰气立也。《五常政大論》曰：根于中者，命曰神机，神去則机息。根于外者，命曰气立，气止則化絕。

无以生長化收藏①。是以升降出入，无器不有②。故器者生化之宇，器散則分之，生化息矣③。故无不出入，无不升降④。化有小大，期有近远⑤，四者之有，而貴常守⑥，反常則灾害至矣⑦。故曰：无形无患。此

此之謂也。故无是四者，則神机与气立者，生死皆絕。（新校正云：按《易》云：本乎天者亲上，本乎地者亲下。《周礼》：《大宗伯》有天产、地产，《大司徒》云动物、植物。即此神机、气立之謂也。）

① 夫自东自西，自南自北者，假出入息以为化主。因物以全質者，承〔守〕阴阳升降之气以作生源。若非此道，則无能致是十者也。

② 包藏生气者，皆謂生化之器，触物然矣。夫窍横者，皆有出入去来之气。窍竪者，皆有阴阳升降之气往复于中。何以明之？則壁窗戶牖两面伺之，皆承来气冲击于人，是則出入气也。夫阳升則井寒，阴升則水暖，以物投井，及叶墜空中，翩翩不疾，皆升气所碍也。虛管溉滿，捻上悬之，水固不泄，为无升气而不能降也。空瓶小口，頓溉不入，为气不出而不能入也。由是观之，升无所不降，降无所不升，无出則不入，无入則不出。夫群品之中，皆出入升降不失常守，而云非化者，未之有也。有識无識，有情无情，去出入，已升降，而云存者，未之有也。故曰升降出入，无器不有。

③ 器，謂天地及諸身也。宇，謂屋宇也。以其身形，包藏府藏，受納神灵，与天地同，故皆名器也。諸身者，小生化之器宇。太虛者，广生化之器宇也。生化之器，自有小大，无不散也。夫小大器，皆生有涯分，散有远近也。

④ 眞生假立，形器者无不有此二者。

⑤ 近者不見远，謂远者无涯。远者无常見近而叹有其涯矣。旣近远不同期，合散殊时节，即有无交竞，异見常乖。及至分散之时，則近远同归于一变。

⑥ 四者，謂出入升降也。有出入升降，則为常守。有出无入，有入无出，有升无降，有降无升，則非生之气也。若非胎息道成，居常而生，則未之有屏出入息、泯升降气而能存其生化者，故貴常守。

⑦ 出入升降，生化之元主，故不可无之。反常之道，則神去其室，

之謂也①。帝曰：善。有不生不化乎②？岐伯曰：悉乎哉問也！与道合同，惟眞人也③。帝曰：善。

天元紀大論：鐫子泉切

五运行大論：憑扶冰切　碍音艾　倮音画　眚所景切　窻音揔　蹔慈濫切　溽音辱　黅音今　銛音括　疢音趁

六微旨大論：霪音淫　霔音注　涸胡各切　蚑音祁　埏式連切

生化微絕，非灾害而何哉！

① 夫喜于遂，悦于色，畏于难，惧于禍，外恶风寒暑湿，內繁飢飽爱欲，皆以形无所隐，故常嬰患累于人間也。若便想慕滋蔓，嗜欲无厌，外附权門，內丰情伪，則动以牢网，坐招燔焫，欲思釋縛，其可得乎！是以身为患阶尔。《老子》曰：吾所以有大患者，为吾有身，及吾无身，吾有何患。此之謂也。夫身形与太虛釋然消散，复未知生化之气，为有而聚耶？为无而灭乎？

② 言人有逃阴阳，免生化，而不生不化，无始无終，同太虛自然者乎？

③ 眞人之身，隐見莫測，出入天地內外，順道至眞以生，其为小也入于无間，其为大也过虛空界，不与道如一，其孰能尔乎！

附录　李阳波五运六气讲记手稿

卷第二十

气交变大論篇第六十九

新校正云：詳此論专明气交之变，乃五运太过不及，德化政令，灾变胜复，为病之事。

黄帝問曰：五运更治，上应天朞，阴阳往复，寒暑迎隨，眞邪相薄，內外分离，六經波蕩，五气傾移，太过不及，专胜兼并，願言其始，而有常名，可得聞乎①？岐伯稽首再拜对曰：昭乎哉問也！是明道也。此上帝所貴，先师傳之，臣虽不敏，往聞其旨②。帝曰：余聞得其人不教，是謂失道，傳非其人，慢泄天宝。余誠非德，未足以受至道；然而众子哀其不終，願夫子保于无窮，流于无极，余司其事，則而行之奈何③？岐伯曰：請遂言之也。《上經》曰：夫道者，上知天文，下知地

---

① 朞，三百六十五日四分日之一也。专胜，謂五运主岁太过也。兼并，謂主岁之不及也。常名，謂布化于太虛，人身参应，病之形診也。（新校正云：按《天元紀大論》云：五运相袭而皆治之，終朞之日，周而复始。又云：五气运行，各終朞日。《太始天元册文》曰：万物資始，五运終天。即五运更治上应天朞之义也。）

② 言非己心之生知备聞，先人往古受传之遺旨也。

③ 至道者，非传之难，非知之艰，行之难。圣人愍念蒼生，同居永寿，故屈身降志，請受于天师。太上貴德，故后己先人，苟非其人，則道无虛授。黄帝欲仁慈惠远，博爱流行，尊道下身，拯乎黎庶，乃曰余司其事則而行之也。

— 402 —

紀，中知人事，可以長久。此之謂也①。帝曰：何謂也？岐伯曰：本气位也。位天者，天文也。位地者，地理也。通于人气之变化者，人事也。故太过者先天，不及者后天，所謂治化而人应之也②。帝曰：五运之化，太过何如③？岐伯曰：岁木太过，风气流行，脾土受邪④。民病飧泄食减，体重煩冤，腸鳴腹支滿，上应岁星⑤。甚則忽忽善怒，眩冒巅疾⑥。化气不政，生气独治，云物飛动，草木不宁，甚而摇落，反胁痛而吐甚，冲阳絶者死不治，上应太白星⑦。

---

① 夫道者，大无不包，細无不入，故天文地理人事咸通。（新校正云：詳夫道者一节，与《著至教論》文重。）

② 三阴三阳，司天司地，以表定阴阳生化之紀，是謂位天位地也。五运居中，司人气之变化，故曰通于人气也。先天后天，謂生化气之变化所主时也。太过岁化先时至，不及岁化后时至。

③ 太过，謂岁气有余也。（新校正云：詳太过五化，具《五常政大論》中。）

④ 木余故土气卑屈。

⑤ 飧泄，謂食不化而下出也。脾虛，故食减，体重煩冤，腸鳴腹支滿也。岁木气太盛，岁星光明逆守，星属分皆灾也。（新校正云：按《藏气法时論》云：脾虛則腹滿腸鳴，飧泄食不化。）

⑥ 凌犯太甚，則遇于金，故自病。（新校正云：按《玉机眞藏論》云：肝脉太过，則令人喜怒，忽忽眩冒巅疾。为肝实而然，則此病不独木太过遇金自病，肝实亦自病也。）

⑦ 諸壬岁也。木余土抑，故不能布政于万物也。生气，木气也，太过故独治而生化也。风不务德，非分而动，則太虛之中，云物飞动，草木不宁，动而不止，金則胜之，故甚則草木摇落也。胁反痛，木乘土也。冲阳，胃脉也，木气胜而土气乃絶，故死也。金复而太白逆守，属星者危也。其灾之发，害于东方。人之內应，則先害于脾，后伤肝也。《书》曰：

27★2722　　—403—

岁火 太过致病

岁火太过，炎暑流行，肺金〔守〕受邪①。民病瘧，少气咳喘，血溢血泄注下，嗌燥耳聾，中热肩背热，上应熒惑星②。甚則胸中痛，胁支滿胁痛，膺背肩胛間痛，兩臂內痛③，身热骨痛而为浸淫④。收气不行，長气独明，雨水霜寒⑤，上应辰星⑥。上临少阴少阳，火燔焫，水泉涸，物焦槁⑦，病反譫妄狂越，咳喘息鳴，下甚

滿招損。此其类也。（新校正云：詳此太过五化，言星之例有三：木与土运，先言岁鎮，后言胜己之星；火与金运，先言熒惑太白，次言胜己之星，后再言熒惑太白；水运先言辰星，次言鎮星，后再言辰星兼見已胜之星也。）

① 火不以德，則邪害于金。若以德行，則政和平也。

② 少气，謂气少不足以息也。血泄，謂血利便血也。血溢，謂血上出于七窍也。注下，謂水利也。中热，謂胸心之中也。背，謂胸中之府，肩接近之，故胸心中及肩背热也。火气太盛，則熒惑光芒逆临，宿属分皆灾也。（新校正云：詳火盛而克金，寒热交争，故为瘧。按《藏气法时論》云：肺病者，咳喘。肺虚者，少气不能报息，耳聾嗌干。）

③（新校正云：按《藏气法时論》云：心病者，胸中痛，胁支滿，胁下痛，膺背肩甲間痛，两臂內痛。）

④ 火无德令，纵热害金，水为复仇，故火自病。（新校正云：按《玉机眞藏論》云：心脉太过，則令人身热而肤痛，为浸淫。此云骨痛者，誤也。）

⑤ 今詳水字当作冰。

⑥ 金气退避，火气独行，水气折之，故雨零冰雹及遍降霜寒而杀物也。水复于火，天象应之，辰星逆凌，乃寒灾于物也。占辰星者，常在日之前后三十度。其灾之发，当至南方。在人之应，則內先伤肺，后反伤心。（新校正云：按《五常政大論》雨水霜寒作雨冰霜雹。）

⑦（新校正云：按《五常政大論》云：赫曦之紀，上徵而收气后。又《六元正紀大論》云：戊子、戊午太徵上临少阴。戊寅、戊申太徵上临少阳。临者太过不及，皆曰天符。）

血溢泄不已，太渊绝者死不治，上应荧惑星①。

⑤岁土太过，雨湿流行，肾水受邪②。民病腹痛，清厥意不乐，体重烦冤，上应鎮星③。甚則肌肉萎，足痿不收，行善瘈，脚下痛，飲发中滿食減，四支不举④。变生得位⑤，藏气伏，化气独治之，泉涌河衍，涸澤生魚，风雨大至，土崩潰，鱗見于陆，病腹滿溏泄腸鳴，反下甚而太溪絕者死不治，上应岁星⑥。

① 謂戊岁也。戊午、戊子岁少阴上临，戊寅、戊申岁少阳上临，是謂天符之岁也。太渊，肺脉也，火胜而金絕故死。火既太过，又火热上临，两火相合，故形斯候。荧惑逆犯，宿属皆危。（新校正云：詳戊辰、戊戌岁上見太阳，是謂天刑运，故当盛而不得盛，則火化減半，非太过又非不及也。）

② 土无德乃尔。

③ 腹痛，謂大腹、小腹痛也。清厥，謂足逆冷也。意不乐，如有隐忧也。土来刑水，象应之。鎮星逆犯，宿属則灾。（新校正云：按《藏气法时論》云：腎病者，身重。腎虚者，大腹小腹痛，清厥意不乐。）

④ 脾主肌肉，外应四支。又其脉起于足中指之端，循核骨內側，斜出絡跗。故病如是。（新校正云：按《藏气法时論》云：脾病者，身重善飢〔今《藏气法时論》"飢"作"肌"，《甲乙經》云："善飢，肌肉痿"。守〕肉痿，足不收，行善瘈，脚下痛。又《玉机眞藏論》云：脾太过，則令人四支不举。）

⑤（新校正云：詳太过五化，独此言变生得位者，举一而四气可知也。又以土王时月难知，故此詳言之也。）

⑥ 謂甲岁也。得位，謂季月也。藏，水气也。化，土气也。化太过，故藏气〔上二字原作"水藏"，据經文改〕伏匿而化气独治。土胜木复，故风雨大至，水泉涌，河渠溢，干澤生魚。湿既甚矣，风又鼓之，故土崩潰。土崩潰，謂垣頹岸仆，山落地入也。河溢泉涌，枯澤水滋，鱗物丰盛，故見于陆地也。太溪，腎脉也，土胜而水絕，故死。木来折土，天象逆临，加其宿属，正可忧也。（新校正云：按《藏气法时論》云：脾虚，則腹滿腸鳴，飧泄食不化也。）

岁金太过致病
岁水太过致病

岁金太过，燥气流行，肝木受邪①。民病两胁下少腹痛，目赤痛眦瘍，耳无所聞②。肃殺而甚，則体重煩冤，胸痛引背，兩胁滿且痛引少腹，上应太白星③。甚則喘咳逆气，肩背痛，尻阴股膝髀腨䯒足皆病，上应熒惑星④。收气峻，生气下，草木斂，蒼干雕隕，病反暴痛，胠胁不可反側⑤，咳逆甚而血溢，太冲絕者死不治，上应太白星⑥。

丙 岁水太过，寒气流行，邪害心火⑦。民病身热煩心躁悸，阴厥上下中寒，譫妄心痛，寒气早至，上应辰

① 金暴虐乃尔。

② 两胁，謂两乳之下，胁之下也。少腹，謂臍下两傍髎骨內也。目赤，謂白睛色赤也。痛，謂滲痛也。眦，謂四际瞼睫之本也。

③ 金气已过，肃杀又甚，木气內畏，感而病生。金盛应天，太白明大，加临宿属，心受灾害。（新校正云：按《藏气法时論》云：肝病者，两胁下痛引少腹。肝虛，則目䀮䀮无所見，耳无所聞。又《玉机眞藏論》云：肝脉不及，則令人胸痛引背，下則两胁胠满也。）

④ 火气复之，自生病也。天象示应，在熒惑逆，加守宿属，則可忧也。（新校正云：按《藏气法时論》云：肺病者，喘咳逆气，肩背痛汗出，尻阴股膝髀腨䯒足皆痛。）

⑤（新校正云：詳此云反暴痛，不言何所痛者，按《至眞要大論》云：心胁暴痛，不可反側。則此乃心胁暴痛也。）

⑥ 諸庚岁也。金气峻虐，木气被刑，火未来复，則如是也。斂，謂已生枝叶，斂附其身也。太冲，肝脉也，金胜而木絕，故死。当是之候，太白应之，逆守星属，病皆危也。（新校正云：按庚子、庚午、庚寅、庚申岁，上見少阴、少阳司天，是謂天刑运，金化减半，故当盛而不得盛，非太过又非不及也。）

⑦ 水不务德，暴虐乃然。

星①。甚則腹大脛腫，喘咳，寢汗出憎风②，大雨至，埃霧朦郁，上应鎮星③。上临太阳，則〔原脱，据《五常政大論》新校正引文补〕雨冰雪，霜不时降，湿气变物④，病反腹滿腸鳴，溏泄食不化⑤，渴而妄冒，神門絕者死不治，上应熒惑、辰星⑥。

① 悸，心跳动也。譫，乱語也。妄，妄見聞也。天气水盛，辰星瑩明，加其宿属，灾乃至。(新校正云：按阴厥，在后金不及，复則阴厥，有注。)

② 新校正云：按《藏气法时論》云：腎病者，腹大脛肿，喘咳身重，寢汗出憎风。再詳太过五化，木言化气不政，生气独治。火言收气不行，长气独明。土言藏气伏，长气独治。金言收气峻，生气下。水当言藏气乃盛，长气失政。今独亡者，闕文也。)

③ 水盛不已，为土所乘，故彰斯候。埃霧朦郁，土之气。腎之脉，从足下上行入腹，从腎上貫肝鬲，入肺中，循喉嚨，故生是病。腎为阴，故寢則汗出而憎风也。卧寢汗出，即其病也。夫土气胜，折水之强，故鎮星明盛，昭其应也。

④ (新校正云：按《五常政大論》云：流衍之紀，上羽而长气不化。又《六元正紀大論》云：丙辰、丙戌太羽上临太阳。临者太过不及，皆曰天符。)

⑤ (新校正云：按《藏气法时論》云：脾虚，則腹滿腸鳴，飧泄食不化。)

⑥ 諸丙岁也。丙辰、丙戌岁太阳上临，是謂天符之岁也。寒气太甚，故雨化为冰雪，雨冰，則雹也。霜不时降，彰其寒也。土复其水，則大雨霖霪。湿气內深，故物皆湿变。神門，心脉也，水胜而火絕，故死。水盛太甚，則熒惑减曜，辰星明瑩，加以逆守宿属，則危亡也。(新校正云：詳太过五，独記火水之上临者，火临火，水临水，为天符故也。火临水为逆，水临木为顺，火临土为顺，水临土为运胜天，火临金为天刑运，水临金为逆，更不詳出也。又此独言土应熒惑、辰星，举此一例，余从而可知也。)

附录　李阳波五运六气讲记手稿

帝曰：善。其不及何如①？岐伯曰：悉乎哉問也！岁木不及，燥乃大行②，生气失应，草木晚荣③，肃殺而甚，則剛木辟著，柔〔守〕萎蒼干，上应太白星④；民病中清，胠脅痛，少腹痛，腸鳴溏泄，凉雨时至，上应太白星⑤，其谷蒼⑥。上临阳明，生气失政，草木再荣，化气乃急，上应太白、鎮星，其主蒼早⑦。复則炎暑流火，

① 謂政化少也。（新校正云：詳不及五化，具《五常政大論》中。）

② 清冷时至，加之薄寒，是謂燥气。燥，金气也。

③ 后时之謂失应也。

④ 天地凄滄，日見朦昧，謂雨非雨，謂晴非晴，人意慘然，气象凝斂，是为肃杀甚也。剛，劲硬也。辟著，謂辟著枝莖，干而不落也。柔，耎也。蒼，青也。柔木之叶，青色不变而干卷也。木气不及，金气乘之，太白之明，光芒而照其空也。

⑤（新校正云：按不及五化，民病証中，上应之星，皆言运星失色，畏星加临宿屬为灾，此独言畏星，不言运星者，經文闕也，当云上应太白星、岁星。）

⑥ 金气乘木，肝之病也。乘此气者，腸中自鳴而溏泄者，即无胠脅少腹之痛疾也。微者善之，甚者止之，遇夏之气，亦自止也，遇秋之气，而复有之。凉雨时至，謂应时而至也，金土齐化，故凉雨俱行，火气来复，則夏雨少。金气胜木，太白临之，加其宿屬分皆灾也。金胜毕岁，火气不复，則蒼色之谷不成实也。（新校正云：詳中清，胠脅痛，少腹痛，为金乘木，肝病之状。腸鳴溏泄，乃脾病之証。蓋以木少，脾土无畏，侮反受邪之故也。）

⑦ 諸丁岁也。丁卯、丁酉岁阳明上临，是謂天刑之岁也。金气承天，下胜于木，故生气失政，草木再荣。生气失政，故木华晚启。金气抑木，故秋夏始荣，結实成熟，以化气急速，故晚結成就也。金气胜木，天应同之，故太白之見，光芒明盛。木气旣少，土气无制，故化气生长急速。木少金胜，天气应之，故鎮星、太白，潤而明也。蒼色之物，又早凋落，木少金乘故也。（新校正云：按不及五化，独紀木上临阳明，土上临

湿性燥，柔脆草木焦槁，下体再生，华实齐化，病寒热瘡瘍痱胗痈痤，上应熒惑、太白，其谷白堅①。白露早降，收殺气行，寒雨害物，虫食甘黃，脾土受邪，赤气后化，心气晚治，上胜肺金，白气乃屈，其谷不成，咳而鼽，上应熒惑、太白星②。

岁火不及，寒乃大行，長政不用，物榮而下，凝慘而甚，則阳气不化，乃折荣美，上应辰星③，民病胸中痛，胁支滿，兩胁痛，膺背肩胛間及兩臂內痛④，郁冒

厥阴，水上临太阴，不紀木上临厥阴，土上临太阴，金上临阳明者，經之旨各記其甚者也。故于太过运中，只言火临火，水临水。此不及运中，只言木临金，土临木，水临土。故不言厥阴临木，太阴临土，阳明临金也。）

① 火气复金，夏生大热，故万物湿性，时变为燥。流火烁物，故柔脆草木及蔓延之类，皆上干死而下体再生。若辛热之草，死不再生也。小热者死少，大热者死多，火大复已，土气間至，則凉雨降，其酸苦甘咸性寒之物，乃再发生，新开之与先結者，齐承化而成熟。火复其金，太白减曜，熒惑上应，則益光芒，加其宿属，則皆灾也。以火反复，故曰白堅之谷，秀而不实。

② 阳明上临，金自用事，故白露早降。寒凉大至，則收杀气行。以太阳居土湿之位，寒湿相合，故寒雨害物，少于成实。金行伐木，假途于土，子居母內，虫之象也，故甘物黃物，虫蠹食之。清气先胜，热气后复，复已乃胜，故火赤之气后生化也。赤后化，謂草木赤华及赤实者，皆后时而再荣秀也。其五藏則心气晚王，胜于肺，心胜于肺，則金之白气乃屈退也。金谷，稻也。鼽，鼻中水出也。金为火胜，天象应同，故太白芒減，熒惑益明。

③ 火少水胜，故寒乃大行。长政不用，則物容卑下。火气既少，水气洪盛，天象出見，辰星益明。

④（新校正云：詳此証与火太过甚則反病之状同，傍見《藏气法时論》。）

朦昧，心痛暴瘖，胸腹大，胁下与腰背相引而痛①，甚则屈不能伸，髖髀如别，上应熒惑、辰星，其谷丹②。复则埃郁，大雨且至，黑气乃辱，病鶩溏腹滿，食飲不下，寒中腸鳴，泄注腹痛，暴攣痿痹，足不任身，上应鎭星、辰星，玄谷不成③。

岁土不及，风乃大行，化气不令，草木茂榮，飄揚而甚，秀而不实，上应岁星④，民病飧泄霍乱，体重腹痛，筋骨繇复，肌肉瞤酸，善怒，藏气举事，蟄虫早附，咸病寒中，上应岁星、鎭星，其谷黅⑤。复則收政严峻，名木蒼雕，胸胁暴痛，下引少腹，善大息，虫食甘黄，气

① (新校正云：按《藏气法时論》云：心虚則胸腹大，胁下与腰背〔今《藏气法时論》无"背"字，《脉經》有。守〕相引而痛。)

② 諸癸岁也。患，以其脉行于是也。火气不行，寒气禁固，髖髀如别，屈不得伸。水行乘火，故熒惑芒減，丹谷不成，辰星临其宿属之分，則皆灾也。

③ 埃郁云雨，土之用也。复寒之气必以湿，湿气內淫則生腹疾身重，故如是也。黑气，水气也。辱，屈辱也。鶩，鴨也。土复于水，故鎭星明潤，临犯宿属，則民受病灾矣。

④ 木无德也。木气专行，故化气不令。生气独擅，故草木茂榮。飄揚而甚，是木不以德。土气薄少，故物实不成。不实，謂粃恶也。土不及，木乘之，故岁星之見，潤而明也。

⑤ 諸己岁也。风客于胃，故病如是。土气不及，水与齐化，故藏气举事，蟄虫早附于阳气之所，人皆病中寒之疾也。繇，摇也。筋骨摇动，已复常則已繇复也。土抑不伸，若岁星临宿属，則皆灾也。(新校正云：詳此文云筋骨繇复，王氏虽注，义不可解。按《至眞要大論》云：筋骨繇幷。疑此复字，幷字之誤也。)

—410—

客于脾，黅谷乃减，民食少失味，蒼谷乃損①，上应太白、岁星②。上临厥阴，流水不冰，蟄虫来見，藏气不用，白乃不复，上应岁星，民乃康③。

岁金不及，炎火乃行，生气乃用，長气专胜，庶物以茂，燥烁以行，上应荧惑星④，民病肩背瞀重，鼽嚏血便注下，收气乃后，上应太白星，其谷堅芒⑤。复則寒雨暴至，乃零冰雹霜雪殺物，阴厥且格，阳反上行，头腦戶痛，延及囟頂发热，上应辰星⑥，丹谷不成，

① 金气复木，故名木蒼凋。金入于土，母怀子也，故甘物黃物，虫食其中。金入土中，故气客于脾。金气大来，与土仇复，故黅谷〔原脫〕减实，蒼〔原脫〕谷不成也。

② 太白芒盛，岁减明也。一經少此六字，缺文耳。

③ 己亥己巳岁，厥阴上临，其岁少阳在泉，火司于地，故蟄虫来見，流水不冰也。金不得复，故岁星之象如常，民康不病。（新校正云：詳木不及上临阳明，水不及上临太阴，俱后言复。此先言复而后举上临之候者，盖白乃不复，嫌于此年有复也。）

④ 火不务德，而袭金危，炎火旣流，則夏生大热。生气举用，故庶物蕃茂。燥烁气至，物不胜之，〔原衍"烁胜之"，刪。守〕烁石流金，涸泉焦草，山澤燔烁，雨乃不降。炎火大盛，天象应之，荧惑之見而大明也。

⑤ 諸乙岁也。瞀，謂悶也，受热邪故生是病。收，金气也，火先胜，故收气后。火气胜金，金不能盛，若荧惑逆守，宿属之分皆受病。（新校正云：詳其谷堅芒，白色可見，故不云其谷白也。經云上应太白，以前后例相照，經脫荧惑二字。及詳王注言荧惑逆守之事，益知經中之闕也。）

⑥（新校正云：詳不及之运，克我者行胜，我〔原有"者"，詳文义刪〕之子来复，当来复之后，胜星减曜，复星明大。此只言上应辰星，而不言荧惑者，闕文也。当云上应辰星、荧惑。）

附录 李阳波五运六气讲记手稿

民病口瘡，甚則心痛①。

辛 岁水不及，湿乃大行，長气反用，其化乃速，暑雨数至，上应鎮星②，民病腹滿身重，濡泄寒瘍流水，腰股痛发，膕腨股膝不便，煩寃足痿淸厥，脚下痛，甚則跗腫，藏气不政，腎气不衡，上应辰星，其谷秬③。上临太阴，則大寒数举，蟄虫早藏，地积坚冰，阳光不治，民病寒疾于下，甚則腹滿浮腫，上应鎮星④，其主黅谷⑤。复則大风暴发，草偃木零，生長不鮮，面色时变，筋骨并辟，肉瞤瘛，目視䀮䀮，物疎璺，肌肉胗发，气并鬲中，痛于心腹，黃气乃損，其谷不登，上应岁星⑥。

---

① 寒气折火，則見冰雹霜雪，冰雹先伤而霜雪后損，皆寒气之常也。其灾害乃伤于赤化也。諸不及而为胜所犯，子气复之者，皆归其方也。阴厥，謂寒逆也。格，至也，亦拒也。水行折火，以救困金，天象应之，辰星明瑩。赤色之谷，为霜雹損之。

② 湿大行，謂数雨也。化速，謂物早成也。火湿齐化，故暑雨数至。乘水不及，而土胜之，鎮星之象，增益光明，逆凌留犯，其又甚矣。

③ 藏气不能申其政令，故腎气不能內致和平。衡，平也。辰星之应，当減其明，或遇鎮星临宿属者乃灾。（新校正云：詳經云上应辰星，注言鎮星，以前后例相校，此經闕鎮星二字。）

④（新校正云：詳木不及上临阳明，上应太白鎮星，此独言鎮星而不言熒惑者，文闕也。盖水不及而又上临太阴，則鎮星明盛，以应土气专盛。水既益弱，則熒惑无畏而明大。）

⑤ 諸辛岁也。辛丑、辛未岁，上临太阴，太阳在泉，故大寒数举也。土气专盛，故鎮星益明，黅谷应天岁成也。

⑥ 木复其土，故黃气反損，而黅谷不登也，謂实不成无以登祭器也。木气暴复，岁星下临宿属分者灾。（新校正云：詳此当云上应岁星、鎮星尔。）

—412—

帝曰：善。願聞其时也。岐伯曰：悉哉問也！木不及，春有鳴条律暢之化，則秋有霧露清凉之政，春有慘凄殘賊之胜，則夏有炎暑燔烁之复，其眚东①，其藏肝，其病內舍胠胁，外在关节②。火不及，夏有炳明光显之化，則冬有严肃霜寒之政，夏有慘凄凝冽之胜，則不时有埃昏大雨之复，其眚南③，其藏心，其病內舍膺胁，外在經絡④。土不及，四維有埃云潤澤之化，則春有鳴条鼓拆之政，四維发振拉飘騰之变，則秋有肃殺霖霪之复，其眚四維⑤，其藏脾，其病內舍心腹，外在肌肉四支⑥。金不及，夏有光显郁蒸之令，則冬有严凝整肃之应，夏有炎烁燔燎之变，則秋有冰雹霜雪之复，其眚西，其藏肺，其病內舍膺胁肩背，外在皮毛⑦。水不及，四維有湍潤埃云之化，則不时有和风生发之应，四維发埃昏驟注之变，則不时有飘蕩振拉之复，其

① 化，和气也。胜，金气也。复，火气也。火复于金，悉因其木，故灾眚之作，皆在东方。余眚同。（新校正云：按木火不及，先言春夏之化秋冬之政者，先言木火之政化，次言胜复之变也。）

② 东方，肝之主也。

③ 化，火德也。胜，水虐也。复，土变也。南方，火也。

④ 南方，心之主也。

⑤ 东南、东北、西南、西北方也。維，隅也，謂日在四隅月也。（新校正云：詳土不及，亦先言政化，次言胜复。）

⑥ 四維中央，脾之主也。

⑦ 西方，肺之主也。

眚北①，其藏腎，其病內舍腰脊骨髓，外在溪谷踹膝②。夫五运之政，犹权衡也，高者抑之，下者举之，化者应之，变者复之，此生長化成收藏之理，气之常也，失常則天地四塞矣③。故曰：天地之动靜，神明为之紀，阴阳之往复，寒暑彰其兆。此之謂也④。

△ 帝曰：夫子之言五气之变，四时之应，可謂悉矣。夫气之动乱，触遇而作，发无常会，卒然灾合，何以期之？岐伯曰：夫气之动变，固不常在，而德化政令灾变，不同其候也。帝曰：何謂也？岐伯曰：东方生风，风生木，其德敷和，其化生荣，其政舒启，其令风，其变振发，其灾散落⑤。南方生热，热生火，其德彰显，其化蕃茂，其政明曜，其令热，其变銷烁，其灾燔焫⑥。

① 飄蕩振拉，大风所作。（新校正云：詳金水不及，先言火土之化令与应，故不当秋冬而言也。次言者，火土胜复之变也。与木火土之例不同者，互文也。）

② 肉之大会为谷，肉之小会为溪。肉分之間，溪谷之会，以行荣卫，以会大气。

③ 失常之理，則天地四时之气，閉塞而无所运行。故动必有靜，胜必有复，乃天地阴阳之道。

④（新校正云：按故曰已下，与《五运行大論》同，上两句又与《阴阳应象大論》文重，彼云：阴阳之升降，寒暑彰其兆也。）

⑤ 敷，布也。和，和气也。荣，滋荣也。舒，展也。启，开也。振，怒也。发，出也。散，謂物飄零而散落也。（新校正云：按《五运行大論》云：其德为和，其化为荣，其政为散，其令宣发，其变摧拉，其眚为隕。义与此通。）

⑥（新校正云：詳《五运行大論》云：其德为显，其化为茂，其政为明，其令郁蒸，其变炎烁，其眚燔焫。）

— 414 —

中央生湿，湿生土，其德溽蒸，其化丰备，其政安静，其令湿，其变驟注，其灾霖潰①。西方生燥，燥生金，其德清洁，其化緊斂，其政勁切，其令燥，其变肃殺，其灾蒼隕②。北方生寒，寒生水，其德凄滄，其化清謐，其政凝肃，其令寒，其变凓冽，其灾冰雪霜雹③。是以察其动也，有德有化，有政有令，有变有灾，而物由之，而人应之也④。帝曰：夫子之言岁候，其不及〔守〕太过，而上应五星。今夫德化政令，灾眚变易，非常而有也，卒然而动，其亦为之变乎。岐伯曰：承天而行之，故无妄动，无不应也。卒然而动者，气之交变也，其不应焉。故曰：应常不应卒。此之謂也⑤。帝曰：其应

---

① 溽，湿也。蒸，热也。驟注，急雨也。霖，久雨也。潰，烂泥也。（新校正云：按《五运行大論》云：其德为濡，其化为盈，其政为謐，其令云雨，其变动注，其眚淫潰。）

② 緊，縮也。斂，收也。勁，銳也。切，急也。燥，干也。肃杀，謂风动草树，声若干也。杀气太甚，則木青干而落也。（新校正云：按《五运行大論》云：其德为清，其化为斂，其政为勁，其令霧露，其变肃杀，其眚蒼落。）

③ 凄滄，薄寒也。謐，静也。肃，中外〔守〕严整也。凓冽，甚寒也。冰雪霜雹，寒气凝結所成，水复火則非时而有也。（新校正云：按《五运行大論》云：其德为寒，其化为肃，其政为静，其变凝冽，其眚冰雹。）

④ 夫德化政令，和气也，其动静胜复，施于万物，皆悉生成。变与灾，杀气也，其出暴速，其动驟急，其行損伤，虽皆天地自为动静之用，然物有不胜其动者，且損且病且死焉。

⑤ 德化政令，气之常也。灾眚变易，气卒交会而有胜負者也。常，謂岁四时之气不差晷刻者，不常不久也。

奈何？岐伯曰：各从其气化也①。帝曰：其行之徐疾逆顺何如？岐伯曰：以道留久，逆守而小，是謂省下②。以道而去，去而速来，曲而过之，是謂省遺过也③。久留而环，或离或附，是謂議灾与其德也④。应近則小，应远則大⑤。芒而大倍常之一，其化甚；大常之二，其眚即发〔原脱，依注补。守〕也⑥。小常之一，其化减；小常之二，是謂临視，省下之过与其德也⑦。德者福之，过者伐之⑧。是以象之見也，高而远則小，下而近則大⑨，故大則喜怒邇，小則禍福

① 岁星之化，以风应之。荧惑之化，以热应之。鎮星之化，以湿应之。太白之化，以燥应之。辰星之化，以寒应之。气变則应，故各从其气化也。上文言复胜皆上应之，今經言应常不应卒，所謂无大变易而不应。然其胜复，当色有枯燥潤澤之异，无見小大以应之。

② 以道，謂順行。留久，謂过应留之日数也。省下，謂察天下人君之有德有过者也。

③ 順行已去，已去輒逆行而速，委曲而經过，是謂遺其过而輒省察之也。行急行緩，往多往少，盖謂罪之有大有小，按其遺而断之。

④ 环，謂如环之遶，盘回而不去也。火議罪，金議杀，土木水議德也。

⑤ 近，謂犯星常在。远，謂犯星去久。大小，謂喜庆及罰罪事。

⑥ 甚，謂政令大行也。发，謂起也，即至也，金火有之。

⑦ 省，謂省察万国人吏侯王有德有过者也。故侯王人吏，安可不深思誠慎邪！

⑧ 有德，則天降福以应之。有过者，天降禍以淫之。則知禍福无門，惟人所召尔。

⑨ 見物之理也。

远①。岁运太过，則运星北越②，运气相得，則各行以道③。故岁运太过，畏星失色而兼其母④，不及，則色兼其所不胜⑤。肖者瞿瞿，莫知其妙，閔閔之当，孰者为良⑥，妄行无徵，示畏侯王⑦。帝曰：其灾应何如？岐伯曰：亦各从其化也，故时至有盛衰，凌犯有逆順，留守有多少，形見有善恶，宿屬有胜負，徵应有吉凶矣⑧。帝曰：其善恶何謂也？岐伯曰：有喜有怒，有

---

① 象見高而小，旣未即禍，亦未即福。象見下而大，福旣不远，禍亦未遥。但当修德省过，以候厥終。苟未能愼禍，而务求福祐，岂有是者哉！

② 火运火星，木运木星之类也。北越，謂北而行也。

③ 无克伐之嫌，故守常而各行于中道。

④ 木失色而兼玄〔守〕，火失色而兼蒼，土失色而兼赤，金失色而兼黃，水失色而兼白，是謂兼其母也。

⑤ 木兼白色，火兼玄色，土兼蒼色，金兼赤色，水兼黃色，是謂兼不胜也。

⑥（新校正云：詳肖者至为良，与《兰灵秘典論》重，彼有注。）

⑦ 不識天意，心私度之，妄言灾咎，卒无徵驗，适足以示畏之兆于侯王，熒惑于庶民矣。

⑧ 五星之至，相王为盛，囚死为衰。东行凌犯为順，灾輕，西行凌犯为逆，灾重。留守日多則灾深，留守日少則灾淺。星喜潤則为見善，星怒燥〔守〕忧丧則为見恶。宿属，謂所生月之属二十八宿，及十二辰相，分所属之位也。命胜星不灾不害，不胜星为灾小重，命与星相得虽灾无害。灾者，狱訟疾病之謂也。虽五星凌犯之事，时遇星之囚死时月，虽灾不成。然火犯留守逆临，則有誣譖狱訟之忧。金犯，則有刑杀气郁之忧。木犯，則有震惊风鼓之忧。土犯，則有中滿下利跗肿之忧。水犯，則有寒气冲穑之忧。故曰徵应有吉凶也。

憂有喪，有澤有燥，此象之常也，必謹察之①。帝曰：六者高下異乎？岐伯曰：象見高下，其应一也，故人亦应之②。帝曰：善。其德化政令之动靜損益皆何如？岐伯曰：夫德化政令灾变，不能相加也③。胜复盛衰，不能相多也④。往来小大，不能相过也⑤。用之升降，不能相无也⑥。各从其动而复之耳⑦。帝曰：其病生何如？岐伯曰：德化者气之祥，政令者气之章，变易者复之紀，灾眚者伤之始，气相胜者和，不相胜者病，重感于邪則甚也⑧。帝曰：善。所謂精光之論，大圣之业，宣明大道，通于无窮，究于无极也。余聞之，善言天者，必应于人，善言古者，必驗于今，善言

① 夫五星之見也，从夜深見之。人見之喜，星之喜也，見之畏，星之怒也。光色微曜，乍明乍暗，星之忧也。光色迥然，不彰不瑩，不与众同，星之喪也。光色圓明，不盈不縮，怡然瑩然，星之喜也。光色勃然临人，芒彩满溢，其象懔然，星之怒也。澤，洪潤也。燥，干枯也。

② 观象覩色，則中外之应，人天咸一矣。

③ 天地动靜，阴阳往复，以德报德，以化报化，政令灾眚及动复亦然，故曰不能相加也。

④ 胜盛复盛，胜微复微，不应以盛报微，以化报变，故曰不能相多也。

⑤ 胜复日数，多少皆同，故曰不能相过也。

⑥ 木之胜，金必报，火土金水皆然，未有胜而无报者，故气不能相使无也。

⑦ 动必有复，察动以言复也。《易》曰：吉凶悔吝者生乎动。此之謂歟。天虽高不可度，地虽广不可量，以气动复言之，其犹視其掌矣。

⑧ 祥，善应也。章，程也，式也。复紀，謂报复之綱紀也。重感，謂年气已不及，天气又見克杀之气，是为重感。重，謂重累也。

—418—

敷和 备化 静顺
升明 审平

气者，必彰于物，善言应者，同天地之化，善言化言变者，通神明之理，非夫子孰能言至道歟①！乃擇良兆而藏之灵室，每旦讀之，命曰《气交变》，非斋戒不敢发，愼傳也②。

五常政大論篇第七十

新校正云：詳此篇統論五运有平气不及太过之事，次言地理有四方高下阴阳之异，又言岁有不病而藏气不应为天气制之而气有所从之説，仍言六气五类相制胜而岁有胎孕不育之理，而后明在泉六化五味有薄厚之异，而以治法終之。此篇之大概如此，而专名五常政大論者，举其所先者言也。

黄帝問曰：太虛寥廓，五运回薄，衰盛不同，損益相从，願聞平气何如而名？何如而紀也？岐伯对曰：昭乎哉問也！木曰敷和③，火曰升明④，土曰备化⑤，金

① 太过不及，岁化无穷，气交迁变，流于无极。然天垂象，圣人則之以知吉凶。何者？岁太过而星大或明瑩，岁不及而星小或失色，故吉凶可指而見也。吉凶者何？謂物稟五常之气以生成，莫不上参应之，有否有宜，故曰吉凶斯至矣。故曰善言天者，必应于人也。言古之道，而今必应之，故曰善言古者，必驗于今也。化气生成，万物皆稟，故言气应者，以物明之，故曰善言应者，必彰于物也。彰，明也。气化之应，如四时行，万物备，故善言应者，必同天地之造化也。物生謂之化，物极謂之变，言万物化变終始，必契于神明运为，故言化变者，通于神明之理。圣人智周万物，无所不通，故言必有发，动无不应之也。

② 灵室，謂灵兰室，黄帝之书府也。（新校正云：詳此文与《六元正紀大論》末同。）

③ 敷布和气，物以生荣。

④ 火气高明。

⑤ 广被化气，資〔守〕于群品。

曰审平①，水曰静顺②。帝曰：其不及奈何？岐伯曰：木曰委和③，火曰伏明④，土曰卑监⑤，金曰从革⑥，水曰涸流⑦。帝曰：太过何謂？岐伯曰：木曰发生⑧，火曰赫曦⑨，土曰敦阜⑩，金曰坚成⑪，水曰流衍⑫。

帝曰：三气之紀，願聞其候。岐伯曰：悉乎哉問也⑬！敷和之紀，木德周行，阳舒阴布，五化宣平⑭，其气端⑮，其性隨⑯，其用曲直⑰，其化生荣⑱，其类草

三气为纪之候

① 金气清，审平而定。

② 水体清靜，顺于物也。

③ 阳和之气，委屈而少用也。

④ 明曜之气，屈伏不申。

⑤ 土虽卑少，犹監万物之生化也。

⑥ 从順革易，坚成万物。

⑦ 水少，故流注干涸。

⑧ 宣发生气，万物以荣。

⑨ 盛明也。

⑩ 敦，厚也。阜，高也。土余，故高而厚。

⑪ 气爽风劲，坚成庶物。

⑫ 衍，泮衍也，溢也。

⑬（新校正云：按此論与《五运行大論》及《阴阳应象大論》、《金匱眞言論》相通。）

⑭ 自当其位，不与物争，故五气之化，各布政令于四方，无相干犯。（新校正云：按王注太过不及，各紀年辰。此平木运注不紀年辰者，平气之岁，不可以定紀也。或者欲补注云：謂丁巳、丁亥、壬寅、壬申岁者，是未达也。）

⑮ 端，直也，丽也。

⑯ 順于物化。

⑰ 曲直材干，皆应用也。

⑱ 木化宣行，則物生荣而美。

木①，其政发散②，其候温和③，其令风④，其藏肝⑤，肝其畏清⑥，其主目⑦，其谷麻⑧，其果李⑨，其实核⑩，其应春⑪，其虫毛⑫，其畜犬⑬，其色苍⑭，其养筋⑮，其病里急支满⑯，其味酸⑰，其音角⑱，其物中坚⑲，其数八⑳。

① 木体坚高，草形卑下，然各有坚脆刚柔，蔓結条屈者。

② 春气发散，物禀以生，木之化也。

③ 和，春之气也。

④ 木之令，行以和风。

⑤ 五藏之气与肝同。

⑥ 清，金令也。木性暄，故畏清。《五运行大論》曰：木，其性暄。又曰：燥胜风。

⑦ 阳升明見，目与同也。

⑧ 色蒼也。（新校正云：按《金匱眞言論》云：其谷麦。与此不同。）

⑨ 味酸也。

⑩ 中有坚核者。

⑪ 四时之中，春化同。

⑫ 木化宣行，則毛虫生。

⑬ 如草木之生，无所避也。（新校正云：按《金匱眞言論》云：其畜鸡。）

⑭ 木化宣行，則物浮蒼翠。

⑮ 酸入筋。

⑯ 木气所生。（新校正云：按《金匱眞言論》云：是以知病之在筋也。）

⑰ 木化敷和，則物酸味厚。

⑱ 調而直也。

⑲ 象土中之有木也。

⑳ 成数也。

升明之紀，正阳而治，德施周普，五化均衡①，其气高②，其性速③，其用燔灼④，其化蕃茂⑤，其类火⑥，其政明曜⑦，其候炎暑⑧，其令热⑨，其藏心⑩，心其畏寒⑪，其主舌⑫，其谷麥⑬，其果杏⑭，其实絡⑮，其应夏⑯，其虫羽⑰，其畜馬⑱，其色赤⑲，其养血，其病瞤

---

① 均，等也。衡，平也。

② 火炎上。

③ 火性躁疾。

④ 灼，燒也。燔之与灼，皆火之用。

⑤ 长气盛，故物大。

⑥ 五行之气，与火类同。

⑦ 德合高明，火之政也。

⑧ 气之至也，以是候之。

⑨ 热至乃令行。

⑩ 心气应之。

⑪ 寒，水令也。心性暑热，故畏寒。《五运行大論》曰：心，其性暑。又曰：寒胜热。

⑫ 火以烛幽，舌申明也。

⑬ 色赤也。（新校正云：按《金匱眞言論》云：其谷黍。又《藏气法时論》云麦也。）

⑭ 味苦也。

⑮ 中有支絡者。

⑯ 四时之气，夏气同。

⑰ 羽，火象也。火化宣行，則羽虫生。

⑱ 健决躁速，火类同。（新校正云：按《金匱眞言論》云：其畜羊。）

⑲ 色同火明。

—422—

瘛①，其味苦②，其音徵③，其物脉④，其数七⑤。

备化之紀，气协天休，德流四政，五化齐修⑥，其气平⑦，其性順⑧，其用高下⑨，其化丰滿⑩，其类土⑪，其政安静⑫，其候溽蒸⑬，其令湿⑭，其藏脾⑮，脾其畏风⑯，其主口⑰，其谷稷⑱，其果棗⑲，其实肉⑳，其应長

① 火之性动也。（新校正云：按《金匱眞言論》云：是以知病之在脉也。）

② 外明气化，則物苦味純。

③ 和而美。

④ 中多支脉，火之化也。

⑤ 成数也。

⑥ 土之德静，分助四方，贊成金木水火之政。土之气厚，应天休和之气，以生长收藏，終而复始，故五化齐修。

⑦ 土之生也，平而正。

⑧ 应順群品，悉化成也。

⑨ 田土高下，皆应用也。

⑩ 丰滿万物，非土化不可也。

⑪ 五行之化，土类同。

⑫ 土体厚，土德静，故政化亦然。

⑬ 溽，湿也。蒸，热也。

⑭ 湿化不絕竭，則土令延长。

⑮ 脾气同。

⑯ 风，木令也。脾性虽四气兼并，然其所主，犹畏木也。《五运行大論》云：脾，其性静兼。又曰：风胜湿。

⑰ 土体包容，口主受納。

⑱ 色黃也。（新校正云：按《金匱眞言論》作稷，《藏气法时論》作粳。）

⑲ 味甘也。

⑳ 中有肌肉者。

夏①，其虫倮②，其畜牛③，其色黄④，其养肉⑤，其病否⑥，其味甘⑦，其音宫⑧，其物肤⑨，其数五⑩。

审平之紀，收而不爭，殺而无犯，五化宣明⑪，其气洁⑫，其性剛⑬，其用散落⑭，其化坚斂⑮，其类金⑯，其政劲肃⑰，其候清切⑱，其令燥⑲，其藏肺⑳，肺其畏

① 长夏，謂长养之夏。（新校正云：按王注《藏气法时論》云：夏为土母，土长于中，以长而治，故云长夏。又注《六节藏象論》云：所謂长夏者，六月也。土生于火，长在夏中，既长而王，故云长夏。）

② 无毛羽鱗甲，土形同。

③ 成彼稼穡，土之用也。牛之应用，其緩而和。

④ 土同也。

⑤ 所养者，厚而靜。

⑥ 土性拥碍。（新校正云：按《金匱眞言論》云：病在舌本，是以知病之在肉也。）

⑦ 备化气丰，則物味甘厚。

⑧ 大而重。

⑨ 物禀备化之气，則多肌肉。

⑩ 生数也，正土不虛加故也。

⑪ 犯，謂刑犯于物也。收而不爭，杀而无犯，匪审平之德，何以能为是哉！

⑫ 金气以洁白瑩明为事。

⑬ 性剛，故摧缺于物。

⑭ 金用，則万物散落。

⑮ 收斂坚强，金之化也。

⑯ 审平之化，金类同。

⑰ 化急速而整肃也。劲，銳也。

⑱ 清，大凉也。切，急也，风声也。

⑲ 燥，干也。

⑳ 肺气之用，同金化也。

热①，其主鼻②，其谷稻③，其果桃④，其实壳⑤，其应秋⑥，其虫介⑦，其畜鸡⑧，其色白⑨，其养皮毛⑩，其病咳⑪，其味辛⑫，其音商⑬，其物外坚⑭，其数九⑮。

静顺之纪 藏而勿害，治而善下，五化咸整⑯，其气明⑰，其性下⑱，其用沃衍⑲，其化凝坚⑳，其类

① 热，火令也。肺性凉，故畏火热。《五运行大論》曰：肺，其性凉。

② 肺藏气，鼻通息也。

③ 色白也。（新校正云：按《金匱眞言論》作稻，《藏气法时論》作黄黍。）

④ 味辛也。

⑤ 外有坚壳者。

⑥ 四时之化，秋气同。

⑦ 外被坚甲者。

⑧ 性善斗伤，象金用也。（新校正云：按《金匱眞言論》云：其畜馬。）

⑨ 色同也。

⑩ 坚同也。

⑪ 有声之病，金之应也。（新校正云：按《金匱眞言論》云：病在背，是以知病之在皮毛也。）

⑫ 审平化治，则物辛味正。

⑬ 和利而揚。

⑭ 金化宣行，则物体外坚。

⑮ 成数也。

⑯ 治，化也。水之性下，所以德全。江海所以能为百谷主者，以其善下之也。

⑰ 清净明昭，水气所主。

⑱ 归流于下。

⑲ 用非净事，故沫生而流溢。沃，沫也。衍，溢也。

⑳ 藏气布化，则水物凝坚。

水①，其政流演②，其候凝肃③，其令寒④，其藏腎⑤，腎其畏湿⑥，其主二阴⑦，其谷豆⑧，其果栗⑨，其实濡⑩，其应冬⑪，其虫鳞⑫，其畜彘⑬，其色黑⑭，其养骨髓⑮，其病厥⑯，其味咸⑰，其音羽⑱，其物濡⑲，其数六⑳。故生而勿殺，長而勿罰，化而勿制，收而勿害，藏而勿抑，

① 淨順之化，水同类。

② 井泉不竭，河流不息，則流演之义也。

③ 凝，寒也。肃，靜也。寒来之气候。

④ 水令宣行，則寒司物化。

⑤ 腎藏之用，同水化也。

⑥ 湿，土气也。腎性凜，故畏土湿。《五运行大論》曰：腎，其性凜。

⑦ 流注应同。（新校正云：按《金匱眞言論》曰：北方黑色，入通于腎，开竅于二阴。）

⑧ 色黑也。（新校正云：按《金匱眞言論》及《藏气法时論》同。）

⑨ 味咸也。

⑩ 中有津液也。

⑪ 四时之化，冬气同。

⑫ 鳞，水化生。

⑬ 善下也。彘，豕也。

⑭ 色同也。

⑮ 气入也。

⑯ 厥，气逆也，凌上也，倒行不順也。（新校正云：按《金匱眞言論》云：病在溪，是以知病之在骨也。）

⑰ 味同也。

⑱ 深而和也。

⑲ 水化丰洽，庶物濡潤。

⑳ 成数也。

—426—

是謂平气①。

委和之紀，是謂胜生②，生气不政，化气乃揚③，長气自平，收令乃早④，凉雨时降，风云并兴⑤，草木晚荣，蒼干雕落⑥，物秀而实，肤肉內充⑦，其气斂⑧，其用聚⑨，其动緛戾拘緩⑩，其发惊駭⑪，其藏肝⑫，其果棗李⑬，其实核壳⑭，其谷稷稻⑮，其味酸辛⑯，其色白

① 生气主岁，收气不能纵其杀。长气主岁，藏气不能纵其罰。化气主岁，生气不能纵其制。收气主岁，长气不能纵其害。藏气主岁，化气不能纵其抑。夫如是者，皆天气平，地气正，五化之气，不以胜克为用，故謂曰平和气也。

② 丁卯、丁丑、丁亥、丁酉、丁未、丁巳之岁。

③ 木少，故生气不政。土寬，故化气乃揚。

④ 火无忤犯，故长气自平。木气既少，故收令乃早。

⑤ 凉，金化也。雨，湿气也。风，木化也。云，湿气也。

⑥ 金气有余，木不能胜故也。（新校正云：詳委和之紀，木不及而金气乘之，故蒼干雕落。非金气有余，木不能胜也，蓋木不足而金胜之也。）

⑦ 岁生虽晚，成者满实，土化气速，故如是也。

⑧ 收斂，兼金气故。

⑨ 不布散也。

⑩ 緛，縮短也。戾，了戾也。拘，拘急也。緩，不收也。

⑪ 大屈卒伸，惊駭象也。

⑫ 內应肝。

⑬ 枣，土。李，木实也。（新校正云：詳李木实也，按火土金水不及之果，李当作桃，王注亦非。）

⑭ 核，木。壳，金主。

⑮ 金土谷也。

⑯ 味酸之物熟，兼辛也。

蒼①，其畜犬鷄②，其虫毛介③，其主霧露凄滄④，其聲角商⑤，其病搖动注恐⑥，从金化也⑦，少角与判商同⑧，上角与正角同⑨，上商与正商同⑩，其病支廢痈腫瘡瘍⑪，其甘虫⑫，邪伤肝也⑬，上宮与正宮同⑭，蕭飋肃殺則炎赫沸騰⑮，眚于三⑯，所謂复也⑰，其主飛

---

① 蒼色之物熟，兼白也。

② 木从金畜。

③ 毛从介。

④ 金之化也。

⑤ 角从商。

⑥ 木受邪也。

⑦ 木不自政，故化从金。

⑧ 少角木不及，故半与商金化同。判，半也。（新校正云：按火土金水之文，判作少，則此当云少角与少商同，不云少商者，盖少角之运共有六年，而丁巳、丁亥上角与正角同，丁卯、丁酉上商与正商同，丁未、丁丑上宮与正宮同，是六年者各有所同，与火土金水之少运不同，故不云同少商，只大約而言半从商化也。）

⑨ 上見厥阴，与敷和岁化同，謂丁亥、丁巳岁，上之所見者也。

⑩ 上見阳明，則与平金岁化同，丁卯、丁酉，岁上見阳明。

⑪ 金刑木也。

⑫ 子在母中。

⑬ 虽化悉与金同，然其所伤，則归于肝木也。

⑭ 土盖其木，与未出等也。木未出土，与无木同。土自用事，故与正土运岁化同也。上見太阴，是謂上宮。丁丑、丁未，岁上見太阴，司天化之也。

⑮ 蕭飋肃杀，金无德也。炎赫沸騰，火之复也。

⑯ 火为木复，故其眚在东。三，东方也。此言金之物胜也。（新校正云：按《六元正紀大論》云：灾三宮也。）

⑰ 复，报复也。

—428—

蠹蛆雉①，乃为雷霆②。

伏明之紀，是謂胜長③，長气不宣，藏气反布④，收气自政，化令乃衡⑤，寒淸数举，暑令乃薄⑥，承化物生，生而不長⑦，成实而稚，遇化已老⑧，阳气屈伏，蟄虫早藏⑨，其气郁⑩，其用暴⑪，其动彰伏变易⑫，其发痛⑬，其藏心⑭，其果栗桃⑮，其实絡濡⑯，其谷豆稻⑰，

① 飞，羽虫也。蠹，內生虫也。蛆，蝇之生者，此則物內自化尔。雉，鳥耗也。

② 雷，謂大声生于太虛云暝之中也。霆，謂迅雷，卒如火之爆者，即霹靂也。

③ 藏气胜长也，謂癸酉、癸未、癸巳、癸卯、癸丑、癸亥之岁也。

④ 火之长气不能施化，故水之藏气反布于时。

⑤ 金土之义，与岁气素无干犯，故金自行其政，土自平其气也。

⑥ 火气不用故。

⑦ 火令不振，故承化生之物皆不长也。

⑧ 物实成熟，苗尙稚短，及遇化气，未长极而气已老矣。

⑨ 阳不用而阴胜也。若上临癸卯、癸酉岁，則蟄反不藏。（新校正云：詳癸巳、癸亥之岁，蟄亦不藏。）

⑩ 郁燠不舒暢。

⑪ 速也。

⑫ 彰，明也。伏，隐也。变易，謂不常其象見也。

⑬ 痛由心所生。

⑭ 岁运之气通于心。

⑮ 栗，水。桃，金果也。

⑯ 絡，支脉也。濡，有汁也。

⑰ 豆，水。稻，金谷也。

其味苦咸①，其色玄丹②，其畜馬彘③，其虫羽鳞④，其主冰雪霜寒⑤，其声徵羽⑥，其病昏惑悲忘⑦，从水化也⑧，少徵与少羽同⑨，上商与正商同⑩，邪伤心也⑪，凝惨凛冽則暴雨霖霪⑫，眚于九⑬，其主驟注雷霆震惊⑭，沉霒淫雨⑮。

卑监之紀，是謂減化⑯，化气不令，生政独彰⑰，長

① 苦彙咸也。

② 色丹之物熟，彙玄也。

③ 火从水畜。

④ 羽从鳞。

⑤ 水之气也。

⑥ 徵从羽。

⑦ 火之躁动，不拘常律，阴冒阳火，故昏惑不治。心气不足，故喜悲善忘也。

⑧ 火弱水强，故伏明之紀，半从水之政化。

⑨ 火少故半同水化。（新校正云：詳少徵运六年內，癸卯、癸酉同正商，癸巳、癸亥同岁会外，癸未、癸丑二年，少徵与少羽同，故不云判羽也。）

⑩ 岁上見阳明，則与平金岁化同也。癸卯及癸酉，岁上見阳明。（新校正云：詳此不言上宫上角者，盖宫角于火无大克罰，故經不备云。）

⑪ 受病者心。

⑫ 凝惨溧冽，水无德也。暴雨霖霪，土之复也。

⑬ 九，南方也。（新校正云：按《六元正紀大論》云：灾九宫。）

⑭ 天地气爭而生是变，气交之內，害及粢盛，及伤鳞类。

⑮ 沉阴淫雨，湿变所生也。霒，音阴。

⑯ 謂化气減少，己巳、己卯、己丑、己亥、己酉、己未之岁也。

⑰ 土少而木专其用。

气整，雨乃愆，收气平①，风寒并兴，草木荣美②，秀而不实，成而粃也③，其气散④，其用静定⑤，其动瘍涌分溃痈腫⑥，其发濡滞⑦，其藏脾⑧，其果李栗⑨，其实濡核⑩，其谷豆麻⑪，其味酸甘⑫，其色苍黄⑬，其畜牛犬⑭，其虫倮毛⑮，其主飘怒振发⑯，其声宫角⑰，其病留满否塞⑱，从木化也⑲。少宫与少角

① 不相干犯，则平整。化气减，故雨愆期。

② 风，木也。寒，水也。土少故寒气得行，生气独彰，故草木敷荣而端美。

③ 荣秀而美，气生于木。化气不满，故物实中空，是以粃恶。

④ 气不安静，水且乘之，从木之风，故施散也。

⑤ 虽不能专政于时物，然或举用，则終归土德而静定。

⑥ 瘍，瘡也。涌，呕吐也。分，裂也。溃，烂也。痈肿，膿瘡也。

⑦ 土性也。濡，湿也。

⑧ 主藏病。

⑨ 李，木。栗，水果也。

⑩ 濡，中有汁者。核，中坚者。（新校正云：詳前后濡实主水，此濡字当作肉，王注亦非。）

⑪ 豆，水。麻，木谷也。

⑫ 甘味之物熟，兼酸也。

⑬ 色黄之物，外兼蒼也。

⑭ 土从木畜。

⑮ 倮从毛。

⑯ 木之气用也。

⑰ 宫从角。

⑱ 土气拥碍故。

⑲ 不胜，故从他化。

同①，上宫与正宫同②，上角与正角同③，其病飧泄④，邪伤脾也⑤，振拉飘揚則蒼干散落⑥，其眚四維⑦，其主敗折虎狼⑧，淸气乃用，生政乃辱⑨。

从革之紀，是謂折收⑩，收气乃后，生气乃揚⑪，長化合德，火政乃宣，庶类以蕃⑫，其气揚⑬，其用躁切⑭，其动鏗禁瞀厥⑮，其发咳喘⑯，其藏肺⑰，其果李杏⑱，

---

① 土少，故半从木化也。（新校正云：詳少宫之运六年內，除已丑已未与正宫同，已巳已亥与正角同外，有已卯已酉二年，少宫与少角同，故不云判角也。）

② 上見太阴，則与平土运生化同也。已丑、已未其岁見也。

③ 上見厥阴，則悉是敷和之紀也。已亥、已巳其岁見也。

④ 风之胜也。

⑤ 纵諸气金病即自伤脾。（新校正云：詳此不言上商者，土与金无相克罰，故經不紀之也。又注云：纵諸气金病即自伤脾也，金字疑誤。）

⑥ 振拉飄揚，木无德也。蒼干散落，金之复也。

⑦ 东南、西南、东北、西北，土之位也。（新校正云：按《六元正紀大論》云：灾五宫。）

⑧ 虎狼猴豺豹鹿馬獐麂，諸四足之兽，害于粢盛及生命也。

⑨ 金气行，則木气屈。

⑩ 火折金收之气也，謂乙丑、乙亥、乙酉、乙未、乙巳、乙卯之岁也。

⑪ 后，不及时也。收气不能以时而行，則生气自应布揚而用之也。

⑫ 火土之气，同生化也。宣，行也。

⑬ 順火也。

⑭ 少虽后用，用則切急，随火躁也。

⑮ 鏗，咳声也。禁，謂二阴禁止也。瞀，悶也。厥，謂气上逆也。

⑯ 咳，金之有声。喘，肺藏气也。

⑰ 主藏病。

⑱ 李，木。杏，火果也。

其实壳絡①，其谷麻麥②，其味苦辛③，其色白丹④，其畜鷄羊⑤，其虫介羽⑥，其主明曜炎烁⑦，其声商徵⑧，其病嚏咳鼽衄⑨，从火化也⑩，少商与少徵同⑪，上商与正商同⑫，上角与正角同⑬，邪伤肺也⑭，炎光赫烈則冰雪霜雹⑮，眚于七⑯，其主鳞伏彘鼠⑰，岁气早至，

---

① 外有壳，內有支絡之实也。

② 麻，木。麦，火谷也。麦色赤也。〔程瑤田云：經注三"麦"字本皆"黍"字，后人因火日升明其谷"麦"而妄改之。守〕

③ 苦味胜辛，辛兼苦也。

④ 赤加白也。

⑤ 金从火土之兼化。（新校正云：詳火畜馬，土畜牛。今言羊，故王注云从火土之兼化为羊也。或者云〔原脫〕：当去注中之土字，甚非。）

⑥ 介从羽。

⑦ 火之胜也。

⑧ 商从徵。

⑨ 金之病也。

⑩ 火气来胜，故屈已以从之。

⑪ 金少，故半同火化也。（新校正云：詳少商运六年內，除乙卯、乙酉同正商，乙巳、乙亥同正角外，乙未、乙丑二年，为少商同少徵，故不云判徵也。）

⑫ 上見阳明，則与平金运生化同，乙卯、乙酉其岁上見也。

⑬ 上見厥阴，則与平木运生化同，乙巳乙亥其岁上見也。（新校正云：詳金土无相胜克，故經不言上宮与正宮同也。）

⑭ 有邪之胜則归肺。

⑮ 炎光赫烈，火无德也。冰雪霜雹，水之复也。水复之作，雹形如半珠。（新校正云：詳注云雹形如半珠，半字疑誤。）

⑯ 七，西方也。（新校正云：按《六元正紀大論》云：灾七宮。）

⑰ 突戾潜伏，岁主纵之，以伤赤实及羽类也。

乃生大寒①。

涸流之紀，是謂反阳②，藏令不举，化气乃昌③，長气宣布，蟄虫不藏④，土潤水泉减，草木条茂，荣秀滿盛⑤，其气滞⑥，其用滲泄⑦，其动坚止⑧，其发燥槁⑨，其藏腎⑩，其果棗杏⑪，其实濡肉⑫，其谷黍稷⑬，其味甘咸⑭，其色黅玄⑮，其畜彘牛⑯，其虫鱗倮⑰，其主埃郁

---

① 水之化也。

② 阴气不及，反为阳气代之，謂辛未、辛巳、辛卯、辛酉、辛亥、辛丑之岁也。

③ 少水而土盛。

④ 太阳在泉，經文背也。厥阴阳明司天，乃如經謂也。

⑤ 长化之气，丰而厚也。

⑥ 从土也。

⑦ 不能流也。

⑧ 謂便泻也。水少不濡，則干而坚止。藏气不能固，則注下而奔速。

⑨ 阴少而阳盛故尔。

⑩ 主藏病也。

⑪ 枣，土。杏，火果也。

⑫ 濡，水。肉，土化也。

⑬ 黍，火。稷，土谷也。（新校正云：按本論上文麦为火之谷，今言黍者，疑麦字誤为黍也。虽金匱眞言論作黍，然本論作麦，当从本篇之文也。）〔此黍字不誤。守〕

⑭ 甘入于咸，味甘美也。

⑮ 黄加黑也。

⑯ 水从土畜。

⑰ 鱗从倮。

—434—

昏翳①，其声羽宫②，其病痿厥坚下③，从土化也④，少羽与少宫同⑤，上宫与正宫同⑥，其病癃閟⑦，邪伤肾也⑧，埃昏骤雨则振拉摧拔⑨，眚于一⑩，其主毛显狐狢，变化不藏⑪。故乘危而行，不速而至，暴虐无德，灾反及之，微者复微，甚者复甚，气之常也⑫。

---

① 土之胜也。

② 羽从宫。

③ 水土参并，故如是。

④ 不胜于土，故从他化。

⑤ 水土各半化也。（新校正云：詳少羽之运六年内，除辛丑、辛未与正宫同外，辛卯、辛酉、辛巳、辛亥四岁为同少宫，故不言判宫也。）

⑥ 上見太阴，則与平土运生化同，辛丑辛未岁上見之。（新校正云：詳此不言上角、上商者，盖水于金木无相克罰故也。）

⑦ 癃，小便不通。閟，大便干涩不利也。

⑧ 邪胜則归肾。

⑨ 埃昏驟雨，土之虐也。振拉摧拔，木之复也。

⑩ 一，北方也。諸謂方者，国郡州县境之方也。（新校正云：按《六元正紀大論》云灾一宫。）

⑪ 毛显，謂毛虫麋鹿麞麃猯兎虎狼显見，伤于黄实，兼害倮虫之长也。变化，謂为魅狐狸当之。不藏，謂害粢盛，鼠猯兎狸狢当之，所謂毛显不藏也。

⑫ 通言五行气少而有胜复之大凡也。乘彼孤危，恃乎强盛，不召而往，专肆威刑，怨禍自招，又誰咎也！假令木弱，金气来乘，暴虐蒼卒，是无德也。木被金害，火必仇之，金受火燔，則灾及也。夫如是者，刑甚則复甚，刑微則复微，气动之常，固其宜也，五行之理，咸迭然乎！（新校正云：按五运不及之詳，具《气交变大論》中。）

29★2722

发生之紀，是謂启敶①，土踈泄，蒼气达②，阳和布化，阴气乃随③，生气淳化，万物以荣④，其化生，其气美⑤，其政散⑥，其令条舒⑦，其动掉眩巔疾⑧，其德鳴靡启坼⑨，其变振拉摧拔⑩，其谷麻稻⑪，其畜鷄犬⑫，其果李桃⑬，其色青黄白⑭，其味酸甘辛⑮，其象

① 物乘木气，以发生而启陈其容質也。是謂壬申、壬午、壬辰、壬寅、壬子、壬戌之六岁化也。敶，古陈字。

② 生气上发，故土体踈泄。木之专政，故蒼气上达。达，通也，出也，行也。

③ 少阳先生，发于万物之表。厥阴次随，營运于万象之中也。

④ 岁木有余，金不来胜，生令布化，故物以舒荣。

⑤ 木化宣行，則物容端美。

⑥ 布散生荣，无所不至。

⑦ 条，直也，理也。舒，启也。端直舒启，万物随之，发生之化，无非順理者也。

⑧ 掉，摇动也。眩，旋轉也。巔，上首也。疾，病气也。（新校正云：詳王不解其动之义。按后敦阜之紀，其动濡积并穑。王注云：动，謂变动。又坚成之紀，其动暴折瘍疰。王注云：动以生病。盖謂气既变，因动以生病也。則木火土金水之动义皆同也。又按王注《脉要精微論》云：巔疾，上巔疾也。又注《奇病論》云：巔，謂上巔，則头首也。此注云：巔，上首也。疾，病气也。气字为衍。）

⑨ 风气所生。（新校正云：按六元正紀大論云：其化鳴紊启拆。）

⑩ 振，謂振怒。拉，謂中折。摧，謂仆落。拔，謂出本。（新校正云：按《六元正紀大論》同。）

⑪ 木化齐金。

⑫ 齐鸡孕也。

⑬ 李齐桃实也。

⑭ 青加于黄白，自正也。

⑮ 酸入于甘辛，齐化也。

春①，其經足厥阴少阳②，其藏肝脾③，其虫毛介④，其物中坚外坚⑤，其病怒⑥，太角与上商同⑦，上徵則其气逆，其病吐利⑧，不务其德則收气复，秋气劲切，甚則肃殺，淸气大至，草木雕零，邪乃伤肝⑨。

赫曦之紀，是謂蕃茂⑩，阴气內化，阳气外荣⑪，炎暑施化，物得以昌⑫，其化長，其气高⑬，其政动⑭，其令

---

① 如春之气，布散阳和。

② 厥阴，肝脉。少阳，胆脉。

③ 肝胜脾。

④ 木余，故毛齐介育。

⑤ 中坚有核之物，齐等于皮壳之类也。

⑥ 木余故。

⑦ 太过之木气，与金化齐等。（新校正云：按太过五运，独太角言与上商同，余四运幷不言者，疑此文为衍。）

⑧ 上見少阴、少阳，則其气逆行。壬子、壬午，岁上見少阴。壬寅、壬申，岁上見少阳。木余遇火，故气不順。（新校正云：按《五运行大論》云：气相得而病者，以下临上，不当位也。不云上羽者，水临木为相得故也。）

⑨ 恃己太过，凌犯于土，土气屯极，金为复仇，金行杀令，故邪伤肝木也。

⑩ 物遇太阳，則蕃而茂，是謂戊辰、戊寅、戊子、戊戌、戊申、戊午之岁也。（新校正云：按或者云：注中太阳，当作太徵。詳木土金水之太过，注俱不言角宫商羽等运，而水太过注云阴气大行，此火太过，是物遇太阳也，安得謂之太徵乎。）

⑪ 阴阳之气，得其序也。

⑫ 长气多故尔。

⑬ 长化行，則物容大。高气达，則物色明。

⑭ 革易其象不常也。

鳴显①，其动炎灼妄扰②，其德暄暑郁蒸③，其变炎烈沸騰④，其谷麥豆⑤，其畜羊彘⑥，其果杏栗⑦，其色赤白玄⑧，其味苦辛咸⑨，其象夏⑩，其經手少阴太阳⑪，手厥阴少阳⑫，其藏心肺⑬，其虫羽鳞⑭，其物脉濡⑮，其病笑瘧瘡瘍血流狂妄目赤⑯，上羽与正徵同，其收齐，其病痓⑰，上徵而收气后也⑱，暴烈其政，藏气乃

① 火之用而有声，火之燔而有焰，象无所隐，則其信也。显，露也。

② 妄，謬也。扰，撓也。

③ 热化所生，长于物也。（新校正云：按《六元正紀大論》云：其化暄囂郁燠。又作暄曜。）

④ 胜复之有，极于是也。

⑤ 火齐水化也。

⑥ 齐孕育也。（新校正云：按本論上文馬为火之畜，今言羊者，疑馬字誤为羊。《金匱眞言論》及《藏气法时論》俱作羊，然本論作馬，当从本論之文也。）

⑦ 等实也。

⑧ 赤色加白黑，自正也。

⑨ 辛物兼苦与咸，化齐成也。

⑩ 如夏气之热也。

⑪ 少阴，心脉。太阳，小腸脉。

⑫ 厥阴，心包脉。少阳，三焦脉。

⑬ 心胜肺。

⑭ 火余，故鳞羽齐化。

⑮ 脉，火物。濡，水物。水火齐也。（新校正云：詳脉即絡也，文虽殊而义同。）

⑯ 火盛故。

⑰ 上見太阳，则天气且制，故太过之火，反与平火运生化同也，戊辰、戊戌岁上見之。若平火运同，则五常之气无相凌犯，故金收之气生化同等。

⑱ 上見少阴少阳，则其生化自政，金气不能与之齐化。戊子、戊午

复，时見凝慘，甚則雨水霜雹切寒，邪伤心也①。

敦阜之紀，是謂广化②，厚德清靜，順長以盈③，至阴內实，物化充成④，烟埃朦郁，見于厚土⑤，大雨时行，湿气乃用，燥政乃辟⑥，其化圓，其气丰⑦，其政靜⑧，其令周备⑨，其动濡积并稸⑩，其德柔潤重淖⑪，其变震惊飘驟崩潰⑫，其谷稷麻⑬，其畜牛犬⑭，其果

岁上見少阴，戊寅、戊申岁上見少阳。火盛，故收气后化。（新校正云：按《气交变大論》云：岁火太过，上临少阴少阳火，燔焫水泉，涸物焦槁。）

① 不务其德，輕侮致之也。（新校正云：按《气交变大論》云：雨冰霜寒。与此互文也。）

② 土余，故化气广被于物也，是謂甲子、甲戌、甲申、甲午、甲辰、甲寅之岁也。

③ 土性順用，无与物争，故德厚而不躁。順火之长育，使万物化气盈滿也。

④ 至阴，土精气也。夫万物所以化成者，皆以至阴之灵气，生化于中也。

⑤ 厚土，山也。烟埃，土气也。

⑥ 湿气用則燥政辟，自然之理尔。

⑦ 化气丰圓，以其清靜故也。

⑧ 靜而能久，故政常存。

⑨ 气緩故周备。

⑩ 动，謂变动。

⑪ 靜而柔潤，故厚德常存。（新校正云：按《六元正紀大論》云：其化柔潤重澤。）

⑫ 震惊，雷霆之作也。飄驟，暴风雨至也。大雨暴注，則山崩土潰，随水流注。

⑬ 土木齐化。

⑭ 齐孕育也。

棗李①，其色黅玄蒼②，其味甘咸酸③，其象長夏④，其經足太阴阳明⑤，其藏脾胃⑥，其虫倮毛⑦，其物肌核⑧，其病腹滿四支不举⑨，大风迅至，邪伤脾也⑩。

坚成之紀，是謂收引⑪，天气洁，地气明⑫，阳气隨，阴治化⑬，燥行其政，物以司成⑭，收气繁布，化洽不終⑮，其化成，其气削⑯，其政肃⑰，其令銳切⑱，其动暴

---

① 土齐木化。

② 黄色加黑蒼，自正也。

③ 甘入于咸酸，齐化也。

④ 六月之气生化同。

⑤ 太阴，脾脉。阳明，胃脉。

⑥ 脾胜腎。

⑦ 土余，故毛倮齐化。

⑧ 肌，土。核，木化也。

⑨ 土性靜，故病如是。（新校正云：詳此不云上羽上徵者，徵羽不能亏盈于土，故无他候也。）

⑩ 木盛怒，故土脾伤。

⑪ 引，斂也。阳气收，阴气用，故万物收斂，謂庚午、庚辰、庚寅、庚子、庚戌、庚申之岁也。

⑫ 秋气高洁，金气同。

⑬ 阳顺阴而生化。

⑭ 燥气行化万物，专司其成熟，无遺略也。

⑮ 收杀气早，土之化不得終其用也。（新校正云：詳繁字疑誤。）

⑯ 削，减也。

⑰ 肃，清也，靜也。

⑱ 气用不屈，劲而急。

折瘍疰①，其德霧露蕭飃②，其变肃殺雕零③，其谷稻黍④，其畜鷄馬⑤，其果桃杏⑥，其色白青丹⑦，其味辛酸苦⑧，其象秋⑨，其經手太阴阳明⑩，其藏肺肝⑪，其虫介羽⑫，其物壳絡⑬，其病喘喝胸憑仰息⑭，上徵与正商同，其生齐，其病咳⑮，政暴变則名木不荣，柔脆焦首，長气斯救，大火流，炎烁且至，蔓將槁，邪伤肺也⑯。

① 动以病生。

② 燥之化也。蕭飃，风声也。静为雾露，用則风生。（新校正云：按《六元正紀大論》德作化。）

③ 隕墜于物。

④ 金火齐化也。（新校正云：按本論上文麦为火之谷，当言其谷稻麦。）〔此黍字不誤。守〕

⑤ 齐孕育也。

⑥ 金火齐实。

⑦ 白加于青丹，自正也。

⑧ 辛入酸苦齐化。

⑨ 气爽清洁，如秋之化。

⑩ 太阴，肺脉。阳明，大腸脉。

⑪ 肺胜肝。

⑫ 金余，故介羽齐育。

⑬ 壳，金。絡，火化也。

⑭ 金气余故。

⑮ 上見少阴少阳，則天气見抑，故其生化与平金岁同。庚子、庚午岁上見少阴，庚寅、庚申岁上見少阳。上火制金，故生气与之齐化。火乘金肺，故病咳。（新校正云：詳此不言上羽者，水与金非相胜克故也。）

⑯ 变，謂太甚也。政太甚則生气抑，故木不荣，草首焦死。政暴不已則火气发怒，故火流炎烁至，柔条蔓草之类皆干死也。火乘金气，故肺伤也。

流衍之紀，是謂封藏①，寒司物化，天地严凝②，藏政以布，長令不揚③，其化凜，其气坚④，其政謐⑤，其令流注⑥，其动漂泄沃涌⑦，其德凝惨寒雰⑧，其变冰雪霜雹⑨，其谷豆稷⑩，其畜彘牛⑪，其果栗棗⑫，其色黑丹黅⑬，其味咸苦甘⑭，其象冬⑮，其經足少阴太阳⑯，其藏腎心⑰，其虫鱗倮⑱，其物濡滿⑲，其病脹⑳，

① 阴气大行，則天地封藏之化也，謂丙寅、丙子、丙戌、丙申、丙午、丙辰之岁。

② 阴之气也。

③ 藏气用則長化止，故令不发揚。

④ 寒气及物則坚定。

⑤ 謐，靜也。

⑥ 水之象也。

⑦ 沃，沫也。涌，溢也。

⑧ 寒之化也。（新校正云：按《六元正紀大論》作其化凝惨慄冽。）

⑨ 非时而有。

⑩ 水齐土化。

⑪ 齐孕育也。

⑫ 水土齐实。

⑬ 黑加于丹黄，自正也。

⑭ 咸入于苦甘，化齐焉。

⑮ 气序凝肃，似冬之化。

⑯ 少阴，腎脉。太阳，膀胱脉也。

⑰ 腎胜心。

⑱ 水余，故鱗倮齐育。

⑲ 濡，水。滿，土化也。（新校正云：按土不及作肉，土太过作肌，此作滿，互相成也。）

⑳ 水余也。

上羽而長气不化也①。政过則化气大举，而埃昏气交，大雨时降，邪伤腎也②。故曰：不恒其德，則所胜来复，政恒其理，則所胜同化。此之謂也③。

帝曰：天不足西北，左寒而右凉，地不滿东南，右热而左温，其故何也④？岐伯曰：阴阳之气，高下之理，太少之異也⑤。东南方，阳也，阳者其精降于下，故右热而左温⑥。西北方，阴也，阴者其精奉于上，故左寒而右凉⑦。是以地有高下，气有温凉，高者气寒，下者气热⑧，故适寒凉者脹，之温热者瘡，下之則脹

①上見太阳，則火不能布化以长养也，丙辰、丙戌之岁，上見天符水运也。（新校正云：按《气交变大論》云：上临太阳，則雨冰雪，霜不时降，湿气变物。不云上徵者，运所胜也。

② 暴寒数举，是謂政过。火被水凌，土来仇复，故天地昏翳，土水气交，大雨斯降，而邪伤腎也。

③ 不恒，謂恃已有余，凌犯不胜。恒，謂守常之化，不肆威刑。如是則克己之气，岁同治化也。（新校正云：詳五运太过之說，具《气交变大論》中。）

④ 面巽言也。

⑤ 高下，謂地形。太少，謂阴阳之气盛衰之异。今中原地形，西北方高，东南方下，西方凉，北方寒，东方温，南方热，气化犹然矣。

⑥ 阳精下降，故地以温而知之于下矣。阳气生于东而盛于南，故东方温而南方热，气之多少明矣。

⑦ 阴精奉上，故地以寒而知之于上矣。阴气生于西而盛于北，故西方凉北方寒，君面巽而言，臣面乾而对也。（新校正云：詳天地不足阴阳之說，亦具阴阳应象大論中。）

⑧（新校正云：按《六元正紀大論》云：至高之地，冬气常在。至下之地，春气常在。）

已，汗之则疮已，此凑理开閉之常，太少之異耳①。帝

① 西北、东南，言其大也。夫以气候驗之，中原地形所居者，悉以居高則寒，处下則热。尝試观之，高山多雪，平川多雨，高山多寒，平川多热，則高下寒热可徵見矣。中华之地，凡有高下之大者，东西、南北各三分也。其一者自汉蜀江南至海也，二者自汉江北至平遙县也，三者自平遙北山北至蕃界北海也。故南分大热，中分寒热兼半，北分大寒。南北分外，寒热尤极。大热之分其寒微，大寒之分其热微。然其登陟极高山頂，則南面北面，寒热悬殊，荣枯倍异也。又东西高下之别亦三矣，其一者自汧源县西至沙州，二者自开封县西至汧源县，三者自开封县东至滄海也。故东分大溫，中分溫凉兼半，西分大凉。大溫之分，其寒五分之二，大凉之分，其热五分之二。溫凉分外，溫凉尤极，变为大暄大寒也。約其大凡如此。然九分之地，寒极于西〔守〕北，热极于东〔守〕南。九分之地，其中有高下不同，地高处則燥〔守〕，下处則湿〔守〕，此一方之中小异也。若大而言之，是則高下之有二也。何者？中原地形，西高北高，东下南下。今百川满湊，东之滄海，則东南西北高下可知。一为地形高下，故寒热不同；二則阴阳之气有少有多，故表溫凉之异尔。今以气候驗之，乃春气西行，秋气东行，冬气南行，夏气北行。以中分校之，自开封至汧源，气候正与历候同。以东行校之，自开封至滄海，每一百里，秋气至晚一日，春气发早一日。西行校之，自汧源县西至蕃界磧石，其以南向及西北东南者，每四十里，春气发晚一日，秋气至早一日；北向及东北西南者，每一十五里，春气发晚一日，秋气至早一日。南行校之，川形有北向及东北西南者，每五百里（新校正云：按别本作二〔守〕十五里），阳气行早〔守〕一日，阴气行晚〔守〕一日；南向及东南西北川，每一十五里，热气至早一日，寒气至晚一日；广平之地，則每二〔守〕十里，阳气发早一日，寒气至晚一日。北行校之，川形有南向及东南西北者，每二十五里，阳气行晚一日，阴气行早一日；北向及东北西南川，每一十五里，寒气至早一日，热气至晚一日；广平之地，則每二十里，热气行晚一日，寒气至早一日。大率如此。然高处峻处，冬气常在，平处下处，夏气常在，观其雪霁草茂，則可知矣。然地土固有弓形川、蛇行川、月形川，地势不同，生杀荣枯，地同而天异。凡此之类，有离向丙向巽向乙向震向艮向〔守〕处，

曰：其于寿夭何如①？岐伯曰：阴精所奉其人寿，阳精所降其人夭②。帝曰：善。其病也，治之奈何？岐伯曰：西北之气散而寒之，东南之气收而温之，所謂同病異治也③。故曰：气寒气凉，治以寒凉，行水漬之。气温气热，治以温热，强其內守。必同其气，可使平也，假者反之④。帝曰：善。一州之气，生化寿夭不同，其故何也？岐伯曰：高下之理，地势使然也。崇高則阴气治之，汚下則阳气治之，阳胜者先天，阴胜

則春气早至，秋气晚至，早晚校十五日，有丁向坤向庚向兌向辛向乾向坎向处，則秋气早至，春气晚至，早晚亦校二十日，是所謂带山之地也，审观向背，气候可知。寒凉之地，湊理开少而閉多，閉多則阳气不散，故适寒凉腹必脹也。湿热之地，湊理开多而閉少，开多則阳发散，故往溫热皮必瘡也。下之則中气不余，故脹已。汗之則阳气外泄，故瘡愈。

① 言土地居人之寿夭。

② 阴精所奉，高之地也。阳精所降，下之地也。阴方之地，阳不妄泄，寒气外持，邪不数中而正气坚守，故寿延。阳方之地，阳气耗散，发泄无度，风湿数中，眞气傾竭，故夭折。即事驗之，今中原之境，西北方众人寿，东南方众人夭，其中犹各有微甚尔，此寿夭之大异也，方者审之乎！

③ 西方北方人皮肤腠理密，人皆食热，故宜散宜寒。东方南方人皮肤踈，腠理开，人皆食冷，故宜收宜溫。散，謂溫浴，使中外条达。收，謂溫中，不解表也。今土俗皆反之，依而疗之則反甚矣。（新校正云：詳分方为治，亦具《异法方宜論》中。）

④ 寒方以寒，热方以热，溫方以溫，凉方以凉，是正法也，是同气也。行水漬之，是湯漫漬也。平，謂平調也。若西方北方有冷病，假热方溫方以除之，东方南方有热疾，須凉方寒方以疗者，則反上正法以取之。

者后天①，此地理之常，生化之道也。帝曰：其有寿夭乎？岐伯曰：高者其气寿，下者其气夭，地之小大異也，小者小異，大者大異②。故治病者，必明天道地理，阴阳更胜，气之先后，人之寿夭，生化之期，乃可以知人之形气矣③。

帝曰：善。其岁有不病，而藏气不应不用者何也？岐伯曰：天气制之，气有所从也④。帝曰：願卒聞之。岐伯曰：少阳司天，火气下临，肺气上从，白起金用，草木眚，火見燔焫，革金且耗，大暑以行，咳嚏鼽衄鼻窒，曰瘍，寒热胕腫⑤。风行于地，尘沙飛揚，心痛胃脘痛，厥逆鬲不通，其主暴速⑥。阳明司天，燥气

---

① 先天，謂先天时也。后天，謂后天时也。悉言土地生荣枯落之先后也。物既有之，人亦如然。

② 大，謂东南西北相远万里許也。小，謂居所高下相近，二十三十里或百里許也。地形高下悬倍不相計者，以近为小，則十里二十里。高下平慢气相接者，以远为小，則三百里二百里。地气不同乃异也。

③ 不明天地之气，又昧阴阳之候，則以寿为夭，以夭为寿，虽尽上圣救生之道，毕經脉葯石之妙，犹未免世中之誣斥也。

④ 从，謂从事于彼，不及营于私应用之。

⑤ 寅申之岁候也。临，謂临〔原脱〕御于下。从，謂从事于上。起，謂价高于市。用，謂用行刑罰也。临从起用同之。革，謂皮革，亦謂革易也。金，謂器属也。耗，謂費用也。火气燔灼，故曰生瘡。瘡，身瘡也。瘍，头瘡也。寒热，謂先寒而后热，則瘧疾也。肺为热害，水且救之，水守肺中，故为胕肿。胕肿，謂肿满，按之不起。此天气之所生也。（新校正云：詳注云故曰生瘡，瘡，身瘡也。瘍，头瘡也。今經只言曰瘍經脱一瘡字。别本曰字作口。）

⑥ 厥阴在泉，故风行于地。风淫所胜，故是病生焉。少阳厥阴，其

— 446 —

下临，肝气上从，蒼起木用而立，土乃眚，凄滄数至，木伐草萎，脇痛目赤，掉振鼓栗，筋痿不能久立①。暴热至，土乃暑，阳气郁发，小便变，寒热如瘧，甚則心痛，火行于稿，流水不冰，蟄虫乃見②。太阳司天，寒气下临，心气上从，而火且明③，丹起金乃眚，寒清时举，胜則水冰，火气高明，心热煩，嗌干善渴，鼽嚏，喜悲数欠，热气妄行，寒乃复，霜不时降，善忘，甚則心痛④。土乃潤，水丰衍，寒客至，沉阴化，湿气变物，水飲内稸，中滿不食，皮𤸷肉苛，筋脉不利，甚則胕腫身后痈⑤。厥阴司天，风气下临，脾气上从，而土且隆，黃起水乃眚，土用革，体重肌肉萎，食减口爽，风行太虛，云物摇动，目轉耳鳴⑥。火縱其暴，地乃暑，大热消烁，

化急速，故病气起发，疾速而为，故云其主暴速。此地气不順而生是也。（新校正云：詳厥阴与少阳在泉，言其主暴速，其发机速，故不言甚則某病也。）

① 卯酉之岁候也。木用，亦謂木功也。凄滄，大凉也。此病之起，天气生焉。

② 少阴在泉，热监于地而为是也，病之所有，地气生焉。

③ （新校正云：詳火且明三字，当作火用二字。）

④ 辰戌之岁候也。寒清时举，太阳之令也。火气高明，謂燔焫于物也。不时，謂太早及偏害，不循时令，不普及于物也。病之所起，天气生焉。

⑤ 太阴在泉，湿监于地，而为是也。病之源始，地气生焉。（新校正云：詳身后痈，当作身后难。）

⑥ 巳亥之岁候也。土隆、土用革，謂土气有用而革易其体，亦謂土功事也。云物摇动，是謂风高。此病所生，天之气也。

赤沃下，蟄虫数見，流水不冰①，其发机速②。少阴司天，热气下临，肺气上从，白起金用，草木眚，喘呕寒热，嚏鼽衄鼻窒，大暑流行③，甚則瘡瘍燔灼，金烁石流④。地乃燥清，凄滄数至，胁痛善太息，肃殺行，草木变⑤。太阴司天，湿气下临，腎气上从，黑起水变⑥，埃冒云雨，胸中不利，阴痿气大衰而不起不用⑦。当其时反腰脽痛，动轉不便也⑧，厥逆⑨。地乃藏阴，大寒且至，蟄虫早附，心下否痛，地裂冰坚，少腹痛，时害于食，乘金則止水增，味乃咸，行水减也⑩。

胎孕不育

帝曰：岁有胎孕不育，治之不全，何气使然？岐伯曰：六气五类，有相胜制也，同者盛之，異者衰之，此天地之道，生化之常也。故厥阴司天，毛虫静，羽虫育，

① 少阳在泉，火监于地，而为是也。病之宗兆，地气生焉。

② 少阳厥阴之气，变化卒急，其为疾病，速若发机，故曰其发机速。

③ 子午之岁候也。热司天气，故是病生，天气之作也。

④ 天之交也。

⑤ 变，謂变易容質也。胁痛太息，地气生也。

⑥（新校正云：詳前后文，此少火乃眚三字。）

⑦（新校正云：詳不用二字，当作水用。）

⑧ 丑未之岁候也。水变，謂甘泉变咸也。埃，土雾也。冒，不分远也。云雨，土化也。脽，謂臀肉也。病之有者，天气生焉。

⑨（新校正云：詳厥逆二字，疑当連上文。）

⑩ 止水，井泉也。行水，河渠流注者也。止水虽长，乃变常甘美而为咸味也。病之有者，地气生焉。（新校正云：詳太阴司天之化，不言甚則病某，而云当其时，又云乘金則云云者，与前条互相发明也。）

—448—

介虫不成①；在泉，毛虫育，倮虫耗，羽虫不育②。少阴司天，羽虫静，介虫育，毛虫不成③；在泉，羽虫育，介虫耗不育④。太阴司天，倮虫静，鳞虫育，羽虫不成⑤；在泉，倮虫育，鳞虫⑥不成⑦。少阳司天，羽虫静，毛虫育，倮虫不成⑧；在泉，羽虫育，介虫耗，毛虫不育⑨。阳明司天，介虫静，羽虫育，介虫不成⑩；在泉，介虫育，

① 謂乙巳、丁巳、己巳、辛巳、癸巳、乙亥、丁亥、己亥、辛亥、癸亥之岁也。静，无声也，亦謂静退，不先用事也。羽为火虫，气同地也。火制金化，故介虫不成，謂白色有甲之虫少孕育也。

② 地气制土，黃倮耗損，岁乘木运，其又甚也。羽虫不育，少阳自抑之，是則五寅五申岁也。凡称不育不成，皆謂少，非悉无也。

③ 謂甲子、丙子、戊子、庚子、壬子、甲午、丙午、戊午、庚午、壬午之岁也。静，謂胡越鷰、百舌鳥之类也。是岁黑色毛虫孕育少成。

④ 地气制金，白介虫不育，岁乘火运，斯复甚焉，是則五卯五酉岁也。（新校正云：詳介虫耗，以少阴在泉，火克金也。介虫不育，以阳明在天，自抑之也。）

⑤ 謂乙丑、丁丑、己丑、辛丑、癸丑、乙未、丁未、己未、辛未、癸未之岁也。倮虫，謂人及虾蟆之类也。羽虫，謂青綠色者，則鸚鵡翾鳥翠碧鳥之类，諸青綠色之有羽者也。岁乘金运，其复甚焉。

⑥（新校正云：詳此少一耗字。）

⑦ 地气制水，黑鱗不育，岁乘土运，而又甚乎，是則五辰五戌岁也。

⑧ 謂甲寅、丙寅、戊寅、庚寅、壬寅、甲申、丙申、戊申、庚申、壬申之岁也。倮虫，謂青綠色者也。羽虫謂黑色諸有羽翼者，則越鷰、百舌鳥之类是也。

⑨ 地气制金、白介耗損，岁乘火运，其又甚也。毛虫不育，天气制之。是則五巳五亥岁也。

⑩ 謂乙卯、丁卯、己卯、辛卯、癸卯、乙酉、丁酉、己酉、辛酉、癸酉岁也。羽为火虫，故蕃育也。介虫，諸有赤色甲壳者也。赤介不育，天气制之也。

中根　毛羽鳞介倮　根也

毛虫耗，羽虫不成①。太阳司天，鳞虫静，倮虫育②；在泉，鳞虫耗，倮虫不育③。諸乘所不成之运，則甚也④。故气主有所制，岁立有所生，地气制己胜，天气制胜己，天制色，地制形⑤，五类衰盛，各随其气之所宜也⑥。故有胎孕不育，治之不全，此气之常也⑦，所謂中根也⑧。

---

① 地气制木，黑毛虫耗，岁乘金运，損复甚焉，是則五子五午岁也。羽虫不就，以上見少阴也。

② 謂甲辰、丙辰、戊辰、庚辰、壬辰、甲戌、丙戌、戊戌、庚戌、壬戌之岁也。倮虫育，地气同也。鳞虫静，謂黃鳞不用也。是岁雷霆少举，以天气抑之也。（新校正云：詳此当云鳞虫不成。）

③ 天气制胜，黃黑鳞耗，是則五丑五未岁也。（新校正云：詳此当为鳞虫育，羽虫耗倮虫不育。注中鳞字亦当作羽。）

④ 乘木之运，倮虫不成。乘火之运，介虫不成。乘土之运，鳞虫不成。乘金之运，毛虫不成。乘水之运，羽虫不成。当是岁者；与上文同，悉少能孕育也。斯并运与气同者，运乘其胜，复遇天符及岁会者，十孕不全一二也。

⑤ 天气随己不胜者制之，謂制其色也。地气随己所胜者制之，謂制其形也。故又曰天制色，地制形焉。是以天地之間，五类生化，互有所胜，互有所化，互有所生，互有所制矣。

⑥ 宜則蕃息。

⑦ 天地之間，有生之物，凡此五类也。五，謂毛羽倮鳞介也。故曰：毛虫三百六十，麟为之长。羽虫三百六十，凤为之长。倮虫三百六十，人为之长。鳞虫三百六十，龙为之长。介虫三百六十，龟为之长。凡諸有形，跂行飞走，喘息胎息，大小高下，青黃赤白黑，身被毛羽鳞介者，通而言之，皆謂之虫矣。不具是四者，皆为倮虫。凡此五物，皆有胎生、卵生、湿生、化生也。因人致問，言及五类也。

⑧ 生气之根本，发自身形之中，中根也。非是五类，則生气根系，悉因外物以成立，去之則生气絕矣。

—450—

根于外者亦五①。故生化之别，有五气五味五色五类五宜也②。帝曰：何謂也？岐伯曰：根于中者，命曰神机，神去则机息。根于外者，命曰气立，气止则化絕③。故各有制，各有胜，各有生，各有成④。故曰：不知年之所加，气之同異，不足以言生化。此之謂也⑤。

帝曰：气始而生化，气散而有形，气布而蕃育，气終而象变，其致一也⑥。然而五味所資，生化有薄厚，

① 謂五味五色类也。然木火土金水之形类，悉假外物色藏，乃能生化。外物旣去，则生气离絕，故皆是根于外也。（新校正云：詳注中色藏二字，当作已成。）

② 然是二十五者，根中根外悉有之。五气，謂臊焦香腥腐也。五味，謂酸苦辛咸甘也。五色，謂靑黃赤白黑也。五类有二矣，其一者謂毛羽倮鱗介，其二者謂燥湿液坚耎也。夫如是等，于万物之中互有所宜。

③ 諸有形之类，根于中者，生源系天，其所动靜，皆神气为机发之主，故其所为也，物莫之知，是以神舍去，则机发动用之道息矣。根于外者，生源系地，故其所生长化成收藏，皆为造化之气所成立，故其所出也，亦物莫之知，是以气止息，则生化結成之道絕灭矣。其木火土金水，燥湿液坚柔，虽常性不易，及乎外物去，生气离，根化絕止，则其常体性顏色，皆必小变移其旧也。（新校正云：按六微旨大論云：出入廢则神机化灭，升降息则气立孤危。故非出入，则无以生长壮老已；非升降，则无以生长化收藏。）

④ 根中根外悉如是。

⑤（新校正云：按《六节藏象論》云：不知年之所加，气之盛衰，虚实之所起，不可以为工矣。）

⑥ 始，謂始发动。散，謂流散于物中。布，謂布化于結成之形。終，謂〔上二字，守〕終极〔守〕于收藏之用也。故始动而生化，流散而有

成熟有少多，終始不同，其故何也？岐伯曰：地气制之也，非天不生，地不長也①。帝曰：願聞其道。岐伯曰：寒热燥湿，不同其化也②。故少阳在泉，寒毒不生，其味辛，其治苦酸，其谷蒼丹③。阳明在泉，湿毒不生，其味酸，其气湿④，其治辛苦甘，其谷丹素⑤。太阳在泉，热毒不生，其味苦，其治淡咸，其谷黅

形，布化而成結，終极而万象皆变也。即事驗之，天地之間，有形之类，其生也柔弱，其死也堅强。凡如此类，皆謂变易生死之时形質，是謂气之終极。（新校正云：按《天元紀大論》云：物生謂之化，物极謂之变。又《六微旨大論》云：物之生从于化，物之极由乎变，变化相薄，成敗之所由也。）

① 天地虽无情于生化，而生化之气自有异同尔。何者？以地体之中有六入故也。气有同异，故有生有化，有不生有不化，有少生少化，有广生广化矣。故天地之間，无必生必化，必不生必不化，必少生少化，必广生广化也。各随其气分所好所恶所异所同也。

② 举寒热燥湿四气不同，則溫清异化可知之矣。

③ 巳亥岁气化也。夫毒者，皆五行檦〔借为"熛"〕盛暴烈之气所为也。今火在地中，其气正热，寒毒之物，气与地殊，生死不同，故生少也。火制金气，故味辛者不化也。少阳之气上奉厥阴，故其岁化苦与酸也。六气主岁，唯此岁通和，木火相承，故无間气也。苦丹地气所化，酸蒼天气所生矣。余所生化，悉有上下胜克，故皆有間气矣。

④（新校正云：詳在泉六，唯阳明与太阴在泉之岁，云其气湿其气热，盖以湿燥未見寒溫之气，故再云其气也。）

⑤ 子午岁气化也。燥在地中，其气凉清，故湿溫毒葯少生化也。金木相制，故味酸者少化也。阳明之气上奉少阴，故其岁化辛与苦也。辛素，地气也。苦丹，天气也。甘，間气也，所以間金火之胜克，故兼治甘。

—452—

秬①。厥阴在泉，清毒不生，其味甘，其治酸苦，其谷苍赤②，其气专，其味正③。少阴在泉，寒毒不生，其味辛，其治辛苦甘，其谷白丹④。太阴在泉，燥毒不生，其味咸，其气热，其治甘咸，其谷黅秬⑤。化淳则咸守，气专则辛化而俱治⑥。故曰：补上下者从之，治上下

---

① 丑未岁气化也。寒在地中与热殊〔守〕化，故其岁物热毒不生。水胜火，味故当苦也。太阳之气上奉太阴，故其岁化生淡咸也。太阴土气上主于天，气远而高，故甘之化薄而为淡也。味以淡亦属甘，甘之类也。淡黅，天化也。咸秬，地化也。黅，黄也。（新校正云：詳注云味故当苦，当作故味苦者不化，传写誤也。）

② 寅申岁气化也。溫在地中与清殊性，故其岁物清毒不生。木胜其土，故味甘少化也。厥阴之气上合少阳，所合之气既无乖忤，故其治化酸与苦也。酸蒼，地化也。苦赤，天化也。气无胜克，故不間气以甘化也。

③ 厥阴少阳在泉之岁，皆气化专一，其味純正。然余岁悉上下有胜克之气，故皆有間气間味矣。

④ 卯酉岁气化也。热在地中与寒殊化，故其岁葯寒毒甚微。火气烁金，故味辛少化也。少阴阳明主天主地，故其所治苦与辛焉。苦丹为地气所育，辛白为天气所生。甘，間气也，所以間止克伐也。

⑤ 辰戌岁气化也。地中有湿与燥不同，故干毒之物不生化也。土制于水，故味咸少化也。太阴之气上承太阳，故其岁化甘与咸也。甘黅，地化也。咸秬，天化也。寒湿不为大忤，故間气同而气热者应之。

⑥ 淳，和也。化淳，謂少阳在泉之岁也，火来居水而反能化育，是水咸自守不与火爭化也。气专，謂厥阴在泉之岁也，木居于水而复下化，金不受害，故辛复生化，与咸俱王也。唯此两岁，上下之气无克伐之嫌，故辛得与咸同应王而生化也。余岁皆上下有胜克之变，故其中間甘味兼化以緩其制。抑余苦咸酸三味不同其生化也，故天地之間，葯物辛甘者多也。

者逆之，以所在寒热盛衰而調之①。故曰：上取下取，內取外取，以求其过。能毒者以厚葯，不胜毒者以薄葯。此之謂也②。气反者，病在上，取之下；病在下，取之上；病在中，傍取之③。治热以寒，温而行之；治寒以热，凉而行之；治温以清，冷而行之；治清以温，热而行之④。故消之削之，吐之下之，补之泻之，久新同法⑤。帝曰：病在中而不实不坚，且聚且散，奈何？岐伯曰：悉乎哉問也！无积者求其藏，虛則补

① 上，謂司天。下，謂在泉也。司天地气太过，則逆其味以治之。司天地气不及，則順其味以和之。从，順也。

② 上取，謂以葯制有过之气也，制而不順則吐之。下取，謂以迅疾之葯除下病，攻之不去則下之。內取，謂食及以葯內之，审其寒热而調之。外取，謂葯熨令所病气調适也。当寒反热，以冷調之，当热反寒，以溫和之，上盛不已，吐而脫之，下盛不已，下而夺之，謂求得气过之道也。葯厚薄，謂气味厚薄者也。（新校正云：按《甲乙經》云：胃厚色黑大骨肉肥者，皆胜毒。其瘦而薄胃者，皆不胜毒。又按《异法方宜論》云：西方之民，陵居而多风，水土剛强，不衣而褐荐，华食而脂肥，故邪不能伤其形体，其病生于內，其治宜毒葯。）

③ 下取，謂寒逆于下，而热攻于上，不利于下，气盈于上，則溫下以調之。上取，謂寒积于下，溫之不去，阳藏不足，則补其阳也。傍取，謂气并于左，則葯熨其右，气并于右，則熨其左以和之，必随寒热为适。凡是七者，皆病无所逃，动而必中，斯为妙用矣。

④ 气性有剛柔，形証有輕重，方用有大小，調制有寒溫。盛大則順气性以取之，小耎則逆气性以伐之，气殊則主必不容，力倍則攻之必胜，是則謂湯飲調气之制也。（新校正云：按《至眞要大論》云：热因寒用，寒因热用，必伏其所主，而先其所因，其始則同，其終則异，可使破积，可使潰坚，可使气和，可使必已者也。）

⑤ 量气盛虛而行其法，病之新久无异道也。

之①，葯以袪之，食以随之②，行水漬之，〔和其中外，可使畢已③。〕帝曰：有毒无毒，服有約乎？岐伯曰：病有久新，方有大小，有毒无毒，固宜常制矣。大毒治病，十去其六④，常毒治病，十去其七⑤，小毒治病，十去其八⑥，无毒治病，十去其九⑦，谷肉果菜，食养尽之，无使过之，伤其正也⑧。不尽，行复如法⑨，必先岁气，无伐天和⑩，无盛盛，无虛虛，而遺人天

① 随病所在，命其藏以补之。

② 食以无毒之葯，随湯丸以迫逐之，使其尽也。

③ 中外通和，气无流碍，則釋然消散，眞气自平。

④ 下品葯毒，毒之大也。

⑤ 中品葯毒，次于下也。

⑥ 上品葯毒，毒之小也。

⑦ 上品中品下品无毒葯，悉謂之平。

⑧ 大毒之性烈，其为伤也多。小毒之性和，其为伤也少。常毒之性，减大毒之性一等，加小毒之性一等，所伤可知也。故至約必止之，以待来証尔。然无毒之葯，性虽平和，久而多之，則气有偏胜，則〔《类經》作“必”。守〕有偏絕，久攻之則藏气偏弱，旣弱且困，不可长也，故十去其九而止。服至約已，則以五谷五肉五果五菜，随五藏宜者食之，以尽其余病，葯食兼行亦通也。（新校正云：按《藏气法时論》云：毒葯攻邪，五谷为养，五果为助，五畜为益，五菜为充。）

⑨ 法，謂前四約也。余病不尽，然再行之，毒之大小，至約而止，必无过也。

⑩ 岁有六气分主，有南面北面之政，先知此六气所在，人脉至尺寸应之。太阴所在其脉沉，少阴所在其脉鈎，厥阴所在其脉弦，太阳所在其脉大而长，阳明所在其脉短而澀，少阳所在其脉大而浮。如是六脉，則謂天和，不識不知，呼为寒热。攻寒令热，脉不变而热疾已生，制热令寒，脉如故而寒病又起。欲求其适，安可得乎！夭枉之来，率由于此。

附录　李阳波五运六气讲记手稿

殃①，无致邪，无失正，絕人長命②。帝曰：其久病者，有气从不康，病去而瘠，奈何③？岐伯曰：昭乎哉圣人之問也！化不可代，时不可違④。夫經絡以通，血气以从，复其不足，与众齐同，养之和之，靜以待时，謹守其气，无使傾移，其形乃彰，生气以長，命曰圣王。故大要曰：无代化，无違时，必养必和，待其来复。此之謂也。帝曰：善⑤。

气交变大論：槁苦老切　瞼音檢　睫音接　蠹音妬
鶩音木　璺音問　謐音蜜

五常政大論：瞤如匀切　凔妻径切〔經文“凊”作“凔”。守〕
飋音瑟　黅音今〔誤，王注音“阴”。守〕　皃音几　鏗音坑　瞀音冒
拉音蜡　猯他端切　磧妻力切　鴷音列

---

① 不察虛实，但思攻击，而盛者轉盛，虛者轉虛，万端之病，从兹而甚，眞气日消，病势日侵，殃咎之来，苦夭之兴，难可逃也，悲夫！

② 所謂伐天和也。攻虛謂实，是則致邪。不識藏之虛，斯为失正。正气既失，則为死之由矣。

③ 从，謂順也。

④ 化，謂造化也。代大匠斲，犹伤其手，况造化之气，人能以力代之乎。夫生长收藏，各应四时之化，虽巧智者亦无能先时而致之，明非人力所及。由是观之，則物之生长收藏化，必待其时也。物之成敗理乱，亦待其时也。物既有之，人亦宜然。或言力必可致，而能代造化、違四时者，妄也。

⑤ 《大要》，上古經法也。引古之要旨，以明时化之不可違，不可以力代也。

—456—

卷第二十一

六元正紀大論篇第七十一　刺法論篇第七十二亡　本病論篇第七十三亡

新校正云：詳此二篇，亡在王注之前。按《病能論》篇末王冰注：世本既闕第七二篇，謂此二篇也。而今世有《素問亡篇》及《昭明隱旨論》，以謂此三篇，仍托名王冰为注，辞理鄙陋，无足取者。旧本此篇名在《六元正紀篇》后列之，为后人移于此。若以《尚书》亡篇之名皆在前篇之末，則旧本为得。

六元正紀大論篇第七十一

△黄帝問曰：六化六变，胜复淫治，甘苦辛咸酸淡先后，余知之矣。夫五运之化，或从五气①，或逆天气，或从天气而逆地气，或从地气而逆天气，或相得，或不相得，余未能明其事。欲通天之紀，从地之理，和其运，調其化，使上下合德，无相夺倫，天地升降，不失其宜，五运宣行，勿乖其政，調之正味，从逆奈何②？岐伯稽首再拜对曰：昭乎哉問也，此天地之綱紀，变化之淵源，非圣帝孰能窮其至理歟！臣雖不敏，請陈

①（新校正云：詳五气疑作天气，則与下文相协。）

② 气同謂之从，气异謂之逆，胜制为不相得，相生为相得。司天地之气更淫胜复，各有主治法則。欲令平調气性，不違忤天地之气，以致清静和平也。

其道，令終不灭，久而不易①。帝曰：願夫子推而次之，从其类序，分其部主，别其宗司，昭其气数，明其正化，可得聞乎②？岐伯曰：先立其年以明其气，金木水火土运行之数，寒暑燥湿风火临御之化，則天道可見，民气可調，阴阳卷舒，近而无惑，数之可数者，請遂言之③。帝曰：太阳之政奈何？岐伯曰：辰戌之紀也。

六氣临御，司天病候时相[illegible]模式

太阳　太角　太阴　壬辰　壬戌　其运风，其化鳴紊启拆④，其变振拉摧拔⑤，其病眩掉目瞑⑥。

太角初正　少徵　太宮　少商　太羽終

太阳　太徵　太阴　戊辰　戊戌同正徵⑦。其运热，其化暄暑郁燠⑧，其变炎烈沸騰，其病热郁。

太徵　少宮　太商　少羽終　少角初

太阳　太宮　太阴　甲辰岁会同天符　甲戌岁

---

① 气主循环，同于天地，太过不及，气序常然。不言永定之制，則久而更易，去圣辽远，何以明之。

② 部主，謂分六气所部主者也。宗司，謂配五气运行之位也。气数，謂天地五运气更用之正数也。正化，謂岁直气味所宜，酸苦甘辛咸，寒溫冷热也。

③ 遂，尽也。

④（新校正云：按《五常政大論》云：其德鳴靡启拆。）

⑤（新校正云：詳此其运其化其变，从太角等运起。）

⑥（新校正云：詳此病証，以运加司〔守〕天地为言。）

⑦（新校正云：按《五常政大論》云：赫曦之紀，上羽与正徵同。）

⑧（新校正云：按《五常政大論》燠作蒸。）

会同天符① 其运阴埃②，其化柔潤重澤③，其变震惊飘驟，其病湿下重。

太宫 少商 太羽終 太角初 少徵

太阳 太商 太阴 庚辰 庚戌 其运凉，其化雾露蕭飋，其变肃殺雕零，其病燥背瞀胸滿。

太商 少羽終 少角初 太徵 少宫

太阳 太羽④ 太阴 丙辰天符 丙戌天符⑤。其运寒⑥，其化凝惨凓冽⑦，其变冰雪霜雹，其病大寒留于溪谷。

太羽終 太角初 少徵 太宫 少商

---

①（新校正云：按《天元紀大論》云：承岁为岁直。又《六微旨大論》云：木运临卯，火运临午，土运临四季，金运临酉，水运临子，所謂岁会，气之平也。王冰云：岁直亦曰岁会。此甲为太宫，辰戌为四季，故曰岁会。又云同天符者，按本論下文云：太过而加同天符。是此岁，一为岁会，又为同天符也。）

②（新校正云：詳太宫三运，两曰阴雨，独此曰阴埃，埃疑作雨。）

③（新校正云：按《五常政大論》澤作淖。）

④（新校正云：按《五常政大論》云：上羽而长气不化。）

⑤（新校正云：按《天元紀大論》云：应天为天符。《又六微旨大論》云：土运之岁，上見太阴；火运之岁，上見少阳、少阴；金运之岁，上見阳明；木运之岁，上見厥阴；水运之岁，上見太阳，曰天与之会，故曰天符。又本論下文云：五运行同天化者，命曰天符。又云：临者太过不及，皆曰天符。）

⑥（新校正云：詳太羽三运，此为上羽，少阳少阴司天为上〔守〕徵。而少阳司天，运言寒肃，此与少阴司天，运言其运寒者，疑此太阳司天，运合太羽，当言其运寒肃。少阳少阴司天，运当云其运寒也。）

⑦（新校正云：按《五常政大論》作凝惨寒雰。）

凡此太阳司天之政，气化运行先天①，天气肃，地气静，寒临太虚，阳气不令，水土合德，上应辰星鎮星②。其谷玄黅③，其政肃，其令徐。寒政大举，澤无阳焰，則火发待时④。少阳中治，时雨乃涯，止极雨散，还于太阴，云朝北极，湿化乃布⑤，澤流万物，寒敷于上，雷动于下，寒湿之气，持于气交⑥。民病寒湿，发肌肉萎，足痿不收，濡泻血溢⑦。初之气，地气迁，气乃大温⑧，草乃早荣，民乃厉，温病乃作，身热头痛呕吐，肌腠瘡瘍⑨。二之气，大凉反至，民乃惨，草乃遇寒，火气遂抑，民病气郁中滿，寒乃始⑩。三之气，天政布，寒气行，雨乃降。民病寒，反热中，痈疽注下，心热瞀悶，不治者死⑪。四之气，风湿交爭，风化为雨，乃長乃化乃成。民病大热少气，肌肉萎足痿，注下

---

① 六步之气，生长化成收藏，皆先天时而应至也。余岁先天同之也。

② 明而大也。

③ 天地正气之所生长化成也。黅，黄也。

④ 寒甚則火郁，待四气乃发，暴为炎热也。

⑤ 北极，雨府也。

⑥ 岁气之大体也。

⑦（新校正云：详血溢者，火发待时所为之病也。）

⑧ 畏火致之。

⑨ 赤斑也，是为肤腠中瘡，在皮內也。

⑩ 因凉而反〔守〕之于寒气，故寒气始来近人也。

⑪ 当寒反热，是反天常，热起于心，則神之危亟，不急扶救，神必消亡，故治者則生，不治則死。

赤白。五之气，阳复化，草乃長乃化乃成，民乃舒①。終之气，地气正，湿令行，阴凝太虚，埃昏郊野，民乃慘凄，寒风以至，反者孕乃死。故岁宜苦以燥之温之②，必折其郁气，先資其化源③，抑其运气，扶其不胜④，无使暴过而生其疾，食岁谷以全其眞，避虚邪以安其正⑤。适气同異，多少制之，同寒湿者燥热化，異寒湿者燥湿化⑥，故同者多之，異者少之⑦，用寒远寒，用凉远凉，用温远温，用热远热，食宜同法。有假者反常，反是者病，所謂时也⑧。

① 大火临御，故万物舒榮。

②（新校正云：詳故岁宜苦以燥之溫之九字，当在避虚邪以安其正下，錯簡在此。）

③ 化源，謂九月，迎而取之，以补心火。（新校正云：詳水将胜也，先于九月迎取其化源，先泻腎之源也。盖以水王十月，故先于九月迎而取之，泻水所以补火也。）

④ 太角岁脾不胜，太徵岁肺不胜，太宫岁腎不胜，太商岁肝不胜，太羽岁心不胜，岁之宜也如此。然太阳司天五岁之气，通宜先助心，后扶腎气。

⑤ 木过則脾病生，火过則肺病生，土过則腎病生，金过則肝病生，水过則心病生，天地之气过亦然也。岁谷，謂黃色黑色。虛邪，謂从冲后来之风也。

⑥ 太宫太商太羽岁同寒湿，宜治以燥热化。太角太徵岁异寒湿，宜治以燥湿化也。

⑦ 多，謂燥热。少，謂燥湿。气用少多，隨其岁也。

⑧ 时，謂春夏秋冬及間气所在，同則远之，即离其时。若六气临御，假寒热溫凉以除疾病者，則勿远之。如太阳司天寒为病者，假热以療，則用热不远夏，余气例同，故曰有假反常也。食同葯法尔。若无假反法，則为病之媒，非方制养生之道。（新校正云：按用寒远寒，及有假者反常等事，下文备矣。）

帝曰：善。阳明之政奈何？岐伯曰：卯酉之紀也。

阳明　少角　少阴　清热胜复同，同正商①。丁卯岁会　丁酉　其运风清热②。

少角初正　太徵　少宫　太商　少羽終

阳明　少徵　少阴　寒雨胜复同，同正商③。癸卯同岁会　癸酉同岁会④　其运热寒雨。

少徵　太宫　少商　太羽終　太角初

阳明　少宫　少阴　风凉胜复同。　己卯　己酉　其运雨风凉。

少宫　太商　少羽終　少角初　太徵

阳明　少商　少阴　热寒胜复同，同正商⑤。乙卯天符　乙酉岁会，太一天符⑥。其运凉热寒。

---

① 清胜少角，热复清气，故曰清热胜复同也。余少运皆同也。同正商者，上見阳明，上商与正商同，言岁木不及也。余准此。（新校正云：按《五常政大論》云：委和之紀，上商与正商同。）

② 不及之运，常兼胜复之气言之。风，运气也。清，胜气也。热，复气也。余少运悉同。

③（新校正云：按伏明之紀，上商与正商同。）

④（新校正云：按本論下文云：不及而加同岁会。此运少徵为不及，下加少阴，故云同岁会。）

⑤（新校正云：按《五常政大論》云：从革之紀，上商与正商同。）

⑥（新校正云：按《天元紀大論》云：三合为治。又《六微旨大論》云：天符岁会曰太一天符。王冰云：是謂三合，一者天会，二者岁会，三者运会。或云：此岁三合曰太一天符，不当更曰岁会者，甚不然也。乙酉本为岁会，又为太一天符，岁会之名不可去也。或云：已丑、已未

少商　太羽終　太角初　少徵　太宮

阳明　少羽　少阴　雨风胜复同，同少宫①。辛卯　辛酉　其运寒雨风。

少羽終　少角初　太徵　少宫　太商

凡此阳明司天之政，气化运行后天②，天气急，地气明，阳专其令，炎暑大行，物燥以坚，淳风乃治，风燥横运〔一作“逆”〕，流于气交，多阳少阴，云趋雨府，湿化乃敷③。燥极而澤④，其谷白丹⑤，間谷命太者⑥，其

戊午，何以不連言岁会，而单言太一天符？曰：举一隅不以三隅反，举一則三者可知，去之則是〔守〕太一天符不为岁会，故曰不可去也。）

①（新校正云：按《五常政大論》云：五运不及，除同正角正商正宫外，癸丑、癸未当云少徵与少羽同，己卯、乙酉少宫与少角同，乙丑、乙未少商与少徵同，辛卯、辛酉、辛巳、辛亥少羽与少宫同，合有十年。今此論独于此言同少宫者，盖以癸丑、癸未，丑未为土，故不更同少羽。己卯、己酉为金，故不更同少角。辛巳、辛亥为太徵，不更同少宫。乙丑、乙未下見太阳为水，故不更同少徵。又除此八年外，只有辛卯辛酉二年为少羽同少宫也。）

② 六步之气，生长化成，庶务动靜，皆后天时而应。余少岁同。

③ 雨府，太阴之所在也。

④ 燥气欲終，則化为雨澤，是謂三气之分也。

⑤ 天地正气所化生也。

⑥ 命太者，謂前文太角商等气之化者，間气化生，故云間谷也。（新校正云：按《玄珠》云：岁谷与間谷者何？即在泉为岁谷，及在泉之左右間者皆为岁谷。其司天及运間而化者，名間谷。又别有一名間谷者，是地化不及，即反有所胜而生者，故名間谷。即邪气之化，又名并化之谷也，亦名間谷。与王注頗异。）

耗白甲品羽①，金火合德，上应太白熒惑②。其政切，其令暴，蟄虫乃見，流水不冰，民病咳嗌塞，寒热发，暴振凓癃閟，清先而勁，毛虫乃死，热后而暴，介虫乃殃，其发躁，胜复之作，擾而大乱③，清热之气，持于气交。初之气，地气迁，阴始凝，气始肃，水乃冰，寒雨化。其病中热脹，面目浮腫，善眠，鼽衄嚏欠呕，小便黄赤，甚則淋④。二之气，阳乃布，民乃舒，物乃生荣。厲大至，民善暴死⑤。三之气，天政布，凉乃行，燥热交合，燥极而澤，民病寒热⑥。四之气，寒雨降。病暴仆，振栗譫妄，少气嗌干引飲，及为心痛痈腫瘡瘍瘧寒之疾，骨痿血便⑦。五之气，春令反行，草乃生荣，民气和。終之气，阳气布，候反温，蟄虫来見，流水不冰，民乃康平，其病温⑧。故食岁谷以安其气，食間谷以去其邪，岁宜以咸以苦以辛，汗之清之散之，安其运气，无使受邪，折其郁气，資其化源⑨。以寒热輕重少多其制，同

① 白色甲虫，多品羽类，有羽翼者耗散粢盛，虫鳥甲兵，岁为灾以耗竭物类。

② 見大而明。

③ 金先胜，木已承害，故毛虫死。火后胜，金不胜，故介虫复殃。胜而行杀，羽者已亡，复者后来，强者又死，非大乱气，其何謂也?!

④ 太阴之化。（新校正云：詳气肃水冰，疑非太阴之化。）

⑤ 臣位君故尔。

⑥ 寒热，疟也。

⑦ 骨痿，无力。

⑧ 君之化也。

⑨ 化源，謂六月，迎而取之也。（新校正云：按金王七月，故逆于六月瀉金气。）

热者多天化，同清者多地化①，用凉远凉，用热远热，用寒远寒，用温远温，食宜同法。有假者反之，此其道也。反是者，乱天地之經，擾阴阳之紀也。

帝曰：善。少阳之政奈何？岐伯曰：寅申之紀也。

少阳　太角②　厥阴　壬寅同天符　壬申同天符

其运风鼓③，其化鳴紊启坼④，其变振拉摧拔，其病掉眩支胁惊駭。

太角初正　少徵　太宫　少商　太羽終

少阳　太徵⑤　厥阴　戊寅天符　戊申天符　其运暑，其化暄囂郁燠⑥，其变炎烈沸騰，其病上热郁血溢血泄心痛。

太徵　少宫　太商　少羽終　少角初

少阳　太宫　厥阴　甲寅　甲申　其运阴雨，其化柔潤重澤，其变震惊飄驟，其病体重胕腫痞飲。

太宫　少商　太羽終　太角初　少徵

---

① 少角少徵岁同热，用方多以天清之化治之。少宫少商少羽岁同清，用方多以地热之化治之。火在地，故同清者多地化。金在天，故同热者多天化。

②（新校正云：按《五常政大論》云：上徵則其气逆。）

③（新校正云：詳风火合势，故其运风鼓。少阴司天太角运亦同。）

④（新校正云：按《五常政大論》云：其德鳴靡启坼。）

⑤（新校正云：按《五常政大論》云：上徵而收气后。）

⑥（新校正云：按《五常政大論》作暄暑郁燠，此变暑为囂者，以上临少阳故也。）

少阳　太商　厥阴　庚寅　庚申　同正商① 其运凉，其化雾露清切②，其变肃殺雕零，其病肩背胸中。

太商　少羽終　少角初　太徵　少宮

少阳　太羽　厥阴　丙寅　丙申　其运寒肃③，其化凝惨凓冽④，其变冰雪霜雹，其病寒浮腫。

太羽終　太角初　少徵　太宮　少商

凡此少阳司天之政，气化运行先天，天气正⑤，地气擾，风乃暴举，木偃沙飛，炎火乃流，阴行阳化，雨乃时应，火木同德，上应熒惑岁星⑥。其谷丹蒼，其政严，其令擾。故风热参布，云物沸騰，太阴横流，寒乃时至，凉雨并起。民病寒中，外发瘡瘍，内为泄滿。故圣人遇之，和而不爭。往复之作，民病寒热瘧泄，聾瞑呕吐，上怫腫色变。初之气，地气迁，风胜乃搖，寒乃去，候乃大温，草木早榮。寒来不殺，温病乃起，其病气怫

---

①（新校正云：按《五常政大論》云：坚成之紀，上徵与正商同。）

②（新校正云：按《五常政大論》云：雾露蕭飋。又太商三运，两言蕭飋，独此言清切。詳此下加厥阴，当云蕭飋。）

③（新校正云：詳此运不当言寒肃，已注太阳司天太羽运中。）

④（新校正云：按《五常政大論》作凝惨寒雰。）

⑤（新校正云：詳少阳司天，厥阴司地，正得天地之正。又厥阴少阳司地，各云得其正者，以地主生榮为言也。本或作天气止者，少阳火之性用动躁，云止义不通也。）

⑥ 見明而大。（新校正云：詳六气惟少阳厥阴司天司地为上下通和，无相胜克，故言火木同德。余气皆有胜克，故言合德。）

—466—

于上，血溢目赤，咳逆头痛，血崩①胁满，肤腠中瘡②。二之气，火反郁③，白埃四起，云趋雨府，风不胜湿，雨乃零，民乃康。其病热郁于上，咳逆呕吐，瘡发于中，胸嗌不利，头痛身热，昏愦膿瘡。三之气，天政布，炎暑至，少阳临上，雨乃涯。民病热中，聾瞑血溢，膿瘡咳呕，鼽衄渴嚔欠，喉痹目赤，善暴死。四之气，凉乃至，炎暑間化，白露降，民气和平，其病满身重。五之气，阳乃去，寒乃来，雨乃降，气門乃閉④，剛木早雕，民避寒邪，君子周密。終之气，地气正，风乃至，万物反生，霿雾以行。其病关閉不禁，心痛，阳气不藏而咳。抑其运气，賛所不胜，必折其郁气，先取化源⑤，暴过不生，苛疾不起⑥。故岁宜咸辛宜酸，滲之泄之，

① 今詳蒴字当作崩。

② 少阴之化。

③ 太阴分故尔。

④（新校正云：按王注《生气通天論》，气門，玄府也。所以发泄經脉荣卫之气，故謂之气門。）

⑤ 化源，年之前十二月，迎而取之。（新校正云：詳王注資取化源，俱注云取，其意有四等：太阳司天取九月，阳明司天取六月，是二者先取在天之气也；少阳司天取年前十二月，太阴司天取九月，是二者乃先时取在地之气也。少阴司天取年前十二月，厥阴司天取四月，义不可解。按《玄珠》之說則不然，太阳阳明之月与王注合，少阳少阴俱取三月，太阴取五月，厥阴取年前十二月。《玄珠》之义可解，王注之月疑有誤也。）

⑥ 苛，重也。（新校正云：詳此不言食岁谷間谷者，蓋此岁天地气正，上下通和，故不言也。）

濆之发之，观气寒温以调其过，同风热者多寒化，異风热者少寒化①，用热远热，用温远温，用寒远寒，用凉远凉，食宜同法，此其道也。有假者反之，反是者病之階也。

帝曰：善。太阴之政奈何？岐伯曰：丑未之紀也。

太阴 少角 太阳 清热胜复同，同正宫②。丁丑 丁未 其运风清热。

少角初正 太徵 少宫 太商 少羽終

太阴 少徵 太阳 寒雨胜复同。 癸丑 癸未 其运热寒雨。

少徵 太宫 少商 太羽終 太角

太阴 少宫 太阳 风清胜复同，同正宫③。己丑太一天符 己未太一天符 其运雨风清。

少宫 太商 少羽終 少角初 太徵

太阴 少商 太阳 热寒胜复同。 乙丑 乙未 其运凉热寒。

少商 太羽終 太角初 少徵 太宫

太阴 少羽 太阳 雨风胜复同，同正宫④。

① 太角太徵岁同风热，以寒化多之。太宫太商太羽岁异风热，以凉调其过也。

②（新校正云：按《五常政大論》云：委和之紀，上宫与正宫同。）

③（新校正云：按《五常政大論》云：卑监之紀，上宫与正宫同。）

④（新校正云：按《五常政大論》云：涸流之紀，上宫与正宫同。或以此二岁为同岁会，为平水运，欲去同正宫三字者，非也。盖此岁有二义，而輒去其一，甚不可也。）

辛丑同岁会　辛未同岁会　其运寒雨风。

少羽終　少角初　太徵　少宫　太商

凡此太阴司天之政，气化运行后天①，阴专其政，阳气退辟，大风时起②，天气下降，地气上騰，原野昏霿，白埃四起，云奔南极，寒雨数至，物成于差夏③。民病寒湿，腹滿身䐜憤胕腫，痞逆寒厥拘急。湿寒合德，黄黑埃昏，流行气交，上应鎮星辰星④。其政肅，其令寂，其谷黅玄⑤。故阴凝于上，寒积于下，寒水胜火，則为冰雹，阳光不治，殺气乃行⑥。故有余宜高，不及宜下，有余宜晚，不及宜早，土之利，气之化也，民气亦从之，間谷命其太也⑦。初之气，地气迁，寒乃去，春气正，风乃来，生布万物以荣，民气条舒，风湿相薄，雨乃后。民病血溢，筋絡拘强，关节不利，身重筋痿。二之气，大火正，物承化，民乃和，其病温厉大行，远近咸若，湿蒸相薄，雨乃时降⑧。三之气，天政布，湿气降，地气騰，雨乃时降，寒乃隨之。感于寒湿，則

① 万物生长化成，皆后天时而生成也。

②（新校正云：詳此太阴之政，何以言大风时起？盖厥阴为初气，居木位春气，正风乃来，故言大风时起。）

③ 南极，雨府也。差夏，謂立秋之后三〔守〕十日也。

④ 見而大明。

⑤ 正气所生成也。

⑥ 黄黑昏埃，是謂杀气，自北及西，流行于东及南也。

⑦ 以間气之大者，言其谷也。

⑧ 应順天常，不愆时候，謂之时雨。（新校正云：詳此以少阴居君火之位，故言大火正也。）

民病身重胕腫，胸腹满。四之气，畏火临，溽蒸化，地气騰，天气否隔，寒风曉暮，蒸热相薄，草木凝烟，湿化不流，则白露阴布，以成秋令①。民病腠理热，血暴溢瘧，心腹满热臚脹，甚则胕腫。五之气，惨令已行，寒露下，霜乃早降，草木黄落，寒气及体，君子周密，民病皮腠。終之气，寒大举，湿大化，霜乃积，阴乃凝，水坚冰，阳光不治。感于寒，则病人关节禁固，腰脽痛，寒湿推于气交而为疾也。必折其郁气，而取化源②，益其岁气，无使邪胜，食岁谷以全其眞，食間谷以保其精。故岁宜以苦燥之温之，甚者发之泄之。不发不泄，则湿气外溢，肉潰皮拆而水血交流。必贊其阳火，令御甚寒③，从气異同，少多其判也④，同寒者以热化，同湿者以燥化⑤，異者少之，同者多之，用凉远凉，用寒远寒，用温远温，用热远热，食宜同法。假者反之，此其道也，反是者病也。

帝曰：善。少阴之政奈何？岐伯曰：子午之紀也。

少阴　太角⑥　阳明　壬子　壬午　其运风鼓，

① 万物得之以成。

② 九月化源，迎而取之，以补益也。

③ 冬之分，其用五步，量气用之也。

④ 通言岁运之同异也。

⑤ 少宫、少商、少羽岁同寒，少宫岁又同湿，湿过故宜燥，寒过故宜热，少角、少徵岁，平和处之也。

⑥（新校正云：按《五常政大論》云：上徵则其气逆。）

—470—

收掌

其化鳴紊启拆①，其变振拉摧拔，其病支滿。

太角初正　少徵　太宮　少商　太羽終

少阴　太徵②　阳明　戊子天符　戊午太一天符　其运炎暑③，其化暄曜郁燠④，其变炎烈沸騰，其病上热血溢。

太徵　少宮　太商　少羽終　少角初

少阴　太宮　阳明　甲子　甲午　其运阴雨，其化柔潤时雨⑤，其变震惊飘驟，其病中滿身重。

太宮　少商　太羽終　太角初　少徵

少阴　太商　阳明　庚子同天符　庚午同天符　同正商⑥　其运凉勁⑦，其化霧露蕭飋，其变肃殺雕零，其病下凊。

太商　少羽終　少角初　太徵　少宮

少阴　太羽　阳明　丙子岁会　丙午　其运寒，其化凝惨凓冽⑧，其变冰雪霜雹，其病寒下。

---

①（新校正云：按《五常政大論》云：其德鳴靡启拆。）

②（新校正云：按《五常政大論》云：上徵而收气后。）

③（新校正云：詳太徵运太阳司天曰热，少阳司天曰暑，少阴司天曰炎暑，兼司天之气而言运也。）

④（新校正云：按《五常政大論》作暄暑郁燠，此变暑为曜者，以上临少阴故也。）

⑤（新校正云：按《五常政大論》云：柔潤重淖。又太宮三运，两作柔潤重澤，此时雨二字疑誤。）

⑥（新校正云：按《五常政大論》云：坚成之紀，上徵与正商同。）

⑦（新校正云：詳此以运合在泉，故云凉勁。）

⑧（新校正云：按《五常政大論》作凝惨寒雰。）

太羽終 太角初 少徵 太宮 少商

凡此少阴司天之政，气化运行先天，地气肃，天气明，寒交暑，热加燥①，云馳雨府，湿化乃行，时雨乃降，金火合德，上应熒惑太白②。其政明，其令切，其谷丹白。水火寒热持于气交而为病始也，热病生于上，清病生于下，寒热凌犯而争于中，民病咳喘，血溢血泄鼽嚏，目赤眦瘍，寒厥入胃，心痛腰痛，腹大嗌干腫上。初之气，地气迁，燥將去③，寒乃始，蟄复藏，水乃冰，霜复降，风乃至④，阳气郁，民反周密，关节禁固，腰脽痛，炎暑將起，中外瘡瘍。二之气，阳气布，风乃行，春气以正，万物应荣，寒气时至，民乃和。其病淋，目瞑目赤，气郁于上而热。三之气，天政布，大火行，庶类番鲜，寒气时至。民病气厥心痛，寒热更作，咳喘目赤。四之气，溽暑至，大雨时行，寒热互至。民病寒热，嗌干黄癉，鼽衄飲发。五之气，畏火临，暑反至，阳乃化，万物乃生乃長荣，民乃康，其病温。終之气，燥令行，余火內格，腫于上，咳喘，甚則血溢。寒气

①（新校正云：詳此云寒交暑者，謂前岁終之气少阳，今岁初之气太阳，太阳寒交前岁少阳之暑也。热加燥者，少阴在上而阳明在下也。）

② 見而明大。

③（新校正云：按阳明在泉之前岁为少阳，少阳者暑，暑往而阳明在地。太阳初之气，故上文寒交暑，是暑去而寒始也。此燥字乃是暑字之誤也。）

④（新校正云：按王注《六微旨大論》云：太阳居木位，为寒风切冽。此风乃至当作风乃冽。）

数举，則霿雺翳，病生皮腠，內舍于胁，下連少腹而作寒中，地將易也①。必抑其运气，資其岁胜，折其郁发，先取化源②，无使暴过而生其病也。食岁谷以全眞气，食間谷以辟虛邪。岁宜咸以耎之，而調其上，甚則以苦发之；以酸收之，而安其下，甚則以苦泄之。适气同異而多少之，同天气者以寒淸化，同地气者以温热化③，用热远热，用凉远凉，用温远温，用寒远寒，食宜同法。有假則反，此其道也，反是者病作矣。

帝曰：善。厥阴之政奈何？岐伯曰：巳亥之紀也。

厥阴　少角　少阳　淸热胜复同，同正角④。丁巳天符　丁亥天符　其运风淸热。

少角初正　太徵　少宮　太商　少羽終

厥阴　少徵　少阳　寒雨胜复同。　癸巳同岁会　癸亥同岁会　其运热寒雨。

少徵　太宮　少商　太羽終　太角初

厥阴　少宮　少阳　风淸胜复同，同正角⑤。己巳　己亥　其运雨风淸。

少宮　太商　少羽終　少角初　太徵

---

① 气終則迁，何可长也。

② 先于年前十二月，迎而取之。

③ 太角、太徵岁同天气，宜以寒淸治之。太宮、太商、太羽岁同地气，宜以溫热治之。化，治也。

④（新校正云：按《五常政大論》云：委和之紀，上角与正角同。）

⑤（新校正云：按《五常政大論》云：卑监之紀，上角与正角同。）

厥阴　少商　少阳　热寒胜复同，同正角①。乙巳　乙亥　其运凉热寒。

少商　太羽終　太角初　少徵　太宫

厥阴　少羽　少阳　雨风胜复同。辛巳　辛亥　其运寒雨风。

少羽終　少角初　太徵　少宫　太商

凡此厥阴司天之政，气化运行后天，諸同正岁，气化运行同天②，天气扰，地气正，风生高远，炎热从之，云趋雨府，湿化乃行，风火同德，上应岁星熒惑。其政撓，其令速，其谷蒼丹，間谷言太者，其耗文角品羽。风燥火热，胜复更作，蟄虫来見，流水不冰，热病行于下，风病行于上，风燥胜复形于中。初之气，寒始肃，殺气方至，民病寒于右之下。二之气，寒不去，华雪水冰，殺气施化，霜乃降，名草上焦，寒雨数至，阳复化，民病热于中。三之气，天政布，风乃时举，民病泣出耳鳴掉眩。四之气，溽暑湿热相薄，爭于左之上，民病黄癉而为胕腫。五之气，燥湿更胜，沉阴乃布，寒气及体，风雨乃行。終之气，畏火司令，阳乃大化，蟄虫出見，流水不冰，地气大发，草乃生，人乃舒，其病温厉。必折其郁气，資其化源③，贊其运气，无使邪胜。岁宜

① 〔新校正云：按《五常政大論》云：从革之紀，上角与正角同。〕

② 太过岁运化气行先天时，不及岁化生成后天时，同正岁化生成与天二十四气迟速同，无先后也。〔新校正云：詳此注云同正岁与二十四气同，疑非。恐是与大寒日交司气候同。〕

③ 化源，四月也，迎而取之。

以辛調上，以咸調下，畏火之气，无妄犯之①。用温远温，用热远热，用凉远凉，用寒远寒，食宜同法。有假反常，此之道也，反是者病。

帝曰：善。夫子之〔守〕言可謂悉矣，然何以明其应乎？岐伯曰：昭乎哉問也！夫六气者，行有次，止有位，故常以正月朔日平旦視之，覩其位而知其所在矣②。运有余，其至先，运不及，其至后③，此天之道，气之常也④。运非有余非不足，是謂正岁，其至当其时也⑤。帝曰：胜复之气，其常在也，灾眚时至，候也奈何？岐伯曰：非气化者，是謂灾也⑥。帝曰：天地之数，終始奈何？岐伯曰：悉乎哉問也！是明道也。数之始，起于上而終于下，岁半之前，天气主之，岁半之后，地气主之⑦，上下交互，气交主之，岁紀畢矣⑧。

---

① (新校正云：詳此运何以不言适气同异少多之制者，盖厥阴之政与少阳之政同，六气分政，惟厥阴与少阳之政，上下无克罰之异，治化惟一，故不再言同风热者多寒化，异风热者少寒化也。)

② 阴之所在，天应以云。阳之所在，天应以清净。自然分布，象見不差。

③ 先后，皆寅时之先后也。先則丑后，后則卯初。

④ 天道昭然，当期必应，見无差失，是气之常。

⑤ 当时，謂当寅之正也。

⑥ 十二变备矣。

⑦ 岁半，謂立秋之日也。(新校正云：詳初气交司在前岁大寒日，岁半当在立秋前一气十五日，不得云立秋日也。)

⑧ 交互，互体也。上体下体之中，有二互体也。

故曰：位明气月可知乎，所謂气也①。帝曰：余司其事，則而行之，不合其数何也？岐伯曰：气用有多少，化治有盛衰，衰盛多少，同其化也。帝曰：願聞同化何如？岐伯曰：风温春化同，热曛昏火夏化同，胜与复同，燥淸烟露秋化同，云雨昏暝埃長夏化同，寒气霜雪冰冬化同，此天地五运六气之化，更用盛衰之常也。帝曰：五运行同天化者，命曰天符，余知之矣。願聞同地化者何謂也？岐伯曰：太过而同天化者三，不及而同天化者亦三，太过而同地化者三，不及而同地化者亦三，此凡二十四岁也②。帝曰：願聞其所謂也。岐伯曰：甲辰甲戌太宮下加太阴，壬寅壬申太角下加厥阴，庚子庚午太商下加阳明，如是者三。癸巳癸亥少徵下加少阳，辛丑辛未少羽下加太阳，癸卯癸酉少徵下加少阴，如是者三。戊子戊午太徵上临少阴，戊寅戊申太徵上临少阳，丙辰丙戌太羽上临太阳，如是者三。丁巳丁亥少角上临厥阴，乙卯乙酉少商上临阳明，己丑己未少宮上临太阴，如是者三。除此二十四岁，則不加不临也。帝曰：加者何謂？岐伯曰：太过而加同天符，不及而加同岁会也。帝曰：临者何謂？岐伯曰：太过不及，皆曰天符，而变行有多少，病形有微甚，生死有早晏耳。帝曰：夫子言用寒远寒，用热

① 大凡一气，主六十日而有奇，以立位数之位，同一气則月之节气中气可知也。故言天地气者以上下体，言胜复者以气交，言横运者以上下互，皆以节气准之，候之灾眚，变复可期矣。

② 六十年中，同天地之化者，凡二十四岁，余悉随已多少。

远热，余未知其然也，願聞何謂远？岐伯曰：热无犯热，寒无犯寒，从者和，逆者病，不可不敬畏而远之，所謂时兴六位也①。帝曰：温凉何如②？岐伯曰：司气以热，用热无犯，司气以寒，用寒无犯，司气以凉，用凉无犯，司气以温，用温无犯，間气同其主无犯，異其主則小犯之，是謂四畏，必謹察之。帝曰：善。其犯者何如③？岐伯曰：天气反时，則可依时④，及胜其主則可犯⑤，以平为期，而不可过⑥，是謂邪气反胜者⑦。故曰：无失天信，无逆气宜，无翼其胜，无贊其复，是謂至治⑧。

帝曰：善。五运气行主岁之紀，其有常数乎？岐伯曰：臣請次之。

甲子　甲午岁

① 四时气王之月，葯及食衣寒热溫凉同者皆宜避之。若四时同犯，則以水济水，以火助火，病必生也。

② 溫凉减于寒热，可輕犯之乎？

③ 須犯者。

④ 反甚为病，則可依时。

⑤ 夏寒〔守〕甚，則可以热犯热。寒气不甚，則不可犯之。

⑥ 气平則止，过則病生，过而病生，与犯同也。

⑦ 气动有胜是謂邪，客胜于主，不可不御也。六步之气，于六位中应寒反热，应热反寒，应溫反凉，应凉反溫，是謂六步之邪胜也。若冬反溫，若夏反冷，若秋反热，若春反凉，是謂四时之邪胜也。胜則反其气以平之。

⑧ 天信，謂至时必定。翼贊，皆佐之。謹守天信，是謂至眞妙理也。

上少阴火　中太宫土运　下阳明金　热化二①，雨化五②，燥化四，所謂正化日也③。其化上咸寒，中苦热，下酸热，所謂葯食宜也④。

乙丑　乙未岁

上太阴土　中少商金运　下太阳水　热化寒化胜复同，所謂邪气化日也。灾七宫⑤。湿化五⑥，淸化四⑦，寒化六⑧，所謂正化日也。其化上苦热，中酸和，下甘热，所謂葯食宜也⑨。

丙寅　丙申岁⑩ [统计过程已经省略]

丙寅 可以 P466 合参

---

①（新校正云：詳对化从标成数，正化从本生数。甲子之年，热化七，燥化九。甲午之年，热化二，燥化四。）

②（新校正云：按本論正文云：太过不及，其数何如？太过者其数成，不及者其数生，土常以生也。甲年太宫，土运太过，故言雨化五。五，土数也。）

③ 正气，化也。

④（新校正云：按《玄珠》云：下苦热。又按《至眞要大論》云：热淫所胜，平以咸寒。燥淫于內，治以苦溫。此云下酸热，疑誤也。）

⑤（新校正云：詳七宮、西室兑位，天柱司也。灾之方，以运之当方言。）

⑥（新校正云：詳太阴正司于未，对司于丑，其化皆五，以生数也。不以成数者，土王四季，不得正方，又天有九宫，不可至十。）

⑦（新校正云：按本論下文云：不及者其数生。乙年少商，金运不及，故言淸化四。四，金生数也。）

⑧（新校正云：詳乙丑，寒化六。乙未，寒化一。）

⑨（新校正云：按《玄珠》云：上酸平，下甘溫。又按《至眞要大論》云：湿淫所胜，平以苦热。寒淫于內，治以甘热。）

⑩（新校正云：詳丙申之岁，申金生水，水化之令轉盛，司天相火为病减半。）

— 478 —

上少阳相火　中太羽水运　下厥阴木　火化二①，寒化六，风化三②，所謂正化日也。其化上咸寒，中咸温，下辛温，所謂葯食宜也③。

丁卯岁会　丁酉岁④

上阳明金　中少角木运　下少阴火　清化热化胜复同，所謂邪气化日也。灾三宫⑤。燥化九⑥，风化三，热化七⑦，所謂正化日也。其化上苦小温，中辛和，下咸寒，所謂葯食宜也⑧。

戊辰　戊戌岁

上太阳水　中太徵火运⑨　下太阴土　寒化六⑩，热化七，湿化五，所謂正化日也。其化上苦温，中甘和，下甘温，所謂葯食宜也⑪。

①（新校正云：詳丙寅，火化二。丙申，火化七。）

②（新校正云：詳丙寅，风化八。丙申，风化三。）

③（新校正云：按《玄珠》云：下辛凉。又按《至眞要大論》云：火淫所胜，平以咸冷。风淫于內，治以辛凉。）

④（新校正云：詳丁年正月壬寅为干德符，便为平气，胜复不至，运同正角，金不胜木，木亦不灾土。又丁卯年，得卯木佐之，即上阳明不能灾之。）

⑤（新校正云：詳三宫，东室震位，天冲司。）

⑥（新校正云：詳丁卯，燥化九。丁酉，燥化四。）

⑦（新校正云：詳丁卯，热化二。丁酉，热化七。）

⑧（新校正云：按《至眞要大論》云：燥淫所胜，平以苦温。热淫于內，治以咸寒。又《玄珠》云：上苦热也。）

⑨（新校正云：詳此上見太阳，火化减半。）

⑩（新校正云：詳戊辰，寒化六。戊戌，寒化一。）

⑪（新校正云：按《至眞要大論》云：寒淫所胜，平以辛热。湿淫于內，治以苦热。又《玄珠》云：上甘温，下酸平。）

己巳　己亥岁

上厥阴木　中少宫土运①　下少阳相火　风化清化胜复同，所謂邪气化日也。灾五宫②。风化三③，湿化五，火化七④，所謂正化日也。其化上辛凉，中甘和，下咸寒，所謂葯食宜也⑤。

庚午同天符　庚子岁同天符

上少阴火　中太商金运⑥　下阳明金　热化七⑦，淸化九，燥化九，所謂正化日也。其化上咸寒，中辛温，下酸温，所謂葯食宜也⑧。

辛未同岁会　辛丑岁同岁会

上太阴土　中少羽水运⑨　下太阳水　雨化风化胜复同，所謂邪气化日也。灾一宫⑩。雨化五，寒

①（新校正云：詳至九月甲戌月，已得甲戌，方还正宫。）

②（新校正云：按《五常政大論》云：其眚四維。又按《天元玉册》云：中室天禽司，非維宮，同正宮寄位二宮坤位。）

③（新校正云：詳己巳，风化八。己亥，风化三。）

④（新校正云：詳己巳，热化七。己亥，热化二）。

⑤（新校正云：按《至眞要大論》云：风淫所胜，平以辛凉。火淫于內，治以咸冷。）

⑥（新校正云：詳庚午年金令减半，以上見少阴君火，年午亦为火故也。庚子年，子是水，金气相得，与庚午年又异。）

⑦（新校正云：詳庚午年，热化二，燥化四。庚子年，热化七，燥化九。）

⑧（新校正云：按《玄珠》云：下苦热。又按《至眞要大論》云：燥淫于內，治以苦热。）

⑨（新校正云：詳此至七月丙申月，水还正羽。）

⑩（新校正云：詳一宮，北室坎位，天玄司。）

化一①，所謂正化日也。其化上苦热，中苦和，下苦热，所謂葯食宜也②。

壬申同天符　壬寅岁同天符

上少阳相火　中太角木运　下厥阴木　火化二③，风化八④，所謂正化日也。其化上咸寒，中酸和，下辛凉，所謂葯食宜也。

癸酉同岁会　癸卯岁同岁会

上阳明金　中少徵火运⑤　下少阴火　寒化雨化胜复同，所謂邪气化日也。灾九宫⑥。燥化九⑦，热化二⑧，所謂正化日也。其化上苦小温，中咸温，下咸寒，所謂葯食宜也⑨。

甲戌岁会同天符　甲辰岁岁会同天符

上太阳水　中太宫土运　下太阴土　寒化六⑩，

---

①（新校正云：詳此以运与在泉俱水，故只言寒化一。寒化一者，少羽之化气也。若太阳在泉之化，則辛未寒化一，辛丑寒化六。）

②（新校正云：按《玄珠》云：上酸和，下甘温。又按《至眞要大論》云：湿淫所胜，平以苦热。寒淫于內，治以甘热。）

③（新校正云：詳壬申热化七，壬寅热化二。）

④（新校正云：詳此以运与在泉俱木，故只言风化八。风化八，乃太角之运化也。若厥阴在泉之化，則壬申风化三，壬寅风化八。）

⑤（新校正云：詳此五月遇戊午月，火还正徵。）

⑥（新校正云：詳九宫，离位南室，天英司也。）

⑦（新校正云：詳癸酉燥化四，癸卯燥化九。）

⑧（新校正云：詳此以运与在泉俱火，故只言热化二。热化二者，少徵之运化也。若少阴在泉之化，癸酉热化七，癸卯热化二。）

⑨（新校正云：按《玄珠》云：上苦热。）

⑩（新校正云：詳甲戌寒化一，甲辰寒化六。）

湿化五①，正化日也。其化上苦热，中苦温，下苦温，药食宜也②。

乙亥　乙巳岁

上厥阴木，中少商金运③，下少阳相火，热化寒化胜复同，邪气化日也。灾七宫。风化八④，清化四，火化二⑤，正化度也⑥。其化上辛凉，中酸和，下咸寒，药食宜也。

丙子岁会　丙午岁

上少阴火　中太羽水运　下阳明金　热化二⑦，寒化六，清化四⑧，正化度也。其化上咸寒，中咸热，下酸温，药食宜也⑨。

---

①（新校正云：詳此以运与在泉俱土，故只言湿化五。）

②（新校正云：按《玄珠》云：上甘温，下酸平。又按《至眞要大論》云：寒淫所胜，平以辛热。湿淫于內，治以苦热。）

③（新校正云：詳乙亥年三月得庚辰月，早見干德符，即气还正商，火未得王而先平，火不胜則水不复，又亥是水得力年，故火不胜也。乙巳岁火来小胜，巳为火，佐于胜也。即于二月中气君火时化日，火来行胜，不待水复，遇三月庚辰月，乙見庚而气自全，金还正商。）

④（新校正云：詳乙亥风化三，乙巳风化八。）

⑤（新校正云：詳乙亥热化二，乙巳热化七。）

⑥ 度，謂日也。

⑦（新校正云：詳丙子岁热化七，金之灾得其半，以运水太过，胜于天令，天令减半。丙午热化二，午为火，少阴君火司天，运虽水，一水不能胜二火，故异于丙子岁。）

⑧（新校正云：詳丙子燥化九，丙午燥化四。）

⑨（新校正云：按《玄珠》云：下苦热。又按《至眞要大論》云：燥淫于內，治以酸温。）

丁丑　丁未岁

上太阴土①　中少角木运②　下太阳水　淸化热化胜复同，邪气化度也。灾三宫。雨化五，风化三，寒化一③，正化度也。其化上苦温，中辛温，下甘热，葯食宜也④。

戊寅　戊申岁天符⑤

上少阳相火　中太徵火运　下厥阴木　火化七⑥，风化三⑦，正化度也。其化上咸寒，中甘和，下辛凉，葯食宜也。

己卯⑧　己酉岁

上阳明金　中少宫土运⑨　下少阴火　风化淸化胜复同，邪气化度也。灾五宫。淸化九⑩，雨化五，

---

①（新校正云：詳此木运平气上刑，天令减半。）

②（新校正云：詳丁年正月壬寅为干德符，为正角。）

③（新校正云：詳丁丑寒化六，丁未寒化一。）

④（新校正云：按《玄珠》云：上酸平，下甘溫。又按《至眞要大論》云：湿淫所胜，平以苦热。寒淫于內，治以甘热。）

⑤（新校正云：詳戊申年与戊寅年小异，申为金，佐于肺，肺受火刑，其气稍实，民病得半。）

⑥（新校正云：詳天符司天与运合，故只言火化七。火化七者，太徵之运气也。若少阳司天之气，則戊寅火化二，戊申火化七。）

⑦（新校正云：詳戊寅风化八，戊申风化三。）

⑧（新校正云：詳己卯金与运土相得，子临父位为逆。）

⑨（新校正云：詳复罢土气未正，后九月甲戌月土还正宮。己酉之年，木胜火微。）

⑩（新校正云：詳己卯燥化九，己酉燥化四。）

热化七①，正化度也。其化上苦小温，中甘和，下咸寒，药食宜也。

庚辰　庚戌岁

上太阳水　中太商金运　下太阴土　寒化一②，清化九，雨化五，正化度也。其化上苦热，中辛温，下甘热，药食宜也③。

辛巳　辛亥岁

上厥阴木　中少羽水运④　下少阳相火　雨化风化胜复同，邪气化度也。灾一宫。风化三⑤，寒化一，火化七⑥，正化度也。其化上辛凉，中苦和，下咸寒，药食宜也。

壬午　壬子岁

上少阴火　中太角木运　下阳明金　热化二⑦，风化八，清化四⑧，正化度也。其化上咸寒，中酸凉，下酸温，药食宜也⑨。

①（新校正云：詳已卯热化二，己酉热化七。）

②（新校正云：詳庚辰寒化六，庚戌寒化一。）

③（新校正云：按《玄珠》云：上甘溫，下酸平。又按《至眞要大論》云：寒淫所胜，平以辛热。湿淫于內，治以苦热。）

④（新校正云：詳辛巳年木复土罢，至七月丙申月水还正羽。辛亥年为水平气，以亥为水，相佐为正羽，与辛巳年小异。）

⑤（新校正云：詳辛巳风化八，辛亥风化三。）

⑥（新校正云：詳辛巳热化七，辛亥热化二。）

⑦（新校正云：詳壬午热化二，壬子热化七。）

⑧（新校正云：詳壬午燥化四，壬子燥化九。）

⑨（新校正云：按《玄珠》云：下苦热。又按《至眞要大論》云：燥淫于內，治以苦热。）

癸未　癸丑岁

上太阴土　中少徵火运①　下太阳水　寒化雨化胜复同，邪气化度也。灾九宫。雨化五，火化二，寒化一②，正化度也。其化上苦温，中咸温，下甘热，药食宜也③。

甲申　甲寅岁

上少阳相火　中太宫土运④　下厥阴木　火化二⑤，雨化五，风化八⑥，正化度也。其化上咸寒，中咸和，下辛凉，药食宜也。

乙酉太一天符　乙卯岁天符

上阳明金　中少商金运⑦　下少阴火　热化寒化胜复同，邪气化度也。灾七宫。燥化四⑧，清化四，热化二⑨，正化度也。其化上苦小温，中苦和，下咸

---

①（新校正云：詳癸未癸丑，左右二火为間相佐，又五月戊午干德符，癸見戊而气全，水未行胜，为正徵。）

②（新校正云：詳癸未寒化一，癸丑寒化六。）

③（新校正云：按《玄珠》云：上酸和，下甘溫。又按《至眞要大論》云：湿淫所胜，平以苦热。寒淫于內，治以甘热。）

④（新校正云：詳甲寅之岁，小异于甲申，以寅木可刑土气之平也。）

⑤（新校正云：詳甲申火化七，甲寅火化二。）

⑥（新校正云：詳甲申风化三，甲寅风化八。）

⑦（新校正云：按乙酉为正商，以酉金相佐，故得平气。乙卯之年，二之气君火分中，火来行胜，水未行复，其气未〔守〕平；以三月庚辰，乙得庚合，金运正商，其气乃平。）

⑧（新校正云：詳乙酉燥化四，乙卯燥化九。）

⑨（新校正云：詳乙酉热化七，乙卯热化二。）

寒，葯食宜也。

丙戌天符　丙辰岁天符

上太阳水　中太羽水运　下太阴土　寒化六①，雨化五，正化度也。其化上苦热，中咸温，下甘热，葯食宜也②。

丁亥天符　丁巳岁天符

上厥阴木　中少角木运③　下少阳相火　清化热化胜复同，邪气化度也。灾三宫。风化三④，火化七⑤，正化度也。其化上辛凉，中辛和，下咸寒，葯食宜也。

戊子天符　戊午岁太一天符

上少阴火　中太徵火运　下阳明金　热化七⑥，清化九⑦，正化度也。其化上咸寒，中甘寒，下酸温，

---

①（新校正云：詳此以运与司天俱水运，故只言寒化六。寒化六者，太羽之运化也。若太阳司天之化，則丙戌寒化一，丙辰寒化六。）

②（新校正云：按《玄珠》云：上甘溫，下酸平。又按《至眞要大論》云：寒淫所胜，平以辛热。湿淫于內，治以苦热。）

③（新校正云：詳丁年正月壬寅，丁得壬合，为干德符，为正角平气。）

④（新校正云：詳此运与司天俱木，故只言风化三。风化三者，少角之运化也。若厥阴司天之化，則丁亥风化三，丁巳风化八。）

⑤（新校正云：詳丁亥热化二，丁巳热化七。）

⑥（新校正云：詳此运与司天俱火，故只言热化七。热化七者，太徵之运化也。若少阴司天之化，則戊子热化七，戊午热化二。）

⑦（新校正云：詳戊子淸化九，戊午淸化四。）

葯食宜也①。

己丑太一天符　己未岁太一天符

上太阴土　中少宫土运②　下太阳水　风化清化胜复同，邪气化度也。灾五宫。雨化五③，寒化一④，正化度也。其化上苦热，中甘和，下甘热，葯食宜也⑤。

庚寅　庚申岁

上少阳相火　中太商金运⑥　下厥阴木　火化七⑦，清化九，风化三⑧，正化度也。其化上咸寒，中辛温，下辛凉，葯食宜也。

辛卯　辛酉岁

上阳明金　中少羽水运⑨　下少阴火　雨化风化胜复同，邪气化度也。灾一宫。清化九⑩，寒化一，

---

①（新校正云：按《玄珠》云：下苦热。又按《至眞要大論》云：燥淫于內，治以苦溫。）

②（新校正云：詳是岁木得初气而来胜，脾乃病久，土至危，金乃来复，至九月甲戌月，已得甲合，土还正宫。）

③（新校正云：詳此运与司天俱土，故只言雨化五。）

④（新校正云：詳已丑寒化六，已未寒化一。）

⑤（新校正云：按《玄珠》云：上酸平。又按《至眞要大論》云：湿淫所胜，平以苦热。）

⑥（新校正云：詳庚寅岁为正商得平气，以上見少阳相火，下克于金运，不能太过。庚申之岁，申金佐之，乃为太商。）

⑦（新校正云：詳庚寅热化二，庚申热化七。）

⑧（新校正云：詳庚寅风化八，庚申风化三。）

⑨（新校正云：詳此岁七月丙申，水还正羽。）

⑩（新校正云：詳辛卯燥化九，辛酉燥化四。）

热化七①，正化度也。其化上苦小温，中苦和，下咸寒，葯食宜也。

壬辰　壬戌岁

上太阳水　中太角木运　下太阴土　寒化六②，风化八，雨化五，正化度也。其化上苦温，中酸和，下甘温，葯食宜也③。

癸巳同岁会　癸亥同岁会

上厥阴木　中少徵火运④　下少阳相火　寒化雨化胜复同，邪气化度也。灾九宫。风化八⑤，火化二⑥，正化度也。其化上辛凉，中咸和，下咸寒，葯食宜也。

丙寅　△【凡此定期之紀，胜复正化，皆有常数，不可不察。】【故知其要者，一言而終，不知其要，流散无窮，】此之謂也。

帝曰：善。【五运之气，亦复岁乎⑦？】岐伯曰：郁

①（新校正云：詳辛卯热化二，辛酉热化七。）

②（新校正云：詳壬辰寒化六，壬戌寒化一。）

③（新校正云：按《玄珠》云：上甘溫，下酸平。又按《至眞要大論》云：寒淫所胜，平以辛热。濕淫于內，治以苦热。）

④（新校正云：詳癸巳正徵火气平，一謂巳为火，亦名岁会，二謂水未得化，三謂五月戊午月，癸得戊合，故得平气。癸亥之岁，亥为水，水得年力，便来行胜，至五月戊午，火还正徵，其气始平。）

⑤（新校正云：詳癸巳风化八，癸亥风化三。）

⑥（新校正云：詳此运与在泉俱火，故只言火化二。火化二者，少徵火运之化也。若少阳在泉之化，則癸巳热化七，癸亥热化二。）

⑦ 复，报也。先有胜制，則后必复也。

—483—

极乃发，待时而作也①。帝曰：請問其所謂也？岐伯曰：五常之气，太过不及，其发異也②。帝曰：願卒聞之。岐伯曰：太过者暴，不及者徐，暴者为病甚，徐者为病持③。帝曰：太过不及，其数何如？岐伯曰：太过者其数成，不及者其数生，土常以生也④。帝曰：其发也何如？岐伯曰：土郁之发，岩谷震惊，雷殷气交，埃昏黄黑，化为白气，飘驟高深⑤，击石飛空，洪水乃从，川流漫衍，田牧土駒⑥。化气乃敷，善为时雨，

---

① 待，謂五及差分位也。大温发于辰巳，大热发于申未，大凉发于戌亥，大寒发于丑寅。上件所胜临之，亦待間气而发，故曰待时也。（新校正云：詳注及字疑作气。）

② 岁太过，其发早。岁不及，其发晚。

③ 持，謂相执持也。

④ 数，謂五常化行之数也。水数一，火数二，木数三，金数四，土数五。成数，謂水数六，火数七，木数八，金数九，土数五也。故曰土常以生也。数生者，各取其生数多少以占，故政令德化胜复之休作日，及尺寸分毫，并以准之，此盖都明諸用者也。

⑤ 郁，謂郁抑天气之甚也，故虽天气亦有涯也，分終則衰，故虽郁者怒发也。土化不行，炎亢无雨，木盛过极，故郁怒发焉。土性靜定，至动也雷雨大作，而木土相持之气乃休解也。《易》曰：雷雨作，解。此之謂也。土虽独怒，木尚制之，故但震惊于气交之中，而声尚不能高远也，故曰雷殷气交。气交，謂土之上，尽山之高也。《詩》云：殷其雷也。所謂雷雨生于山中者，土旣郁抑，天木制之，平川土薄，气常干燥，故不能先发也；山原土厚，湿化丰深，土厚气深，故先怒发也。

⑥ 疾气驟雨，岸落山化，大水横流，石迸势急，高山空谷，击石先飞，而洪水隨至也。洪，大也。巨川衍溢，流漫平陆，漂蕩瘞沒于粢盛。大水去已，石土危然，若群駒散牧于田野。凡言土者，沙石同也。

附录　李阳波五运六气讲记手稿

始生始長，始化始成①。故民病心腹脹，腸鳴而为数后，甚則心痛胁䐜，呕吐霍乱，飲发注下，胕腫身重②。云奔雨府，霞拥朝阳，山澤埃昏，其乃发也，以其四气③。云横天山，浮游生灭，怫之先兆④。金郁之发，天洁地明，风清气切，大凉乃举，草樹浮烟，燥气以行，霿雾数起，殺气来至，草木蒼干，金乃有声⑤。故民病咳逆，心胁滿引少腹，善暴痛，不可反側，嗌干面尘色恶⑥。山澤焦枯，土凝霜鹵，怫乃发也，其气五⑦。夜零白露，林莽声悽，怫之兆也⑧。水郁之发，阳气乃辟，

---

① 化，土化也。土被制，化气不敷，否极則泰，屈极則伸，处怫之时，化气因之，乃能敷布于庶类，以时而雨，滋澤草木而成也。善，謂应时也。化气旣少，长气已过，故万物始生始长，始化始成。言是四始者，明万物化成之晚也。

② 脾热之生。

③ 雨府，太阴之所在也。埃，白气似云而薄也。埃固有微甚，微者如紗縠之騰，甚者如薄云雾也。甚者发近，微者发远。四气，謂夏至后三十一日起，尽至秋分日也。

④ 天际云横，山犹冠带，巖谷丛薄，乍灭乍生，有土之見，怫兆已彰，皆平明占之。浮游，以午前候望也。

⑤ 大凉，次寒也。举，用事也。浮烟，燥气也。杀气，霜氛。正杀气者，以丑时至，长者亦卯時辰时也。其气之来，色黄赤黑杂而至也。物不胜杀，故草木蒼干。蒼，薄青色也。

⑥ 金胜而木病也。

⑦ 夏火炎亢，时雨旣愆，故山澤焦枯，土上凝白咸卤，状如霜也。五气，謂秋分后，至立冬后十五日內也。

⑧ 夜濡白露，曉听风悽，有是乃为金发徵也。

阴气暴举，大寒乃至，川澤严凝，寒雰結为霜雪①，甚则黄黑昏翳，流行气交，乃为霜殺，水乃見祥②。故民病寒客心痛，腰脽痛，大关节不利，屈伸不便，善厥逆，痞坚腹满③。阳光不治，空积沉阴，白埃昏暝，而乃发也，其气二火前后④。太虚深玄，气犹麻散，微見而隱，色黑微黄，怫之先兆也⑤。木郁之发，太虚埃昏，云物以扰，大风乃至，屋发折木，木有变⑥。故民病胃脘当心而痛，上支兩胁，鬲咽不通，食飲不下，甚则耳鳴昡轉，目不識人，善暴僵仆⑦。太虚蒼埃，天山一色，或气濁色，黄黑郁若，横云不起雨，而乃发也，其气无常⑧。長川草偃，柔叶呈阴，松吟高山，虎嘯岩岫，怫之先兆也⑨。火郁之发，太虚腫〔据下文“火发而

① 雰，音紛。寒雰，白气也，其状如雾而不流行，墜地如霜雪，得日晞也。

② 黄黑，亦浊恶气，水气也。祥，妖祥，亦謂泉出平地。

③ 阴胜阳故。

④ 阴精与水，皆上承火，故其发也，在君相二火之前后，亦犹辰星迎隨日也。

⑤ 深玄，言高远而黯黑也。气似散麻，薄微可見之也。寅后卯时候之，夏月兼辰前之时亦可候也。

⑥ 屋发，謂发鴟吻。折木，謂大树摧拔折落，悬竿中拉也。变，謂土生异木奇状也。

⑦ 筋骨强直而不用，卒倒而无所知也。

⑧ 气如尘如云，或黄黑郁然，犹在太虚之間，而特异于常，乃其候也。

⑨ 草偃，謂无风而自低。柔叶，謂白楊叶也。无风而叶皆背見，是謂呈阴。如是皆通微甚，甚者发速，微者发徐也。山行之候，則以松虎期之，原行亦以麻黄为候，秋冬則以梧桐蟬叶候之。

蠛昧"及上文"热曛昏火夏化同"，当作"曛"。《五运行大論》南方生热王注作"昏"〕翳，大明不彰①，炎火行，大暑至，山澤燔燎，材木流津，广厦騰烟，土浮霜鹵，止水乃减，蔓草焦黄，风行惑言，湿化乃后②。故民病少气，瘡瘍痈腫，胁腹胸背，面首四支，䐜憤臚脹，瘍疿嘔逆，瘈瘲骨痛，节乃有动，注下温瘧，腹中暴痛，血溢流注，精液乃少，目赤心热，甚則瞀悶懊憹，善暴死③。刻終大温，汗濡玄府，其乃发也，其气四④。动复則靜，阳极反阴，湿令乃化乃成⑤。华发水凝，山川冰雪，焰阳午澤，怫之先兆也⑥。有怫之应而后报也，皆观其极而乃发也，木发无时，水隨火也⑦。謹候其时，病可

① 胏〔同上〕翳，謂赤气也。大明，日也。（新校正云：詳經注中胏字疑誤。）

② 太阴太阳在上，寒湿流于太虚，心火应天，郁抑而莫能彰显，寒湿盛已，火乃与行，阳气火光，故山澤燔燎，井水减少，妄作訛言，雨已愆期也。湿化乃后，謂阳亢主时，气不爭长，故先旱而后雨也。

③ 火郁而怒，为土水相持，客主皆然，悉无深犯，则无咎也。但热已胜寒，則为摧敌，而热从心起，是神气孤危，不速救之，天眞将竭，故死。火之用速，故善暴死。

④ 刻終，謂昼夜水刻之終尽时也。大温，次热也。玄府，汗空也。汗濡玄府，謂早行而身蒸热也。刻尽之时，阴盛于此，反无凉气，是阴不胜阳，热既已萌，故当怒发也。（新校正云：詳二火俱发四气者何？盖火有二位，为水发之所，又大热发于申未，故火郁之发在四气也。

⑤ 火怒烁金，阳极过亢，畏火求救土中，土救热金，发为飄驟，継为时雨，气乃和平，故万物由是乃生长化成。壮极則反，盛亦何长也。

⑥ 謂君火王时有寒至也，故岁君火发亦待时也。

⑦ 应为先兆，发必后至，故先有应而后发也。物不可以終壮，观其壮极則怫气作焉，有郁則发，气之常也。

—492—

謹候其时，气可与期

与期，失时反岁，五气不行，生化收藏，政无恒也①。帝曰：水发而雹雪，土发而飄驟，木发而毁折，金发而清明，火发而曛昧，何气使然？岐伯曰：气有多少，发有微甚，微者当其气，甚者兼其下，徵其下气而見可知也②。帝曰：善。五气之发，不当位者何也③？岐伯曰：命其差④。帝曰：差有数乎⑤？岐伯曰：后皆三十度而有奇也⑥。帝曰：气至而先后者何⑦？岐伯曰：运太过則其至先，运不及則其至后，此候之常也。帝曰：当时而至者何也？岐伯曰：非太过非不及，則

① 人失其时，則候无期准也。

② 六气之下，各有承气也。則如火位之下，水气承之。水位之下，土气承之。土位之下，木气承之。木位之下，金气承之。金位之下，火气承之。君位之下，阴精承之。各徵其下，則象可見矣。故发兼其下，則与本气殊异。

③ 言不当其正月也。

④ 謂差四时之正月位也。（新校正云：按《至眞要大論》云：胜复之作，动不当位，或后时而至，其故何也？岐伯曰：夫气之生化，与其衰盛异也。寒暑溫凉盛衰之用，其在四維。故阳之动，始于溫，盛于暑；阴之动，始于淸，盛于寒。春夏秋冬，各差其分。故《大要》曰：彼春之暖，为夏之暑，彼秋之忿，为冬之怒，謹按四維，斥候皆归，其終可見，其始可知。彼論胜复之不当位，此論五气之发不当位，所論胜复五发之事則异，而命其差之义則同也。）

⑤ 言日数也。

⑥ 后，謂四时之后也。差三十日余八十七刻半，气犹来去而甚盛也。度，日也。四时之后今常尔。（新校正云：詳注云八十七刻半，当作四十三刻又四十分刻之三十。）

⑦ 謂未应至而至太早，应至而至反太迟之类也。正謂气至在期前后。

至当时，非是者眚也①。帝曰：善。气有非时而化者何也？岐伯曰：太过者当其时，不及者归其已胜也②。帝曰：四时之气，至有早晏高下左右，其候何如？岐伯曰：行有逆顺，至有迟速，故太过者化先天，不及者化后天③。帝曰：願聞其行何謂也？岐伯曰：春气西行，夏气北行，秋气东行，冬气南行④。故春气始于下，秋气始于上，夏气始于中，冬气始于标。春气始于左，秋气始于右，冬气始于后，夏气始于前。此四时正化之常⑤。故至高之地，冬气常在，至下之地，春气常在⑥，必謹察之。帝曰：善⑦。

黄帝問曰：五运六气之应見，六化之正，六变之紀何如？岐伯对曰：夫六气正紀，有化有变，有胜有复，有用有病，不同其候，帝欲何乎？帝曰：願尽聞之。岐伯曰：請遂言之⑧。夫气之所至也，厥阴所至

---

① 当时，謂应日刻之期也。非应先后至而有先后至者，皆为灾。眚，灾也。

② 冬雨春凉秋热夏寒之类，皆为归已胜也。

③ 气有余，故化先。气不足，故化后。

④ 观万物生长收藏，如斯言。

⑤ 察物以明之，可知也。

⑥ 高山之巅，盛夏冰雪，污下川澤，严冬草生，长在之义足明矣。（新校正云：按《五常政大論》云：地有高下，气有温凉，高者气寒，下者气热。）

⑦ 天地阴阳，視而可見，何必思新冥昧，演法推求，智极心劳而无所得邪！

⑧ 遂，尽也。

—494—

时化：
司化：
气化

为和平①，少阴所至为暄②，太阴所至为埃溽③，少阳所至为炎暑④，阳明所至为清劲⑤，太阳所至为寒雰⑥，时化之常也⑦。厥阴所至为风府为璺启⑧，少阴所至为火府为舒荣，太阴所至为雨府为員盈⑨，少阳所至为热府为行出⑩，阳明所至为司殺府为庚蒼⑪，太阳所至为寒府为归藏⑫，司化之常也。厥阴所至为生为风摇⑬，少阴所至为荣为形見⑭，太阴所至为化为云雨⑮，少阳所至为長为番鲜⑯，阳明所至为收为雾露⑰，太阳所至为藏为周密⑱，气化之常也。厥阴所至

---

① 初之气，木之化。
② 二之气，君火也。
③ 四之气，土之化。
④ 三之气，相火也。
⑤ 五之气，金之化。
⑥ 終之气，水之化。
⑦ 四时气正化之常候。
⑧ 璺，微裂也。启，开坼也。
⑨ 物承土化，質員盈滿。又雨界地緣，文見如环，为員化明矣。
⑩ 藏热者，出行也。
⑪ 庚，更也。更，代也，易也。
⑫ 物寒，故归藏也。
⑬ 木之化也。
⑭ 火之化也。
⑮ 土之化也。
⑯ 火之化也。
⑰ 金之化也。
⑱ 水之化也。

为风生，終为肃①；少阴所至为热生，中为寒②；太阴所至为湿生，終为注雨③；少阳所至为火生，終为蒸溽④；阳明所至为燥生，終为凉⑤；太阳所至为寒生，中为温⑥。德化之常也⑦。厥阴所至为毛化⑧，少阴所至为羽化⑨，太阴所至为倮化⑩，少阳所至为羽化⑪，阳

① 风化以生，則风生也，肃，静也。（新校正云：按《六微旨大論》云：风位之下，金气承之。故厥阴为风生而終为肃也。）

② 热化以生，則热生也。阴精承上，故中为寒也。（新校正云：按《六微旨大論》云：少阴之上，热气治之，中見太阳。故为热生而中为寒也。又云：君位之下，阴精承之。亦为寒之义也。）

③ 湿化以生，則湿生也。太阴在上，故終为注雨。（新校正云：按《六微旨大論》云：土位之下，风气承之。王注云：疾风之后，时雨乃零，湿为风吹，化而为雨。故太阴为湿生而終为注雨也矣。）

④ 火化以生，則火生也。阳在上，故終为蒸溽。（新校正云：按《六微旨大論》云：相火之下，水气承之。故少阳为火生而終为蒸溽也矣。）

⑤ 燥化以生，則燥生也。阴在上故終为凉。（新校正云：詳此六气俱先言本化，次言所反之气，而独阳明之化言燥生終为凉，未見所反之气。再寻上下文义，当云阳明所至为凉生終为燥，方与諸气之义同貫。盖以金位之下，火气承之，故阳明为清生而終为燥也。）

⑥ 寒化以生，則寒生也。阳在內，故中为温。（新校正云：按《五运行大論》云：太阳之上，寒气治之，中見少阴。故为寒生而中为温。）

⑦ 风生毛形，热生翮形，湿生倮形，火生羽形，燥生介形，寒生鳞形，六化皆为主岁及間气所在而各化生，常无替也，非德化則无能化生也。

⑧ 形之有毛者。

⑨ 有羽翮〔守〕飞行之类也。

⑩ 无毛羽鳞甲之类也。

⑪ 薄明羽翼，蜂蟬之类，非翎羽之羽也。

明所至为介化①，太阳所至为鳞化②，德化之常也。厥阴所至为生化③，少阴所至为荣化④，太阴所至为濡化⑤，少阳所至为茂化⑥，阳明所至为坚化⑦，太阳所至为藏化⑧，布政之常也。厥阴所至为飘怒大凉⑨，少阴所至为大暄寒⑩，太阴所至为雷霆骤注烈风⑪，少阳所至为飘风燔燎霜凝⑫，阳明所至为散落温⑬，太阳所至为寒雪冰雹白埃⑭，气变之常也⑮。厥阴所至为挠动为迎随⑯，少阴所至为高明焰为曛⑰，太阴所至为沉阴为白埃为晦暝⑱，少阳所至为光显为彤云为

---

① 有甲之类。

② 身有鳞也。

③ 温化也。

④ 暄化也。

⑤ 湿化也。

⑥ 热化也。

⑦ 凉化也。

⑧ 寒化也。

⑨ 飘怒，木也。大凉，下承之金气也。

⑩ 大暄，君火也。寒，下承之阴精也。

⑪ 雷霆骤注，土也。烈风，下承之水气也。

⑫ 飘风，旋轉风也。霜凝，下承之水气也。

⑬ 散落，金也。温，下承之火气也。

⑭ 霜雪冰雹，水也。白埃，下承之土气也。

⑮ 变，謂变常平之气而为甚用也。甚用不已，則下承之气兼行，故皆非本气也。

⑯ 风之性也。

⑰ 焰，阳焰也。曛，赤黄色也。

⑱ 暗蔽不明也。

嚏①，阳明所至为烟埃为霜为劲切为悽鳴②，太阳所至为剛固为坚芒为立③，令行之常也④。厥阴所至为里急⑤，少阴所至为瘍胗身热⑥，太阴所至为积飲否隔⑦，少阳所至为嚏呕为瘡瘍⑧，阳明所至为浮虛⑨，太阳所至为屈伸不利，病之常也。厥阴所至为支痛⑩，少阴所至为惊惑恶寒战慓譫妄⑪，太阴所至为稸滿，少阳所至为惊躁瞀昧暴病，阳明所至为鼽尻阴股膝髀腨骭足病，太阳所至为腰痛，病之常也。厥阴所至为緛戾，少阴所至为悲妄衄衊⑫，太阴所至为中滿霍乱吐下，少阳所至为喉痹耳鳴呕涌⑬，阳明所至为皴揭⑭，太阳所至为寝汗痉⑮，病之常也。厥阴所至为胁

① 光显，电也，流光也，明也。彤，赤色也。少阴气同。
② 杀气也。
③ 寒化也。
④ 令行則庶物无違。
⑤ 筋緛〔守〕縮，故急。
⑥ 火气生也。
⑦ 土碍也。
⑧ 火气生也。
⑨ 浮虛，薄肿按之复起也。
⑩ 支柱，妨也。
⑪ 譫，乱言也。今詳慓字当作慄字。
⑫ 衊，污血，亦脂也。
⑬ 涌，謂溢食不下也。
⑭ 身皮麸象。
⑮ 寝汗，謂睡中汗发于胸嗌頸掖之間也。俗誤呼为盗汗。

痛呕泄①，少阴所至为語笑，太阴所至为重胕腫②，少阳所至为暴注瞤瘛暴死，阳明所至为鼽嚏，太阳所至为流泄禁止，病之常也。凡此十二变者，报德以德，报化以化，报政以政，报令以令，气高則高，气下則下，气后則后，气前則前，气中則中，气外則外，位之常也③。故风胜則动④，热胜則腫⑤，燥胜則干⑥，寒胜則浮⑦，湿胜則濡泄，甚則水閉胕腫⑧，隨气所在，以言其变耳。帝曰：願聞其用也。岐伯曰：夫六气之用，各归不胜而为化⑨，故太阴雨化，施于太阳；太阳寒化，施于少阴⑩；少阴热化，施于阳明；阳明燥化，施于厥阴；厥阴风化，施于太阴。各命其所在以徵之也。帝曰：

---

① 泄，謂利也。

② 胕肿，謂肉泥按之不起也。

③ 气报德报化，謂天地气也。高下前后中外，謂生病所也。手之阴阳其气高，足之阴阳其气下，足太阳气在身后，足阳明气在身前，足太阴少阴厥阴气在身中，足少阳气在身側，各隨所在言之，气变生病象也。

④ 动不宁也。(新校正云：詳风胜則动至湿胜則濡泄五句，与《阴阳应象大論》文重，而两注不同。)

⑤ 热胜气則为丹熛，胜血則为痈膿，胜骨肉則为胕肿，按之不起。

⑥ 干于外則皮肤皴拆，干于內則精血枯涸，干于气及津液，則肉干而皮著于骨。

⑦ 浮，謂浮起按之处見也。

⑧ 濡泄，水利也。胕肿，肉泥按之陷而不起也。水閉，則逸于皮中也。

⑨ 用，謂施其化气。

⑩ (新校正云：詳此当云少阴少阳。)

附录 李阳波五运六气讲记手稿

自得其位何如？岐伯曰：自得其位，常化也。帝曰：願聞所在也。岐伯曰：命其位而方月可知也①。

帝曰：六位之气盈虚何如？岐伯曰：太少異也，太者之至徐而常，少者暴而亡②。帝曰：天地之气，盈虚何如？岐伯曰：天气不足，地气随之，地气不足，天气从之，运居其中而常先也③。恶所不胜，归所同和，随运归从而生其病也④。故上胜则天气降而下，下胜则地气迁而上⑤，多少而差其分⑥，微者小差，甚者大差，甚则位易气交易，则大变生而病作矣。《大要》曰：甚紀五分，微紀七分，其差可見。此之謂也⑦。帝曰：善。論言热无犯热，寒无犯寒。余欲不远寒，不远热奈何？岐伯曰：悉乎哉問也！发表不远热，攻里不远寒⑧。帝曰：不发不攻而犯寒犯热何

① 随气所在，以定其方，六分占之，則日及地分无差矣。

② 力强而作，不能久长，故暴而无也。亡，无也。

③ 运，謂木火土金水各主岁者也。地气胜則岁运上升，天气胜則岁气下降，上升下降，运气常先迁降也。

④ 非其位則变生，变生則病作。

⑤ 胜，謂多也。上多則自降，下多則自迁，多少相移，气之常也。（新校正云：按《六微旨大論》云：升已而降，降者謂天；降已而升，升者謂地。天气下降，气流于地；地气上升，气騰于天。故高下相召，升降相因，而变作矣。此亦升降之义也矣。）

⑥ 多則迁降多，少則迁降少，多少之应，有微有甚之异〔原作"异之"〕也。

⑦ 以其五分七分之紀〔原脱〕，所以知天地阴阳过差矣。

⑧ 汗泄故用热不远热，下利故用寒不远寒，皆以其不住于中也。如是則夏可用热，冬可用寒。不发不泄而无畏忌，是謂妄远，法所禁也。

—500—

如？岐伯曰：寒热内贼，其病益甚①。帝曰：願聞无病者何如？岐伯曰：无者生之，有者甚之②。帝曰：生者何如？岐伯曰：不远热則热至，不远寒則寒至，寒至則坚否腹滿，痛急下利之病生矣③，热至則身热，吐下霍乱，痈疽瘡瘍，瞀郁注下，瞤瘛腫脹，呕鼽衄头痛，骨节变肉痛，血溢血泄，淋閟之病生矣④。帝曰：治之奈何？岐伯曰：时必順之，犯者治以胜也⑤。黄帝問曰：妇人重身，毒之何如？岐伯曰：有故无殞，亦无殞也⑥。帝曰：願聞其故何謂也？岐伯曰：大积大聚，其可犯也，衰其太半而止，过者死⑦。帝曰：善。郁之甚者治之奈何⑧？岐伯曰：木郁达之，火郁

皆謂不获已而用之也。春秋亦同。（新校正云：按《至眞要大論》云：发不远热，无犯溫凉。）

① 以水济水，以火济火，适足以更生病，岂唯本病之益甚乎！

② 无病者犯禁，犹能生病，况有病者而求輕減，不亦难乎！

③ 食已不飢，吐利腥秽，亦寒之疾也。

④ 暴瘖冒昧，目不識人，躁扰狂越，妄見妄聞，駡詈惊癎，亦热之病。

⑤ 春宜凉，夏宜寒，秋宜溫，冬宜热，此时之宜，不可不順。然犯热治以寒，犯寒治以热，犯春宜用凉，犯秋宜用溫，是以胜也。犯热治以咸寒，犯寒治以甘热，犯凉治以苦溫，犯溫治以辛凉，亦胜之道也。

⑥ 故，謂有大坚癥瘕，痛甚不堪，則治以破积愈癥之葯。是謂不救必乃尽死，救之蓋存其大也，虽服毒不死也。上无殞，言母必全。亦无殞，言子亦不死也。

⑦ 衰其太半，不足以害生，故衰太半則止其葯。若过禁待尽，毒气内余，无病可攻，以当毒葯，毒攻不已，則敗損中和，故过則死。（新校正云：詳此妇人身重一节，与上下文义不接，疑他卷脫簡于此。）

⑧ 天地五行应运，有郁抑不申之甚者〔守〕。

发之，土郁夺之，金郁泄之，水郁折之，然调其气①，过者折之，以其畏也，所謂泻之②。帝曰：假者何如？岐伯曰：有假其气，則无禁也③。所謂主气不足，客气胜也④。帝曰：至哉圣人之道！天地大化运行之节，临御之紀，阴阳之政，寒暑之令，非夫子孰能通之！請藏之灵蘭之室，署曰《六元正紀》，非齋戒不敢示，愼傳也⑤。

六元正紀大論：憒音会　曚音蒙　侬奴董切　翮胡革切　瘗亘郢切

---

① 达，謂吐之，令其条达也。发，謂汗之，令其踈散也。夺，謂下之，令无拥碍也。泄，謂滲泄之，解表利小便也。折，謂抑之，制其冲逆也，通是五法，乃气可平調，后乃观其虛盛而調理之也。

② 过，太过也。太过者，以其味泻之，以咸泻腎，酸泻肝，辛泻肺，甘泻脾，苦泻心。过者畏泻，故謂泻为畏也。

③ 正气不足，临气胜之，假寒热溫凉，以資四正之气，則可以热犯热，以寒犯寒，以溫犯溫，以凉犯凉也。

④ 客气，謂六气更临之气。主气，謂五藏应四时，正王春夏秋冬也。

⑤（新校正云：詳此与《气交变大論》末文同。）

— 502 —

此道之所主，工之所疑也。

卷第二十二

至眞要大論篇第七十四

黃帝問曰：五气交合，盈虛更作，余知之矣。六气分治，司天地者，其至何如①？岐伯再拜对曰：明乎哉問也！天地之大紀，人神之通应也②。帝曰：願聞上合昭昭，下合冥冥奈何？岐伯曰：此道之所主，工之所疑也③。帝曰：願聞其道也。岐伯曰：厥阴司天，其化以风④；少阴司天，其化以热⑤；太阴司天，其化以湿⑥；少阳司天，其化以火⑦；阳明司天，其化以燥⑧；太阳司天，其化以寒⑨。以所临藏位，命其病

① 五行主岁，岁有少多，故曰盈虛更作也。《天元紀大論》曰：其始也，有余而往，不足隨之，不足而往，有余从之。則其义也。天分六气散主太虛，三之气司天，終之气监地，天地生化，是为大紀，故言司天地者，余四可知矣。

② 天地变化，人神运为，中外虽殊，然其通应則一也。

③ 不知其要，流散无穷。

④ 飞揚鼓拆，和气发生，万物榮枯，皆因而化变成敗也。

⑤ 炎蒸郁燠，故庶类蕃茂。

⑥ 云雨潤澤，津液生成。

⑦ 炎熾赫烈，以爍寒灾。

⑧ 干化以行，物无湿敗。

⑨ 对阳之化也。（新校正云：詳注云对阳之化，阳字疑誤。）

503

者也①。帝曰：地化奈何?岐伯曰：司天同候，間气皆然②。帝曰：間气何謂？岐伯曰：司左右者，是謂間气也③。帝曰：何以異之？岐伯曰：主岁者紀岁，間气者紀步也④。帝曰：善。岁主奈何？岐伯曰：厥阴司天为风化⑤，在泉为酸化⑥，司气为蒼化⑦，間气为动化⑧。少阴司天为热化⑨，在泉为苦化⑩，不司气化⑪，居气为灼化⑫。太阴司天为湿化⑬，在泉为甘

---

① 肝木位东方，心火位南方，脾土位西南方及四維，肺金位西方，腎水位北方，是五藏定位。然六气所〔原脱〕御，五运所至，气不相得則病，相得則和，故先以六气所临，后言五藏之病也。

② 六气之本，自有常性，故虽位易，而化治皆同。

③ 六气分化，常以二气司天地，为上下吉凶胜复客主之事，岁中悔吝从而明之，余四气散居左右也。故《阴阳应象大論》曰：天地者，万物之上下。左右者，阴阳之道路。此之謂也。

④ 岁，三百六十五日四分日之一。步，六十日余八十七刻半也。积步之日而成岁也。

⑤ 巳亥之岁，风高气远，云飞物揚，风之化也。

⑥ 寅申之岁，木司地气，故物化从酸。

⑦ 木运之气，丁壬之岁化。蒼，青也。

⑧ 徧主六十日余八十七刻半也。（新校正云：詳丑未之岁厥阴为初之气，子午之岁为二之气，辰戌之岁为四之气，卯酉之岁为五之气。）

⑨ 子午之岁，阳光熠耀，暄暑流行，热之化也。

⑩ 卯酉之岁，火司地气，故物以苦生。

⑪ 君不主运。（新校正云：按《天元紀大論》云：君火以名，相火以位。謂君火不主运也。）

⑫ 六十日余八十七刻半也。居本位君火为居，不当間之也。（新校正云：詳少阴不曰間气而云居气者，盖尊君火无所不居，不当間之也。王注云居本位为居不当間之，則居他位不为居而可間也。寅申之

化①，司气为黅化②，間气为柔化③。少阳司天为火化④，在泉为苦化⑤，司气为丹化⑥，間气为明化⑦。阳明司天为燥化⑧，在泉为辛化⑨，司气为素化⑩，間气为清化⑪。太阳司天为寒化⑫，在泉为咸化⑬，司气为玄化⑭，間气为藏化⑮。【故治病者，必明六化分治，五

岁为初之气，丑未之岁为二之气，巳亥之岁为四之气，辰戌之岁为五之气也。）

⑬ 丑未之岁，埃郁曚昧，云雨潤澤，湿之化也。

① 辰戌之岁也，土司地气，故甘化生焉。

② 土运之气，甲巳之岁。黅，黃也。

③ 湿化行，則庶物柔耎。（新校正云：詳太阴卯酉之岁为初之气，寅申之岁为二之气，子午之岁为四之气，巳亥之岁为五之气。）

④ 寅申之岁也，炎光赫烈，燔灼焦然，火之化也。

⑤ 巳亥之岁也，火司地气，故苦化先焉。

⑥ 火运之气，戊癸岁也。

⑦ 明，炳明也，亦謂霞燒。（新校正云：詳少阳辰戌之岁为初之气，卯酉之岁为二之气，寅申之岁为四之气，丑未之岁为五之气。）

⑧ 卯酉之岁，清切高明，雾露蕭瑟，燥之化也。

⑨ 子午之岁也，金司地气，故辛化先焉。

⑩ 金运之气，乙庚岁也。

⑪ 风生高劲，草木清冷，清之化也。（新校正云：詳阳明巳亥之岁为初之气，辰戌之岁为二之气，寅申之岁为四之气，丑未之岁为五之气。）

⑫ 辰戌之岁，严肃峻整，惨栗凝坚，寒之化也。

⑬ 丑未之岁，水司地气，故化从咸。

⑭ 水运之气，丙辛岁也。

⑮ 阴凝而冷，庶物斂容，岁之化也。（新校正云：詳子午之岁，太阳为初之气，巳亥之岁为二之气，卯酉之岁为四之气，寅申之岁为五之气也。）

味五色所生，五藏所宜，乃可以言盈虚病生之緒也①。帝曰：厥阴在泉而酸化先，余知之矣。风化之行也何如？岐伯曰：风行于地，所謂本也，余气同法②。本乎天者，天之气也，本乎地者，地之气也③，天地合气，六节分而万物化生矣④。故曰：謹候气宜，无失病机。此之謂也⑤。帝曰：其主病何如⑥？岐伯曰：司岁备物，則无遺主矣⑦。帝曰：先岁物何也？岐伯曰：天地之专精也⑧。帝曰：司气者何如⑨？岐伯曰：司气者主岁同，然有余不足也⑩。帝曰：非司岁物何謂

---

① 学不厌备习也。

② 厥阴在泉，风行于地。少阴在泉，热行于地。太阴在泉，湿行于地。少阳在泉，火行于地。阳明在泉，燥行于地。太阳在泉，寒行于地。故曰余气同法也。本，謂六气之上元气也。

③ 化于天者为天气，化于地者为地气。（新校正云：按《易》曰：本乎天者亲上，本乎地者亲下。此之謂也。）

④ 万物居天地之間，悉为六气所生化，阴阳之用，未尝有逃生化出阴阳也。

⑤ 病机，下文具矣。

⑥ 言采葯之岁也。

⑦ 謹候司天地所生化者，則其味正当其岁也。故彼葯工，专司岁气，所收葯物，則一岁二岁，其所主用无遺略也。今詳則字当作用。

⑧ 专精之气，葯物肥濃，又于使用，当其正气味也。（新校正云：詳先岁疑作司岁。）

⑨ 司运气也。

⑩ 五运主岁者，有余不足，比之岁物，〔疑脱"然不足之岁"〕恐有薄，有余之岁葯专精也。

—506—

也？岐伯曰：散也①，故質同而異等也②，气味有薄厚，性用有躁靜，治保有多少，力化有淺深，此之謂也③。帝曰：岁主藏害何謂？岐伯曰：以所不胜命之，則其要也④。帝曰：治之奈何？岐伯曰：上淫于下，所胜平之，外淫于內，所胜治之⑤。帝曰：善。平气何如⑥？岐伯曰：謹察阴阳所在而調之，以平为期，正者正治，反者反治⑦。帝曰：夫子言察阴阳所在而調之，論言人迎与寸口相应，若引繩小大齐等，命曰平⑧，阴之所在寸口何如⑨？岐伯曰：視岁南北，可知之矣。

---

① 非专精則散气，散气則物不純也。

② 形質虽同，力用則异，故不尙之。

③ 物与岁不同者何？以此尔。

④ 木不胜金，金不胜火之类是也。

⑤ 淫，謂行所不胜已者也。上淫于下，天之气也。外淫于內，地之气也。隨所制胜而以平治之也。制胜，謂五味寒热溫凉隨胜用之，下文备矣。（新校正云：詳天气主岁，虽有淫胜，但当平調之，故不曰治而曰平也。）

⑥ 平，謂診平和之气。

⑦ 知阴阳所在，則知尺寸应与不应。不知阴阳所在，則以得为失，以逆为从。故謹察之也。阴病阳不病，阳病阴不病，是为正病，則正治之，謂以寒治热，以热治寒也。阴位已見阳脉，阳位又見阴脉，是謂反病，則反治之，謂以寒治寒，以热治热也。諸方之制，咸悉不然，故曰反者反治也。

⑧（新校正云：詳論言至曰平，本《灵枢經》之文，今出甲乙經，云寸口主中，人迎主外，两者相应，俱往俱来，若引繩小大齐等，春夏人迎微大，秋冬寸口微大者，故名曰平也。）

⑨ 阴之所在，脉沉不应，引繩齐等，其候頗乖，故問以明之。

帝曰：願卒聞之。岐伯曰：北政之岁，少阴在泉，則寸口不应①；厥阴在泉，則右不应②；太阴在泉，則左不应③。南政之岁，少阴司天，則寸口不应④；厥阴司天，則右不应；太阴司天，則左不应⑤。諸不应者，反其診則見矣⑥。帝曰：尺候何如？岐伯曰：北政之岁，三阴在下，則寸不应；三阴在上，則尺不应⑦。南政之岁，三阴在天，則寸不应；三阴在泉，則尺不应。左右同⑧。故曰：知其要者，一言而終，不知其要，流散无穷。此之謂也⑨。

帝曰：善。天地之气，內淫而病何如？岐伯曰：岁厥阴在泉，风淫所胜，則地气不明，平野昧，草乃早秀。民病洒洒振寒，善伸数欠，心痛支滿，兩胁里急，飲食不下，鬲咽不通，食則呕，腹脹善噫，得后与气，則

① 木火金水运，面北受气，凡气之在泉者，脉悉不見，唯其左右之气脉可見之。在泉之气，善則不見，恶者可見，病以气及客主淫胜名之。在天之气，其亦然矣。

② 少阴在右故。

③ 少阴在左故。

④ 土运之岁，面南行令，故少阴司天，則二手寸口不应也。

⑤ 亦左右义也。

⑥ 不应皆为脉沉，脉沉下者仰手而沉，复其手則沉为浮，細为大也。

⑦ 司天曰上，在泉曰下。

⑧ 天不应寸，左右悉与寸不应义同。

⑨ 要，謂知阴阳所在也。知則用之不惑，不知則尺寸之气，沉浮小大，常三岁一差。欲求其意，犹遶树問枝，虽白首区区，倘未知所詣，况其旬月而可知乎！

—508—

快然如衰，身体皆重①。岁少阴在泉，热淫所胜，則焰浮川澤，阴处反明。民病腹中常鳴，气上冲胸，喘不能久立，寒热皮肤痛，目瞑齿痛頔腫，恶寒发热如瘧，少腹中痛腹大，蟄虫不藏②。岁太阴在泉，草乃早荣③，湿淫所胜，則埃昏岩谷，黄反見黑，至阴之交。民病飲积，心痛，耳聾渾渾焞焞，嗌腫喉痹，阴病血見，少腹痛腫，不得小便，病冲头痛，目似脫，項似拔，腰似折，髀不可以回，膕如結，腨如别④。岁少阳在泉，火淫所胜，則

① 謂甲寅、丙寅、戊寅、庚寅、壬寅、甲申、丙申、戊申、庚申、壬申岁也。气不明，謂天圍之际，气色昏暗。风行地上，故平野皆然。昧，謂暗也。胁，謂两乳之下及胠外也。伸，謂以欲伸努筋骨也。（新校正云：按《甲乙經》洒洒振寒，善伸数欠，为胃病。食則呕，腹脹善噫，得后与气，則快然如衰，身体皆重，为脾病。飲食不下，鬲咽不通，邪在胃脘也。盖厥阴在泉之岁，木王而克脾胃，故病如是。又按《脉解》云：所謂食則呕者，物盛滿而上溢，故呕也。所謂得后与气則快然如衰者，十二月阴气下衰而阳气且出，故曰得后与气則快然如衰也。）

② 謂乙卯、丁卯、己卯、辛卯、癸卯、乙酉、丁酉、己酉、辛酉、癸酉岁也。阴处，北方也。不能久立，足无力也。腹大，謂心气不足也。金火相薄而为是也。（新校正云：按《甲乙經》齿痛頔肿，为大腸病。腹中雷鳴，气常冲胸，喘不能久立，邪在大腸也。盖少阴在泉之岁，火克金，故大腸病也。）

③（新校正云：詳此四字疑衍。）

④ 謂甲辰、丙辰、戊辰、庚辰、壬辰、甲戌、丙戌、戊戌、庚戌、壬戌岁也。太阴为土，色見应黄于天中，而反見于北方黑处也。水土同見，故曰至阴之交，合其气色也。冲头痛，謂脑后眉間痛也。膕，謂膝后曲脚之中也。腨，胻后軟肉处也。（新校正云：按《甲乙經》耳聾渾渾焞焞，嗌肿喉痹，为三焦病。病冲头痛，目似脫，項似拔，腰似折，髀不可以回，膕如結，腨如裂，为膀胱足太阳病。又少腹肿痛，不得小便，邪在三焦。盖太阴在泉之岁，土正克太阳，故病如是也。）

焰明郊野，寒热更至。民病注泄赤白，少腹痛溺赤，甚则血便。少阴同候①。岁阳明在泉，燥淫所胜，则霿雾清瞑。民病喜呕，呕有苦，善大息，心胁痛不能反侧，甚则嗌干面尘，身无膏澤，足外反热②。岁太阳在泉，寒淫所胜，则凝肃惨慄。民病少腹控睾，引腰脊，上冲心痛，血見，嗌痛頷腫③。帝曰：善。治之奈何？岐伯曰：諸气在泉，风淫于內，治以辛凉，佐以苦，以甘緩之，以辛散之④。热淫于內，治以咸寒，佐以甘

① 謂乙巳、丁巳、己巳、辛巳、癸巳、乙亥、丁亥、己亥、辛亥、癸亥岁也。处寒之时，热更其气，热气既往，寒气后来，故云更至也。余候与少阴在泉正同。

② 謂甲子、丙子、戊子、庚子、壬子、甲午、丙午、戊午、庚午、壬午岁也。霿雾，謂雾暗不分，似雾也。清，薄寒也。言雾起霿暗，不辨物形而薄寒也。心胁痛，謂心之傍，胁中痛也。面尘，謂面上如有触冒尘土之色也。（新校正云：按《甲乙經》病喜呕，呕有苦，善大息，心胁痛不能反側，甚則面尘，身无膏澤，足外反热，为胆病。嗌干面尘，为肝病。盖阳明在泉之岁，金王克木，故病如是。又按《脉解》云：少阳所謂心胁痛者，言少阳盛〔戌〕也，盛〔戌〕者心之所表也，九月阳气尽而阴气盛，故心胁痛。所謂不可反側者，阴气藏物也，物藏則不动，故不可反側也。）

③ 謂乙丑、丁丑、己丑、辛丑、癸丑、乙未、丁未、己未、辛未、癸未岁也。凝肃，謂寒气靄空，凝而不动，万物静肃其仪形也。惨栗，寒甚也。控，引也。睾，阴丸也。頷，頰車前牙之下也。（新校正云：按《甲乙經》嗌痛頷肿，为小腸病。又少腹控睾，引腰脊，上冲心肺，邪在小腸也。盖太阳在泉之岁，水克火，故病如是。）

④ 风性喜温而恶清，故治之凉，是以胜气治之也。佐以苦，隨其所利也。木苦急，則以甘緩之。苦抑，則以辛散之。《藏气法时論》曰：肝苦急，急食甘以緩之。肝欲散，急食辛以散之。此之謂也。食亦音飼，己曰食，他曰飼也。大法正味如此，諸为方者不必尽用之，但一佐二佐，病已則止，余气皆然。

苦，以酸收之，以苦发之①。湿淫于內，治以苦热，佐以酸淡，以苦燥之，以淡泄之②。火淫于內，治以咸冷，佐以苦辛，以酸收之，以苦发之③。燥淫于內，治以苦温，佐以甘辛，以苦下之④。寒淫于內，治以甘热，佐以苦辛，以咸泻之，以辛潤之，以苦坚之⑤。帝曰：善。天气之变何如？岐伯曰：厥阴司天，风淫所胜，則太虛埃昏，云物以扰，寒生春气，流水不冰。民

① 热性恶寒，故治以寒也。热之大盛甚于表者，以苦发之，不尽复寒制之，寒制不尽，复苦发之，以酸收之。甚者再方，微者一方，可使必已。时发时止，亦以酸收之。

② 湿与燥反，故治以苦热，佐以酸淡也。燥除湿，故以苦燥其湿也。淡利窍，故以淡滲泄也。《藏气法时論》曰：脾苦湿，急食苦以燥之。《灵枢經》曰：淡利窍也。《生气通天論》曰：味过于苦，脾气不濡，胃气乃厚。明苦燥也。（新校正云：按《六元正紀大論》曰：下太阴，其化下甘温。）

③ 火气大行心腹，心怒之所生也，咸性柔耎，故以治之，以酸收之。大法候其須汗者，以辛佐之，不必要資苦味令其汗也。欲柔耎者，以咸治之。《藏气法时論》曰：心欲耎，急食咸以耎之。心苦緩，急食酸以收之。此之謂也。

④ 温利凉性，故以苦治之。下，謂利之使不得〔一本有"燥結"〕也。（新校正云：按《藏气法时論》曰：肺苦气上逆，急食苦以泄之。用辛泻之，酸补之。又按下文司天燥淫所胜，佐以酸辛。此云甘辛者，甘字疑当作酸。《六元正紀大論》云：下酸热。与苦温之治又异。又云：以酸收之而安其下，甚則以苦泄之也。

⑤ 以热治寒，是为摧胜，折其气用，令不滋繁也。苦辛之佐，通事行之。（新校正云：按《藏气法时論》曰：腎苦燥，急食辛以潤之。腎欲坚，急食苦以坚之，用苦补之，咸泻之。旧注引此在湿淫于內之下，无义，今移于此矣。）

病胃脘当心而痛，上支兩脇，鬲咽不通，飲食不下，舌本强，食則呕，冷泄腹脹，溏泄瘕水閉，蟄虫不去，病本于脾①。冲阳絕，死不治②。少阴司天，热淫所胜，怫热至，火行其政。民病胸中煩热，嗌干，右胠滿，皮肤痛，寒热咳喘，大雨且至，唾血血泄，鼽衄嚏呕，溺色变，甚則瘡瘍胕腫，肩背臂臑及缺盆中痛，心痛肺䐜，腹大滿，膨膨而喘咳，病本于肺③。尺澤絕，死不治④。

---

① 謂乙巳、丁巳、己巳、辛巳、癸巳、乙亥、丁亥、己亥、辛亥、癸亥岁也。是岁民病集于中也。风自天行，故太虛埃起。风动飄蕩，故云物扰也。埃，青尘也。不分远物，是为埃昏。土之为病，其善泄利。若病水，則小便閉而不下。若大泄利，則經水亦多閉絕也。（新校正云：按《甲乙經》舌本强，食則呕，腹脹溏泄瘕水閉，为脾病。又胃病者，腹䐜〔原作“脾”，据甲乙卷九第七改〕脹，胃脘当心而痛，上支两胁，隔咽不通，食飲不下。盖厥阴司天之岁，木胜土，故病如是也。）

② 冲阳在足跗上动脉应手，胃之气也。冲阳脉微則食飲減少，絕則葯食不入，亦下嗌还出也。攻之不入，养之不生，邪气日强，眞气內絕，故其必死，不可复也。

③ 謂甲子、丙子、戊子、庚子、壬子、甲午、丙午、戊午、庚午、壬午岁也。怫热至，是火行其政乃尔。是岁民病集于右，蓋以小腸通心故也。病自肺生，故曰病本于肺也。（新校正云：按《甲乙經》溺色变，肩背臂臑及缺盆中痛，肺脹滿膨膨而喘咳，为肺病。鼽衄，为大腸病。蓋少阴司天之岁，火克金，故病如是。又王注民病集于右，以小腸通心故。按《甲乙經》小腸附脊左环，回腸附脊右〔守〕环。所說不应，得非火胜克金而大腸病歟。）

④ 尺澤在肘內廉大文中，动脉应手，肺之气也。火烁于金，承天之命，金气內絕，故必危亡，尺澤不至，肺气已絕，荣卫之气，宣行无主，眞气內竭，生之何有哉！

—512—

太阴司天，湿淫所胜，則沉阴且布，雨变枯槁，胕腫骨痛阴痹，阴痹者按之不得，腰脊头項痛，时眩，大便难，阴气不用，飢不欲食，咳唾則有血，心如悬，病本于腎①。太溪絕，死不治②。少阳司天，火淫所胜，則温气流行，金政不平。民病头痛，发热恶寒而瘧，热上皮肤痛，色变黄赤，傳而为水，身面胕腫，腹滿仰息，泄注赤白，瘡瘍咳唾血，煩心胸中热，甚則鼽衄，病本于肺③。天府絕，死不治④。阳明司天，燥淫所胜，則木乃晚荣，草乃晚生，筋骨內变，民病左胠脇痛，寒清于中，感而瘧，大凉革候，咳，腹中鳴，注泄鶩溏，名木斂生菀于下，草焦上首，心脇暴痛，不可反側，嗌干面尘腰痛，丈夫㿗疝，妇人少腹痛，目眛眦，瘍瘡痤癰，蟄虫

---

① 謂乙丑、丁丑、己丑、辛丑、癸丑、乙未、丁未、己未、辛未、癸未岁也。沉，久也。腎气受邪，水无能潤，下焦枯涸，故大便难也。（新校正云：按《甲乙經》飢不用食，咳唾則有血，心悬如飢状，为腎病。又邪在腎，則骨痛阴痹，阴痹者按之而不得，腹脹腰痛，大便难，肩背頸項强痛，时眩。盖太阴司天之岁，土克水，故病如是矣。）

② 太溪在足內踝后跟骨上，动脉应手，腎之气也。土邪胜水而腎气內絕，邪甚正微，故方无所用矣。

③ 謂甲寅、丙寅、戊寅、庚寅、壬寅、甲申、丙申、戊申、庚申、壬申岁也。火来用事，則金气受邪，故曰金政不平也。火炎于上，金肺受邪，客热內燔，水无能救，故化生諸病也。制火之客則已矣。（新校正云：按《甲乙經》邪在肺，則皮肤痛，发寒热。盖少阳司天之岁，火克金，故病如是也。）

④ 天府在肘后內側上，掖下同身寸之三寸，动脉应手，肺之气也。火胜而金脉絕，故死。

来見，病本于肝①。太冲絕，死不治②。太阳司天，寒淫所胜，則寒气反至，水且冰，血变于中，发为痈瘍，民病厥心痛，呕血血泄鼽衄，善悲时眩仆。运火炎烈，雨暴乃雹，胸腹滿，手热肘攣掖腫，心澹澹大动，胸胁胃脘不安，面赤目黄，善噫嗌干，甚則色炲，渴而欲飲，病本于心③。神門絕，死不治④。所謂动气，知其藏

---

① 謂乙卯、丁卯、已卯、辛卯、癸卯、乙酉、丁酉、已酉、辛酉、癸酉岁也。金胜，故草木晚生荣也。配于人身，則筋骨內应而不用也。大凉之气，变易时候，則人寒清发于中，內感寒气，則为痎瘧也。大腸居右，肺气通之，今肺气內淫，肝居于左，故左胠胁痛，如刺割也。其岁民自注泄，則无淫胜之疾也。大凉，次寒也。大凉且甚，阳气不行，故木容收斂，草荣悉晚。生气已升，阳不布令，故閉积生气而稸于下也。在人之应，則少腹之內，痛气居之。发疾于仲夏，瘡瘍之疾犹及秋中，瘡痤之类生于上，痈肿之患生于下，瘡色虽赤，中心正白，物气之常也。（新校正云：按《甲乙經》腰痛不可以俯仰，丈夫㿗疝，妇人少腹肿，甚則嗌干面尘，为肝病。又胸滿洞泄，为肝病。又心胁痛不能反側，目銳眦痛，缺盆中肿痛，掖下肿馬刀挟瘿，汗出振寒瘧，为胆病。盖阳明司天之岁，金克木，故病如是。又按《脉解》云：厥阴所謂㿗疝妇人少腹肿者，厥阴者辰也，三月阳中之阴，邪在中，故曰㿗疝少腹肿也。）

② 太冲在足大指本节后二寸，脉动应手，肝之气也。金来伐木，肝气內絕，眞不胜邪，死其宜也。

③ 謂甲辰、丙辰、戊辰、庚辰、壬辰、甲戌、丙戌、戊戌、庚戌、壬戌岁也。太阳司天，寒气布化，故水且冰，而血凝皮肤之間，卫气結聚，故为痈也。若乘火运而火热炎烈，与水交战，故暴雨半珠形雹也。心气为噫，故善噫。是岁民病集于心胁之中也，阳气內郁，湿气下蒸，故心厥痛而呕血血泄鼽衄，面赤目黄，善噫，手热肘攣掖肿，嗌干。甚則寒气胜阳，水行凌火，火气內郁，故渴而欲飲也。病始心生，为阴凌犯，故云病本于心也。（新校正云：按《甲乙經》手热肘攣掖肿，甚則胸胁支滿，心

也①】帝曰：善。治之奈何②？岐伯曰：司天之气，风淫所胜，平以辛凉，佐以苦甘，以甘緩之，以酸泻之③。热淫所胜，平以咸寒，佐以苦甘，以酸收之④。湿淫所胜，平以苦热，佐以酸辛，以苦燥之，以淡泄之⑤。湿上甚而热，治以苦温，佐以甘辛，以汗为故而

澹澹大动，面赤目黃，为手心主病。又邪在心，則病心痛善悲，时眩仆。盖太阳司天之岁，水克火，故病如是。）

④ 神門在手之掌后鋭骨之端，动脉应手，眞心气也。水行乘火，而心气內結，神气已亡，不死何待，善知其診，故不治也。

① 所以診視而知死者何？以皆是藏之經脉动气，知神藏之存亡尔。

② 謂可攻治者。

③ 厥阴之气，未为盛热，故曰凉药平之。夫气之用也，积凉为寒，积溫为热。以热少之，其則溫也。以寒少之，其則凉也。以溫多之，其則热也。以凉多之，其則寒也。各当其分，則寒寒也，溫溫也，热热也，凉凉也，方书之用，可不务乎！故寒热溫凉，迁〔守〕降多少，善为方者，意必精通，余气皆然，从其制也。（新校正云：按本論上文云：上淫于下，所胜平之。外淫于內，所胜治之。故在泉曰治，司天曰平也。）

④ 热气已退，时发动者，是为心虚，气散不斂，以酸收之。虽以酸收，亦兼寒助，乃能殄除其源本矣。热見太甚，則以苦发之。汗已便凉，是邪气尽，勿寒水之。汗已犹热，是邪气未尽，則以酸收之。已又热，則复汗之。已汗复热，是藏虚也，則补其心可矣。法則合尔，諸治热者，亦未必得再三发三治，况四变而反复者乎。

⑤ 湿气所淫，皆为肿满，但除其湿，肿满自衰。因湿生病不肿不满者，亦尔治之。湿气在上，以苦吐之，湿气在下，以苦泄之，以淡滲之，則皆燥也。泄，謂滲泄，以利水道下小便为法。然酸虽热，亦用利小便，去伏水也。治湿之病，不下小便，非其法也。（新校正云：按湿淫于內，佐以酸淡。此云酸辛者，辛疑当作淡。）

止①。火淫所胜，平以酸冷，佐以苦甘，以酸收之，以苦发之，以酸复之，热淫同②。燥淫所胜，平以苦湿，佐以酸辛，以苦下之③。寒淫所胜，平以辛热，佐以甘苦，以咸泻之④。帝曰：善。邪气反胜，治之奈何⑤？岐伯曰：风司于地，清反胜之，治以酸温，佐以苦甘，以辛平之⑥。热司于地，寒反胜之，治以甘热，佐以苦辛，以咸平之⑦。湿司于地，热反胜之，治以苦冷，佐以咸甘，以苦平之⑧。火司于地，寒反胜之，治以甘

---

① 身半以上，湿气余，火气复郁，郁湿相薄，则以苦温甘辛之药，解表流汗而祛之，故云以汗为除病之故而已也。

② 同热淫义，热亦如此法，以酸复其本气也。不复其气，则淫气空虚，招其损。

③ 制燥之胜，必以苦湿，是以火之气味也。宜下必以苦，宜补必以酸，宜泻必以辛。清甚生寒，留而不去，则以苦湿下之。气有余，则以辛泻之。諸气同。（新校正云：按上文燥淫于內，治以苦溫。此云苦湿者，湿当为溫，文注中湿字三，并当作溫。又按《六元正紀大論》亦作苦小溫。）

④ 淫散止之，不可过也。（新校正云：按上文寒淫于內，治以甘热，佐以苦辛。此云平以辛热，佐以甘苦者，此文为誤。又按《六元正紀大論》云：太阳之政，岁宜苦以燥之也。）

⑤ 不能淫胜于他气，反为不胜之气为邪以胜之。

⑥ 厥阴在泉，则风司于地，謂五寅岁、五申岁。邪气胜盛，故先以酸泻，佐以苦甘。邪气退則正气虛，故以辛补养而平之。

⑦ 少阴在泉，則热司于地，謂五卯五酉之岁也。先泻其邪，而后平其正气也。

⑧ 太阴在泉，則湿司于地，謂五辰五戌岁也。补泻之义，余气皆同。

—516—

热，佐以苦辛，以咸平之①。燥司于地，热反胜之，治以平寒，佐以苦甘，以酸平之，以和为利②。寒司于地，热反胜之，治以咸冷，佐以甘辛，以苦平之③。帝曰：其司天邪胜何如？岐伯曰：风化于天，清反胜之，治以酸温，佐以甘苦④。热化于天，寒反胜之，治以甘温，佐以苦酸辛⑤。湿化于天，热反胜之，治以苦寒，佐以苦酸⑥。火化于天，寒反胜之，治以甘热，佐以苦辛⑦。燥化于天，热反胜之，治以辛寒，佐以苦甘⑧。寒化于天，热反胜之，治以咸冷，佐以苦辛⑨。

帝曰：六气相胜奈何⑩？岐伯曰：厥阴之胜，耳鸣头眩，愦愦欲吐，胃鬲如寒，大风数举，倮虫不滋，胠胁气并，化而为热，小便黄赤，胃脘当心而痛，上支两胁，肠鸣飧泄，少腹痛，注下赤白，甚则呕吐，鬲咽不

---

① 少阳在泉，则火司于地，謂五巳五亥岁也。

② 阳明在泉，则燥司于地，謂五子五午岁也。燥之性，恶热亦畏寒，故以冷热和平为方制也。

③ 太阳在泉，则寒司于地，謂五丑五未岁也。此六气方治，与前淫胜法殊貫〔藏本作"其"，属下〕。云治者，泻客邪之胜气也。云佐者，皆所利所宜也。云平者，补已弱之正气也。

④ 亥巳岁也。

⑤ 子午岁也。

⑥ 丑未岁也。

⑦ 寅申岁也。

⑧ 卯酉岁也。

⑨ 辰戌岁也。

⑩ 先举其用为胜。

—517

通①。少阴之胜，心下热善飢，腑下反动，气游三焦，炎暑至，木乃津，草乃萎，呕逆躁煩，腹滿痛溏泄，傳为赤沃②。太阴之胜，火气內郁，瘡瘍于中，流散于外，病在胠胁，甚則心痛热格，头痛喉痹項强，独胜則湿气內郁，寒迫下焦，痛留頂，互引眉間，胃滿，雨数至，燥〔张介宾云：当作“湿”。类經卷二十七第二十七〕化乃見，少腹滿，腰脽重强，內不便，善注泄，足下温，头重足脛胕腫，飲发于中，胕腫于上③。少阳之胜，热客于胃，煩心心痛，目赤欲呕，呕酸善飢，耳痛溺赤，善惊譫妄，暴热消烁，草萎水涸，介虫乃屈，少腹痛，下沃赤白④。阳明之胜，清发于中，左胠胁痛溏泄，內为嗌塞，外发㿗疝，大凉肃殺，华英改容，毛虫乃殃，胸中不便，嗌塞而咳⑤。太阳之胜，凝凓且至，非时水冰，羽

① 五巳五亥岁也。心下臍上，胃之分。胃鬲，謂胃脘之上，及大鬲之下，风寒气生也。气并，謂偏著一边。鬲咽，謂食飲入而复出也。（新校正云：按《甲乙經》胃病者，胃脘当心而痛，上支两胁，鬲咽不通也。）

② 五子五午岁也。沃，沫也。

③ 五丑五未岁也。湿胜于上，則火气內郁。胜于中，則寒迫下焦。水溢河渠，則鳞虫离水也。脽，謂臀肉也。不便，謂腰重內强直，屈伸不利也。独胜，謂不兼郁火也。胕肿于上，謂首面也。足脛肿，是火郁所生也。（新校正云：詳注云：水溢河渠，則鳞虫离水也。王作此注，于經文无所解。又按太阴之复云：大雨时行，鳞見于陆。則此文于雨数至下，脫少鳞見于陆四字。不然，則王注无因为解也。）

④ 五寅五申岁也。热暴甚，故草萎水涸，阴气消烁。介虫，金化也，火气大胜，故介虫屈伏。酸，醋水也。

⑤ 五卯五酉岁也。大凉肃杀，金气胜木，故草木华英，为杀气損

— 518 —

乃后化，痔瘧发，寒厥入胃，則內生心痛，阴中乃瘍，隱曲不利，互引阴股，筋肉拘苛，血脉凝泣，絡滿色变，或为血泄，皮肤否腫，腹滿食减，热反上行，头項囟頂腦戶中痛，目如脫，寒入下焦，傳为濡泻①。帝曰：治之奈何？岐伯曰：厥阴之胜，治以甘清，佐以苦辛，以酸泻之。少阴之胜，治以辛寒，佐以苦咸，以甘泻之。太阴之胜，治以咸热，佐以辛甘，以苦泻之。少阳之胜，治以辛寒，佐以甘咸，以甘泻之。阳明之胜，治以酸温，佐以辛甘，以苦泄之。太阳之胜，治以甘热，佐以辛酸，以咸泻之②。帝曰：六气之复何如③？岐伯

削，改易形容，而焦其上首也。毛虫木化，气不宜金，故金政大行，而毛虫死耗也。肝木之气，下主于阴，故大凉行而癩疝发也。胸中不便，謂呼吸回轉，或痛或緩急，而不利便也。气太盛，故嗌塞而咳也。嗌，謂喉之下，接連胸中，肺两叶之間者也。

① 五辰五戌岁也。寒气凌逼，阳不胜之，故非寒时而止水冰結也。水气大胜，阳火不行，故諸羽虫生化而后也。拘，急也。苛，重也。絡，絡脉也。太阳之气，标在于巔，故热反上行于头也。以其脉起于目內眥，上額交巔上，入絡脑，还出别下項，故囟頂及脑戶中痛，目如欲脫也。濡，謂水利也。（新校正云：按《甲乙經》痔瘧，头項囟頂脑戶中痛，目如脫，为太阳經病。）

② 六胜之至，皆先归其不胜己者，故不胜者当先泻之以通其道，次泻所胜之气令其退釋也。治諸胜而不泻遣之，則胜气浸盛而內生諸病也。（新校正云：詳此为治，皆[illegible]不胜，而后泻其来胜，独太阳之胜治以甘热为异，疑甘字苦之誤也，若云治以苦热，則六胜之治皆一貫也。）

③ 复，謂报复，报其胜也。凡先有胜，后必有复。（新校正云：按《玄珠》云：六气分正化对化，厥阴正司于亥，对化于巳。少阴正司于

曰：悉乎哉問也！厥阴之复，少腹坚滿，里急暴痛，偃木飛沙，倮虫不荣，厥心痛，汗发呕吐，飲食不入，入而复出，筋骨掉眩清厥，甚則入脾，食痹而吐①。冲阳絕，死不治②。少阴之复，燠热內作，煩躁鼽嚏，少腹絞痛，火見燔焫，嗌燥，分注时止，气动于左，上行于右，咳，皮肤痛，暴瘖心痛，郁冒不知人，乃洒淅恶寒，振慄譫妄，寒已而热，渴而欲飲，少气骨痿，隔腸不便，外为浮腫噦噫，赤气后化，流水不冰，热气大行，介虫不复，病疿胗瘡瘍，痈疽痤痔，甚則入肺，咳而鼻淵③。

午，对化于子。太阴正司于未，对化于丑。少阳正司于寅，对化于申。阳明正司于酉，对化于卯。太阳正司于戌，对化于辰。正司化令之实，对司化令之虛。对化胜而有复，正化胜而不复。此注云：凡先有胜，后必有复。似未然。）

① 里，腹胁之內也。木偃沙飞，风之大也。风为木胜，故土不荣。气厥，謂气冲胸胁而凌及心也，胃受逆气而上攻心痛也。痛甚，則汗发泄。掉，謂肉中动也。清厥，手足冷也。食痹，謂食已心下痛阴阴然，不可名也，不可忍也，吐出乃止，此为胃气逆而不下流也。食飲不入，入而复出，肝乘脾胃，故令尔也。

② 冲阳，胃脉气也。

③ 火热之气，自小腸从臍下之左入大腸，上行至左胁，甚則上行于右而入肺，故动于左，上行于右，皮肤痛也。分注，謂大小俱下也。骨痿，言骨弱而无力也。隔腸，謂腸如隔絕而不便泻也，寒热甚則然。阳明先胜，故赤气后化。流水不冰，少阴之本司于地也。在人之应，則多脉不凝。若高山穷谷，已是至高之处，水亦当冰，平下川流，則如經矣。火气內蒸，金气外拒，阳热內郁，故为疿胗瘡瘍。胗甚，亦为瘡也。热少則外生疿胗，热多則內結痈痤，小腸有热則中外为痔，其复热之变，皆病于身后及外側也。瘡瘍疿胗生于上，痈疽痤痔生于下，反其处者皆为逆也。

天府絕，死不治①。太阴之复，湿变乃举，体重中满，食飲不化，阴气上厥，胸中不便，飲发于中，咳喘有声，大雨时行，鳞見于陸，头頂痛重，而掉瘛尤甚，呕而密默，唾吐清液，甚則入腎，竅泻无度②。太溪絕，死不治③。少阳之复，大热將至，枯燥燔爇，介虫乃耗，惊瘛咳衄，心热煩躁，便数憎风，厥气上行，面如浮埃，目乃瞤瘛，火气內发，上为口糜呕逆，血溢血泄，发而为瘧，恶寒鼓慄，寒极反热，嗌絡焦槁，渴引水漿，色变黃赤，少气脉萎，化而为水，傳为胕腫，甚則入肺，咳而血泄④。尺澤絕，死不治⑤。阳明之复，清气大举，森木

① 天府，肺脉气也。（新校正云：按上文少阴司天，热淫所胜，尺澤絕，死不治。少阳司天，火淫所胜，天府絕，死不治。此云少阴之复，天府絕，死不治。下文少阳之复，尺澤絕，死不治。文如相反者，盖尺澤天府，俱手太阴脉之所发动，故此互文也。）

② 湿气內逆，寒气不行，太阳上流，故为是病。头頂痛重，則脑中掉瘛尤甚。腸胃寒湿，热无所行，重灼胸府，故胸中不便，食飲不化。呕而密默，欲靜定也。喉中恶冷，故唾吐冷水也。寒气易位，上入肺喉，則息道不利，故咳喘而喉中有声也。水居平澤，則魚游于市。头頂囟痛，女人亦兼痛于眉間也。（新校正云：按上文太阴在泉，头痛項似拔。又太阴司天云头項痛。此云头頂痛，頂疑当作項。）

③ 太溪，腎脉气也。

④ 火气专暴，枯燥草木，燔焰自生，故燔爇也。爇，音焫。火內熾，故惊瘛咳衄，心热煩躁，便数憎风也。火炎于上，則庶物失色，故如尘埃浮于面，而目瞤动也。火烁于內，則口舌糜烂呕逆，及为血溢血泄。风火相薄，則为温瘧。气蒸热化，則为水病，传为胕肿。胕，謂皮肉俱肿，按之陷下，泥而不起也。如是之証，皆火气所生也。

⑤ 尺澤，肺脉气也。

蒼干，毛虫乃厉，病生胠胁，气归于左，善太息，甚則心痛否滿，腹脹而泄，呕苦咳噦煩心，病在鬲中头痛，甚則入肝，惊駭筋攣①。太冲絕，死不治②。太阳之复，厥气上行，水凝雨冰，羽虫乃死，心胃生寒，胸膈不利，心痛否滿，头痛善悲，时眩仆，食减，腰脽反痛，屈伸不便，地裂冰坚，阳光不治，少腹控睾，引腰脊，上冲心，唾出清水，及为噦噫，甚則入心，善忘善悲③。神門絕，死不治④。帝曰：善。治之奈何⑤？岐伯曰：厥阴之复，治以酸寒，佐以甘辛，以酸泻之，以甘緩之⑥。少阴之复，治以咸寒，佐以苦辛，以甘泻之，以酸收之，辛苦发之，以咸耎之⑦。太阴之复，治以苦热，佐以酸辛，以苦泻之，燥之，泄之⑧。少阳之复，治以咸冷，佐

① 杀气大举，木不胜之，故蒼青之叶，不及黄而干燥也。厉，謂疵厉，疾疫死也，淸甚于內，热郁于外故也。

② 太冲，肝脉气也。

③ 雨冰，謂雹也。寒而遇雹，死亦其宜。寒化于地，其上复土，故地体分裂，水积冰坚。久而不釋，是阳光之气，不治寒凝之物也。太阳之复，与不相持，上湿下寒，火无所往，心气內郁，热由是生，火热內燔，故生斯病。（新校正云：詳注云与不相持，不字疑作土。）

④ 神門，眞心脉气。

⑤ 复气倍胜，故先問以治之。

⑥ 不大緩之，夏犹不已，复重于胜，故治以辛寒也。（新校正云：按别本治以酸寒作治以辛寒也。）

⑦ 不大发汗，以寒攻之，持至仲秋，热內伏結而为心热，少气少力而不能起矣。热伏不散，归于骨矣。

⑧ 不燥泄之，久而为身肿腹滿，关节不利，腨及伏兎怫滿內作，膝腰脛內側胕肿病。

以苦辛，以咸耎之，以酸收之，辛苦发之。发不远热，无犯温凉，少阴同法①。阳明之复，治以辛温，佐以苦甘，以苦泄之，以苦下之，以酸补之②。太阳之复，治以咸热，佐以甘辛，以苦坚之③。治諸胜复，寒者热之，热者寒之，温者淸之，淸者温之，散者收之，抑者散之，燥者潤之，急者緩之，坚者耎之，脆者坚之，衰者补之，强者泻之，各安其气，必淸必靜，则病气衰去，归其所宗，此治之大体也④。

帝曰：善。气之上下何謂也？岐伯曰：身半以上，其气三矣，天之分也，天气主之。身半以下，其气

① 不发汗以夺盛阳，则热内淫于四支，而为解㑊不可名也。謂热不甚，謂寒不甚，謂强不甚，謂弱不甚，不可以名言，故謂之解㑊。粗医呼为鬼气恶病也。久久不已，则骨热髓涸齿干，乃为骨热病也。发汗夺阳，故无留热。故发汗者，虽热生病夏月，及差亦用热药以发之。当春秋时，纵火热胜，亦不得以热药发汗，汗不发而药热内甚，助病为虐，逆伐神灵，故曰无犯温凉。少阴气热，为疗则同，故云与少阴同法也。数夺其汗，则津竭涸，故以酸收，以咸潤也。（新校正云：按《六元正紀大論》云：发表不远热。）

② 泄，謂滲泄，汗及小便湯浴皆是也。秋分前后则亦发之，春有胜则依胜法，或不已，亦湯漬和其中外也。怒复之后，其气皆虚，故补之以安全其气。余复治同。

③ 不坚则寒气内变，止而复发，发而复止，綿历年岁，生大寒疾。

④ 太阳气寒，少阴少阳气热，厥阴气温，阳明气淸，太阴气湿，有胜复则各倍其气以調之，故可使平也。宗，属也。調不失理，则余之气自归其所属，少之气自安其所居。胜复衰已，则各补养而平定之，必淸必靜，无妄撓之，则六气循环，五神安泰。若运气之寒热，治之平之，亦各归司天地气也。

三矣，地之分也，地气主之。以名命气，以气命处，而言其病。半，所謂天樞也①。故上胜而下俱病者，以地名之。下胜而上俱病者，以天名之②。所謂胜至，报气屈伏而未发也。复至則不以天地異名，皆如复气

① 身之半，正謂臍中也。或以腰为身半，是以居中为义，过天中也，中原之人悉如此矣。当伸臂指天，舒足指地，以繩量之，中正当臍也，故又曰半，所謂天枢也。天枢，正当臍两傍同身寸之二寸也。其气三者，假如少阴司天，則上有热中有太阳兼之三也。六气皆然。司天者其气三，司地者其气三，故身半以上三气，身半以下三气也。以名言其气，以气言其处，以气处寒热，而言其病之形証也。則如足厥阴气，居足及股脛之內側，上行于少腹循脇。足阳明气，在足之上，骱之外，股之前，上行腹臍之傍，循胸乳上面。足太阳气，起于目，上額絡头，下項背过腰，横过髀枢股后，下行入膕貫腨，出外踝之后，足小指外側。足太阴气，循足及股脛之內側，上行腹脇之前。足少阴同之。足少阳气，循脛外側，上行腹脇之側，循頰耳至目銳眦，在首之側。此足六气之部主也。手厥阴少阴太阴气，从心胸横出，循臂內側，至中指小指大指之端。手阳明少阳太阳气，并起手表，循臂外側，上肩及甲上头。此手六气之部主也。欲知病診，当隨气所在以言之，当阴之分，冷病归之，当阳之分，热病归之，故胜复之作，先言病生寒热者，必依此物理也。（新校正云：按《六微旨大論》云：天枢之上，天气主之。天枢之下，地气主之。气交之分，人气从之也。）

② 彼气既胜，此未能复，抑郁不暢而无所行，进則困于仇嫌，退則穷于怫塞，故上胜至則下与俱病，下胜至則上与俱病。上胜下病，地气郁也，故从地郁以名地病。下胜上病，天气塞也，故从天塞以名天病。夫以天名者，方順天气为制，逆地气而攻之。以地名者，方从天气为制則可。假如阳明司天，少阴在泉，上胜而下俱病者，是〔疑脱“热”〕怫于下而生也，天气正胜，天〔疑“安”〕可逆之，故順天之气，方同清也。少阴等司天上下胜同法。（新校正云：按《六元正紀大論》云：上胜則天气降而下，下胜則地气迁而上。此之謂也。）

—524—

为法也①。帝曰：胜复之动，时有常乎？气有必乎？岐伯曰：时有常位，而气无必也②。帝曰：愿闻其道也。岐伯曰：初气終三气，天气主之，胜之常也。四气尽終气，地气主之，复之常也。有胜则复，无胜则否。帝曰：善。复已而胜何如？岐伯曰：胜至则复，无常数也，衰乃止耳③。复已而胜，不复则害，此伤生也④。帝曰：复而反病何也？岐伯曰：居非其位，不相得也。大复其胜则主胜之，故反病也⑤。所謂火燥热也⑥。帝曰：治之何如？岐伯曰：夫气之胜也，微者随之，甚者制之。气之复也，和者平之，暴者夺之。皆随胜气，安其屈伏，无問其数，以平为期，此其道也⑦。

① 胜至未复而病生，以天地异名为式。复气已发，则所生无問上胜下胜，悉皆依复气为病，寒热之主也。

② 虽位有常，而发动有无，不必定之也。

③ 胜微则复微，故复已而又胜。胜甚则复甚，故复已则少有再胜者也。假有胜者，亦随微甚而复之尔。然胜复之道虽无常数，至其衰謝，则胜复皆自止也。

④ 有胜无复，是复气已衰，衰不能复，是天真之气已伤败甚而生意尽。

⑤ 舍己宫观，适于他邦，己力已衰，主不相得，怨随其后，唯便是求，故力极而复，主反袭之，反自病者也。

⑥ 少阳，火也。阳明，燥也。少阴，热也。少阴少阳在泉，为火居水位。阳明司天，为金居火位。金复其胜，则火主胜之。火复其胜，则水主胜之。余气胜复，则无主胜之病气也。故又曰所謂火燥热也。

⑦ 随，謂随之。安，謂顺胜气以和之也。制，謂制止。平，謂平調。夺，謂夺其盛气也。治此者，不以数之多少，但以气平和为准度尔。

—525—

帝曰：善。客主之胜复奈何①？岐伯曰：客主之气，胜而无复也②。帝曰：其逆从何如？岐伯曰：主胜逆，客胜从，天之道也③。帝曰：其生病何如？岐伯曰：厥阴司天，客胜则耳鸣掉眩，甚则咳；主胜则胸胁痛，舌难以言④。少阴司天，客胜则鼽嚏颈项强，肩背瞀热，头痛少气，发热耳聋目瞑，甚则胕肿血溢，疮疡咳喘；主胜则心热烦躁，甚则胁痛支满⑤。太阴司天，客胜则首面胕肿，呼吸气喘；主胜则胸腹满，食已而瞀⑥。少阳司天，客胜则丹胗外发，及为丹熛疮疡，呕逆喉痹，头痛嗌肿，耳聋血溢，内为瘛疭；主胜则胸满咳仰息，甚而有血，手热⑦。阳明司天，清复内余，则咳衄嗌塞，心鬲中热，咳不止而白血出者死⑧。太阳司天，客胜则胸中不利，出清涕，感寒则咳；主胜则喉嗌中鸣⑨。厥阴在泉，客胜则大关节不利，内为痉强

① 客，謂天之六气。主，謂五行之位也。气有宜否，故各有胜复之者。

② 客主自有多少，以其为胜与常胜殊。

③ 客承天命，部統其方，主为之下，固宜只奉天命，不順而胜，則天命不行，故为逆也。客胜于主，承天而行理之道，故为順也。

④ 五巳五亥岁也。

⑤ 五子五午岁也。

⑥ 五丑五未岁也。

⑦ 五寅五申岁也。

⑧ 复，謂复旧居也。白血，謂咳出淺紅色血，似肉似肺者。五卯五酉岁也。（新校正云：詳此不言客胜主胜者，以金居火位，无客胜之理，故不言也。）

⑨ 五辰五戌岁也。

—526—

拘瘛，外为不便；主胜则筋骨繇并，腰腹时痛①。少阴在泉，客胜则腰痛，尻股膝髀腨䯒足病，瞀热以酸，胕肿不能久立，溲便变；主胜则厥气上行，心痛发热，鬲中，众痹皆作，发于胠胁，魄汗不藏，四逆而起②。太阴在泉，客胜则足痿下重，便溲不时，湿客下焦，发而濡泻，及为肿隐曲之疾；主胜则寒气逆满，食飲不下，甚则为疝③。少阳在泉，客胜则腰腹痛而反恶寒，甚则下白溺白；主胜则热反上行而客于心，心痛发热，格中而呕。少阴同候④。阳明在泉，客胜则清气动下，少腹坚满而数便泻；主胜则腰重腹痛，少腹生寒，下为鹜溏，则寒厥于肠，上冲胸中，甚则喘不能久立⑤。太阳在泉，寒复内余，则腰尻痛，屈伸不利，股胫足膝中痛⑥。帝曰：善。治之奈何？岐伯曰：高者抑之，下者举之，有余折之，不足补之，佐以所利，和以所宜，必安其主客，适其寒温，同者逆之，異者从之⑦。帝曰：

① 五寅五申岁也。大关节，腰膝也。

② 五卯五酉岁也。

③ 五辰五戌岁也。隐曲之疾，謂隐蔽委曲之处病也。

④ 五巳五亥岁也。

⑤ 五子五午岁也。鹜，鴨也，言如鴨之后也。

⑥ 五丑五未岁也。（新校正云：詳此不言客主胜者，盖太阳以水居水位，故不言也。）

⑦ 高者抑之，制其胜也。下者举之，济其弱也。有余折之，屈其銳也。不足补之，全其气也。虽制胜扶弱，而客主須安。一气失所，则矛楯更作，榛棘互兴，各伺其便，不相得志，內淫外并，而危败之由作矣。

—527—

治寒以热，治热以寒，气相得者逆之，不相得者从之，余以知之矣。其于正味何如？岐伯曰：木位之主，其泻以酸，其补以辛①。火位之主，其泻以甘，其补以咸②。土位之主，其泻以苦，其补以甘③。金位之主，其泻以辛，其补以酸④。水位之主，其泻以咸，其补以苦⑤。厥阴之客，以辛补之，以酸泻之，以甘緩之。少阴之客，以咸补之，以甘泻之，以咸收之⑥。太阴之客，以甘补之，以苦泻之，以甘緩之。少阳之客，以咸补之，以甘泻之，以咸耎之。阳明之客，以酸补之，以辛泻之，以苦泄之。太阳之客，以苦补之，以咸泻之，以苦坚之，以辛潤之。开发腠理，致津液通气也⑦。帝曰：善。願聞阴阳之三也何謂？岐伯曰：气有多

同，謂寒热溫清，气相比和者。异，謂水火木金土，不比和者。气相得者，則逆所胜之气以治之。不相得者，則順所不胜气以治之。治火胜負，欲益者以其味，欲泻者亦以其味，胜与不胜，皆折其气也。何者？以其性躁动也。治热亦然。

① 木位春分前六十一日，初之气也。

② 君火之位，春分之后六十一日，二之气也。相火之位，夏至前后各三十日，三之气也。二火之气則殊，然其气用則一矣。

③ 土之位，秋分前六十一日，四之气也。

④ 金之位，秋分后六十一日，五之气也。

⑤ 水之位，冬至前后各三十日，終之气也。

⑥（新校正云：按《藏气法时論》云：心苦緩，急食酸以收之。心欲耎，急食咸以耎之。此云以咸收之者，誤也。）

⑦ 客之部主，各六十一日，居无常所，随岁迁移。客胜則泻客而补主，主胜則泻主而补客，应随当緩当急以治之。

— 528 —

少，異用也①。帝曰：阳明何謂也？岐伯曰：兩阳合明也②。帝曰：厥阴何也？岐伯曰：兩阴交尽也③。

帝曰：气有多少，病有盛衰④，治有緩急，方有大小，願聞其約奈何？岐伯曰：气有高下，病有远近，証有中外，治有輕重，适其至所为故也⑤。大要曰：君一臣二，奇之制也；君二臣四，偶之制也；君二臣三，奇之制也；君二臣六，偶之制也⑥。故曰：近者奇之，远者偶之，汗者不以奇，下者不以偶，补上治上制以緩，补下治下制以急，急則气味厚，緩則气味薄，适其至所，此之謂也⑦。病所远而中道气味之〔之，疑"乏"〕者，

① 太阴为正阴，太阳为正阳，次少者为少阴，次少者为少阳，又次为阳明，又次为厥阴。厥阴为尽，义具《灵枢·系日月論》中。（新校正云：按《六元紀大論》云：何謂气有多少？鬼臾区曰：阴阳之气，各有多少，故曰三阴三阳也。）

② 《灵枢·系日月論》曰：辰者三月，主左足之阳明，巳者四月，主右足之阳明，两阳合于前，故曰阳明也。

③ 《灵枢·系日月論》曰：戌者九月，主右足之厥阴，亥者十月，主左足之厥阴，两阴交尽，故曰厥阴也。

④（新校正云：按《天元紀大論》曰：形有盛衰。）

⑤ 藏位有高下，府气有远近，病証有表里，葯用有輕重，調其多少，和其紧慢，令葯气至病所为故，勿太过与不及也。

⑥ 奇，謂古之单方。偶，謂古之复方也。单复一制皆有小大，故奇方云君一臣二君二臣三，偶方云君二臣四君二臣六也。病有小大，气有远近，治有輕重所宜，故云制也。

⑦ 汗葯不以偶方，气不足以外发泄。下葯不以奇制，葯毒攻而致过。治上补上，方迅急則止不住而迫下。治下补下，方緩慢則滋道路而力又微。制急方而气味薄，則力与緩等。制緩方而气味厚，則势与急同。如是为緩不能緩，急不能急，厚而不厚，薄而不薄。則大小非制，輕重无度。則虚实寒热，藏府紛撓，无由致理，岂神灵而可望安哉！

食而过之，无越其制度也①。是故平气之道，近而奇偶，制小其服也。远而奇偶，制大其服也。大则数少，小则数多。多则九之，少则二之②。奇之不去则偶之，是謂重方。偶之不去，則反佐以取之，所謂寒热温凉，反从其病也③。帝曰：善。病生于本，余知之矣。生于标者，治之奈何？岐伯曰：病反其本，得标之病，治反其本，得标之方④。帝曰：善。六气之胜，何以候之？岐伯曰：乘其至也，清气大来，燥之胜也，风木受邪，肝病生焉⑤。热气大来，火之胜也，金燥受邪，肺

---

① 假如病在腎而心之〔疑“乏”〕气味，飼而令〔守〕足，仍急过之。不飼以气味，腎葯凌心，心复益衰。余上下远近例同。

② 湯丸多少，凡如此也。近远，謂府藏之位也。心肺为近，腎肝为远，脾胃居中。三阳胞膸胆亦有远近，身三分之上为近，下为远也。或識見高远，权以合宜，方奇而分两偶，方偶而分两奇，如是者近而偶制，多数服之，远而奇制，少数服之，則肺服九，心服七，脾服五，肝服三，腎服一〔守〕，为常制矣。故曰小則数多，大則数少。（新校正云：詳注云三阳胞膸胆，一本作三腸胞膸胆。再詳三阳无义，三腸亦未为得。腸有大小，并膸腸为三，今已云胞膸，則不得云三腸，三当作二。）

③ 方与其重也宁輕，与其毒也宁善，与其大也宁小。是以奇方不去，偶方主之，偶方病在，則反其佐，以同病之气而取之也。夫热与寒背，寒与热違。微小之热，为寒所折，微小之冷，为热所消。甚大寒热，則必能与違性者爭雄，能与异气者相格，声不同不相应，气不同不相合，如是則且憚而不敢攻之，攻之則病气与葯〔守〕气抗行，而自为寒热以关閉固守矣。是以圣人反其佐以同其气，令声气应合，复令寒热参合，使其終异始同，燥潤而敗，坚剛必折，柔脆自消尔。

④ 言少阴太阳之二气。余四气标本同。

⑤ 流于膽也。

—530—

病生焉①。寒气大来，水之胜也，火热受邪，心病生焉②。湿气大来，土之胜也，寒水受邪，肾病生焉③。风气大来，木之胜也，土湿受邪，脾病生焉④。所謂感邪而生病也⑤。乘年之虚，則邪甚也⑥。失时之和，亦邪甚也⑦。遇月之空，亦邪甚也⑧。重感于邪，則病危矣⑨。有胜之气，其必来复也⑩。帝曰：其脉至何如？岐伯曰：厥阴之至其脉弦⑪，少阴之至其脉鉤⑫，太

① 流于回腸大腸。（新校正云：詳注云回腸大腸，按《甲乙經》回腸即大腸。）

② 流于三焦小腸。

③ 流于膀胱。

④ 流于胃。

⑤ 外有其气而內惡之，中外不喜，因而遂病，是謂感也。

⑥ 年木不足，外有清邪。年火不足，外有寒邪。年土不足，外有风邪。年金不足，外有热邪。年水不足，外有湿邪。是年之虚也。岁气不足，外邪湊甚。

⑦ 六气临統，与位气相克，感之而病，亦隨所不胜而与內藏相应，邪复甚也。

⑧ 謂上弦前，下弦后，月輪中空也。

⑨ 年已不足，邪气大至，是一感也。年已不足，天气克之，此时感邪，是重感也。內气召邪，天气不祐，病不危可乎！

⑩ 天地之气，不能相无，故有胜之气，其必来复也。

⑪ 耎虚而滑，端直以长，是謂弦。实而强則病，不实而微亦病，不端直长亦病，不当其位亦病，位不能弦亦病。

⑫ 来盛去衰，如偃带鉤，是謂鉤。来不盛去反盛則病，来盛去盛亦病，来不盛去不盛亦病，不偃带鉤亦病，不当其位亦病，位不能鉤亦病。

阴之至其脉沉①，少阳之至大而浮②，阳明之至短而濇③，太阳之至大而長④。至而和則平⑤，至而甚則病⑥，至而反者病⑦，至而不至者病⑧，未至而至者病⑨，阴阳易者危⑩。

帝曰：六气标本，所从不同奈何？岐伯曰：气有

下见P534

---

① 沉，下也。按之乃得，下諸位脉也。沉甚則病，不沉亦病，不当其位亦病，位不能沉亦病。

② 浮，高也。大，謂稍大諸位脉也。大浮甚則病，浮而不大亦病，大而不浮亦病，不大不浮亦病，不当其位亦病，位不能大浮亦病。

③ 往来不利，是謂澀也。往来不远，是謂短也。短甚則病，澀甚則病，不短不澀亦病，不当其位亦病，位不能短澀亦病。

④ 往来远是謂长。大甚則病，长甚則病，长而不大亦病，大而不长亦病，不当其位亦病，位不能长大亦病。

⑤ 去太甚，則为平調。不弱不强，是为和也。

⑥ 弦似张弓弦，滑如連珠，沉而附骨，浮高于皮，澀而止住，短如麻黍，大如帽簪，长如引繩，皆謂至而太甚也。

⑦ 应弦反澀，应大反細，应沉反浮，应浮反沉，应短澀反长滑，应耎虛反强实，应細反大，是皆为气反常平之候，有病乃如此見也。

⑧ 气位已至，而脉气不应也。

⑨ 按历占之，凡得节气，当年六位之分，当如南北之岁，脉象改易而应之。气序未移而脉先变易，是先天而至，故病。

⑩ 不应天常，气見交錯，失其恒位，更易見之，阴位見阳脉，阳位見阴脉，是易位而見也，二气之乱，故危。（新校正云：按《六微旨大論》云：帝曰：其有至而至，有至而不至，有至而太过何也？岐伯曰：至而至者和；至而不至，来气不及也；未至而至，来气有余也。帝曰：至而不至，未至而至何如？岐伯曰：应則順，否則逆，逆則变生，变生則病。帝曰：請言其应。岐伯曰：物生其应也，气脉其应也。所謂脉应，即此脉应也。）八卦模5～7接：少阳，阳之表也，从二月至七月。太阴，阴之成也，从五月至十月。少阴，阴之表也，从七月至二月。厥阴，二阴交尽也，从三月至八月。阳明，两阳合明也，从四月至九月

— 532 —

从本者，有从标本者，有不从标本者也。帝曰：願卒聞之。岐伯曰：少阳太阴从本，少阴太阳从本从标，阳明厥阴，不从标本从乎中也①。故从本者化生于本，从标本者有标本之化，从中者以中气为化也②。帝曰：脉从而病反者，其診何如？岐伯曰：脉至而从，按之不鼓，諸阳皆然③。帝曰：諸阴之反，其脉何如？岐伯曰：脉至而从，按之鼓甚而盛也④。是故百病之起，有生于本者，有生于标者，有生于中气者，有取本而得者，有取标而得者，有取中气而得者，有取标本而得者，有逆取而得者，有从取而得者⑤。逆，正順也。若順，逆也⑥。故曰：知标与本，用之不殆，明知逆

---

① 少阳之本火，太阴之本湿，本末同，故从本也。少阴之本热，其标阴，太阳之本寒，其标阳，本末异，故从本从标。阳明之中太阴，厥阴之中少阳，本末与中不同，故不从标本从乎中也。从本从标从中，皆以其为化主之用也。

② 化，謂气化之元主也。有病以元主气用寒热治之。（新校正云：按《六微旨大論》云：少阳之上，火气治之，中見阳明；厥阴之上，燥气治之，中見太阴；太阳之上，寒气治之，中見少阴；厥阴之上，风气治之，中見少阳；少阴之上，热气治之，中見太阳；太阴之上，湿气治之，中見阳明。所謂本也，本之下，中之見也，見之下，气之标也，本标不同，气应异象。此之謂也。）

③ 言病热而脉数，按之不动，乃寒盛格阳而致之，非热也。

④ 形証是寒，按之而脉气鼓击于手下盛者，此为热盛拒阴而生病，非寒也。

⑤ 反佐取之，是为逆取。奇偶取之，是为从取。寒病治以寒，热病治以热，是为逆取。从，順也。

⑥ 寒盛格阳，治热以热，热盛拒阴，治寒以寒之类，皆时謂之逆，外虽用逆，中乃順也，此逆乃正順也。若寒格阳而治以寒，热拒寒而治以热，外則虽順，中气乃逆，故方若順，是逆也。

— 533 —

順，正行无問。此之謂也。不知是者，不足以言診，足以乱經。故《大要》曰：粗工嘻嘻，以为可知，言热未已，寒病复始，同气異形，迷診乱經。此之謂也①。夫标本之道，要而博，小而大，可以言一而知百病之害，言标与本，易而勿損，察本与标，气可令調，明知胜复，为万民式，天之道畢矣②。帝曰：胜复之变，早晏何

① 嘻嘻，悦也。言心意怡悦，以为知道終尽也。六气之用，粗之与工，得其半也。厥阴之化，粗以为寒，其乃是溫。太阳之化，粗以为热，其乃是寒。由此差互，用失其道，故其学問識用，不达工之道半矣。夫太阳少阴，各有寒化热，量其标本应用則正反矣。何以言之？太阳本为寒，标为热，少阴本为热，标为寒，方之用亦如是也。厥阴阳明，中气亦尔。厥阴之中气为热，阳明之中气为湿，此二气亦反，其类太阳少阴也。然太阳与少阴有标本，用与諸气不同，故曰同气异形也。夫一經之标本，寒热既殊，言本当究其标，論标合寻其本。言气不穷其标本，論病未辨其阴阳，虽同一气而生，且阻寒溫之候，故心迷正理，治益乱經，呼曰粗工，允膺其称尔。

② 天地变化，尚可尽知，况一人之診，而云冥昧，得經之要，持法之宗，为天下师，尚卑其道，万民之式，岂曰大哉。(新校正云：按《标本病传論》云：有其在标而求之于标，有其在本而求之于本，有其在本而求之于标，有其在标而求之于本。故治有取标而得者，有取本而得者，有逆取而得者，有从取而得者。故知逆与从，正行无問，知标本者，万举万当，不知标本，是为妄行。夫阴阳逆从标本之为道也，小而大，言一而知百病之害；少而多，淺而博，可以言一而知百也。以淺而知深，察近而知远，言标与本，易而勿及。治反为逆，治得为从。先病而后逆者治其本，先逆而后病者治其本，先寒而后生病者治其本，先热而后生病者治其本，先热而后生中滿者治其标，先病而后泄者治其本，先泄而后生他病者治其本，必且調之，乃治其他病，先病而后生中滿者治其标，先中滿而后煩心者治其本。人有客气，有同气。小大不利治其标，小大利治其

如？岐伯曰：夫所胜者，胜至已病，病已慍慍，而复已萌也①。夫所复者，胜尽而起，得位而甚，胜有微甚，复有少多，胜和而和，胜虚而虚，天之常也。帝曰：胜复之作，动不当位，或后时而至，其故何也②？岐伯曰：夫气之生，与其化〔上三字《六元正紀大論》王注作“化，与其”，文义似胜〕衰盛異也。寒暑温凉盛衰之用，其在四維。故阳之动，始于温，盛于暑；阴之动，始于清，盛于寒。春夏秋冬，各差其分③。故《大要》曰：彼春之暖，为夏之暑，彼秋之忿，为冬之怒，謹按四維，斥候皆归，其終可見，其始可知。此之謂也④。

本。病发而有余，本而标之，先治其本，后治其标；病发而不足，标而本之，先治其标，后治其本。謹察間甚，以意調之，間者并行，甚者独行。先小大不利而后生病者治其本。此經論标本尤詳。）

① 复心之慍，不远而有。

② 言阳盛于夏，阴盛于冬，清盛于秋，溫盛于春，天之常候。然其胜复气用，四序不同，其何由哉？

③ 言春夏秋冬四正之气，在于四維之分也。即事驗之，春之溫正在辰巳之月，夏之暑正在未申〔守〕之月，秋之凉正在戌亥之月，冬之寒正在寅丑之月。春始于仲春，夏始于仲夏，秋始于仲秋，冬始于仲冬。故丑之月，阴結层冰于厚地；未之月，阳焰电掣于天垂；戌之月，霜清肅杀而庶物坚成〔守〕；辰之月，风扇和舒而陈柯荣秀。此則气差其分，昭然而不可蔽也。然阴阳之气，生发收藏，与常法相会；征其气化及在人之应，則四时每差其日数，与常法相違。从差法，乃正当之也。

④ 言气之少壮也。阳之少为暖，其壮也为暑；阴之少为忿，其壮也为怒。此悉謂少壮之异气，証用之盛衰，但立盛衰于四維之位，則阴阳終始应用皆可知矣。

帝曰：差有数乎？岐伯曰：又凡三十度也①。帝曰：其脉应皆何如？岐伯曰：差同正法，待时而去也②。脉要曰：春不沉，夏不弦，冬不濇，秋不数，是謂四塞③。沉甚曰病，弦甚曰病，濇甚曰病，数甚曰病④，参見曰病，复見曰病，未去而去曰病，去而不去曰病⑤，反者死⑥。故曰：气之相守司也，如权衡之不得相失也⑦。夫阴阳之气，清静則生化治，动則苛疾起，此之謂也⑧。帝曰：幽明何如？岐伯曰：兩阴交尽故曰幽，兩阳合明故曰明，幽明之配，寒暑之異也⑨。帝

① 度者，日也。（新校正云：按《六元正紀大論》曰：差有数乎？曰：后皆三十度而有奇也。此云三十度也者，此文为略。）

② 脉亦差，以隨气应也。待差日足，应王气至而乃去也。

③ 天地四时之气，閉塞而无所运行也。

④ 但应天和气，是則为平。形見太甚，則为力致，以力而致，安能久乎！故甚皆病。

⑤ 参見〔原脫〕，謂参和諸气来見。复見，謂再見已衰已死之气也。去，謂王已而去者也。日行之度未出于差，是为天气未去。日度过差，是謂天气已去，而脉尙在，旣非得应，故曰病也。

⑥ 夏見沉，秋見数，冬見緩，春見濇，是謂反也。犯違天命，生其能久乎！（新校正云：詳上文秋不数是謂四塞，此注云秋見数是謂反，盖以脉差只在仲月，差之度尽而数不去，謂秋之季月而脉尙数，則为反也。）

⑦ 权衡，秤也。天地之气，寒暑相对，溫凊相望，如持秤也。高者否，下者否，两者齐等，无相夺倫，則清静而生化各得其分也。

⑧ 动，謂变动常平之候而为灾眚也。苛，重也。（新校正云：按《六微旨大論》云：成敗倚伏生乎动，动而不已，則变作矣。）

⑨ 两阴交尽于戌亥，两阳合明于辰巳。《灵枢·系日月論》云：

—536—

曰：分至何如？岐伯曰：气至之謂至，气分之謂分，至則气同，分則气異，所謂天地之正紀也①。帝曰：夫子言春秋气始于前，冬夏气始于后，余已知之矣。然六气往复，主岁不常也，其补泻奈何②？岐伯曰：上下所主，隨其攸利，正其味，則其要也，左右同法。大要曰：少阳之主，先甘后咸；阳明之主，先辛后酸；太阳之主，先咸后苦；厥阴之主，先酸后辛；少阴之主，先甘后咸；太阴之主，先苦后甘。佐以所利，資以所生，是謂得气③。

帝曰：善。夫百病之生也，皆生于风寒暑湿燥

亥十月，左足之厥阴。戌九月，右足之厥阴。此两阴交尽，故曰厥阴。辰三月，左足之阳明。巳四月，右足之阳明。此两阳合于前，故曰阳明。然阴交則幽，阳合則明，幽明之象，当由是也。寒暑位西南、东北，幽明位西北、东南。幽明之配，寒暑之位，誠斯异也。（新校正云：按《太始天元册文》云：幽明既位，寒暑弛张。）

① 因幽明之問，而形斯义也。言冬夏二至是天地气主岁至其所在也。春秋二分，是間气初二四五四气各分其政于主岁左右也。故曰至則气同，分則气异也。所言二至二分之气配者，此所謂是天地气之正紀也。

② 以分至明六气分位，則初气四气，始于立春立秋前各一十五日为紀法。三气六气，始于立夏立冬后各一十五日为紀法。由是四气前后之紀，則三气六气之中，正当二至日也。故曰春秋气始于前，冬夏气始于后也。然以三百六十五日易一气，一岁已往，气則改新，新气既来，旧气复去，所宜之味，天地不同，补泻之方，应知先后，故复以問之也。

③ 主，謂主岁。得，謂得其性用也。得其性用，則舒卷由人，不得性用，則动生乖忤，岂袪邪之可望乎！适足以伐天真之妙气尔。如是先后之味，皆謂有病先泻之而后补之也。

火，以之化之变也①。經言盛者泻之，虛者补之，余錫以方士，而方士用之尙未能十全，余欲令要道必行，桴鼓相应，犹拔刺雪汚，工巧神圣，可得聞乎②？岐伯曰：审察病机，无失气宜，此之謂也③。帝曰：願聞病机何如？岐伯曰：諸风掉眩，皆屬于肝④。諸寒收引，皆屬于腎⑤。諸气膹郁，皆屬于肺⑥。諸湿腫滿，皆屬于脾⑦。諸热瞀瘛，皆屬于火⑧。諸痛痒瘡，皆屬于心⑨。諸厥固泄，皆屬于下⑩。諸痿喘呕，皆屬于

---

① 风寒暑湿燥火，天之六气也。靜而順者为化，动而变者为变，故曰之化之变也。

② 針曰工巧，葯曰神圣。（新校正云：按《难經》云：望而知之謂之神，聞而知之謂之圣，問而知之謂之工，切脉而知之謂之巧，以外知之曰圣，以內知之曰神。）

③ 得其机要，則动小而功大，用淺而功深也。

④ 风性动，木气同之。

⑤ 收，謂斂也。引，謂急也。寒物收縮，水气同也。

⑥ 高秋气凉，霧气烟集，凉至則气热，复甚則气殫，徵其物象，屬可知也。膹，謂膹滿。郁，謂奔迫也。气之为用，金气同之。

⑦ 土薄則水淺，土厚則水深，土平則干，土高則湿，湿气之有，土气同之。

⑧ 火象徵。

⑨ 心寂則痛微，心躁則痛甚，百端之起，皆自心生，痛痒瘡瘍，生于心也。

⑩ 下，謂下焦肝腎气也。夫守司于下，腎之气也，門戶束要，肝之气也，故厥固泄皆属下也。厥，謂气逆也。固，謂禁固也。諸有气逆上行，及固不禁，出入无度，燥湿不恒，皆由下焦之主守也。

上①。諸禁鼓慄，如丧神守，皆屬于火②。諸痙項強，皆屬于湿③。諸逆冲上，皆屬于火④。諸脹腹大，皆屬于热⑤。諸躁狂越，皆屬于火⑥。諸暴强直，皆屬于风⑦。諸病有声，鼓之如鼓，皆屬于热⑧。諸病胕腫疼酸惊駭，皆屬于火⑨。諸轉反戾，水液渾濁，皆屬于热⑩。諸病水液，澄徹清冷，皆屬于寒⑪。諸呕吐酸，暴注下迫，皆屬于热⑫。故大要曰：謹守病机，各司其屬，有者求之，无者求之，盛者責之，虛者責之，必先五胜，疎其血气，令其調达，而致和平。此之謂也⑬。

① 上，謂上焦心肺气也。炎热薄烁，心之气也，承热分化，肺之气也，热郁化上，故病属上焦。（新校正云：詳痿之为病，似非上病，王注不解所以属上之由，使后人疑議。今按《痿論》云：五藏使人痿者，因肺热叶焦，发为痿躄。故云属于上也。痿又謂肺痿也。）

② 热之內作。

③ 太阳伤湿。

④ 炎上之性用也。

⑤ 热郁于內，肺脹所生。

⑥ 热盛于胃，及四末也。

⑦ 阳內郁而阴行于外。

⑧ 謂有声也。

⑨ 热气多也。

⑩ 反戾，筋轉也。水液，小便也。

⑪ 上下所出，及吐出溺出也。

⑫ 酸，酸水及沫〔守〕也。

⑬ 深乎圣人之言，理宜然也。有无求之，虛盛責之，言悉由也。夫如大寒而甚，热之不热，是无火也；热来复去，昼見夜伏，夜发昼止，时节而动，是无火也，当助其心。又如大热而甚，寒之不寒，是无水也；热动

附录 李阳波五运六气讲记手稿

五味阴阳之用，似乎指日常食用之品，用以之调养之。若非食品之可调者，则治以药物矣：

帝曰：善。五味阴阳之用何如？岐伯曰：辛甘发散为阳，酸苦涌泄为阴，咸味涌泄为阴，淡味渗泄为阳。六者或收或散，或緩或急，或燥或潤，或耎或坚，以所利而行之，調其气使其平也①。帝曰：非調气而得者，治之奈何？有毒无毒，何先何后？願聞其道②。

复止，倏忽往来，时动时止，是无水也，当助其腎。內格呕逆，食不得入，是有火也。病呕而吐，食久反出，是无火也。暴速注下，食不及化，是无〔疑"有"〕水也。溏泄而久，止发无恒，是无火〔守〕也。故心盛則生热，腎盛則生寒。腎虛則寒动于中，心虛則热收于內。又热不得寒，是无水〔守〕也。寒不得热，是无火〔守〕也。夫寒之不寒，責其无水。热之不热，責其无火。热之不久，責心之虛。寒之不久，責腎之少。有者泻之，无者补之，虛者补之，盛者泻之，适〔守〕其中外〔守〕，疎其〔守〕壅塞，令上下无碍，气血通調，則寒热自和，阴阳調达矣。是以方有治热以寒，寒之而水食不入，攻寒以热，热之而昏躁以生，此則气不踈通，壅而为是也。紀于水火，余气可知。故曰有者求之，无者求之，盛者責之，虛者責之，令气通調，妙之道也。五胜，謂五行更胜也，先以五行寒暑溫凉湿，酸咸甘辛苦相胜为法也。

① 涌，吐也。泄，利也。滲泄，小便也。言水液自回腸泌别汁，滲入膀胱之中，自胞气化之，而为溺以泄出也。（新校正云：按«藏气法时論»云：辛散，酸收，甘緩，苦坚，咸耎。又云：辛酸甘苦咸，各有所利，或散或收，或緩或急，或坚或耎，四时五藏，病隨五味所宜也。）

② 夫病生之类，其有四焉，一者始因气动而內有所成，二者不因气动而外有所成，三者始因气动而病生于內，四者不因气动而病生于外。夫因气动而內成者，謂积聚癥瘕，瘤气瘿气〔守〕，結核癲癎之类也。外成者，謂痈肿瘡瘍，痂疥疽痔，掉瘛浮肿，目赤瘭胗，胕肿痛痒之类也。不因气动而病生于內者，謂留飲澼食，飢飽劳損，宿食霍乱，悲恐喜怒，想慕忧結之类也。生于外者，謂瘴气賊魅，虫蛇蠱毒，蜚尸鬼击，冲薄墜墮，风寒暑湿，斫射刺割棰朴之类也。如是四类，有独治內而愈者，有兼

— 540 —

岐伯曰：有毒无毒，所治为主，适大小为制也①。帝曰：請言其制。岐伯曰：君一臣二，制之小也；君一臣三佐五，制之中也；君一臣三佐九，制之大也。寒者热之，热者寒之，微者逆之，甚者从之②，坚者削之，客者除之，劳者温之，結者散之，留者攻之，燥者濡之，急者緩之，散者收之，損者温之，逸者行之，惊者平之，上之下之，摩之浴之，薄之劫之，开之发之，适事为故③。帝曰：何謂逆从？岐伯曰：逆者正治，从者反治，从少从多，观其事也④。帝曰：反治何謂？岐伯

治內而愈者，有独治外而愈者，有兼治外而愈者，有先治內后治外而愈者，有先治外后治內而愈者，有須齐毒而攻击者，有須无毒而調引者。凡此之类，方法所施，或重或輕，或緩或急，或收或散，或潤或燥，或耎或坚，方士之用，見解不同，各擅己心，好丹非素，故复問之者也。

① 言但能破积愈疾，解急脫死，則为良方。非必要言以先毒为是，后毒为非，无毒为非，有毒为是，必量病輕重，大小制之者也。

② 夫病之微小者，犹人火也，遇草而焫，得木而燔，可以湿伏，可以水灭，故逆其性气以折之攻之。病之大甚者，犹龙火也，得湿而焰，遇水而燔，不知其性以水湿折之，适足以光焰詣天，物穷方止矣；識其性者，反常之理，以火逐之，則燔灼自消，焰光扑灭。然逆之，謂以寒攻热，以热攻寒。从之，謂攻以寒热，虽从其性，用不必皆同。是以下文曰：逆者正治，从者反治，从少从多，观其事也。此之謂乎。（新校正云：按神农云：葯有君臣佐使以相宣摄，合和宜用一君二臣三佐五使，又可一君二臣九佐使也。）

③ 量病証候，适事用之。

④ 言逆者，正治也。从者，反治也。逆病气而正治，則以寒攻热，以热攻寒。虽从順病气，乃反治法也。从少，謂一同而二异。从多，謂二同而三异也。言尽同者，是奇制也。

曰：热因寒用，寒因热用，塞因塞用，通因通用，必伏其所主，而先其所因，其始则同，其終則異，可使破积，可使潰坚，可使气和，可使必已①。帝曰：善。气調而得者何如？岐伯曰：逆之从之，逆而从之，从而逆

---

① 夫大寒內結，稸聚疝瘕，以热攻除，寒格热反，〔守〕纵之则痛发尤甚，攻之則热不得前。方以蜜煎烏头，佐之以热，蜜多其葯，服已便消，是則张公从此，而以热因寒用也。有火气动，服冷已过，热为寒格，而身冷呕哕，嗌干口苦，恶热好寒，众議攸同，咸呼为热，冷治則甚，其如之何？逆其好則拒治，順其心則加病，若調寒热逆，冷热必行，則热物冷服，下嗌之后，冷体旣消，热性便发，由是病气随愈，呕哕皆除，情且不違，而致大益，醇酒冷飲，則其类矣，是則以热因寒用也。所謂恶热者，凡諸食余气主于王者（新校正云：詳王字疑誤上），見之已呕也。又病热者，寒攻不入，恶其寒胜，热乃消除。从其气則热增，寒攻之則不入。以豉豆諸冷葯酒漬或煴而服之，酒热气同，固无違忤，酒热旣尽，寒葯已行，从其服食，热便随散，此則寒因热用也。或以諸冷物，热齐和之，服之食之，热复圍解，是亦寒因热用也。又热食猪肉及粉葵乳，以椒姜橘热齐和之，亦其类也。又热在下焦，治亦然。假如下气虛乏，中焦气拥，胠胁滿甚，食已轉增，粗工之見无能断也，欲散滿則恐虛其下，补下則滿甚于中，散气則下焦轉虛，补虛則中滿滋甚，医病参議，言意皆同，不救其虛，且攻其滿，葯入則减，葯过依然，故中滿下虛，其病常在。乃不知疎启其中，峻补于下，少服則資壅，多服則宣通，由是而疗，中滿自除，下虛斯实，此則塞因塞用也。又大热內結，注泄不止，热宜寒疗，結复須除，以寒下之，結散利止，此則通因通用也。又大热凝內，久利溏泄，愈而复发，綿历岁年，以热下之，寒去利止，亦其类也。投寒以热，凉而行之，投热以寒，溫而行之，始同終异，斯之謂也。諸如此等，其徒实繁，略举宗光，犹是反治之道，斯其类也。（新校正云：按《五常政大論》云：治热以寒，溫而行之。治寒以热，凉而行之。亦热因寒用，寒因热用之义也。）

之，踈气令調，則其道也①。帝曰：善。病之中外何如？岐伯曰：从內之外者，調其內；从外之內者，治其外②；从內之外而盛于外者，先調其內而后治其外；从外之內而盛于內者，先治其外而后調其內③；中外不相及，則治主病④。帝曰：善。火热复，恶寒发热，有如瘧状，或一日发，或間数日发，其故何也？岐伯曰：胜复之气，会遇之时，有多少也。阴气多而阳气少，則其发日远；阳气多而阴气少，則其发日近。此胜复相薄，盛衰之节，瘧亦同法⑤。帝曰：論言治寒以热，治热以寒，而方士不能廢繩墨而更其道也。有病热者寒之而热，有病寒者热之而寒，二者皆在，新病复起，奈何治⑥？岐伯曰：諸寒之而热者取之阴，热之而寒

---

① 逆，謂逆病气以正治。从，謂从病气而反疗。逆其气以正治，使其从順，从其病以反取，令彼和調，故曰逆从也。不踈其气令道路开通，則气感寒热而为变，始生化多端也。

② 各絕其源。

③ 皆謂先除其根屬，后削其枝条也。

④ 中外不相及，自各一病也。

⑤ 阴阳齐等，則一日之中，寒热相半。阳多阴少，則一日一发而但热不寒。阳少阴多，則隔日发而先寒后热。虽胜复之气，若气微則一发后六七日乃发，时謂之愈而复发，或頻三日发而六七日止，或隔十日发而四五日止者，皆由气之多少，会遇与不会遇也。俗見不远，乃謂鬼神暴疾，而又祈禱避匿，病势已过，旋至其毙，病者殞殁，自謂其分，致令寃魂塞于冥路，夭死盈于曠野，仁爱鉴玆，能不伤楚，习俗旣久，难卒厘革，非复可改，末如之何，悲哉悲哉！

⑥ 謂治之而病不衰退，反因药寒热而随生寒热，病之新者也。亦

者取之阳，所謂求其屬也①。帝曰：善。服寒而反热，服热而反寒，其故何也？岐伯曰：治其王气，是以反也②。帝曰：不治王而然者何也？岐伯曰：悉乎哉問也！不治五味屬也。夫五味入胃，各归所喜，故〔守〕酸先入肝，苦先入心，甘先入脾，辛先入肺，咸先入腎③，久而增气，物化之常也。气增而久，夭之由也④。

有止而复发者，亦有药在而除药去而发者，亦有全不息者。方士若廢此繩墨，则无更新之法，欲依标格，则病势不除，舍之则阻彼凡情，治之则药无能驗，心迷意惑，无由通悟，不知其道，何恃而为，因药病生，新旧相对，欲求其愈，安可奈何？

① 言益火之源，以消阴翳，壮水之主，以制阳光，故曰求其属也。夫粗工褊浅，学未精深，以热攻寒，以寒疗热，治热未已而冷疾已生，攻寒日深而热病更起，热起而中寒尚在，寒生而外热不除，欲攻寒则懼热不前，欲疗热则思寒又止，进退交战，危亟已臻，岂知藏府之源，有寒热温凉之主哉。取心者不必齐以热，取腎者不必齐以寒，但益心之阳，寒亦通行，强腎之阴，热之犹可。观斯之故，或治热以热，治寒以寒，万举万全，孰知其意，思方智极，理尽辞穷，嗚呼！人之死者，岂謂命，不謂方士愚昧而杀之耶?!

② 物体有寒热，气性有阴阳，触王之气，则强其用也。夫肝气温和，心气暑热，肺气清凉，腎气寒冽，脾气兼并之。故春以清治肝而反温，夏以冷治心而反热，秋以温治肺而反清，冬以热治腎而反寒，盖由补益王气太甚也。补王太甚，则藏之寒热气自多矣。

③〔新校正云：按《宣明五气篇》云：五味所入：酸入肝，辛入肺，苦入心，咸入腎，甘入脾，是謂五入也。〕

④ 夫入肝为温，入心为热，入肺为清，入腎为寒，入脾为至阴而四气兼之，皆为增其味而益其气，故各从本藏之气用尔。故久服黄連苦参而反热者，此其类也。余味皆然。但人踈忽，不能精候矣。故曰久而增

帝曰：善。方制君臣何謂也？岐伯曰：主病之謂君，佐君之謂臣，应臣之謂使，非上下三品之謂也①。帝曰：三品何謂？岐伯曰：所以明善恶之殊貫也②。帝曰：善。病之中外何如③？岐伯曰：調气之方，必别阴阳，定其中外，各守其乡，內者內治，外者外治，微者調之，其次平之，盛者夺之，汗之下之，寒热温凉，衰之以属，随其攸利④，謹道如法，万举万全，气血正平，

气，物化之常也。气增不已，益以岁年則藏气偏胜，气有偏胜則有偏絕，藏有偏絕則有暴夭者。故曰气增而久，夭之由也。是以《正理观化药集商較服餌》曰：药不具五味，不备四气，而久服之，虽且获胜益，久必致暴夭。此之謂也。絕粒服餌，則不暴亡，斯何由哉？无五谷味資助故也。复令食谷，其亦夭焉。

① 上药为君，中药为臣，下药为佐使，所以异善恶之名位，服餌之道，当从此为法。治病之道，不必皆然，以主病者为君，佐君者为臣，应臣之用者为使，皆所以赞成方用也。

② 三品，上中下品，此明药善恶不同性用也。（新校正云：按神农云：上药为君，主养命以应天。中药为臣，养性以应人。下药为佐使，主治病以应地也。）

③ 前問病之中外，謂調气之法，今此未尽，故复問之。此下对，当次前求其属也之下，应古之錯簡也。

④ 病有中外，治有表里。在內者，以內治法和之；在外者，以外治法和之；气微不和，以調气法調之；其次大者，以平气法平之；盛甚不已，則夺其气，令其衰也。假如小寒之气，溫以和之；大寒之气，热以取之；甚寒之气，則下夺之；夺之不已，則逆折之；折之不尽，則求其属以衰之。小热之气，凉以和之；大热之气，寒以取之；甚热之气，則汗发之；发之不尽，則逆制之；制之不尽，則求其属以衰之。故曰汗之下之，寒热溫凉，衰之以属，随其攸利。攸，所也。

后　记

先师认为：伟大的科学家爱因斯坦，他穷其毕生精力所研究的“宇宙统一场”理论，而早在二千多年前，我们的祖先就研究出来了，并以简单的图表及数字形式展示及演算，演变出无穷的运用模式，以供人们应用于天文、地理、人事等方面的演译。而《黄帝内经》的作者集太极、河图、洛书这三大“宇宙统一场”理论体系及运用模式，铸造了“五运六气”理论体系及运用模式，所以它是“宇宙统一场”理论运用最高水准的模式。为了便于弟子们的学习与运用，先师创造了时相框架并以数码表述的方法来指导我们对每年的气候、物候、病候的预测，以达到防治—即未病先治的目的。

作为弟子的我，由于资质愚钝，当时并不理解“五运六气”的奥秘，但通过这二十几年的观察和摸索，发现这二十几年的气候、物候、病候现象与《黄帝内经》中“五运六气”所述有惊人的类似。就以2010年来说：

2010年为庚寅年，其时相框架是：

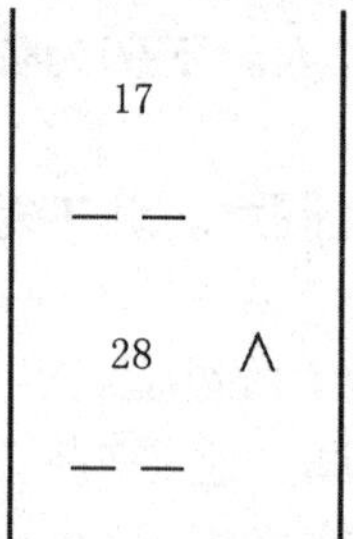

庚寅年时相框架

从时相框架我们可以看到是年金运太过，少阳相火司天，厥阴风木在泉。易产生火克金、金悔火的胜复之作，所以内经云：“少阳、太商、厥阴，其运凉，其化雾露清切，其变肃杀雕零，其病肩背胸中。”而2010年亦正好是全球气候灾变现象最多的一年，正应了“其变肃杀凋零”之说。

2010年初之气时相框架是：

从时相框架我们可以看到此时主客气相生（木生火）此时本应“地气迁，风胜乃摇，寒乃去，候乃大温，草木早荣”。但由于时值庚

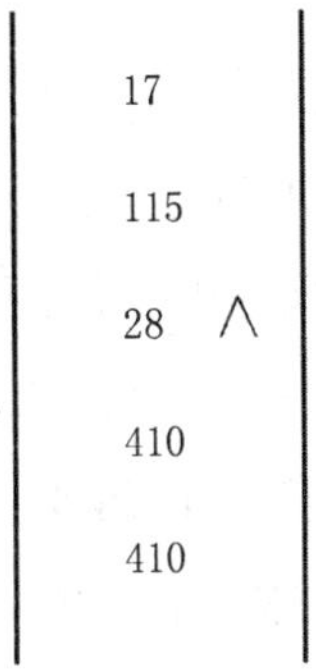

庚寅初之气时相框架

寅之岁易产生金木相克相侮，火金相克相侮的反复之作，从而使湿土运化失常，故易产生燥化，寒化的变异现象，如我国年初的西南地区旱灾。因此亦易出现与少阳、少阴、阳明、厥阴有关的疾患，如流感、手足口病、心肺、心脑血管、肝胆等疾患。

2010 年二之气时相框架是：

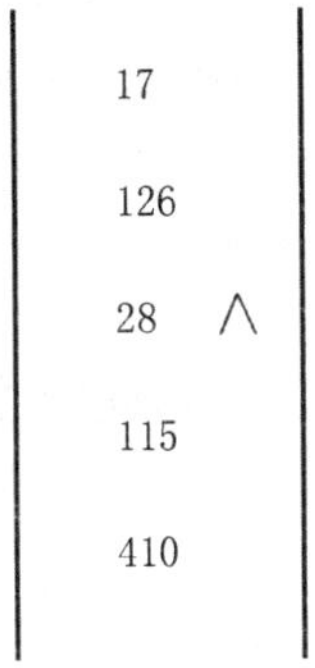

庚寅二之气时相框架

从时相框架我们可以看到此时主客气相生（火生土），此时本应：“火反郁，白埃四起，云趋雨府，风不胜湿，雨乃零”。但由于岁值庚寅，故易产生土金相生，使金更盛，凉化太过而寒至（金生水）的反常气象。如：4 月 30 日新疆下雪。又由于寒至而湿土运化失常（水克土），易产生地震等灾害，如：4 月 14 日青海玉树地震。此时亦易患与少阳、少阴、阳明、厥阴、太阴有关的疾患，如：流感、心肺、肝、胆等疾患。

2010 年三之气时相框架是：

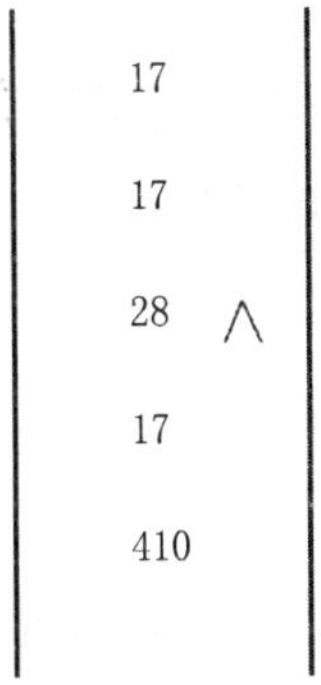

庚寅三之气时相框架

从时相框架看到此时主客气是少阳相火，正值“天政布，炎暑至，少阳临上，雨乃涯”之时，但由于岁值庚寅，更易产生火克金，金侮火的胜复之作，而产生毁灭性的雨化灾害，如：5～7 月长江中下游地区暴雨洪涝灾害，7 月中下旬东北洪涝灾害现象，人们亦易患与少阳、厥阴、阳明的疾患，如流感、红眼病、肝胆、心脑血管、心肺等疾患。

四之气的时相框架：

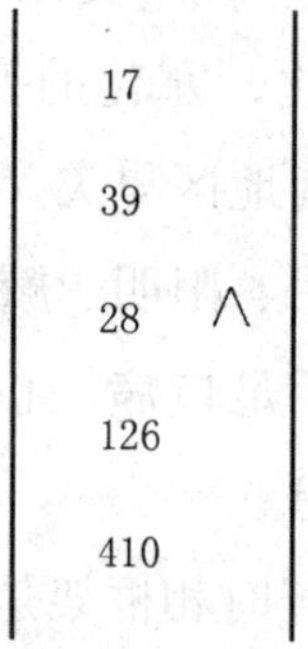

庚寅四之气时相框架

从时相框架我们可以看到此时主客气相生（土生金）此时“凉乃至，炎暑间化，白露降”，但由于岁值庚寅，故易产生寒化、雨化（金生水，水克土、金刑土）的突变气象，如：8月8日甘肃丹曲特大山洪泥石流，9月3~4日新疆哈密地区巴里坤县奎苏镇伊吾马场一带雪灾。此时人们易患阳明、太阴、少阳、厥阴的疾患，如：流感、肝、胆、肠胃、心脑血管、痛风等疾患。

2010年五之气的时相框架：

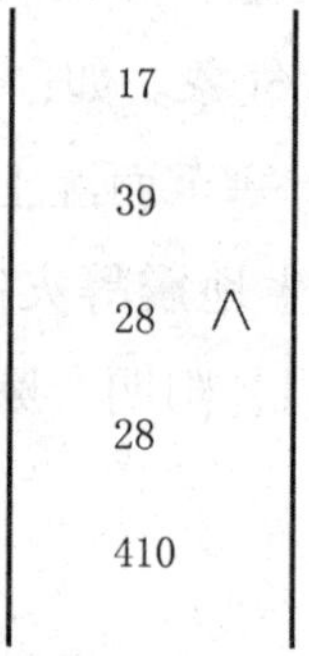

庚寅五之气时相框架

从时相框架我们看到此时主客气相生（金生水），故“阳乃去，寒乃凉，雨乃降”，况又正值庚寅之岁，故更易寒化、雨化，所以易产生雪早降，暴雪、暴雨突袭的变异天气，如：9月24日长白山、10月8日漠河、10月11日吉林榆树市、10月14日河南浙川、10月16日哈尔滨大庆的暴雪，国庆期间海南岛的连日暴雨等现象。此时人们亦易患：阳明、太阳、少阳、厥阴的疾患，如：流感、心肺肾、心脑血管、肝胆、肠胃关节等疾患。

2010年终之气的时相框架：

从时相框架我们看到此时主客气相生（水生木），本应是“风乃至，万物反生”的暖冬气候，但由于岁值庚寅，易产生金克木，金生水之寒化现象而出现暴雪、冰雨之灾害，如小寒至大寒间出现的新疆北部地区暴雪，渤海、黄海海域海冰灾害。此时人们亦易患太阳、阳明、少阳、厥阴疾患，如心肺、脑、肝、胆、肾、流感、肠胃等方面的

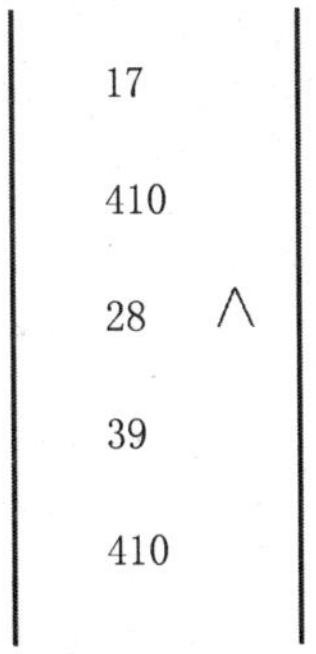

庚寅终之气时相框架

疾患。

由于“五运六气”的变化，必然就会对人体产生影响，而这种影响亦因各人所处的区域不同而不同，皆因“天不足西北，地不满东南”，“至下之地春气常在，至高之地冬气常在”。《内经》曰：“天之邪气感则害人五藏，水谷之寒热，感则害于六腑，地之湿气，感则害皮肉筋脉。”所以先师一直强调弟子们在临床上运用他人的验方时，应考虑病者的病图、时图、生长区域，工作环境等客观情况，作出合理的加减调整，方可为之。

写到这里，不由想起去年夏天美国运气学会会长毛小妹对我说起：“我看刘力红虽然将他师父的‘五运六气’导论整理成《开启中医之门》出版，但我凭他这几年搞的扶阳派，就认为他并不理解‘五运六气’。”当时我只能不置可否。现借此时表述一下我的看法，以供大家批评指正：第一、中医之所以出现扶阳派、扶阴派，阴阳共扶派这种论点，皆因地域不同的产物，就以扶阳派来说，它的根据地是四川，四川属高寒山川与湿温盆地相融合的地貌，一年四季都带冬气与长夏之气交融，人们要对抗天之邪气、地之湿气、水谷寒热之伤害，所以“四逆汤”是很适合此区域的人们使用的。因为四逆汤适应症都与太阳寒水，太阴湿土有关。第二、作为医者，各自都有自己用药习惯，亦即是各自都有用得出神入化的心水药物，正如先师常说：“我没有良方，只有灵丹妙药。”所以我认为不管哪一派都是中医实践的精华，而作为后学者，应以五运六气的思想指导自己，灵活运用前人的验方，并化为有自己特色的治疗方法，造福于人。

在此，感谢牛豫洁、高先提供他们的听课笔记，使此书生色不少，亦令李阳波思想更光辉耀人。

李阳波时相学派　李坚